临床营养医学与疾病防治

主编　刘海玲

编者　冯　毅　杨小棣

主审　郑鹏然　顾景范　王笃圣
　　　李建民　杨仁余

天津出版传媒集团

 天津科技翻译出版有限公司

图书在版编目(CIP)数据

临床营养医学与疾病防治/刘海玲主编. —天津:天津科技翻译出版有限公司,2016.1
ISBN 978 - 7 - 5433 - 3553 - 0

Ⅰ. ①临…　Ⅱ. ①刘…　Ⅲ. ①临床营养—营养学　Ⅳ. ①R459.3

中国版本图书馆 CIP 数据核字(2015)第 246089 号

出　　版:天津科技翻译出版有限公司
出 版 人:刘 庆
地　　址:天津市南开区白堤路 244 号
邮政编码:300192
电　　话:(022)87894896
传　　真:(022)87895650
网　　址:www. tsttpc. com
印　　刷:唐山新苑印务有限公司
发　　行:全国新华书店
版本记录:787×1092　16 开本　30.25 印张　520 千字
　　　　　2016 年 1 月第 1 版　2016 年 1 月第 1 次印刷
　　　　　定价:100.00 元

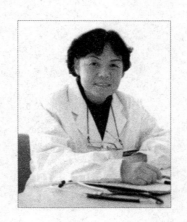

作者介绍

刘海玲

主任营养师,原高等院校教师。

曾在天津医科大学总医院、二院、三院等附属医院担任学科带头人。

为天津医科大学总医院撰写《医院治疗膳食手册》。

先后在国家级及省市级刊物发表论文十二篇。

撰写专著六部,其中两部多次再版。

开创《饮食营养保健》科目并授课于多所老年大学,为老年大学编写《饮食营养保健》教材。

数十年在电台、电视台、单位团体进行科普讲座,在《天津日报》等八种刊物发表多篇科普文章。

曾任天津市医药专家协会、天津老科技工作者协会、天津市健康管理协会中老年专业委员会、天津市老年学学会常务委员、理事。

为全国科技、科普演讲团成员。

内容简介

　　本书作者主要根据临床营养学的理论，并结合我国具有悠久历史的食疗学，以及国内外现代医学等理论，介绍了营养素对人体的功能要点、中国居民膳食营养素参考摄入量、日常饮食中如何科学地食用各类食物、如何运用营养学这门科学进行科学养生、营养学在防治各类疾病中占有极其重要的地位等内容。

　　本书上篇生命的基础，总计两章。第一章介绍了生命的起源、生命的特征与结构、生命的活动规律、营养素是构成生命的物质(包括水、热量、蛋白质、脂类、糖类、维生素、矿物质、膳食纤维)。第二章介绍了各类食物营养有效食用与食疗、食物的开发、食物的相辅相克。

　　本书下篇生命的质量，总计三章。第三章介绍了营养与健康，包括人体各系统保持机体动态平衡、饮食结构、饮食方式、食品安全、时间营养、大脑营养、行为营养、性功能营养、美容营养；不同年龄阶段的营养的调节，包括老年、儿童、妇女。第四章介绍了疾病的营养防治，包括人体各个系统疾病、外科手术及营养支持等。第五章介绍了各种治疗膳食指导。

　　附录内容提供了科学饮食生活小指点。

　　全书内容集科学性、趣味性、实用性为一体，以丰富翔实的资料详细阐述了饮食营养的基础知识与实践方法。贴近生活、深入浅出，是一部可操作性、颇具可读性的读物，可供广大城乡居民、临床与营养工作者阅读与参考。

序言一

随着生命科学的发展，营养学研究的内涵从原来的单纯研究营养素摄入不足的影响，到目前考虑营养对防治慢性疾病的作用，以及营养过剩所带来的后果。每种食物都有特定的营养成分及功效，人们需要根据自己的身体素质、性别、年龄、活动量、健康状况等针对性地调配饮食，在合适的时间，摄入符合生理需要的营养成分。

作者为了帮助民众了解和正确、合理选择日常饮食，根据多年的临床实践，精心编撰了这部贴近日常生活的书稿，引导读者科学饮食、增进健康。

本书在2005年首版，先后三次加印，这次再版在内容上充实了当今营养学领域的新进展，提出了分子生物学对人类营养学研究的新成就；讨论了医学营养在健康维护和疾病防治的正确方法和发展方向。

本书上篇提出了人类的生命物质基础——七大类营养素的性能与功效、提供各种营养素的多类食物的性能与特点及相互关系。下篇提出了维持正常生理功能的营养调节、各类疾病对营养的影响及应采取的干预措施。同时作者根据多年实际工作经验，对读者进行了各种治疗膳食组成的具体指导。

营养科学是一门专业理论涉及学科面广而实用性又很强的学科，与国民健康素质的提高和国家经济的发展都有密切的关系。为了尽快控制营养缺乏病和减少慢性病的危害，广大消费者迫切需要科学的饮食指导，各级领导需要有关改善营养、增强体质的政策性建议，社会需要更多的营养人才，把营养知识更好地推广到公众中去。本书的出版可以在这几方面起到推动作用，为我国营养科学的提高与普及做出重要贡献！

军事医学科学院营养学教授
中国营养学会第二届理事长
天津市营养学会首届理事长
亚洲营养学会联合会第八届秘书长
《营养学报》名誉主编
卫生部营养标准专业委员会顾问

顾景范

序言二

在卫生服务模式逐渐转变的今天，健康教育也随着时代的发展发生了改变，其写作水平通俗易懂、图文并茂的健康宣传资料深受人们喜爱。

本书作者将长期工作实践中积累的经验，结合影响人们健康的一些饮食营养现实问题，同时结合国内外饮食营养健康保健的进展，编写了本书，使人们了解自己身体的基本结构和功能，学会对常见疾病从饮食营养角度的预防与保健，关注健康、爱惜生命，做自己的营养师。

本书以丰富翔实的资料集科学性、趣味性、实用性为一体，详细阐述了八大系统常见疾病特征，与日常饮食营养的关系，内容贴近生活、深入浅出，是一部颇具可读性的读物，可供广大城乡居民阅读与参考。

国际卫生组织咨询委员

中国卫生部顾问

原天津市食品卫生监督检验所所长、顾问

卫生部食品卫生监督检验所研究员

卫生部科学委员会专题委员会委员

卫生部食品标准化技术委员会副主任委员

中华预防医学会食品卫生学会副主任委员

中国食品添加剂标准委员会委员

全国食品工业标准化技术委员会委员

序言三

  随着经济的发展,生活水平的提高,我国城乡居民膳食结构有了显著的变化,食物中的热量、蛋白质等各种营养素的供给多数基本达到要求,但是仍然存在着营养不良的问题,如膳食中钙缺乏,维生素 B_2、维生素 A 不足,优质蛋白质少,必需氨基酸不平衡,儿童、孕妇、乳母缺铁性贫血发病率较高等。另一方面由于营养过剩,与营养有密切关系的疾病,如心脑血管疾病、糖尿病、肿瘤等严重威胁着人们的健康。因此,吃饭讲营养、讲科学是关系到每个人、每个家庭成员健康与幸福的一件大事。普及营养科学知识,指导科学配餐,是每位营养技术工作者的职责和任务。

  本书作者从事多年临床营养工作与教学工作,积累了一定的有关经验,并参考国内外大量资料编写成此书,这是非常值得赞扬和敬佩。

  本书内容丰富,较详细地介绍了营养学基本理论知识、各类食物营养价值、不同人群的营养要求、多种疾病的防治与食疗等。科学性、实用性很强,是广大读者、临床医师、保健医师、社区医务工作者、临床营养师等学习和参考用书,本书出版之际谨表祝贺。

原天津医科大学营养学教授

王笃圣

序言四

　　人体与外界环境是辩证统一的。现代科学实践,人类与外界环境进行物质交换,气体交换,所以人体的营养状况就决定着人体的健康状况。现代科学证明,人的良好的生活方式、平衡的食品营养等外观因素会影响基因表达,开启好的基因,关闭坏的基因,否则会起相反的效果。

　　人体和人所处环境、饮食条件都在变,导致人的疾病谱系种类也在变,治疗和干预方式也要变!

　　人类息息相关的营养学也在不断更新,以适应人体健康的需要。对待这些问题,要坚持科学发展观,积极更新知识,适应新的形势,否则误人误己,实属可惜。难怪世界卫生组织提出:60%的人死于无知。

　　本书积极提倡"营养干预、防治疾病"改善人体体质的措施是非常有意义的。我用我的研究成果大力支持本书作者。多年来在科学实践中,我与合作者以健康的生活方式和饮食食疗,养好了很多富贵病,并且以实验研究证实其作用机制都是外观因子通过影响基因表达而起的作用。

　　近年国内外的一些实验结果也支持了这种观点。美国、英国、德国有很多研究资料,瑞典乌普萨拉大学在国际权威杂志《自然》上发表他们的研究成果——狼变狗的过程。狼为食肉动物,在生存困难时期饿狼不得不在人类居住区垃圾堆里寻找人类扔掉的食品,逐渐适应了淀粉为主的食品。这就是改变了物种(由狼变成狗),加上人们的驯化,强化了这一改变。经现代科技手段证明:狗与狼有了基因差异,消化器也有了改变。这是一个由饮食营养改变导致基因改变的自然事实。

　　书稿结构全面,内容完善,在当前养生法、保健品令老百姓无所适从的情况下,本书指点迷津。在看病贵、看病难的情况下,救民于水火,实属民生大计。

原天津南开大学生命科学学院生物化学教研室主任
中华中医药学会亚健康分会　常委
中华酸碱平衡与人类健康学会　理事长
全国中草药透皮吸收治未病工程　专家组组长
中国保健协会　专家
中卫抗衰老医学研究院　院长兼学术委员会主任

序言五

　　随着我国经济社会的发展，人们的生活方式发生了很大变化，随之而来的是我国居民的疾病谱发生了很大改变，慢性非传染性疾病已经成为威胁国人健康的主要公共卫生问题，近年来，一些慢性病不仅持续攀升，而且发病年龄出现了年轻化的趋势。研究表明，居民的健康素养水平低是造成这一问题的重要原因，我国居民能够掌握慢性病预防知识的人只有5%左右。营养知识是慢性病预防与控制的重要内容，大量研究表明，营养知识缺乏，营养不平衡是很多慢性病的重要风险因素。

　　《临床营养医学与疾病防治》作者从事营养工作几十年，具有丰富的工作经验，在总结实践工作的基础上，查阅了大量文献写出此书。本书的特色是全面系统地论述了营养与健康的基础知识；疾病的营养防治及各种治疗膳食指导。该书既有营养知识的全面论述，也有实践操作层面的指导。该书的出版发行对宣传合理营养与健康理念知识，为不同人群的营养改善进行指导，提高全民的健康素质均会起到积极的促进作用。

营养医学博士
天津市政协副主席
天津市原卫生局副局长
天津市健康管理协会会长

田惠光

前　言

健康干预是从社会、心理、环境、营养、运动、睡眠的角度来对人类进行全面的健康保障服务，是对人类机体营养代谢上存在的问题进行相应改进的对策。

医科大学学业内容包括基础、临床、预防三大领域。

基础医学是从动物实验以及分子细胞水平探索；临床医学是从个体疾病探索；预防医学是从群体健康探索。

医学探索疾病的目的：为了制定合理的人工干预措施与策略，也就是预防与治疗的措施与策略，以改变疾病的自然发展规律，使之有利于人类，最后对所采用的措施与策略进行评价。这是医科大学通才教育所拟达到的最基本的专业总目标。

自古以来，医疗卫生工作重视从个体水平研究处理疾病，对从群体水平研究预防疾病重视很不够，目前无数的人一直致力于疾病的研究，而很少有人研究健康。一些健康教育也只是谈论疫苗的接种、疾病的治疗，然而真正的健康不应该只是预防疾病，而是提高生命质量。

将预防医学的观点、认识、技能渗透到各学科中，以预防为主的观点统帅医学教育，促进预防医学教育社会化，只有人人参与才能够促进预防医学转向社会行为预防。

WHO"以营养教育为重点的学校健康促进项目"活动在世界范围内的实践证明，营养干预能提高孩子的学习成绩和出勤率。美国的一项教室营养早餐计划显示，22%的学生成绩提高了。

目前我国除了临床营养，急需加强公共营养领域的工作。需要通过在社区、单位、学校加强营养知识普及、营养教育、营养干预，转变全社会的营养观念。

西方发达国家有营养立法，将国民的营养教育和咨询纳入政府的工作范畴。在日本，营养师和全国人口的比例达到1:300，为全国民众及时提供营养指导。营养教育和营养干预正日益成为一个全球性话题。

《临床营养医学与疾病防治》是一本医学营养健康教育读物，促进预防医学转向社会行为，深入开展全民健康教育，普及营养卫生科学知识，促使人人参与预防保健，提高生命质量。

18世纪法国哲学家伏尔泰有一句名言："生命在于运动"。运动是生命的表现形式，反过来又能促进生命活动，他说："运动就其作用来说，几乎可以替代所有药物,但世界上的一切药物不能代替运动的作用,缺乏运动的生命是短暂的,如果想延年益寿,那就应该积极适度地运动"。

"生命的基础在于营养"是科学家经过无数的验证总结出来的理论。

万物生长离不开营养。从字面上讲,"营"就是谋求的意思,"养"是养生的意思,合起来是谋求养生。

中国的食养文化已经有5000多年历史。

中国的许多优秀食疗书,如我国现存最早的中药学专著《神农本草经》、现存最早的中医理论专著春秋战国时期的《黄帝内经·素问》、汉代名医张仲景所著《伤寒杂病论》等,都是具有很大影响的医学书,将各种食物对生命与健康的作用进行了论述。

20世纪30年代,国外创立了营养学,营养学是在美国的营养学会成立之后才被正式承认的,因此是一门年轻的科学。一个世纪以前,美国没有医学专家认为临床营养学是一门值得研究的学科,现今在临床医师们的学科上加上了临床营养学。

营养学综合并应用了化学、生物化学、微生物学、生理学、医学等多门学科的基本原理。

营养学是研究营养源与生物依存关系及影响因素的特征与规律,并采取有效措施来改善生物的生存条件,促进生物发展的一门学科。

营养学的发展,不仅要求营养技术人员参与临床实践,同时对于每位临床医师更需要参与并结合营养治疗技术工作。

营养学对人体所需要的营养素种类、各种营养素的作用、营养素之间的关系、营养素与人体健康的关系、人体各种年龄阶段对营养素的生理需要量等问题,进行了具体深入的研究,对人体的日常保健和疾病的防治,都起到积极具体的指导作用。

营养学包括人类营养学、临床营养学、公共营养学等。

人类营养学研究不同生理状态与特殊环境下营养的需要;临床营养学研究不同病理状态下营养的需要;公共营养学研究人类群体的营养的需要。

随着营养学的发展,营养学家们又创立了"时间营养学""头脑营养学""行为营养学""美容营养""性功能营养",以及饮食的污染与绿色生态食品等,为提高生命的质量提供了理论依据。

这些理论系统地论述了人类的生命节律必须与大自然保持同步的节律性,使体内的内环境适应外环境,因此日常饮食必须根据季节变化而变化。

食物中的各种营养素对人类的头脑以及行为具有重要的作用,因此人类应该科学地吸收食物中的各种营养素来改善头脑、行为等。

随着社会的发展,人类也正在不断地开发着新的食物,使食物更有利于人类的发展与健康。

营养学也是实践性很强的一门学科，更是造福于人类的一门学科，使许多原因不明的疾病找到病因。

国际老龄联合会提出，21世纪全球健康与养老新概念：

满足物质需求向满足精神需求发展；从古老长寿为目标到现代健康为目标；从经验养生向科学养生、全面营养发展。

医疗是悬崖下的救护车，保健是悬崖上的护栏。

1988年，联合国卫生组织（WHO）成立40周年时，讨论"未来人类如何获得健康"的问题，认为健康长寿不是依靠医疗卫生机构，而是在于科学的生活方式自我养生。

WHO提出，20世纪医生从事临床和医疗工作，21世纪85%的医生将从事保健和健康生活方式的推广工作。

千百年来，人们的一日三餐不可缺少地要经常遇到"吃什么"的问题，这就是涉及营养结构的问题，针对不同年龄、性别、活动、习惯等建立适宜个体的平衡膳食。

人们还经常遇到"怎么吃"的问题，这就是需要科学地安排日常饮食生活。

2000年我国有一项预防医学会的调查表明，中国人有90%以上的人对营养知识完全缺乏或错误理解；专家指出：我国的科盲多于文盲，而营养盲多于科盲。

从人类开始吃饭起，营养学就已经诞生了，医学也问世了。

"食药同源"，是自然、简单的道理。但是后来医学和营养学分家了，各学科最先进的知识和科技都融入到医学中。

然而不知多少治疗糖尿病的专家死于糖尿病；多少治疗心脑血管病的专家死于心梗或脑血栓；多少精神科、神经科的医生自己长期失眠。有一点重要的原因：人们没有认识到"食药同源"的真正含义。

随着生活节奏的加快，人们将更多的精力专注于工作，忽略了生活方面的细节，对自己的身体状况更是一无所知。中国70%的人处于亚健康状态，尤其是慢性病已经成为威胁国人健康的第一杀手。其中很多疾病和人们没有掌握科学的营养知识有关。

饮食是最好的医药，如果不了解各种食物的性能，任意组合食用，便会影响机体的健康。

我国营养知识应该从实验室里，从营养学家的书斋里解放出来，使之变为广大群众手中自我保健的有力武器。

人们对营养知识的认识过程，就是人类健康不断增进的过程，也是人类寿命不断延长的过程。

作者在从事临床营养技术工作的同时，无论是在电台、电视台、报纸杂志、单位团体以及老年大学，长期为扫除营养盲进行着科普讲座。可喜的是不断地听到人们感叹地说："营养学是人们的必修课。"讲座的目的不仅为了使专业人员在某种程度上提高专业知识，更重要的是为了使广大群众能够获得浅显易懂的营养知识。

作者总结了多年的工作经验，查阅了大量的国内外有关文献资料，由于网络技术的发展，从中获得了许多信息与资料，经过艰辛的努力，编写出本书。提出了营养创造生命，营养又影响到健康长寿，人类要想获得健康长寿，不仅需要懂得"生命在于运动"，更重要的是需要懂得"生命的基础在于营养"。

本书为了满足大众的需要，介绍如何轻松地通过提高对身体结构的了解，提高自我保健意识，改掉不良饮食营养的生活方式和生活习惯，建立一种科学的生活形态，以拥有健康的体魄和高质量的生活。

希望本书的出版，能够为广大读者的健康做出贡献。

限于编者的水平有限，如有不妥之处，请读者给予指正，并向广大读者表示敬意。

刘海玲

2015 年 10 月

目　录

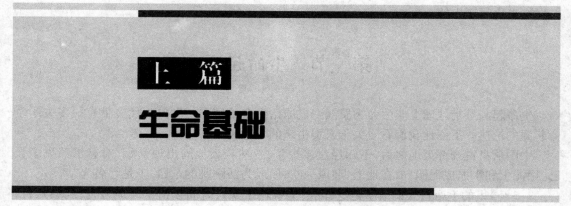

第一章　人类从大自然而来

1971 年，英国地球化学家利用同位素分析技术进行了测定，发现人类体内的元素与地球有着同样的周期规律，地壳上的各种元素含量的曲线与人类体内相吻合，海洋中的各种元素含量的曲线与人类体内的血液元素含量曲线相吻合，由此说明了人类生命是地壳物质的复制或者翻版。地球与地球上的万物都是由化学元素组成的，人类是地球表面物质通过化学与生物进化而产生的。

第一节　生命起源

生命起源是指地球上非生命物质演变成原始生命的过程。世界历代文献有很多关于生命起源的论述。下面让我们看看关于人类由来的各种说法。

中国从盘古开辟天地之后，不知经过多少年，忽然在天地间出现女娲，对着水照见了自己，用泥土和水捏成泥偶，放在地上，迎风一吹，便成为活跳跳的东西，于是起名为"人"。

《圣经》里的上帝造人的故事是这样的：上帝花了 5 日时间创造了天地万物，到第六日，上帝说："我们要照着我们的形象，按着我们的样式造人。"于是上帝用地上的尘土造人，将生气吹在他鼻孔里，他就成了有灵的活人，取名亚当。上帝说："那人独居不好，我要为他造一个配偶帮助他。"不久便取下亚当的一条肋骨，造成一个女人。

《神造论》描述：地球上的一切生命都是上帝设计和创造的，或是在某种超自然能力的干预下产生的。

如《宇生学说》所述：地球上的生命来自宇宙空间别的星球。生命是宇宙固有的，早在地球形成之前就存在于宇宙中了，地球上的生命是从天外飞来的。

1969 年 9 月 28 日，科学家发现，坠落在澳大利亚麦启逊镇的一颗炭质陨石中含有 18 种氨基酸，其中 6 种是构成生物的蛋白质分子所必需的。

科学研究表明，一些有机分子如氨基酸、嘌呤、嘧啶等分子可以在星际尘埃的表面产生，有机分子可能由彗星或其陨石带到地球上，并在地球上演变为原始的生命。

《自然发生论》中说：生命可以随时从非生命物质中直接产生出来，如浮草化萤、腐肉生蛆、淤泥生鼠。

《化学起源说》述及：生命是在漫长的宇宙进化中产生的，是宇宙进化到某一阶段的产物。

生命的起源必然是通过化学途径实现的。有的人认为生命的起源与热泉生态系统有关。原始大气中的无机物在自然条件的长期作用下，形成了许多简单的有机物，有机物最终汇集在原始海洋中，并且不断地相互作用，经过漫长的岁月，逐渐形成了原始生命。第一个阶段，从无机小分子物质形成有机小分子物质；第二个阶段，从有机小分子物质生成生物大分子物质；第三个阶段，从生物大分子物质组成多分子体系；第四个阶段，有机多分子体系演变为原始生命,这一阶段是在原始的海洋中形成的,是生命起源过程中最复杂和最有决定意义的阶段。

一、生命起源的基本条件

在生命起源的化学过程中需要以下三个基本条件:

(1)原始大气。一般认为,原始大气是还原性的,空气中没有游离的氧,当时的氧是以氧化物的形式存在的。具有生物学意义的有机物,在当时情况下也只有在还原的条件下才能合成。

(2)原始海洋。当温度降至100 ℃以下时,地球上的水蒸气从气态转化为液态,并在一定条件下形成雨水,经过长期的积累才出现原始海洋。液态水的出现是生命化学演化中的重要转折点。

(3)能源。高温、紫外线、雷电、太阳能等。

二、生命起源的发展过程

随着地表冷却和水的积累,在原始海洋中和大气中出现一批简单的小分子;太阳辐射、火山爆发、雷鸣电闪(提供能量),使简单的小分子合成复杂的稍大分子,有机小分子到大分子聚合物。在太古代的最初期,地球上尚无生命出现,逐渐出现原始的单细胞藻类和细菌,细胞的不断分化,又逐渐进化为人类的远古祖先——古代猿类(类人猿),直到人类。地球上的生物群落和其生存环境所构成的系统称为生态系统,也就是地球生态系统。在生态系统中,一种生物被另一种生物吞食,后者再被第三种生物吞食,彼此形成一个以食物连接起来的链锁关系。这种生物间以食物形式进行物质转移的关系被称为"食物链"。"食物链"是自然界的各种生物维护生态系统平衡的重要环节。

人类机体是从大自然而来,又是大自然的一部分。《黄帝内经·素问》中的第一句话是"天人合一"。一年有365天,而人体有365个穴位;一年有12个月,而人体有12条经络;一年有24个节气,而人体有24块脊椎。

已经进入原子时代、电子时代、核子时代的当今世界,人类对自然界的认识要比祖先们多而且深。

第二节　生命特征

追求健康首先需要了解生命科学。21世纪是生命科学的世纪,也是分子生物工程的世纪。保持细胞的营养、健全就是保持健康的方法。

一、生命特征之一:生物新陈代谢

一座大楼是由一砖一瓦建筑起来的,人体与其他有机体一样,是由细胞及细胞间质所组成的。细胞是生命特征的基本单位,有机体的生理功能和一切生命现象都以细胞为基础表达。细胞学是研究细胞结构和功能的生物学分支学科。人体有60万亿至100万亿个细胞,细胞生存120~200天(微生物100万亿),一个细胞分裂55次,机体每天大约合成100亿个以上新细胞,其中可能会有2~3个异常细胞(突变细胞)。60兆细胞在6个月替换一次,充足的营养素才能保证细胞的正常生长发育。整个人体中,每分钟有1亿个细胞死亡。肠黏膜细胞寿命为 3 天;肝细胞寿命为 500 天;脑与骨髓里神经细胞的寿命有几十年,同人体寿命几乎相等。血液中的白细胞有的只能活几小时。按照常规的组织学分类方法,脊椎动物和人体细胞类型约有 200 余种。最大的是成熟的卵细胞,175 000 个精子细胞才抵得上一个卵细胞的重量。

生物机体构成

(1)组织。功能相同的细胞集合在一起,形成组织。

(2)器官。不同的组织再集合一起,构成器官。

(3)系统。功能相同的器官再联合起来,形成系统。人体系统包括运动系统、消化系统、呼吸系统、泌尿生殖系统、循环系统、神经系统、感觉系统、内分泌系统。

二、生命特征之二:生物生命传递

生命传递首先体现在细胞水平。生命由单细胞到多细胞,由简单到复杂。人体是一个高级生物,人的形体一旦形成,就呈现出人类生命活动特有的功能。细胞是能够进行独立繁殖、有细胞膜包围的生物体的基本结构和功能单位。细胞有运动、营养和繁殖等功能。细胞具有特定的组构、新陈代谢、稳态与应激性、生殖与遗传、生长与发育、进化与适应的特征。

三、组成细胞的基本元素

每个细胞中含有的分子数相当于银河系中星星数量的 1 万倍那么多。细胞中常见的化学元素有 20 多种,包括氧、碳、氢、氮、硅、钾、钙、磷、镁等,其中氧、碳、氢、氮 4 种元素占 90%以上(细胞干重中碳的含量达到 55.99%)。细胞化学物质可分为两大类:无机物和有机物。

(一)无机物

1. 水

在无机物中水是最主要的成分,约占细胞物质总含量的 75%~80%。水是生命的起源,没有水,就不会有生命。水在细胞中的主要作用是:溶解无机物、调节温度、参加酶反应、参与物质代谢和形成细胞有序结构。

2. 无机盐

细胞中无机盐的含量很少,约占细胞总重的 1%。无机盐在细胞中解离为离子,离子的浓度除了具有调节渗透压和维持酸碱平衡的作用外,还有许多重要的作用。

(1)阴离子。主要阴离子包括 Cl^-、PO_4^{4-} 和 HCO_3^{3-},其中磷酸根离子在细胞代谢活动中最为重要。

(2)阳离子。主要阳离子包括 Na^+、K^+、Ca^{2+}、Mg^{2+}、Fe^{2+}、Fe^{3+}、Mn^{2+}、Cu^{2+}、Co^{2+}、Mo^{2+}。

(3)无机盐的作用。①在各类细胞的能量代谢中起着关键作用;②是核苷酸、磷脂、磷蛋白和磷酸化糖的组成成分;③调节酸碱平衡,对血液和组织液 pH 值起调节作用。

(二)有机物

细胞中有机物达几千种,约占细胞干重的 90% 以上,主要由碳、氢、氧、氮等元素组成。

(1)蛋白质。蛋白质不仅是细胞的主要结构成分,而且是生物专有的催化剂——酶的结构成分,因此细胞的代谢活动离不开蛋白质。

(2)核酸。核酸是生物遗传信息的载体分子,核酸是由核苷酸单体聚合而成的大分子,分为核糖核酸(RNA)和脱氧核糖核酸(DNA)。

（3）糖类。糖类包括单糖、双糖(低聚糖)、多糖,单糖是能量的来源及与糖有关的化合物的原料。

（4）脂类。脂类包括脂肪酸、中性脂肪、类固醇、蜡、磷酸甘油酯、鞘脂、糖脂、类胡萝卜素等。脂类化合物难溶于水,易溶于有机溶剂。

细胞营养均衡＋细胞生态平衡＝细胞健康＝机体健康

四、细胞生命活动

细胞的生命活动是物质运动的形式之一,物质的基础是各种营养素。

肠细胞更新周期:2～3天。肺细胞更新周期:2～3周。大脑细胞更新周期:和寿命相同。眼睛细胞更新周期:和寿命相同。头发细胞更新周期:3～6年。无论器官先天条件怎样,寿命多长,都可以通过后天努力来改善。

五、细胞衰老学说

（1）细胞分裂极限学说。细胞增殖能力和生理功能随着时间的推移,逐渐下降,细胞在形态上发生明显变化。高等动物体细胞具有最大分裂次数,细胞分裂一旦达到一定数目就要死亡。

（2）死亡激素学说。人脑中的脑垂体能够定期释放"死亡激素",这种"死亡激素"扰乱和制止人体的正常细胞去利用甲状腺素,从而导致某些细胞代谢功能下降,引起衰老和死亡。提出这种学说的是美国哈佛大学登克拉教授,他经过动物实验认为:每个人从青春期开始,脑垂体便会开始释放"死亡激素"化学物质,人体内的细胞利用甲状腺素的能力便逐渐下降,直至最终完全失去这一功能,死亡就来临了。如果科学家能去除人的"死亡激素",换上富有生命力的有效激素,人的生命又将重新向前推移到人生的某一阶段上,从而延年益寿。但是"死亡激素"是何种物质?化学本质是什么?如何控制分泌或破坏分泌"死亡激素"才使人寿命延长?这是科学上的未解之谜。

（3）遗传程序学说。基因控制理论认为,人的衰老是先天设计好的,遗传基因在很大程度上决定衰老的速度和寿命,每个细胞内DNA复制的障碍是造成衰老的原因。

（4）氧自由基学说。衰老的自由基学说是Denham Harman在1956年提出的。生物体的衰老过程是机体的组织细胞不断产生的自由基积累的结果。自由基是正常代谢的中间产物,反应能力很强,可以使细胞中的多种物质发生氧化,损害生物膜。

（5）自体中毒学说。俄国生化学家梅奇尼科夫学说,揭示了人类生病的主要原因是自体中毒,因此,我们人类要想不生病或少生病,只能是自己来维护。人体的垃圾清理机制永远赶不上废物累积的速度,一个生活规律、身体健康的人,体内仍然可能残留垃圾。

（6）生物膜损伤学说。机体细胞的磨损是由于过度的使用和滥用造成的,如肝、胃、肾、皮肤等器官的损耗是由饮食和环境中的毒素所造成的。

（7）体细胞突变学说。当衰老引起激素下降时,机体修复和调节自身的能力也随之下降,任何一种激素水平的降低都会对整个机体代谢产生不良影响。

（8）免疫功能下降学说。免疫系统虽然可以对生存期产生影响,但并非决定因素。免疫系统的增龄改变也是衰老导致的多种效应的表现,是整体衰老的一部分,而不是衰老的始动原因。

（9）性腺功能减退学说。激素的分泌失常，可以导致机体内稳定状态严重破坏，引起衰老，如性腺功能的减退是衰老的早期信号之一，长寿的高龄老人有时还具有生殖能力就是最好的证明。

第三节　生命物质

人类从一个单细胞（受精卵）发育成为一个完整的有机体，在整个生命过程中不断地与地球生物圈进行以化学元素为基础的物质交换。在自然界，地壳表面的岩石经过风化作用，某些元素由于降水的冲击作用而汇入江河湖海。一些元素成为可溶性状态被释放出来，当植物吸收了这些元素后将其转变为组成成分。继而食草动物又将此类植物吸收而转变为组成成分，接着又成为了食肉动物的组成成分。这些动物与植物又被人类摄入而吸收为组成成分，这一系列的过程即是食物链作用的过程。因此人类体内构成的原料完全是大自然供给的。科学家认为：人类来源于海洋，所以人体的构成与海水接近。我们的祖先生活在水边，吃甲壳类动物和鱼类，摄入了大量的必需脂肪酸，形成大脑的主要部分。

人类能够直立行走，失去体外的毛发并形成一层皮下脂肪，使得人类成为少有的容易肥胖的物种之一。如果人类越来越减少对自然食物链的依赖，如此破坏与自然界的平衡发展下去，人类将会像恐龙一样灭绝。人类为了维持生命与健康，保证正常的生长发育并且从事一切活动，必须每日有时间规律地摄取一定数量与质量的食物，获得机体需要的各种营养素。

一、营养素构成人类机体生命物质

人类的遗传、生长发育、免疫功能、疾病、衰老等都与饮食营养密切相关。人类的生命过程中营养素是生命的基础，生命活动的每一瞬间，都离不开营养素。现代营养学观点认为：人类为了维持生命和器官正常活动，必须从外界摄取一定量的饮食，经过消化吸收取得能够被机体利用的各种营养素，并维持各种营养素的平衡，同时达到防治疾病的目的，临床上重视饮食营养的医生才是高明的医生。

（一）"营养"在营养学上通常作为动词

营养就是从外界摄取食物，经过消化吸收和代谢，利用食物中身体所需要的物质以维持生命活动的整个过程。营养学家说：生物或者使生物从外界（动植物）吸取有益物质和避免吸取有害物质以谋求养生，这种行为或作用称为"营养"。因此"营养"是一种作用或者过程。

（二）"营养素"在营养学上作为名词

营养素是生物体内所含有的供给人体营养的有效成分。这些维持机体正常生长发育、新陈代谢所必需的物质，俗称"养分"或"养料"，科学名称叫作"营养素"。食物中含有的有机物质与无机物质，参与人体与外界环境之间进行的物质交换，并能够保证体内生长发育、维持生理功能和供给体内所需要热量。早在19世纪，化学家就指出，人体需要含蛋白质、脂肪、碳水化合物等营养素。

（三）营养的核心是"合理"

人类不断地摄入与消耗食物，食物中的营养素在机体内按照严格的规律与方式，进行着一系列相互联系的生化反应，满足组成人类机体需要的细胞代谢。合理营养是一个综合性概念,合理饮食提供人体所需的能量和各种营养素,为生长新的细胞组织,修补损伤细胞组织并维持机体良好状态,同时需要合理膳食制度和制作方法,以利于各种营养物质的消化、吸收与利用。此外,还应该避免膳食构成的比例失调,如某些营养素摄入过多、制作过程中营养素的损失或有害物质的生成。因为这些情况都会给身体造成不必要的负担,甚至引起代谢的紊乱。现代营养学强调了机体内代谢变化与对各种营养素的需要。日常饮食中所含有的营养素种类齐全,数量充足,比例适当,以满足人体正常的生理需要,提高各种营养素的吸收和利用,达到合理营养的目的。

（四）营养素不能达到均衡膳食的不同阶段

(1)组织中营养素浓度下降;

(2)血尿中营养素或其代谢物浓度下降;

(3)亚临床症状的出现;

(4)疾病状态的呈现。

二、人类机体营养素的种类

人类机体的营养素有几十种,概括起来为 7 大类,包括水、蛋白质、脂肪、糖(碳水化合物),该 4 类营养素需要量较多;另外 3 种是维生素、矿物质、膳食纤维,需要量较少。

各种营养素是由不同的元素组成,如蛋白质是由碳、氢、氧、氮组成,还含有硫,有的含有磷及其他金属元素;脂类是由碳、氢、氧、磷、氮等元素构成;糖是由碳、氢、氧等元素构成,由此它们具有各自独特的功能。

各种元素之间密切联系,共同参加、推动、调节生命活动,相互影响、相互依存,这些联系包括提供体内的细胞组织生长发育以及修补的材料,满足体内的各种生理功能,提高体内的免疫功能等。

人类体内的各种营养素是生命需要的动态常量,体内所有的组成部分都不断地更新(见表 1-1)。

表 1-1　人体内一昼夜物质代谢平衡

物质	摄入量	排出量
水分	2400mL	2730mL
氧气	715g	840g
固体	500g	45g
总量	3615g	3615g

据估计,人类从出生到 60 岁,体内从外环境摄入的水分约 6 万 kg,糖约 10 000kg,蛋白质约 1600kg,脂肪约 1000kg。

体内通过食物与外界联系来保持内在环境的相对恒定,完成内外环境的统一平衡,使体内对复杂多变的生活环境能够适应,包括高温或者低温以及有毒或者有害环境。总之,人类体内是一个复杂的生态系统。

目前我国居民日常饮食不能均衡提供某些营养素,从而造成某些营养素缺乏症,如缺钙、铁,缺乏维生素 A、C、B 族等比较普遍,缺锌、硒等也很常见。

三、营养素制剂不能替代营养素

有人说,销售营养素是国家最大的也是最不必要的一项事业。为什么这么说呢? 因为每一种天然食物中几乎都含有营养素,服用营养素制剂绝对不能替代每天必不可少的平衡膳食。

许多典型的事实都说明了这个问题,如人类的祖先是没有营养素药丸的,可是他们同样身体健壮。世界上的文明古国,包括古中国、古罗马、古希腊,所记载的营养素缺乏症均是战争和自然灾害所造成的。然而人类后来的发展却有意地将日常饮食中的食物提炼掉其中许多营养素,因此诸多疾病产生在人类中。

更愚昧的是,有的人吃了那些过分加工的食物后,又设法购买那些人为去掉营养素的合成制剂或者强化剂。更重要的是,天然营养素是直接来源于动物性和植物性食物的,而合成营养素经过化学溶剂提取,再制作成片剂或丸剂,其成分不同于天然营养素。

华盛顿的一个消费者协会营养部门主任 Bonnie Liebman 认为:"消费者很长时间内被一些市场推广所误导,他们让普通消费者相信即使吃了许多搭配不好的食物,也可以通过服用营养素药剂来补充所有需要的营养。"

第四节　一切生命活动都需要能量

在自然界,无论是生物界还是非生物界,凡是要做功,就必须供给能量,能量既不能创造也不能消灭,只可以从一种形式转变为另一种形式。自然界的能量包括热能、化学能、光能、电能、机械能等,这些能量彼此之间相互转变,如电灯将电能转变为光能而发光;机器依赖于煤中所含有的化学能转变为机械能而得以运转;植物依靠太阳供给的光能转变为化学能而使其生长;人类则依赖于食物中所含有的化学能量转变为各种能量。

人体在生命活动过程中,一切生命活动都需要能量,能量的获得与释放等新陈代谢现象,贯穿于人的一生。正是由于这些现象,人才能完成由出生到死亡的整个生命过程。

一切做功包括人体细胞内的做功和维持基础代谢和生理功能均需要能量。人类在活动的时候需要能量,即使在卧床休息和睡眠的时候,为了维持心跳和呼吸等生命活动也需要能量,如:热能——体温;机械能——肌肉收缩;电能——神经冲动、传导、生物电;渗透性——吸收、分泌、组织合成的化学能。

一、热量来源

人体摄入的各种食物在体内经过消化吸收分解出各种营养素,包括:碳水化合物、脂类、蛋白质、矿物质、维生素、膳食纤维、水 7 大类。其中碳水化合物、脂肪和蛋白质经体内氧化可释放能量,三者统称为"产能营养素"或"热源质",供给身体维持生命、生长发育和运动等。

(一)糖、脂肪、蛋白质是热量的来源

这些热量大约 55% 以能量的形式散发,45% 储存供给能量。试验证明人体三大营养素中:每克糖类(碳水化合物)可以产生约 17.15 ~ 18.20kJ(4.10 ~ 4.35 kcal)的热量;每克蛋白质可以产生约 18.2kJ(4.35 kcal)的热量;每克脂类可以产生约 39.54kJ(9.45 kcal)的热量。

（二）合成代谢与分解代谢

体内的能量代谢过程包括合成代谢与分解代谢。合成代谢就是同化作用,其机制是将体内的小分子物质合成为大分子物质,这种代谢需要热量。分解代谢是异化作用,其机制是将体内的大分子物质分解为小分子物质,这种代谢释放热量。以上过程就是生物体内的新陈代谢。

体内的热量通常储存在一些特殊的高能化合物中,主要是 ATP(三磷腺苷),ATP 作为能量的转递物,将所储存的化学能转变为各种能。

（三）热力学定义

热能单位换算方法:

1 千卡(俗称大卡,即 1kcal)=1000g 纯水从 15℃上升到 16℃所吸收的热量。

1kcal = 4.186kJ

1kJ = 0.239kcal

1000kcal = 4.186MJ

1MJ = 239kcal

二、决定人体热量需要的主要因素

人体每时每刻都在消耗热量,包括基础代谢和人体活动等。

（一）基础代谢

基础代谢占了人体总热量消耗的 65% ~70%。人体处于清醒、静卧、空腹(饭后 10~12小时)状态下,室温 20℃左右,环境安静,人体维持体温、呼吸、循环、排泄、腺体分泌、神经活动、肌肉一定紧张度所需要的热量,称为基础代谢。

一般成年男性应保证每天所需的 2000~2400kcal 热量;女人因肌肉组织不发达等原因,其基础代谢所需热量比男性低 5%;中等体力劳动约需热量 3500kcal,重体力约需热量4000kcal;老年人比中青年人低约 10% ~15%,需要 1700kcal 左右的热量,年龄越大所需热量越低。

影响基础代谢的因素如下:

(1)年龄。儿童生长期基础代谢率最高,40 岁以后逐渐降低。

(2)性别。男性基础代谢率高于女性,女性在妊娠期相应增加。

(3)体表面积。瘦长者基础代谢率高于肥胖者。我国成年人的体表面积计算公式:$A = 0.00659H + 0.0126W - 0.1603$。式中:$A$ 为体表面积(cm^2);H 为身高(cm);W 为体重(kg)。

(4)营养状态。营养不良者基础代谢率低,完全禁食 10 日左右后基础代谢率可以降低25%(这是体内的适应机制)。

(5)病理情况。发高烧基础代谢率可以增高 20% ~30%,白血病、肿瘤以及甲状腺、垂体、肾上腺功能亢进时基础代谢率明显增高。

(6)其他。种族不同,基础代谢率也不同,如爱斯基摩人和印第安人的基础代谢率最高;欧美人次之;亚洲人较低。气温不同,基础代谢率也不同,如气温在 20℃ ~25℃基础代谢率最低,而低温或者高温基础代谢率均可以升高。

（二）身体活动

身体活动约占总热量消耗的 15% ~30%。我国营养学家建议成年人劳动强度分为

5级。

（1）极轻等体力活动。不需要紧张肌肉活动，包括坐着的工作，如办公室等工作。

（2）轻等体力活动。不需要特别紧张肌肉活动，包括站着或者伴有步行的工作，如教员、打字员等工作。

（3）中等体力活动。需要比较紧张肌肉活动，如学生、驾驶员等工作。

（4）重等体力活动。需要紧张肌肉活动，如一般工业、农业、体育、舞蹈等工作。

（5）极重等体力活动：需要特别紧张肌肉活动，如装卸、垦荒、铸造等工作。

（三）食物特别动力（食物的热效应）

食物特别动力约占热量消耗比例的10%。人体在摄食过程中引起的热量消耗，包括消化、吸收、合成等活动及营养素代谢中的相互转换。各种营养素所增加的能量代谢均不同，其中蛋白质最高，糖较低。

无机盐、维生素、膳食纤维和水都不产生热量，但是产生热量离不开无机盐、维生素和水。

（四）高级神经活动

精神紧张可以增加呼吸、循环、肌肉紧张、脏器活动等而影响能量代谢，如运动员在临赛前可以引起能量代谢增强，这就说明运动前的信号刺激改变了体内的功能状态。

三、热量不足与入超对人体的危害

（一）热量不足

如果体内热量供给不足，人体便会动用自身的能量储备，甚至消耗自身的组织以满足生命运动和从事各项活动。人体如果长期处于饥饿状态，则出现能量不足，从而影响各项活动乃至生命运动，临床上可以出现消瘦，贫血，骨骼肌退化，免疫力下降，甚至会造成死亡。

（二）热量入超

如果长期热量供给入超可以使剩余的热量在体内转变为脂肪而沉积，从而形成肥胖，继而出现各种疾病。

对于防止热量入超也不应该忽视，否则将会引起患者的血糖过高、肝功能异常等表现，这样也会影响患者恢复健康。1mL乙醇可产能7kcal，因此饮酒常常导致摄入的能量过高。

四、临床患者热量需要的问题

临床上比较多注意的是热量供给不足，其原因多是食欲减退而不能正常进食，分解代谢呈超高代谢，从而使患者一方面体内能量消耗增多，另一方面体内的营养素供给不足，由此影响了治愈率并且增加了死亡率。

近年来临床上比较重视患者的营养支持。营养支持是对危重患者给予必要的营养补充，包括管喂营养、要素膳营养、静脉营养（胃肠外营养）。

五、体内热量的供给

（1）年龄。婴幼儿、儿童、青少年代谢旺盛，因此供给热量需要高于成年人。

（2）特别生理需要。孕妇、乳母等生理情况需要增加热量。

（3）体型。一般按每日每千克体重计算需要量。

（4）环境温度。气温低时基础代谢率升高、体内产热、服装增加而增加负担等，因此需要增加热量,气温高时需要根据活动强度考虑热量供给。

第五节　生命之源——水

水是宇宙的血液。据资料记载,在45亿年前,当地球刚刚诞生的时候,地球上几乎找不到一滴水,当然不会有任何生命。后来地球有了水才有了生命。

水是生命的源泉。地球表面积有75%～80%是水,人类机体内的水占体重的比率是75%～80%。水是人类赖以生存的基础物质,其重要性仅次于氧气。人体细胞组织需要营养素的摄入与排出,以及一切生理、生化作用的实现来维持平衡,这些均依靠体液来完成。

人体如果长期不能进食,体内储备的糖、脂肪完全消耗,蛋白质也失去一半时,机体仍然勉强维持生存。水丢失1%～2%时出现口渴、乏力、尿少等症状;失水达体重的10%时可以出现烦躁、全身无力、体温升高、血压下降、皮肤失去弹性;失水超过体重20%时,可以引起死亡。

科学家指出:有生命的机体内失去水平衡是衰老的主要原因。机体内的代谢产物在失去水平衡的情况下,逐渐在毛细血管中积累,阻碍了液体流动,减慢了新陈代谢,人体便开始衰老。

一、水的功能

(一)水的特性

水在4℃时密度最大,再冷反而体积膨胀起来,所以冰比水轻,浮在水面,冰不善于传热,保证水下生物安全过冬。

水容热是铁的10倍、沙的5倍、空气的4倍,所以海洋性气候温和,人体靠水来保持体温。水的三态:水、冰和水气,可以在自然状态下共存。水的凝聚性、表面张力,使岩石和土壤中能"含"水,水能给植物送水分和养料。几乎什么物质都能溶解于水,所以鱼儿才能从水中得到氧气。

(二)水的生理功能

水为一种无机物质,是生命物质溶剂,也是生命的营养物质,是构成身体的主要成分。体液主要成分是水,还有其他电解质、有机化合物等组成。体液存在个体差异,如胖人＜瘦人;男人＜女人;老人＜儿童。体液广泛地分布在细胞组织内、外,构成了机体的内环境,细胞外液的水分占20%,细胞内液的水分占40%,细胞间液占15%。机体的脑髓含水75%,血液含水83%,肌肉含水76%,骨骼里也含水22%,血液、泪液、汗液含水量约90%以上。

正常人每天需要2500mL水。在机体内,水一部分与蛋白黏多糖等生物分子结合存在,在塑造细胞、组织方面起重要作用,另一部分非结合状态的水,主要作为细胞内外重要溶剂作用。

1. 水既是营养素又是溶剂

水参与人体内新陈代谢,所有的生化反应都依赖于水才能够进行。绝大多数的生物化学反应只有在水溶液中才能进行,各种营养素溶于水成为离子状态后才能够被吸收。

水作为浸胀剂(即吸收水分引起的体积增大),可使大分子物质如淀粉、蛋白质等浸胀,从而容易受热、酸、碱、酶作用而被消化吸收。细胞必须从细胞间液摄取营养物质,物质代谢的中间产物和最终产物也必须通过细胞间液运送排出。

2. 运输功能

水将营养物质运送到身体所需要的各个部位，又将废物通过尿液等途径排出体外。机体内的大血管如同铁路，含有大量水分的血液如同火车，火车不断地将氧气、营养物质运送到各细胞组织中，同时又不断地将机体内的排泄物运送到体外，因此水是载体。如果人体缺水，血液将会浓缩而影响运输功能。

3. 参与氧化还原反应

水在机体内直接参与氧化还原反应，是水解反应的必需组成成分。如果没有水，机体就无法维持循环、呼吸、消化吸收、分泌、排泄等生理功能。

4. 维持体温

水对体温调节很重要，人体可以通过出汗消耗过多的能量，维持体温恒定。水的比热大，热容量大，是维持体温的载温体。因此体内产热量增加或减少，不致引起体温大波动，使体温维持在37℃左右而保持恒定。水的蒸发潜热大，当外界气温增高或机体生热过多时，水的蒸发可以使皮肤散热，而与环境适应，如天气炎热、身体发烧等，以出汗降低体内温度。

5. 润滑剂

水对重要的脏器和关节起保护作用，如心包膜液、胸膜腔液、关节腔液等。水的黏度小，是机体自备的润滑剂。如泪液防止眼球干燥，唾液和消化液有利于吞咽和消化，关节滑液、胸腹膜浆液、呼吸道和消化道黏液等都具有润滑作用，皮肤和结缔组织是储存水分的主要场所，由此滋润皮肤。

6. 防治疾病

水在防治疾病上具有一定的作用。身体缺水造成了水代谢功能紊乱，生理功能紊乱，最终又导致了诸多疾病的产生。

(1)当胃酸分泌过多时，饮水可以稀释胃液，从而减少胃酸对胃黏膜的损害。

(2)感染时多饮水可以促进细菌和病毒排出体外。

(3)水稀释血液有效地防治心脑血管堵塞。

(4)大便干燥时多饮水可以通便。

(5)机体在成长过程中水使骨骼更加坚固。

(6)水将氧气输送入细胞内，癌细胞具有厌氧特征，从而可以防治白血病、淋巴瘤等。

(7)水是天然利尿剂，可以防治高血压。

(8)水增加机体内色氨酸含量，可以防治糖尿病。

(9)水产生天然睡眠调节物质——褪黑素，可以防治失眠。

(10)水以天然方式增加血清素供应，可以防治抑郁症。

国外《饮水治疗17年》一书，记述了一名患者曾两次脑出血昏迷，经抢救保留了生命，后来他采用了饮水疗法，坚持每日清晨饮水1000mL，从此他很少生病。据报道，莫斯科的一名脊椎关节炎患者，八年如一日进行饮水疗法，至今他未瘫倒，并且还能够跑步。

二、水在机体内保持动态平衡

水分具有一定的极性，因此分子与分子之间可以通过氢键形成一种链状结构。当水不经常受到撞击，不经常处于运动状态时，这种链状结构就会不断扩大、延伸，从而使水不断"衰老"，最终变成"死水"，即老化水。未成年人如常饮用老化水，细胞的新陈代谢会明显减慢,影响生长发育;中老年人饮用老化水后,会加速细胞衰老。

机体内水分子的半衰期(半寿期)约为7天,人体每日依靠饮水和饮食获得水分,又通过各种排泄将多余的水分排出。在正常情况下机体每日摄入的水分和排出的水分基本相等,这就是水在机体内的动态平衡(见表1-2),每人每天体内要有7~8L水需更新,身体中的水一周左右就要更新一次。

表1-2　机体内水的动态平衡

单位:mL

摄入方式	摄入量	排出途径	排出量
饮料	1200	肾脏(尿液)	1500
食物含水	1000	皮肤(蒸发)	500
生物氧化产生代谢水	300	肺脏(呼气)	350
		排泄(粪便)	150
总量	2500		2500

注:1. 食物含水:各种食物的含水量不同,因此根据食物的种类确定摄入水量。

　　2. 代谢水:糖100g氧化产生55mL水;脂肪100g氧化产生107mL水;蛋白质100g氧化产生41mL水;混合性食物每产生100kcal热量约产生12mL水。

(一)体内水分过少的危害

当机体水分过少时,如摄入少,或者因为患病而排出水分过多(呕吐、腹泻、大面积烧伤、大量出汗、过度呼吸等),都可以使机体缺乏水分,从而失去水的动态平衡。失水过多会使血液浓缩而加重心脏负担,同时对肾脏和神经系统也有一定危害。当机体严重缺乏水分时,细胞外液电解质浓度增加而形成高渗,致使细胞内水分外移而造成脱水,严重时可以出现昏迷,最后循环衰竭、呼吸停止而死亡。

组织中的钠盐对水分有蓄积作用,钾盐和钙盐对水分有排出作用,体液中各种无机盐离子的正常分布,对维持渗透压和水的平衡具有重要作用。因此在高温环境中,机体为散热而排汗,随之氯化钠、钾、钙、镁等无机盐也排出,此时如果不及时补充水分和无机盐,可以引起水电解质紊乱甚至痉挛。同时,由于氯化钠随汗排出而使血中氯离子减少,氯离子是胃酸的一种成分,由此造成胃酸浓度降低,消化功能减弱。

(二)体内水分过多的危害

传统观点认为,饮水可以增加水的流动性,及时把体内代谢产物排除干净,从而防止结石等多种疾病。现代观点则认为,当机体水分过多可以引起水中毒,增加心脏、肾脏的负担,导致水肿、腹水等现象。同时加速机体的代谢,如蛋白质分解加速20%,甚至造成负氮平衡。

人体细胞膜是半透膜,水可以自由渗透。人体内进入水分大于65%时,血液和间质液便被稀释,渗透压降低,水渗入细胞内,使细胞肿胀而发生水中毒,脑细胞反应最快,因其固定在坚硬的颅骨内,脑细胞水肿,颅内压增高,导致头痛、恶心、呕吐、乏力、视力模糊、呼吸心律减慢,严重可出现昏迷、抽搐、死亡。

美国纽约州立大学医学工作者的一项研究表明,每天饮用水过多者会增加膀胱癌的危险性。另一医学专家通过研究发现,饮水过多会冲淡血液,使全身细胞的氧交换受到影响。特别是脑细胞一旦缺氧,人就会变得迟钝。早在1935年英国报道,英国一家医院有一名40

多岁的妇女,连续饮水15L,两个小时后因呼吸和心搏骤停而死亡。

(三)适合多饮水的人

人体发热、腹泻、呕吐、多尿或昏迷以及炎热出汗时,都会失去大量水分,需要补充水量。

吃大量肉必须多喝水,因为肉含脂肪多,脂肪的代谢给人体提供的能量也多,会产生酸和丙酮,血液中这两种物质多了易患酮病。

鸡蛋含蛋白质高,消化产物为尿素等,将逐渐聚集在血液中,易引起尿毒症。

多喝水可增加尿量,以消除血中的毒性物质。

(四)不适合多饮水的人

肾脏病、心脏病、肝硬化等患者不适合多饮水。

三、饮用水的要求

(一)水的硬度

水的硬度是指水中溶解的无机盐含量,通常根据水的硬度大小分为硬水与软水。水的硬度曾用德国度表示:1 德国度表示水中的 CO 的质量浓度为 10mg/L(0.357mmol/L)。1.43mmol/L以下为极软水,1.43~2.86mmol/L 为软水,2.86~5.71mmol/L 为中等硬度水,5.71~10.71mmol/L 为硬水,10.71mmol/L 以上为极硬水。雨、雪水为软水;大多数深井水为硬水。一般饮用水硬度的适宜度为 3.57~7.12mmol/L。我国饮用水质标准规定总硬度不超过 8.9mmol/L。一般情况下,硬水爽口,软水淡而无味。过硬的水容易影响胃肠道功能,出现消化不良、腹泻等现象,经常喝硬水者可增加结石的患病率,因为硬水中含有较多钙、镁离子,它们能转化成难溶性的盐沉积于肾,可引起肾结石。

另外,在现实生活中肉类和豆类在硬水中较难熟,这是由于水中的矿物质与蛋白质形成导热性很差的化合物,硬水还容易在热容器中形成水垢,同时有损于咖啡和茶的味道,用硬水和肥皂洗手皮肤容易粗糙,这是由于形成的钙皂而引起。

过软的水更有害机体,据调查,长期饮用软水的人容易患心血管疾病、癌症、肝硬化等病症。另外,软水偏酸性,容易腐蚀管道,溶解管道壁中的金属离子于水中,损坏机体细胞组织而影响健康。总之人类饮用过软或过硬的水均不利于机体的健康。长期饮用含有微量元素矿物质的水,能减少骨质疏松症。

(二)水的 pH 值

酸碱度是指溶液的酸碱性强弱程度,一般用 pH 值来表示。

pH 值 <7 为酸性,pH 值 =7 为中性,pH 值 >7 为碱性。弱酸性水:pH 值一般在 5.0~7.0 之间的水。弱碱性水:pH 值一般在 7.0~8.0 之间的水。纯净水的 pH 值一般在 5.0~7.0 之间。天然水的 pH 值一般在 7.0~8.0 之间。弱碱性水调节人体酸性体质,预防疾病,达到保健功能。人体组织的正常 pH 值应是在 7~7.4;血液的正常 pH 值是在 7.35~7.45。

(三)水的温度

水煮沸 3~5 分钟后,自然冷却至20℃~25℃,此水减少了气体,内聚力增大,分子之间紧密,表面张力加强,与生物细胞水接近,因此加强了与人体细胞的亲和性。老年人和小孩最好是饮用温开水,温开水对人刺激小而且有利于酶的活性。

（四）饮用水的卫生标准

根据食品卫生法规，饮用水包括直接饮水和间接与食品生产有关的水（也包括食品生产中清洗生产工具的水），饮用水必须经过卫生学检验，必须符合有关卫生标准。饮用水应该是无色无臭、无味而又透明的液体，水中含的细菌数应不超过国际标准。饮用水中应该含有多种营养物质，如矿泉水就含有多种人体需要的常量元素和微量元素等。饮用水不得含有有毒物质（有毒金属如铅、砷、铬及其盐，腐败过程和工业废水中的有害有机物如酚等）；根据使用目的要求一定的硬度。

根据世界卫生组织《生活饮用水水质准则》，总结了有益于人体健康的用水七大标准，即：

（1）不含任何对人体有毒、有害及有异味的物质。

（2）水的硬度适中。

（3）含有人体所需的矿物质含量及比例适中（其中钙含量≥8mg/L）。

（4）pH 值呈中性或微碱性（pH 值为 7.0～8.0）。

（5）水中溶解氧及二氧化碳适中（溶解氧不低于 7mg/L）。

（6）小分子团水渗透溶解力强。

（7）水的媒体营养生理功能（溶解力、渗透力、扩散力、代谢力、乳化力、洁净力等）要强。

1. 自来水

自来水都经过氯化消毒，其中氯与水中残留的有机物结合，可以产生卤代烃、氯仿等多种有害物质。

最佳饮料是白开水。美国的一项研究证实，白开水容易透过细胞膜，具有特异的生物活性。多饮白开水可促进新陈代谢，增加血液中的血红蛋白含量，增加免疫功能，还可使体内乳酸脱氢酶的活性提高，肌肉组织中的乳酸累积减少而不容易疲劳。白开水经自来水煮沸，可以杀菌、软化水质，保留大多数矿物质，经济实惠。专家指出烧水时采取三步：首先将自来水接出来后先放置再烧；水快开时把壶盖打开；最后水开后等 3 分钟再熄火。这样就能让水里的氯含量降至安全饮用标准，是真正的"开水"。

2. 饮水机

饮水机看似喝上好品质的水，实则"二次污染"很严重，每当打开饮水机龙头时，听到"咕噜"的声音，桶里翻出一串气泡，这就是有空气进入，灰尘及微生物就被带入水中。

据国家环境卫生监测部门检测数据显示：桶装饮水机内的容器 3 个月不洗就会大量繁殖细菌，如大肠杆菌、葡萄球菌等。所以一个月要清洁一次饮水机，夏天两周清洁一次。办公室的饮水机因为使用频繁，更得勤加清洗。

饮水机中水的最高温度一般为 90℃左右，达不到沸腾的状态。桶装水的最佳饮用时间是出厂后 1～15 天，一旦超过 15 天，水中的细菌过多不宜再饮用。

3. 瓶装水

瓶装水消费正在以每年 30% 的速度递增，瓶装水所使用的聚酯瓶往往含有可能导致人体慢性中毒的物质，尤其是当瓶子在高温环境中，或开启后没及时喝掉，有害物质会渗入水中，危害健康。因此，瓶装水一定不能受热或暴晒。很多人喜欢在车里放一箱水，尤其夏天，后备箱温度非常高，容易让有害物质进入水中。最好的办法是买个质量好的水壶自己带水，安全又环保。

4.电热水壶

现在用电热水壶的家庭越来越多,很多人烧的水一次喝不完,过一会儿又重复烧开,这种千滚水最好别喝,水烧开尽量当次喝完,反复加热会使水中产生有害物质。

5.天然矿泉水

经过无菌处理,含一定的矿物质,但不如白开水经济。

6.纯净水、蒸馏水

在杀菌、纯化过程中,将人体需要的矿物质去除了,长期饮用容易造成钾、钙、镁、铁、锌等营养素缺乏。

四、科学饮水

(一)定量饮水

饮水主要受年龄、环境温度、身体活动等因素影响。不同年龄每日对水的需求也不同,请参见表1-3。

表1-3　不同年龄需水量(一日量)　　　　　单位:mL/kg体重

年龄/岁	需水量
<1	120~160
2~3	100~140
4~7	90~100
8~9	70~100
10~14	50~80
成年人	40

1.正常人的饮水量

成年人每日除了食物中含水量外,一般饮水量以1000~1250mL为宜。在夏季出汗多的情况下相应增加水量,正常人夏季出汗1L/d左右,如果在高温下体力劳动的出汗量可高达5~8L。

2.不同人群饮水量的差异

(1)老年人结直肠肌肉易于萎缩,排便能力较差,加上肠道中黏液分泌减少,大便容易秘结。因此老年人应该多饮水,但老年人心肾处于衰竭期,多饮水必会加重心肾负担,因此,老年人饮水要适量,一般饮水量控制在每日2L左右。

(2)初生婴儿水分量虽占全身60%,但2岁以下婴儿各系统还处在发育中,如果只考虑婴儿需要水分的比例大,不考虑他们的生理功能就大量补给水分,这实际上只会造成大量果汁或水分填满他们小小的胃,使他们不想吃或不能再吃那些含有他们身体所需要的营养物和能量的食物,导致营养不良,影响发育。更有甚者,如果对婴儿短期内过量给水,由于排泄系统发育不完全,一时排出困难,则势必血液与间质液被稀释,渗透压降低,致使水会自由渗入细胞内,使细胞膨胀,发生水中毒。对婴儿宜多次少量给水。生理功能不同,饮水方式也不尽相同。

(3)活动量大,出汗多,相应增加喝水量,及时补水。运动员喝保健饮料,稍加点盐和糖料。

（4）有些人则需要喝得更多，如烦躁的人多喝水能舒缓心情；运动后、洗澡后也要及时补充水分。

（5）某些疾病如高血压患者，一般应该少盐少水。

（二）定时饮水

渴是人体的一种生理反应。当感到口渴的时候，机体的水分已经失去平衡，部分细胞已经处于脱水状态，此时喝水已经是被动饮水，久而久之将不利于健康，因此身体发出口渴的信号时才喝水就晚了。

国内一项调查数据显示，七成人都是发觉渴了才喝水，喝水不仅是为了解渴，而是促进参与新陈代谢，被机体吸收。越不注意喝水，喝水的欲望就会越低，人就会变得越来越"干旱"。所以，不管渴不渴都要及时补水。外出时手里带上一瓶水，随时喝一口；办公室或家里多放上几个水杯，有机会就喝。上班族常常会因工作疏忽了饮水，长此下去膀胱和肾都会受损害，容易引起腰酸背痛。只要慢慢养成饮水习惯，膀胱习惯了，上厕所的频率自然也渐渐减少。每天喝八杯水，上厕所七八次属正常，是新陈代谢必需的更替。

定时饮水也就是主动饮水，以白天晚上均匀地喝水为原则，不仅有利于机体代谢，同时还可以收到"内洗涤"的效果，由此可以改善内分泌以及各脏器的功能，提高免疫力。

1. 饮水时间

早晨 6:30 左右，经过一整夜的睡眠，身体开始缺水，起床之际先喝 250mL 水，帮助肾脏及肝脏解毒，等待半小时让水融入每个细胞，进行新陈代谢后，再进早餐；上午 8:30 左右，饮用一杯（250mL）水；上午 11:00 左右，饮第三杯水，补充流失的水分；中午 12:50 左右，午餐半小时后，饮用第四杯水，加强身体消化功能；下午 3:00 左右，饮用一大杯水，除了补充流失的水分之外，还能帮助头脑清醒；下午 5:30 左右，饮用一杯水；晚上 10:00 左右，睡前 30 分钟到 1 小时再喝上一杯（250～300mL）。

（1）早上起来的第一杯水是救命水，中老年人更应该注意。夜间睡眠长时间不饮水，加上机体的显性或隐性排汗及尿液的形成等生理性失水，造成机体相对缺水。一个晚上人体流失的水分约有 450mL，致使血液浓度增高，血流减慢，造成代谢废物的堆积。清晨饮水能够很快地被排空的肠胃道吸收利用，可以补充夜间由皮肤、呼吸和排尿丢失的水分；降低血液黏稠度，净化血液，增强血管弹性，促使血管扩张，加快血液循环，尤其有利于高血压、脑栓塞等疾病的防治；帮助肾脏及肝脏解毒；防止由于粪便的淤积而便秘。有效的饮水方法是在空腹时饮用，水会直接在消化管道中流通，被身体吸收；吃饱后才饮水，对身体健康所起的作用比不上空腹饮水好，喝水后如果能缓步走上百步或做简单运动更好，千万不可静坐。

（2）清晨起床不能喝以下四种水：①早晨起来接一杯自来水来喝对人体有害。停用一夜的水龙头及水管中的自来水是静止的，这些水及金属管壁产生水化反应，形成金属污染水；自来水中残留微生物会繁殖，这种水损害健康。②开水久置以后，其中含氮的有机物会不断被分解成亚硝酸盐，还有细菌污染；暖瓶里隔日的开水，瓶装、桶装的各种纯净水、矿泉水、放在炉灶上沸腾很久的水，其成分都已经发生变化。应该喝烧开 <24 小时的水；桶装的纯净水、矿泉水应 <3 天。③晨起补充盐水是危害健康。生理学的研究认为，人在整夜睡眠中未饮水，然而呼吸、排汗、泌尿却在进行中，这些生理活动要消耗、损失许多水分，早晨起床时血液已成浓缩状态，此时饮一定量的白开水很快使血液得到稀释，纠正夜间的高渗性脱水。如

喝盐开水反而会加重高渗性脱水,出现口干,另外早晨是人体血压升高的第一个高峰,喝盐开水会使血压升高。④早上第一杯水不要喝市售的果汁、可乐、汽水、咖啡、牛奶等饮料。汽水和可乐等碳酸饮料中大都含有柠檬酸,在代谢过程中会加速钙的排泄,降低血液中钙的含量,长期饮用会导致缺钙;另一些饮料有利于排尿作用,清晨饮用非但不能有效补充机体缺少的水分,还会增加对水分的要求,反而造成体内缺水;果汁、牛奶、咖啡也并不能提供此时机体最需要的水分,还会使机体在缺水的状态下使胃肠进行消化和吸收工作,不利于身体的健康。

2. 特殊情况的饮水

(1)运动后:尽管我们不是运动员,运动量没那么大,但不管做什么运动,即使是打扫房间,完了之后也都应该喝水,这样比较不容易累,也不易腰酸背痛。应该指出,有的人在剧烈运动后立即饮凉水,容易引起胃疼挛、胃出血等现象。其原因是当经过剧烈运动后,机体各器官处于比平时热度高得多的状态中,此时饮凉水使器官急剧收缩而出现症状。因此在运动后休息一下,喝些温水或加少量盐的水为宜。

(2)在有空调的环境中,尤其需要补充水分,必须不时地喝水来平衡身体所消耗的水量。

(3)怀孕时格外需要水,每天至少要多喝两公升的水,但要避免在用餐时间猛喝水。

(4)瘦身时特别需要喝水,可以将体内的脂肪释放出来。

(5)感冒发烧时水分流失大,多喝水可以及时补充水分,也能够带出有害病菌。

(6)搭乘飞机时由于压力加大,缺水厉害,所以要多喝水。

(三)不健康饮水方式

1. 吃饭时饮水

一般认为饮水可冲淡消化液,不利于消化,水是营养素良好的溶剂,使体内大分子如蛋白质、脂肪等生化反应在溶液中或界面上顺利进行,也有利于消化酶的活性。最好吃饭时适当补充汤羹食品,有利于消化。

2. 切忌口渴后狂饮水

如果一次大量让水分进入体内,不仅影响消化功能,还会引起反射性排汗亢进,造成身体虚弱,增加心脏、肾脏的负担。一般以 $100 \sim 300mL$/次为宜。另外,为了补充随着出汗而排出体外的无机盐,需要在补充水分的同时适量补充瓜果及汤类等,以维持水电解质平衡。

第六节　生命基础物质——蛋白质

自有人类以来就知道利用蛋白质,但是人们对蛋白质的认识比较晚。

1816 年,西方国家以狗的饲养实验证实了含氮物质对支持生命是十分必要的,同时论证了动物不能像植物那样从空气中固氮,而是从食物中摄取蛋白质以维持生命。

蛋白质是构成人体的最基本物质之一,是生命活动中的主要物质。

生命的产生、存在和消亡,都与蛋白质有关,正如恩格斯所说:"蛋白质是生命的物质基础,生命是蛋白质存在的一种形式。"如果人体内缺少蛋白质,轻者体质下降,发育迟缓,抵抗力减弱,贫血乏力,重者形成水肿,甚至危及生命。一旦失去了蛋白质,生命也就不复存在。

蛋白质含有碳、氢、氧、氮等元素,因为其主要含有氮,所以一般对蛋白质又称为含氮物质,有的蛋白质含有硫、磷,也有的与铁、铜、碘等元素相结合。蛋白质中的各种元素含量都有一定范围,其中氮的平均含量为16%。

一、蛋白质的分类

（一）根据分子结构分类

(1)单纯蛋白质。包括清蛋白、球蛋白、谷蛋白、醇溶蛋白、硬蛋白等。

(2)结合蛋白质。单纯蛋白质与辅基(非蛋白质分子)结合而成,包括核蛋白、糖蛋白、黏蛋白、磷蛋白、色蛋白、脂蛋白、金属蛋白等。

(3)衍生蛋白质。蛋白质分解所得到的中间产物,包括肽。

（二）根据营养价值分类

(1)完全蛋白质。能够维持动物生存,促进生长发育。

(2)不完全蛋白质。不能够维持动物生存及促进生长发育。

(3)半完全蛋白质。能够维持动物生存而不能够促进生长发育。

那么食物蛋白质营养价值的高低该如何判断?主要取决于各自所含有的氨基酸种类、数量及其相互比例。

二、氨基酸的分类

机体内各种不同的蛋白质均由20多种氨基酸像珠子一样串联在一起,各种食物蛋白质所含有的氨基酸种类与数量均不同。如果人体缺乏任何一种必需氨基酸,或非必需氨基酸,即使热能充足仍不能顺利合成蛋白质,导致生理功能异常,影响机体代谢的正常进行,产生机体代谢障碍,最后导致疾病。如精氨酸和瓜氨酸对形成尿素十分重要;胱氨酸摄入不足就会引起胰岛素减少,血糖升高;又如创伤后胱氨酸和精氨酸的需要量大增。

（一）按在机体内代谢途径分类

(1)成糖氨基酸。在机体内可以转变为糖。

(2)成酮氨基酸。在机体内可以转变为酮体。

（二）按营养功能分类

(1)必需氨基酸。机体不能合成,必须由食物供给的氨基酸,包括亮氨酸、异亮氨酸、赖氨酸、蛋氨酸、苯丙氨酸、苏氨酸、色氨酸、缬氨酸,以后又发现婴儿所必需的组氨酸。以上9种氨基酸机体本身不能合成,必须由食物中供给,如果食物中供给不足便将失去机体内的氮平衡,因此营养学认为该类氨基酸是必需氨基酸。

(2)非必需氨基酸。该类氨基酸并非说明不重要,而是因为其能够在机体内合成。

（三）人体对必需氨基酸与非必需氨基酸的需要量

必需氨基酸:非必需氨基酸 = 成年人为1:4

婴幼儿为1:1.86

三、蛋白质的代谢

蛋白质的来源包括食物中的蛋白质,是外源性;组织中的蛋白质的分解,是内源性;还有糖与脂肪的转变。蛋白质进入胃肠道后,经过多种消化酶的作用,使高分子的蛋白质分解为低分子的氨基酸或者多肽,如同一条项链上将珠子一个个拆下来,在小肠被吸收进入肝脏被处理。一部分随着血液循环分布到各个组织器官,任其选用合成各种特异性的组织蛋白质;一部分参与分解代谢形成糖原或脂类;一部分经氧化分解形成最终产物二氧化碳和水,同时释放出能量;还有一部分合成一些活性物质,如激素、酶等被消耗。

蛋白质在体内的半衰期(半寿期)约 80 日,脑细胞的蛋白质更新速度比其他组织快得多,约 3 小时。蛋白质在机体内不断地继续分解,也不断地继续合成,在合成与分解的蛋白质中,有相当一部分的氨基酸再利用。

儿童生长发育期体内蛋白质的代谢以合成代谢为主,成年人体内蛋白质的合成代谢与分解代谢基本上处于相对平衡状态,当患有消耗性疾病和衰老时,机体内的蛋白质代谢以分解代谢为主。

四、氨基酸在人体内代谢及作用

1. 蛋白质在人体内不能直接被利用

蛋白质在胃肠道中经过多种消化酶的作用,将高分子蛋白质分解为低分子的多肽或氨基酸后,在小肠内被吸收,沿着肝门静脉进入肝脏。一部分氨基酸在肝脏内进行分解或合成蛋白质;另一部分氨基酸继续随血液分布到各个组织器官,任其选用,合成各种特异性的组织蛋白质。

在正常情况下,氨基酸进入血液中与其输出速度几乎相等,所以正常人血液中氨基酸含量相当恒定。饱餐蛋白质后,大量氨基酸被吸收,血中氨基酸水平暂时升高,经过 6～7 小时后,含量又恢复正常。说明体内氨基酸代谢处于动态平衡。以血液氨基酸为其平衡枢纽,肝脏是血液氨基酸的重要调节器。食物蛋白质经消化分解为氨基酸后被人体所吸收,抗体利用这些氨基酸再合成自身的蛋白质。人体对蛋白质的需要实际上是对氨基酸的需要。

2. 维持氮平衡

机体内蛋白质的合成与分解同时进行,由于机体内组织蛋白质不断更新,每日总有一定量的组织蛋白质分解为氨基酸,进入血液循环,血液中氨基酸的来源与去路维持着动态平衡。

3. 转变为糖或脂肪

氨基酸分解代谢产生 α-酮酸,α-酮酸可再合成新的氨基酸,或者转变为糖或脂肪,或者进入三羧酸循环氧化分解成 CO_2、H_2O 及尿素,并释放出能量。

4. 产生一碳单位

某些氨基酸分解代谢过程中产生含有一个碳原子的基团,包括甲基、亚甲基、甲烯基、甲炔基、甲酰基及亚氨甲基等。一碳单位的主要生理功能是作为嘌呤和嘧啶的合成原料,是氨基酸和核苷酸联系的纽带。

5. 参与构成酶、激素、部分维生素

酶的化学本质是蛋白质(氨基酸分子构成),如淀粉酶、胃蛋白酶、胆碱酯酶、碳酸酐酶、转氨酶等。含氮激素的成分是蛋白质或其衍生物,如生长激素、促甲状腺激素、肾上腺素、胰岛素、促肠液激素等。有的维生素是由氨基酸转变或与蛋白质结合存在。酶、激素、维生素在调节生理功能、催化代谢过程中起着十分重要的作用。

五、氮平衡

当每日膳食中蛋白质的质和量适宜时,摄入的氮量由粪、尿和皮肤排出的氮量相等,称

之为氮的总平衡。正常人每日食进的蛋白质应保持在一定范围内,食入过量蛋白质,超出机体调节能力,平衡机制就会被破坏。完全不吃蛋白质,体内组织蛋白依然分解,持续出现负氮平衡,如不及时采取措施纠正,终将导致机体死亡。

从体内排出的含氮最终产物主要是蛋白质分解的代谢产物,所以排出的氮量也可以反映体内蛋白质的分解量,机体内氮代谢最终产物主要有以下几种:①尿液中主要含氮化合物为尿素、氨、尿酸、肌酸酐。尿液为主要排出途径,普通膳食一般尿素氮占总氮量大于80%。②汗液、脱落皮屑、毛发、鼻涕、月经、精液等含少量氮。③粪便中有肠道中未被吸收的含氮化合物。因此,机体内的蛋白质动态平衡可以用氮量的平衡表示,公式如下:

$$B = I - (U + F + S)$$

式中:B,氮平衡;I,摄入氮量;U,尿氮;F,粪氮;S,皮肤氮。成年人 B 为氮平衡(摄入氮等于排出氮,B 等于或者接近 0,一般为摄入氮的 5% 左右);儿童、孕妇 B 为正氮平衡(摄入氮＞排出氮,有一部分蛋白质在机体内储存);衰老、消耗病 B 为负氮平衡(摄入氮＜排出氮)。

六、蛋白质的生理功能

人体内的蛋白质约占体重的 16%。食物蛋白质被机体消化吸收后主要用于合成新的组织,或者维持组织蛋白质的破坏和更新的动态平衡,因此,机体的所有重要组成部分都需要蛋白质参与。蛋白质是构成各类细胞原生质的主要物质;核蛋白及其相应的核酸是遗传的物质基础,蛋白质又是重要组成成分;蛋白质是构成组织和肌肉的主要成分。

（一）蛋白质是生命代谢的物质基础

蛋白质构成体内的各类重要生命活性物质。

1. 酶类

1833 年,国外有人从麦芽的水抽提物中用酒精沉淀,得到了一种对热不稳定的物质,它可以促进淀粉水解为可溶性糖,称之为淀粉糖化酶,意思是"分离",由此发现了酶。

1835～1837 年提出了催化作用的概念,酶包括氧化还原酶、转移酶、水解酶、裂解酶、异构酶、生合酶等种类,参加机体代谢有两千多种酶。

酶是一类蛋白质(包括复合蛋白质),构成新陈代谢的千千万万的化学反应都是在酶的催化下进行(除了极少数外),酶的催化能力是有机与无机催化剂的 10 倍。每一种酶均有自己独特的功能,就像一把钥匙开一把锁。如唾液淀粉酶将淀粉转化为麦芽糖;胃蛋白酶消化食物中的蛋白质;肠道内有小肠淀粉酶、小肠脂肪酶、小肠蛋白酶,将淀粉转变为葡萄糖,脂肪转变为甘油与脂肪酸,蛋白质转变为氨基酸,全部成为溶于水的物质。

2. 激素

蛋白质是激素的主要成分,激素在机体特殊部位加工合成高效能的物质,如胰岛素调节血糖;又如肾上腺素、去甲肾上腺素由肾脏后面的两个小腺体分泌特殊细胞加工而成,它们又称应激激素,在机体需要时发挥作用;又如生长素由脑垂体分泌,7 种生长因子负责生长发育;另外还有催乳素、性激素等。

（二）血红蛋白的运载作用

蛋白质与铁为血红蛋白的主要成分。血红蛋白的生理功能为运载氧气,3 天不喝水不影响生命,5 分钟缺少氧气生命就受到威胁。氧气可将营养素转变为能量来维持生命和生理活动,大脑对血红蛋白的运载作用最敏感,有充足的血红蛋白才能增强智力,减少脑的衰退。另外要想将细胞产生的二氧化碳运到肺脏排出体外,血红蛋白和氧气不足,二氧化碳不能及时排出体外,代谢不彻底,体内变成酸性体质,免疫功能下降,产生疾病。

(三)血浆蛋白胶体渗透压作用

血浆中91% ~92%为水分,有形成分包括红细胞、白细胞、血小板等。血浆中有清蛋白,清蛋白不足便会使水分从毛细血管跑到细胞组织中,出现水肿。肾脏疾病的患者往往会出现水肿,因为大量的蛋白质随着尿液丢失,使血浆中清蛋白减少。女性月经期时,随着经血丢失清蛋白,也会出现水肿现象。

(四)肌纤维蛋白的收缩作用

肌纤维是肌肉细胞的形状,肌肉的功能是收缩,带动骨骼等器官产生活动。肌纤维蛋白减少时肌肉收缩会下降,如骨骼肌在骨骼周围,缺少肌纤维蛋白就会感到腰酸腿痛,肌肉无力,影响行动,也影响体形。有人热衷于一些健美器械,实际上那是外力,根本上需要从内部调理,增加蛋白质的摄入。又如平滑肌在内脏器官和血管壁上,缺少肌纤维蛋白会影响这些部位的健康和功能。又如心肌永远不休息,心脏又称泵器官,这个泵器官向机体各个细胞组织输送血液,血液像火车带去营养物质、氧气,又从细胞组织中带回废物、二氧化碳,然后排出体外,心肌缺少肌纤维蛋白便会影响心脏的功能,心脏排出的血液满足不了全身细胞组织,从远离心脏的远端部位微循环开始障碍,继而出现大的循环障碍。

(五)胶原蛋白的支架作用

胶原蛋白存在于骨骼、肌肉、皮肤等全身各个部位。骨骼中的胶原蛋白可使骨骼既坚硬又有弹性。在骨髓、长骨、骨股头中胶原蛋白最多,因为这些地方具有造血功能,如不足可发生再生障碍性贫血。有人为了美容喜欢吃肉皮,因为肉皮含有90%的胶原蛋白,使皮肤和头发有弹性、光泽。

(六)抗体的免疫作用

免疫系统是一组特殊的蛋白质结构的物质,蛋白质不足,免疫细胞、抗体等的作用下降,从而影响免疫功能。

(七)蛋白质参与能量代谢

当机体摄入的糖不足时,便利用脂肪产生能量,当脂肪也不足时,机体便利用蛋白质产生能量,然而到了此种状况,机体的健康便会受到影响,临床上就会出现蛋白质-热量不足(PCM)。

(八)蛋白质与衰老的关系

老年人如果体内缺乏蛋白质则分解较多而合成减慢。因此一般来说,老年人比青壮年需要的蛋白质数量多,而且对蛋氨酸、赖氨酸的需求量也高于青壮年。

60岁以上老人每天应摄入70g左右的蛋白质,而且要求蛋白质为所含必需氨基酸种类齐全且配比适当的优质的蛋白,从而延年益寿。

(九)氨基酸在医疗中的应用

氨基酸在医药上主要用来制备复方氨基酸输液,也用作治疗药物和用于合成多肽药物。由多种氨基酸组成的复方制剂在现代静脉营养输液以及"要素饮食"疗法中占有非常重要的地位,对维持危重患者的营养、抢救患者生命起积极作用,成为现代医疗不可少的医药品种之一。

七、蛋白质的食物来源

动物性食物如肉类、鱼类、蛋类、奶类是膳食中蛋白质最好的来源。植物性食物如谷类、豆类、蔬菜类、菌藻类、坚果类的蛋白质也是我们膳食中蛋白质的主要来源,大豆是最佳也是最经济的蛋白质来源。传统部分食物蛋白质的含量:蛋类 11% ~ 14%;肉类、鱼类 10% ~ 30%;乳类 1.5% ~3.8%;干豆类 20% ~49.8%;坚果类 15% ~26%;谷类 6% ~10%;薯类 2% ~3%。

（一）发展植物性蛋白质饮食结构

人类饮食应该以谷类和蔬菜类等植物性食物为主。实际上人类从一开始就是这么做的,从简单廉价的食物中获取所需要的蛋白质,尤其我国的膳食结构更是如此,同时我国的植物蛋白质资源比较丰富,下面介绍几类含有蛋白质的植物性食物:

（1）谷类。包括大米、小米、大麦、小麦、玉米等。谷类的胚芽含有较多的必需氨基酸,像小麦胚芽中含有蛋白质 >30%。近年来,国内一些粮食加工厂已经开始分离与利用谷类胚芽。该类食物从总体上看蛋白质含量不高,但是谷类是人们的主食,相对摄入量较多。

（2）豆类。国内的主要栽培作物之一——大豆,其氨基酸组成接近动物蛋白质。豆类及其制品是我国人民长期食用的植物蛋白质主要来源。其中豆制品具有一系列良好的加工功能特性,是比较理想的而且容易开发的蛋白质品种。据调查,1949 年前在我国西北部某些地区居民流行了一种慢性病——癞皮症,春季复发,出现皮肤炎、腹泻、痴呆(早期为忧郁症)。1959 年,中国医学科学院发现了该病的病因是当地居民的主食长年是玉米,玉米中缺乏色氨酸(其在机体内转变为烟酸),对此建议在玉米面中加入 10% 的大豆,由此起到了很好的效果。

（3）其他。包括花生蛋白、葵花子蛋白、菜籽蛋白等,均含有比较丰富的蛋白质。另外,中国产量已经居世界第一位的食用菌含有较高的植物蛋白质,鲜菇含有蛋白质为 2% ~4%;木耳、银耳、口蘑、香菇、冬菇等含有蛋白质为 10% ~20%。

（二）注意补充动物性蛋白质

动物性蛋白质的平均消化率高于植物性蛋白质,其原因是动物性蛋白质所含有的氨基酸种类齐全,比例适当,生物价高,与人体细胞组织接近,营养学称为"优质蛋白质",如鸡蛋的生物价接近 100,机体利用率最高。

牛奶、瘦肉类、鱼类等都含有生物价较高的蛋白质,因此,在日常饮食中应该将动物蛋白质的摄入量达到蛋白质的总摄入量的 20% ~30%。

由于中国膳食结构的特点,致使国内居民摄入的动物蛋白质明显低于世界平均水平。目前,世界上已经有不少科学家致力于人类未来食物的开发,其中对蛋白质含量极丰富的无脊椎动物寄予极大的希望,如昆虫类的蛋白质生物价超过一些人类现在所食用的食物。有专家指出,实际上人们被含有高质量蛋白质的动物包围着,像家蝇含有的蛋白质达 60% 以上;白蚁、蝗虫含有的蛋白质达 50% ~75%。随着科学对人类未来食物的开发,相信还会有更多的无脊椎动物列入含有蛋白质食物的食谱中。

（三）蛋白质食物的加工

为了使蛋白质更加充分地进入机体内，还可以在加工工艺上下工夫，如使蛋白质变性与凝固，这样可以使食物蛋白质容易消化吸收，并且味美可口。

什么是蛋白质的变性？当含有蛋白质的食物经过物理或者化学因素的影响（物理因素包括加热、紫外线照射、干燥、震荡、搅拌等，化学因素包括强酸、强碱、酒精等的加入），使食物中的蛋白质分子结构发生变化，从而改变其理化性质与生物活性，这种现象为食物蛋白质的变性。

什么是蛋白质的凝固？如果将已经变性的蛋白质进一步加热，或者经过其他理化处理即可凝固。

下面列举几种蛋白质变性与凝固给食品带来的益处：

（1）提高消化率。熟肉比生肉容易消化吸收；熟鸡蛋比生鸡蛋有益健康（食物中蛋白质在发生变性后容易被蛋白酶水解，同时一些有害物质包括抗生物素、抗胰蛋白酶等经过加热后被破坏）。

（2）提高生物价。臭豆腐是经过发酵与高温使蛋白质充分分解为氨基酸，从而使机体容易消化吸收；又如腐竹是豆浆煮沸冷凝后，由一部分凝固的蛋白质和脂肪连接而成，其所含有的蛋白质高达50%。

（3）保持鲜味。红烧肉、红烧排骨等是先用开水浸烫，或者在油锅里炒一下，使其外层蛋白质凝固，然后在旺火中烧开，微火烧烂，这样可以保持肉中的汁液不外溢而香鲜可口。如果做肉汤、鸡汤等时，则先将肉放入冷水中浸泡，然后用微火烧烂，这样可以减缓蛋白质凝固，使肉中鲜味进入汤里。需要提醒的是，鸡肉汤中的蛋白质比鸡肉中的含量少，因为汤中的鲜味主要来自溶于水中的含氮浸出物。

（4）提供风味。如松花蛋是将鲜蛋泡在烧碱、食盐、石灰、茶叶等混合液里，使蛋白质变性分解出氨基酸。

八、蛋白质的互补作用

对于人类，更重要的是获得均衡的氨基酸，而不是大量的氨基酸。在正常情况下，蛋白质在机体内的代谢过程中每种必需氨基酸的需要与利用均处于一定的范围内。如果某一种氨基酸过多或者过少，都会影响另外一些氨基酸的利用，因此各种氨基酸之间具有适当的比例以满足蛋白质合成的需要。

（一）营养学中"限制氨基酸"

在某种食物中蛋白质所含有相对不足的氨基酸被称为"限制氨基酸"，如豆类中的蛋白质缺乏蛋氨酸、苯丙氨酸；谷类中的蛋白质缺乏赖氨酸、蛋氨酸、苯丙氨酸等，均称为"限制氨基酸"。"限制氨基酸"中缺乏最多的是"第一限制氨基酸"。

（二）蛋白质食物混合食用

为了使机体内的必需氨基酸种类与数量比例适宜，就需要摄入多种多样的含有蛋白质的食物，这些作法使各种食物所含不同氨基酸的蛋白质相互补充，将其氨基酸的比值接近人体需要的模式，以提高蛋白质的生物价值。也就是在日常饮食中将各类含有蛋白质的食物混合食用。混合膳食是我国的传统膳食，如豆稀饭、豆包、猪蹄烩黄豆等。

国外的一些国家也早已注意到互补作用，如全麦面包中缺乏赖氨酸，而干酪中含有大量的赖氨酸,因此人们食用面包时也食用些干酪;加勒比人食用米和豆,米缺乏异亮氨酸与赖氨酸,豌豆缺乏色氨酸,两种食物混合食用便可以相互弥补其不足;印度人食用小麦、扁豆、豌豆、蚕豆,其作用也是起到互补作用;拉丁美洲人最喜欢将米与黑豆混合食用。

九、蛋白质的缺乏与过多

(一)蛋白质缺乏

人体热能营养不良与蛋白质营养不良常常是并存的,也就是蛋白质－热量营养不足(Protein－Calorie Malnutrition,PCM)。

从流行病学观点看,发病原因主要是由于食物供给不足或者由于某些疾病等因素而引起的一种营养不良,由此造成蛋白质与热量在细胞中的水平不足,同时往往伴有维生素、矿物质等其他营养素缺乏症,致使机体内与外环境不平衡。

近年对拉丁美洲儿童死亡率情况的研究结果认为:营养缺乏是暴露出的最严重的卫生问题,这种情况与出生体重低同时存在,而这两种情况联合起来危害婴幼儿的存活,阻碍其生长发育。通过研究多种原因的死亡率,发现57%的5岁以下儿童,都具有发育不成熟或营养不良。在某些地区,2/3的死亡儿童有对疾病增加易感性的表现。

1. PCM 的分型

根据发病原因可分为以下两类:

(1)原发性是食物蛋白质与热量的摄入量不能够满足机体需要,主要原因是食物缺乏,如灾荒、战争年代等;食物摄入不足,如偏食、禁食等;需要量增加,如生长发育、妊娠、授乳等。

(2)继发性多与其他疾病并发,如癌症、贫血、肾脏病、失血、发烧、心功能代偿不全、慢性胃肠炎、肝硬化、糖尿病、寄生虫、结核病、外科手术后等。

根据临床表现可分为以下两类:

(1)消瘦型营养不良,以热量不足为主的临床表现主要是消瘦。儿童矮小、消瘦,皮肤干燥、松弛、多皱、失去弹性和光泽,头发纤细、松稀、干燥、无光泽、易脱落,体弱无力,脉缓,体温和血压低,内脏器官萎缩,淋巴结大。成年人消瘦无力,常并发眼干燥症、呕吐、腹泻、厌食、脱水、酸中毒、电解质紊乱、死亡。

(2)水肿型(又称为恶性营养不良)以蛋白质不足为主的临床表现主要是水肿。儿童肌肉松弛,两腮似满月,眼睑肿胀,身体低垂部水肿,皮肤明亮,其他部位皮肤干燥,萎缩角化脱屑或有不对称性色素沉着,头发脆弱易断,脱落并常有圆秃,指甲脆弱有横沟,身体软弱无力,表情淡漠或易激动,无食欲,肝脏肿大,常有腹泻与腹水。成年人严重缺乏蛋白质可出现水肿。根据缺乏程度可分为轻度、中度、重度。根据发病过程可分为急性、亚急性、慢性。

2. PCM 对机体的影响

PCM 是一个复杂的生理和病理过程,当食物中热量和(或)蛋白质供给不足时,在开始阶段机体通过生理功能的调节,降低组织器官对营养素的需要,使之适应低营养素的内环境而生存。如果热量与蛋白质继续缺乏,使生理功能失调,适应机制衰竭,在这个过程中生理功能与物质代谢可以出现一系列变化。蛋白质代谢出现机体内肌肉组织的蛋白质含量减少,脑与心脏重量减轻,血浆蛋白含量下降,水肿型患者尤其明显。蛋白质分解与合成速率减慢,机体内蛋白质缺乏时,尿氮排出量减少,氨基酸转变为尿素的速率变慢;糖代谢出现血糖降低,波动范围较大;脂肪代谢出现水肿型肝脏呈脂肪浸润而产生脂肪肝。消瘦型血浆中甘油三酯、胆固醇等含量正常或增高;体液与矿物质出现体液潴留,钾含量降低,钠含量增加,镁含量减少等。

（1）PCM 对生长发育的影响。脑细胞数目的增殖能够持续到出生后的第二年,初生婴儿早期的 PCM 可能对脑的生长发育产生不可逆转的损害。国外一篇关于 PCM 对脑及随后的脑力与行为的影响做出了较为重要的综述,着重说明了 PCM 可能会引起潜在的脑的病理性改变。关于婴儿早期患 PCM 以后的长期影响曾有综述,一般都同意可以造成身长与头围永久性的短小。

（2）PCM 对免疫功能的影响。PCM 可以在几方面降低对感染的抵抗力,包括淋巴细胞的萎缩、血液中免疫球蛋白的水平降低、白细胞的吞噬作用减弱等。

（3）PCM 产生低蛋白血症。伴随着水和钠的潴留产生水肿,并主要的细胞内阳离子镁与钾的丢失,从而产生水电解质紊乱。另外锌、铬等元素也容易缺乏。

（4）PCM 使内分泌产生复杂的改变。PCM 时血浆蛋白合成的降低使类固醇与甲状腺激素结合的球蛋白的合成受到影响,血浆胰岛素水平降低。

3. 如何防治 PCM

（1）供给合理的营养,保证机体蛋白质与热量的需要是防治 PCM 的关键。我国日常膳食的特点是以谷类为主食,其蛋白质的含量多大于8%。而亚非拉的某些国家是以木薯和芭蕉为主食,其蛋白质含量只有1%左右,因此 PCM 发生率高于我国。为了防治 PCM 的发生,在国内居民的日常膳食中还需要注意供给足量的优质蛋白质,包括蛋类、乳类、瘦肉类、豆类等。

（2）保证不同生理情况的营养,孕妇、乳母、特殊体力劳动者均需要提高蛋白质与热量的供给,婴幼儿保证母乳喂养,对于断奶婴幼儿注意供给合理的辅食。

（3）纠正病理情况的营养不良,各种疾病机体内均可以出现不同程度的蛋白质与热量不足,因此需要注意针对性地补充蛋白质与热量,必要时采用肠外营养或经肠营养以补充机体需要。

（4）加强卫生减少发病诱因,如加强个人与环境卫生可以防止传染病的发生,同时可以防止寄生虫病的发生,由此减少机体内营养素的损失。

（二）蛋白质过多

在正常情况下,人类成年以后机体中各种蛋白质的含量稳定不变。如果摄入过多可以损伤肝脏与肾脏的功能。有人在动物实验中发现,将动物的饲料中的蛋白质含量从20%提高到30%时,发现动物尿中排出的氮量大大提高,同时肝脏与肾脏也增大,这说明了肝脏与肾脏负担加重。由此说明,人们在日常饮食中应该酌情摄入蛋白质。

第七节　生命构成物质——脂类

脂类为三大基础物质之一。脂类是组成人体细胞组织的一个重要组成部分,如细胞膜、神经髓鞘等。脂类主要由碳、氢、氧三种元素组成,另外还有磷、氮。狭义的脂类指中性脂肪,又称甘油三酯。广义的脂类又称为脂肪、脂质,由中性脂肪、类脂类、脂蛋白组成。正常人按照体重计算含脂类约 14% ~ 19%。

一、脂类分类、消化吸收与代谢

(一)甘油三酯(中性脂肪)

甘油三酯是机体储存能量的形式,由脂肪酸与甘油组成。早在 1828 年,法国科学家在《动物油脂的化学研究》一书中指出,脂肪由脂肪酸与甘油组成,并且从脂肪中分离出多种脂肪酸,目前认为自然界约有 40 多种脂肪酸。

1. 脂肪酸根据碳原子间双键的数目分类

(1)饱和脂肪酸。饱和脂肪酸是不含有-C = C-双键的脂肪酸,每个碳原子价数是满的。饱和脂肪酸主要存在于动物性食物中,但是鱼脂肪除外。动物油、椰子油和棕榈油的主要成分是饱和脂肪酸,多不饱和脂肪酸的含量很低。常用食用油脂中含有饱和脂肪酸较高的有可可油、椰子油,还有牛油、羊油、黄油等。

(2)不饱和脂肪酸。不饱和脂肪酸是含有-C = C-双键的脂肪酸。不饱和脂肪酸又分为单不饱和脂肪酸和多不饱和脂肪酸,单不饱和脂肪酸含一个双键,多不饱和脂肪酸含两个以上双键。人体需要以单不饱和脂肪酸的需要量最大。不饱和脂肪酸主要存在于植物性食物中,但是椰子油、可可油除外,另外在动物的心、肝、肾等内脏中也含有某些不饱和脂肪酸。葵花油、粟米油、大豆油等植物油和海洋鱼类中含的脂肪多为多不饱和脂肪酸。含有不饱和脂肪酸较高的有橄榄油、茶油、葵花籽油,还有玉米油、豆油、芝麻油、大麻油、棉籽油、米糠油、花生油等。猪油和棕榈油中的饱和脂肪酸和不饱和脂肪酸的含量较接近。

(3)有关专家实验研究,观察不同的食用油对机体内血脂水平及心血管组织细胞形态影响。将一些雄性大鼠分为 4 组,分别喂 4 种食用油,即豆油、花生油、菜籽油、猪油,结果是猪油对血脂影响最大,而豆油影响最小,其原因是猪油含有饱和脂肪酸,豆油含有不饱和脂肪酸,因此应该以食用植物油为主。有关人员对一些鱼类进行分析,发现鱼类尤其海鱼的脂肪中,除了含有优质蛋白质以外,还含有不饱和脂肪酸。据流行病学调查,心血管疾病的发病率在牧区大于渔区,每日吃鱼的人与较少或者不吃鱼的人相比,发生脑卒中的危险性更小。不饱和脂肪酸不仅可以降低血胆固醇,其中亚油酸还可以延长血小板凝集时间,从而抑制血栓形成。

2. 脂肪酸根据分子结构中碳链的长度分类

脂肪酸根据碳原子数目分为:<8 个为短链脂肪酸;8 ~ 10 个为中链脂肪酸;>10 个为长链脂肪酸。中链脂肪酸在体内氧化快并完全,不受胆汁影响,因此对肝、胆、胰疾病有益。在体内不积蓄,而且不经过门静脉系统,因此不会引起脂肪肝。一般食物所含的脂肪酸大多是长链脂肪酸。

(1)长链多不饱和脂肪酸。长链多不饱和脂肪酸在机体内,不仅是细胞的膜结构的成分,而且还有调节生理功能的意义,长链多不饱和脂肪酸在脑和视网膜的发育上有突出的功用,其中 DHA 是影响儿童智力和视敏度的重要物质。

(2)短链不饱和脂肪酸。包括乙酸、丙酸、丁酸,还有乳酸。

3. 脂肪酸根据营养学分类

(1)必需脂肪酸。必需脂肪酸是指机体内不能自行合成、但又必须从食物中获得的脂肪酸。必需脂肪酸主要有两种:一种是 ω-6 族的亚油酸;另一种是 ω-3 族的亚麻酸。花生四烯酸、二十碳五烯酸等,在人体吸收亚油酸和亚麻酸后可以自身将它们合成为机体需要的脂肪酸。必需脂肪酸最好的食物来源是植物油,比如豆油、亚麻籽油等。

(2)非必需脂肪酸在人体中可以合成。

4. 机体内甘油三酯分为内源性与外源性

(1)外源性甘油三酯在体内运转。摄入的甘油三酯运转速率最快,转换率约 100~150g/d,其消化吸收主要在小肠中进行。在胰液与胆汁的作用与胆盐混合均匀并乳化,被脂肪酶分解为甘油与脂肪酸,这两种物质吸收时重新合成具有本身特性的甘油三酯,被肠壁吸收后,大部分以乳糜微粒形式经过淋巴系统进入血液循环成为血脂的主要部分,由脂蛋白运送分布于全身,一小部分经过门静脉进入肝脏。吸收后的脂肪大部分储存于脂肪组织中作为热能储备,一部分作为新细胞组成成分,存在于机体重要器官包括脑、肾脏、心脏、肺脏、脾脏等,另外一部分在肝脏中转变为磷脂与糖原进行储存或者氧化分解成为二氧化碳与水并释放出能量。

(2)内源性甘油三酯在机体内运转。肝脏将糖原、脂肪酸等合成甘油三酯,以极低密度脂蛋白形式运送到血液,经血液循环到机体各部位。从以上可以看出,肝脏是脂类代谢的重要场所,脂类的分解合成、酮体的生成、脂蛋白的代谢等均需要在肝脏中进行,如果这些代谢发生障碍,肝脏脂类代谢失去平衡,这样便会发生酮尿症、脂肪肝等病症。另外脂肪细胞、小肠也是合成甘油三酯的重要场所。正常人空腹甘油三酯占总脂量的1/4,主要存在于前 β 脂蛋白和乳糜微粒中,直接参与胆固醇、胆固醇酯合成。

(二)类脂类

类脂类包括磷脂、固醇、糖脂、酯、蜡等。

1. 磷脂

磷脂主要包括卵磷脂与脑磷脂。机体内的许多组织都能够合成、利用、分解磷脂,肝脏内磷脂的合成最活跃,磷脂在小肠中被酶水解为甘油、脂肪酸、磷酸、胆碱,然后再被吸收。

2. 胆固醇

早在 18 世纪初期,科学家们第一次从胆石中提取出胆固醇。人体中胆固醇的总量大约占体重的 0.2%,各组织中的含量相差很大。骨质中胆固醇含量最少,按每 100g 骨质计,骨质约含胆固醇 10mg;骨骼肌约含胆固醇 100mg;内脏含胆固醇多在 150~250mg 之间;肝脏和皮肤含量稍高,约为 300mg;脑和神经组织中胆固醇含量最高,每 100g 组织约含 2g。总量约占全身总量的1/4。固醇包括胆固醇与植物固醇。胆固醇主要存在于动物性食物中,植物固醇主要存在于植物性食物中。食物中的胆固醇需要在胆汁与脂肪的存在下才能够被肠道吸收,在小肠黏膜与脂蛋白结合,随着乳糜微粒进入血液循环。

肝脏是合成胆固醇的重要场所,并将血浆脂蛋白分子中的胆固醇及卵磷脂分子中的脂肪酸结合为胆固醇酯。

一般正常人血浆胆固醇浓度为 2.86~5.89mmol/L。血浆中的胆固醇 30% 来自动物性食物,为外源性,70% 由肝脏和肠道合成,为内源性。如果外源性过多而使得肠道吸收的胆固醇进入肝脏量也增多,则肝脏内合成量减少,反之如果外源性较少而使得肝脏合成反馈性地增多,以满足机体生理需要,由此可见二者相互制约使得机体内胆固醇含量保持平衡。食物中胆固醇抑制机体内胆固醇合成。

如果机体内分泌或者血脂代谢失调;或者高级神经中枢长期过度紧张;或者活动量不足;或者患有高血压、肥胖症等病症,均可以使机体内胆固醇的自行调节功能紊乱,从而导致胆固醇合成高于分解而失去平衡。

植物固醇与胆汁酸结合,在肠道被细菌还原为粪固醇而随着粪便排出体外,因此植物固醇具有阻碍胆固醇吸收的作用。膳食纤维可以减少胆固醇的吸收而增加排泄。胆汁酸是促进胆固醇吸收的重要因素。食物中脂肪不足影响胆固醇的吸收,饱和脂肪酸过高可使血浆胆固醇升高,不饱和脂肪酸可使血浆胆固醇降低。

（三）脂蛋白

脂蛋白由脂肪分子与蛋白质结合形成,根据血浆脂蛋白的脂类组成与密度可分为以下四种:①乳糜微粒,乳糜微粒来源于食物中的脂肪颗粒,主要成分为外源性甘油三酯;②极低密度脂蛋白,极低密度脂蛋白由肝细胞合成;③低密度脂蛋白,低密度脂蛋白来自肝脏;④高密度脂蛋白,高密度脂蛋白来自肝脏,主要含有大量蛋白质与磷脂。

二、脂类的功能

（一）甘油三酯

（1）甘油三酯是机体细胞膜的重要组成成分。细胞膜如同一个围墙,如果围墙不结实,细胞的健全将受到威胁。脂肪酸增进微血管壁健全而防止脆性增加,减少血小板黏附性而防止血栓形成。脂肪酸在胆固醇的运输与代谢方面起着关键作用,因此可防治高胆固醇血症。

（2）甘油三酯构成机体的储备脂肪。皮下、脏器均有一定量的甘油三酯,由于甘油三酯产生热量较高,在饥饿等情况下就动用储备参加代谢而提供热量,以保证生命活动及各种活动,并保存蛋白质避免分解。

（3）甘油三酯是器官与神经组织的防护性隔离层,保护和固定重要器官,避免机械性摩擦并使其能够承受压力。

（4）甘油三酯保持体温。甘油三酯导热性低,在寒冷环境中有利于保持体温。

（5）甘油三酯对皮肤具有保护作用。中性脂肪可以滋润皮肤,湿疹的发生就是由于缺乏脂肪酸。

（6）甘油三酯有利于生殖功能。机体内如果缺乏甘油三酯可引起生殖机能障碍等病症。

（二）类脂类

类脂类是细胞结构的基本原料,细胞膜具有由磷脂、糖脂、胆固醇组成的类脂层,脑与外周神经组织都有磷脂。

1. 磷脂

磷脂主要存在于肝脏、大脑、神经等组织中。磷脂是三磷腺苷的原料,对糖的代谢具有一定的作用。

（1）磷脂是所有细胞膜尤其是线粒体的重要组成成分。

（2）磷脂具有补充胆碱的作用。胆碱与大脑组织中的乙酸结合生成乙酰胆碱,乙酰胆碱是神经细胞传递信息的一种化学物质,人类如果没有它,思维、记忆和控制肌肉运动的功能就会失调。

据调查,在美国纽约曾有两辆汽车迎头相撞,一位24岁的妇女当时被撞得昏死过去,12日后醒来,她原本文静温柔的性格变得整日摔打乱撞、不明方向、不识亲人,然而从外表看她一无创伤,只是头部被强烈撞击。一位精神科博士采用了卵磷脂对这位狂躁患者进行治疗,患者在用药48小时后症状完全被控制。近年,有关专家经研究认为老年痴呆症患者可以用补充磷脂来治疗。

(3)磷脂是肝脏合成脂蛋白的重要原料。如果机体内缺乏磷脂就会使脂蛋白合成受阻,从而影响肝脏内脂肪的运出,造成脂肪在肝脏中的堆积而形成"脂肪肝"。如果脂肪侵占了肝细胞原有的位置,肝细胞就会受到损害而影响其功能,慢慢地导致结缔组织增生而形成"肝硬化"。

(4)磷脂有利于胆固醇的溶解和排泄,由此可防治动脉粥样硬化。

2. 胆固醇

胆固醇是机体必不可少的"建筑材料"。血胆固醇含量过低会影响体内组织细胞的发育,为什么婴儿在四五个月时添加辅食,最重要的是鸡蛋,因为其含有大量的胆固醇。

(1)生物细胞膜包围在人体每一细胞外,胆固醇是构成细胞膜的重要组成成分,用以支撑人体内所有细胞的结构形状。胆固醇存在于细胞的各种结构中,嵌在磷脂双层之间,使细胞膜具有流动性,以发挥细胞膜结构的功能。给动物喂食缺乏胆固醇的食物,结果这些动物的红细胞脆性增加,容易引起细胞的破裂。如血液的压力能让血管穿孔,但机体会用胆固醇来修补这些小孔,如果胆固醇浓度适中,这些小孔可以被修补填平。一旦人体缺少胆固醇时,细胞膜组织就会遭到破坏,发生破裂出血。但是如果胆固醇浓度过高,容易堵塞血管引发梗死。

(2)参与激素代谢:激素是协调多细胞机体中不同细胞代谢作用的化学信使,参与机体内,包括糖、蛋白质、脂肪、水、电解质和矿物质等各种物质的代谢,对维持人体正常的生理功能十分重要。人体的肾上腺皮质和性腺所释放的各种激素,如睾酮、雌二醇、皮质醇、醛固酮以及维生素D都属于类固醇激素,必须以胆固醇为原料。缺乏胆固醇,激素合成会受阻,性激素分泌减少,性功能会下降,衰老便会提前来到。胆固醇是机体合成维生素D的原料,缺乏胆固醇将影响骨骼的发育。

(3)胆固醇参与神经传导:胆固醇在神经系统中能促进神经兴奋。若缺乏,神经传导速度就会减慢,大脑思维变得迟钝,还会加速神经细胞老化。

(4)胆汁产于肝脏而储存于胆囊内,经释放进入小肠与被消化的脂肪混合。胆汁的功能是将大型颗粒的脂肪变成较小颗粒,使脂肪容易于与小肠中的酶发生作用。

在小肠尾部,85%~95%的胆汁被重新吸收入血液,肝脏重新吸收胆酸使之进入不断循环,剩余的胆汁(5%~15%)就随粪便排出体外。在这个过程中,肝脏需产生新的胆酸来弥补这5%~15%的损失,这就需要胆固醇。胆固醇缺乏,胆汁酸的合成和分泌不足,影响消化和脂溶性维生素A、D、E、K的吸收,导致一系列维生素缺乏症。

(5)机体内胆固醇不足的影响:①机体内在外源性胆固醇摄入过少的情况下,便"反馈调节"使内源性胆固醇增加,这样将加速体内的脂肪分解,并且糖也转变为脂肪。过多地摄入脂肪与胆固醇将引起体内代谢紊乱,体内的"反馈调节"毕竟有一定的限度,长期过多地摄入可以使这种机制遭受破坏。②由于过多地限制了动物性食物,容易导致体内摄入优质蛋白质不足。由于过多地控制了动物脂肪,由此增加了植物脂肪的摄入,然而过多的不饱和脂肪酸的摄入容易被氧化为脂质过氧化物,使红细胞膜与线粒体膜遭受破坏而造成体内器官的损害。③不饱和脂肪酸,维生素 B、C,膳食纤维在消化道中能与胆汁酸盐结合,使得更多的胆固醇转化成胆汁酸盐排出体外,引起血胆固醇下降。植物固醇可以与胆汁酸结合将血中部分胆固醇形成粪固醇而排出体外,由此减少血胆固醇的浓度。因此不要过多限制胆固醇摄入。

（三）脂蛋白

血液中的脂类运输是由血浆脂蛋白完成。

（1）极低密度脂蛋白(VLDL)。极低密度脂蛋白负责将甘油三酯由肝脏运送到全身脂肪积存处。

（2）低密度脂蛋白(LDL)。低密度脂蛋白负责将胆固醇由肝脏运送到各细胞组织,作为制造细胞膜和某些激素的原料。

（3）高密度脂蛋白(HDL)。高密度脂蛋白负责将组织中清除多余的胆固醇送往肝脏处理,然后排出。

早在 1954 年,美国一位医师发现心血管患者血液中的 HDL 比正常人低得多。研究证明人体中的 HDL 含量除了同遗传因素有关系外,与饮食关系也十分密切。如果长期在日常饮食中过多食用动物性脂肪可以引起 LDL 升高,从而造成脂肪与胆固醇沉积在动脉血管内壁,使内皮细胞产生纤维状物和斑块而促进动脉硬化。如果在日常饮食中以植物性脂肪为主,可以使 HDL 升高并将脂肪与胆固醇从细胞层中收集出来输送到肝脏,从而排出废物而避免脂肪与胆固醇在动脉血管壁沉积。

（四）脂溶性维生素

脂类在体内创造一个脂溶性环境,如果体内脂类不足,即使吃了维生素 A、D、K 等脂溶性维生素也不会很好地吸收。如生吃胡萝卜可使胡萝卜素(维生素 A 源)的吸收利用率降低,将胡萝卜与脂类食物同食便可提高胡萝卜素的吸收利用率。

（五）代谢水

脂类分子含有氢元素较多,可以产生较多的代谢水,因此在缺少水的情况下具有一定的意义。

（六）感官性质

烹调油可以改善食物的感官性质以增加食欲,同时还可以产生饱腹感。

三、食用油脂的营养

食用油脂的营养价值取决于它的消化率与稳定性,还取决于脂肪酸的组成与维生素的含量。

（一）食用油脂的消化率和稳定性与其熔点关系密切

油脂中含有的不饱和脂肪酸越多,熔点就越低,消化率也就越高。表 1 - 4 列出常用食用油脂的熔点与消化率的关系。

表1-4　食用油脂熔点与消化率

食用油脂种类	熔点(℃)	消化率(%)
羊脂	44~55	81
牛脂	42~50	89
猪脂	36~50	94
奶油	28~36	98
椰子油	28~33	98
花生油	0~3	98
豆油	-18~-8	98
芝麻油	-5	98
葵花籽油	-16~19	96.5

促使食用油脂不稳定的因素较多,除了与熔点有关外也与其本身所含有的脂肪酸以及天然抗氧化剂有关。

另外在储存与加工过程中也会影响其稳定性,如物理因素的影响包括光的照射;储存的温度与湿度偏高;接触铜、铅、锰等金属;各种细菌与真菌的侵入;烹调油温度过高;油脂反复加热等,以上情况均可以使食用油脂分解而加速氧化,致使变质。

多不饱和脂肪酸最不稳定,在油炸、油炒或油煎的高温下,最容易被氧化产生有毒物质。

(二)食用油脂中的脂肪酸组成是衡量其营养价值的重要指标之一

1. 食用油脂中常用的识别不饱和脂肪酸与饱和脂肪酸的方法

不饱和脂肪酸组成的脂肪在室温下呈液态,多为植物油,如花生油、玉米油、豆油、菜籽油等。饱和脂肪酸组成的脂肪在室温下呈固态,多为动物脂肪,如牛油、羊油、猪油等。但也有例外,如深海鱼油虽然是动物脂肪,但富含多不饱和脂肪酸,如20碳5烯酸(EPA)和22碳6烯酸(DHA),因而在室温下呈液态。

2. P/S比值(不饱和脂肪酸与饱和脂肪酸对比值)

饱和脂肪酸与胆固醇形成酯,容易在动脉内膜沉积形成粥样斑块而促进动脉硬化,不饱和脂肪酸可以增加胆酸合成而促进胆固醇分解,从而具有降低血脂作用,因此从防治心血管疾病看植物油优于动物油。心脏病患者舍弃动物性饱和油后,可以从植物油中摄取植物性饱和油。

近年有关研究证明,植物油脂中含有不饱和多烯酸,这种成分容易发生氧化而产生过氧化物,该物质可以破坏细胞膜,甚至造成细胞死亡。

甘油三酯使血液凝固性增强,抑制纤维蛋白溶解,促进血栓形成。甘油三酯高可见于原发性高脂血症、动脉硬化、肥胖症、糖尿病、严重贫血、肾病综合征、甲状腺功能减退、脂肪肝、长期饥饿等,高脂饮食、大量饮酒也可使甘油三酯暂时升高。

专家认为,评价一种脂类对冠心病等症的影响不能单纯看胆固醇含量,更重要的是看它的脂类质量,因为绝大多数食物中的脂肪含量比胆固醇含量高得多,前者以g为单位计算,后者以mg为单位计算。据测算一般需要进食2g不饱和脂肪酸才能够使1g饱和脂肪酸提高的胆固醇含量得到抵消。专家建议:不饱和脂肪酸与饱和脂肪酸的比值(P/S)为1.0~2.0为宜,P/S比值高对防治心脑血管疾病有益。饱和脂肪酸:单不饱和脂肪酸:多不饱和脂肪酸比例＝1：1：1。

日常饮食中 P/S 比值较低的食物有猪油0.2、黄油0.1、瘦猪肉0.4、羊肉0.29、鸡蛋与鸭蛋0.33、牛奶0.67。在日常饮食中 P/S 比值较高的食物有豆油4.21、花生油1.89、芝麻油3.73、玉米油3.18、鸡肉与鸭肉1.0、鱼2.3、面粉2.0、稻米2.0、玉米4.0、核桃仁9.0。

四、脂类的食物来源

食用油是纯脂类的来源。动物组织中的脂类含量根据食物的品种和部位而异,品种不同如肥瘦猪肉为59.8%、牛肉为10.2%、鸡肉为2.5%;部位不同如肥猪肉为90.8%、瘦猪肉为15.3%～28.8%、猪肚为2.7%、猪肾为3.2%、猪肝为4.5%。

植物性食物以坚果类含量最高,如花生、杏仁、松子等。蘑菇、蛋黄、核桃、大豆、动物脑、动物心、动物肝、动物肾脏等均含有丰富的磷脂。无论是动物性食物还是植物性食物,均因气候、产地等条件的不同,含有的脂类量也不同。

第八节　生命供能物质——糖类

糖类又称为碳水化合物,为三大基础物质之一,是自然界最丰富的有机物,糖类在自然界中构成植物的骨架。糖类是由碳、氢、氧元素组成,此类化合物分子式中的氢与氧比例恰好与水相同,为2：1。

人体膳食中约40%～80%的能量来源于糖。糖比蛋白质与脂质更容易被机体吸收,而且分解迅速、产热快,产热过程中耗氧量最少,无论是在有氧情况下还是在无氧情况下均能够分解产生热量,满足机体需要。

一、糖类的分类

（一）单糖

单糖是碳水化合物的基块,化学家们称其为简单的糖。按其所含有的碳原子数目又可以分类,单糖包括葡萄糖,其中葡萄糖是构成多糖类的基本单位,是血液中的正常成分,为机体供给能源的重要物质,作用如同汽车里的汽油。

（二）低聚糖（又称寡糖、双糖）

低聚糖包括蔗糖、麦芽糖、乳糖。该类糖由2～6个单糖组成,存在于甘蔗、甜菜、甜味的果实中。蔗糖是日常生活中的主要食糖。乳糖是哺乳动物乳汁中的主要糖。

（三）多糖

多糖包括淀粉、糖原、膳食纤维。该类糖是由许多同类型或者不同类型的单糖分子缩合、失水而成。淀粉是植物营养物质的一种储存形式,包括植物种子,如小麦、稻子等谷类;植物根茎,如薯类、芋头等;干果类,如栗子、莲子等。糖原是动物淀粉,为人类和动物机体内糖的储存形式,肝脏与肌肉含量最多。膳食纤维多存在于植物性食物中,目前也被列为营养素之一。

二、血糖的来源与去路

（一）血糖的来源

1.食物中的糖

淀粉与食糖在口腔被在氯离子激活下的唾液淀粉酶水解为糊精、麦芽糖（为低聚糖），入胃后因胃内无淀粉酶，因此糖主要在小肠内被胰淀粉酶与双糖酶继续消化为单糖，单糖与钠离子结合通过小肠黏膜细胞吸收进入血液，为血糖。

2.肝脏中的糖

肝脏中的肝糖原在肾上腺素、甲状腺素、胰高血糖素等的作用下，分解为血糖。

3.转化来的糖

其他物质如蛋白质、脂类，在甘油、氨基酸、乳酸等的作用下进行糖异生，转变为血糖。

（二）血糖的去路

（1）肝糖原与肌糖原：血糖在胰岛素的作用下合成肝糖原与肌糖原。

（2）氨基酸与脂肪：血糖可以转变为氨基酸、脂类。

（3）血糖的氧化分解：血糖进行氧化分解，产生二氧化碳与水，并释放能量。

（4）血糖的排泄：血糖排泄为尿糖。血糖的浓度总是处于血糖的来源与去路两个过程的动态平衡之中。

三、糖类的代谢

血液中的葡萄糖（血糖）在小肠中被吸收，经门静脉入肝脏，肝脏是调节糖代谢重要器官，胰岛素、胰高血糖素、肾上腺素、肾上腺皮质激素等是影响糖代谢的重要激素。

（一）糖类的需氧分解（有氧氧化）

在有氧条件下，葡萄糖或者糖原分解为丙酮酸，丙酮酸经过氧化、脱氢、脱羧转变成为乙酰辅酶 A，其进入三羧循环彻底氧化分解为二氧化碳与水，并释放出能量。

（二）糖类的无氧酵解

在无氧条件下，肌肉收缩时肌糖原经过一系列的化学变化转变为丙酮酸，丙酮酸还原成为乳酸释放出一部分能量，如在剧烈活动时、在患有心肺疾病等情况时，细胞组织通过糖酵解作用提供能量。

四、糖类的生理功能

随着营养学研究的深入，人们对糖的生理功能认识已从仅提供能量，扩展到调节血糖、降低血脂、改善肠道菌群等多方面作用。

（一）糖类是供给能量的主要物质

每个人的血糖直接取自于每日食用的糖类食物，只有在血糖正常情况下才能够保证机体正常的基础代谢与各种活动的需要。如果血糖降低到最低标准以下，首先大脑将会受到很大的威胁，因此，当你在平日用脑过度时可以食用一些糖类食物，这样便可以提起精神做完所要做的事情。

（二）糖类是构成机体的主要物质之一

糖类参与细胞的多种功能，糖类与脂类形成糖脂，是细胞膜与神经组织的结构之一。糖类与蛋白质结合的糖蛋白是一些具有重要生理功能的物质,如抗体、酶、激素的组成成分。糖蛋白是核糖核酸与脱氧核糖核酸的重要组成成分,而这两种物质是核酸的重要组成成分。

（三）糖类参与机体营养素代谢

1. 协助脂肪代谢

如果一个人在高脂肪膳食中没有糖类食物,或者只有很少的糖类食物,那么脂肪就不能够得到正常的使用,这样就像有人说的那样,如同炉子里没有空气而去烧木头,结果木头只能够是熏烧而不能够燃烧,并且还会发出呛人的烟味。同样,吃了脂肪类食物而没有吃足够的糖类食物,就会产生"冒烟的灰烬",就是酮体,对机体有害,严重时可以使机体内产生酮症酸中毒。

2. 有利于氮储留

糖类对蛋白质具有节约作用,因为机体内有了足够的糖类便不会再利用蛋白质供给热能,人们需要掌握这一点,就是在进食蛋白质食物的同时也需要进食糖类食物。

3. 糖的代谢调节功能

当人体饱腹时体内的糖增多,空腹时糖减少,但还需要保证机体能量的供给,这就需要机体的代谢调节功能。

（1）饱腹时血糖升高,胰岛素分泌增加,胰高血糖素分泌减少,使更多的葡萄糖进入肝脏、肌肉、脂肪组织中,增强酶的活力,加速葡萄糖的氧化和肝糖原与肌糖原的合成。当超过糖原储存量时,肝脏可以将葡萄糖生成脂肪再与蛋白质结合成为脂蛋白入血,运送到脂肪组织中储存。

（2）空腹时（餐后约4小时）不能够再利用食物中的葡萄糖,胰高血糖素分泌增加而胰岛素分泌减少,此时转为利用肝糖原以供给血糖。肝糖原储存不多,成年人能够动用的不到70g（不够一个晚上的消耗）,所以从餐后8小时开始便利用脂肪提供能量。脂肪中的甘油虽然可以转变为糖,但是其占重量不多,而脂肪酸只能够供给能量而不能够转变为葡萄糖,由此血糖来源转向氨基酸,主要是丙酮酸。

（四）糖类具有保护肝脏的作用

糖可增加肝糖原的储存,增加肝脏中葡萄糖醛酸,参与肝脏的解毒作用等。

五、机体获得糖类的最好方法

植物性食物中包括各种谷类、根茎类、果实类、蜂蜜等。动物性食物中包括动物肝脏、肌肉、乳汁等。在人们日常饮食中糖类的主要来源是谷类食物中的多糖类——淀粉。近年来,鼓励增加糖的摄入量,减少脂肪的摄入量已成为世界许多国家膳食指南中的共识。尽管人类的糖类食物十分丰富,但是能够摄取高质量的糖类就不那么容易。东方人喜欢食用的米、面以及五谷杂粮,西方人喜欢食用的面包、通心粉、马铃薯等,以上这些高质量的糖类来源却往往被人们以破坏的形式来食用。

（一）避免过于加工

首先看一看那些经过加工的食物。早在公元前人们就已经学会在石磨上磨麦子,生产出来的是粗颗粒的面粉,再将它制作成为面包、馒头等食品,那些食品包含着麦皮、胚芽、胚乳,这三个组成部分里含有丰富的人体内需要的营养素。然而后来人们又不断地对小麦进行多种加工,使几十种营养素被人为地丢弃。

（二）减少精制糖的摄入

远古时期的人类是以野生的浆果以及树上采集的蜂蜜摄取自然糖。19 世纪拿破仑在欧洲时，每到一处便建立糖厂，由此从 19 世纪到 20 世纪以来许多精制糖出现了，如从甘蔗和甜菜中提炼出来的蔗糖，从玉米淀粉中制作出来的葡萄糖和果糖，以上这些单糖与双糖类对 20 世纪的西方人提供了惊人的消费量，从而使马铃薯、谷类等含有多糖类食物的摄取量大大降低了。

随着农业与工业的发展，全世界普遍食用了这些精制糖，在过去的几十年里，人们将这些精制糖加工到食品中，如各种甜糕点、冰淇淋等，后来又将其加入到面包、馒头等主食中，由此这种饮食结构给人体的健康带来了很大的影响。

英国伊丽莎白学院的一位闻名国际的营养学家曾把精白糖评价为"纯净、洁白然而致命的"，还有人将其称为"甜蜜的敌人"等，如此评价精白糖是因为其在疾病中扮演了不光彩的角色，是一个无形的杀手。

精白糖是单糖或者双糖类，该类糖在机体内十分容易被吸收，同时比脂肪更容易使血脂升高，从而导致冠心病、肥胖症、糖尿病、龋齿等病症的发生。所以如果人们能够以多糖类食物代替这些简单的糖类食物，那么就可以增进健康。

六、活性多糖类

多糖是由 10 个以上单糖分子脱水缩合或糖苷链接而成的碳水化合物，为高分子多聚物，是生物体内普遍存在的一类生物大分子。

1. 多糖类的特性

可以被酶分解吸收发挥生理功能；可以溶于酸性溶液，形成带正电荷的阳离子集团（β-聚糖、己丁聚糖）；对细胞有亲和性，不会产生排斥反应。

2. 多糖类来源

到目前为止，已有 300 多种多糖类化合物从天然产物中被分离出来，成为当前的研究热点。

（1）真菌多糖类：香菇多糖、银耳多糖、金针菇多糖、灵芝多糖、茯苓多糖、黑木耳多糖、虫草多糖、牛膝多糖、猪苓多糖。

（2）植物多糖类：香菇多糖、黑木耳多糖、松花粉多糖、茶多糖、枸杞多糖、黄芪多糖、人参多糖、黄精多糖、刺五加多糖、魔芋多糖、银杏多糖等，植物多糖类多数是蛋白多糖，具有双向调节人体生理节奏的功能。

（3）海洋多糖类：海藻多糖、螺旋藻多糖、海带多糖等。已发现的海洋天然产物中，活性多糖类物质已成为重要的有效化合物。世界海洋天然产物的开发，走在这一领域前列的是美国、日本及欧盟，最近发展很快的是韩国。在过去的几十年间，6000 多种海洋天然产物被发现，其中有重要生物活性并已申请专利的新化合物有 200 多种，不仅包括陆地生物中已存在的各种化学类型，并且还存在很多独特的化学结构类型。

（4）壳聚糖：蟹壳素多糖、甲壳素多糖、明角壳蛋白等。

3. 多糖类具有广泛的生理功能

多糖类构成细胞骨架、能量储存、特殊生物活性。20 世纪 70 年代以来，科学家们发现多糖及多糖复合物参与和介导了细胞各种生命现象的调节，特别是免疫功能调节，是一种良好的免疫调节剂。

第九节　生物活性物质——神奇的维生素

维生素是 20 世纪营养学领域的最重要成就之一,距今已有近百年的历史。人类经过许许多多的实践,1900 年以后,大多数的维生素相继发现并被分离出来,维生素是生物维持生命过程所必需的一类低分子有机化学物质,在促进人类营养健康方面产生了深远的影响。

人体内的维生素生理需要量很少,曾经有专家说过:"把一个人一日需要的各种维生素堆积起来,还没有一个句点大。"

既然人类对维生素的需要量这么小,为何维生素还如此重要呢? 是的,人体的每一个活动,从心跳到呼吸;从吃饭到行走等,不是需要这种维生素就是需要那种维生素。如果在日常饮食中缺少某种维生素,或者因为其他原因无法满足机体生理需要量,便可以使体内的维生素含量逐渐降低,进而导致物质代谢障碍而影响正常生理功能,那么生命将是屈指可数了。

有人称维生素为"生物活性物质",人体内的亿万个化学反应都需要维生素类。维生素类的化学结构不同,生理功能各异,它们既不参加组织结构,也不供给热量,但是它们能够帮助机体吸收大量能源,并且是构成基本物质的原料,调节生理功能,影响氧化还原反应,调节物质代谢和能量转变。总之没有该类物质的参加,机体和环境就难于得到统一,疾病也就随之而来。

维生素是怎样被发现的呢? 千百年来,许多疾病给难以计数的人们带来了痛苦和死亡,随着科学的发展,人们逐渐知道了这些疾病是因为体内缺少某些物质而造成的。

维生素的命名有三个系统:第一个系统是按照发现的顺序以英文字母命名,如维生素 A、维生素 B、维生素 C 等;第二个系统是按照其特有生理功能命名,如维生素 A、抗坏血酸维生素、抗佝偻病维生素等;第三个系统是按照化学结构命名,如硫胺素、核黄素、烟酸等。

营养学通常按照维生素的溶解性分为两大类:一种是脂溶性,另一种是水溶性。

一、脂溶性维生素

该类维生素可以溶于脂质与脂溶剂,而不溶于水。在食物中与脂类共同存在。它们在人体内的吸收与脂质相类似,因此当摄入该类维生素时,如果不与脂质同时摄入,体内对脂溶性维生素的吸收就大为减少。另外,当体内对脂质吸收障碍时,同样也影响脂溶性维生素的吸收。该类维生素的代谢在肠道被吸收时,随着脂肪经淋巴系统吸收,从胆汁少量排出。该类维生素吸收后大部分储存于脂肪组织中。该类维生素大剂量摄入容易引起中毒。

（一）维生素 A（又称视黄醇、抗干眼病维生素）

天然维生素 A 存在于动物性食物中,分为维生素 A_1 与维生素 A_2,前者生物活性高。植物性食物中含有胡萝卜素,分为 α-胡萝卜素、β-胡萝卜素、γ-胡萝卜素,其中 β-胡萝卜素生物活性最高。该物质进入人体后在肠黏膜内转变为维生素 A,这个过程约需 6~8 小时来完成,所以又称它为维生素 A 源,其在体内吸收率低于维生素 A。由于维生素 A 在油脂中比较稳定,因此一般烹调方法对它影响较小。视黄醇以主动吸收方式在小肠吸收,胡萝卜素较维生素 A 更加依赖于胆盐,代谢后的视黄醇在小肠中重吸收,再循环至肝脏,正常情况下经肾脏排出量很少。维生素 A 储存于肝脏,胡萝卜素主要储存于脂肪组织中。

1. 缺乏维生素 A 对人体的危害

维生素 A 缺乏,在世界范围内是严重危害人类(特别是儿童)健康的病症。轻度缺乏维生素 A 较普遍。搞文字、缝纫、焊接、矿工、摄影等工作,以及长期在海边、沙漠及雪地等地区的人,均容易缺乏维生素 A。许多现象都表明缺乏维生素 A 给人体带来的不良影响。

(1)维生素 A 与上皮细胞组织的正常形成有关。维生素 A 可以维护上皮组织健康并增强对疾病的抵抗力。上皮细胞组织广泛分布在各个器官。当体内缺乏维生素 A 时可以影响皮肤、眼睛、呼吸道、泌尿道、生殖器官等,对皮肤的影响较大,可以使皮脂腺分泌减少,上皮细胞变性而变得干燥、脱屑而阻塞毛孔,不仅使皮肤变得粗糙,并出现丘疹等,甚至由于上皮组织角化而感染结核等症。缺乏维生素 A 头发会变得干燥,失去光泽,出现头皮屑,指甲容易断裂。当缺乏维生素 A 时,鼻、咽喉及肺脏等呼吸道容易发生感染。另外肾脏、膀胱等泌尿系统也容易发生感染,因为这些部位的黏膜缺少黏液的分泌,使细胞缺少了防护,为细菌提供了生长环境。同时,由于失去了酶的作用,那些衰老死亡的细胞也无法得到及时清理。

(2)维生素 A 维持视紫质的正常功效。视紫质是眼睛视网膜的细胞含有一种感光的化学物质,为维生素 A 与视蛋白结合的物质。无论是白日还是黑夜,我们的视力均需要维生素 A,而黑夜则更为需要,其保护暗视力,也就是从亮处到暗处时,眼睛看不见,而很快视觉就恢复,说明暗适应能力正常,否则有可能缺乏维生素 A。当体内严重缺乏维生素 A 时,可以引起夜盲症。另外,在光线过于强的情况下,同样对维生素 A 的耗损也大。曾有位患者对光线非常敏感,在室外甚至在室内都需要戴墨镜,后来这位患者经过一段时间的饮食调理,对强烈的光线也不感到刺眼了。当缺乏维生素 A 时,除了眼睛感到疲劳外,同时还会出现眼睛灼热、发痒、发炎、眼屎增加、角膜炎及眼球疼痛,严重时可以发生角膜软化、溃疡、穿孔、失明以及眼干燥症等。据国外报道,每年有数以千计的盲童是由于眼干燥症而造成的,这种现象大多数发生在东南亚国家,但是也容易发生在那些生态状况不能够提供儿童以适量维生素 A 摄入的地区。这种情况也包括那些意外灾难地区。国外的一名专家曾经说他在印度尼西亚边远地区,见到一位眼干燥症患儿,当时他未能够识别此病的病因,他的护士说:"我听说有些眼睛疾病与食物中所含有的维生素有关。"由此他给这位患儿服用鱼肝油后,其视力因此恢复。

(3)体内缺乏维生素 A 可影响生殖功能,如精子的生成、雌激素的分泌等。

(4)体内缺乏维生素 A 可降低免疫功能,如影响淋巴细胞与抗体的生成等。

(5)体内缺乏维生素 A 可使破骨细胞数目减少,成骨细胞的功能失控,因此影响骨骼及牙齿的健康。

(6)体内缺乏维生素 A 可影响铁的吸收,因此维生素 A 与缺铁性贫血关系密切。

(7)体内缺乏维生素 A 可导致癌症发病率增加,因为维生素 A 与细胞基因表达有关,缺乏可使上皮细胞的正常分化受阻。

2. 维生素 A 与胡萝卜素

(1)维生素 A 有两种存在形式:一种是以视网醇的形式存在,主要来源于动物性食品;如鱼肝油、动物肝脏、肾脏、蛋黄、奶油、乳脂、全脂牛奶等;另外一种就是 β-胡萝卜素,主要来源是植物性食品,如胡萝卜(尤其黄色)、枸杞、红番茄、绿色花椰菜、青豆、豌豆、红心红薯、山药、甘蓝菜、芹菜、莴苣、芦笋、韭菜、菠菜、空心菜、青椒、南瓜、芒果、杏等。乳类制品则两种形式都能提供。

（2）β-胡萝卜素是一种抗氧化剂，维生素 A 没有抗氧化的功能。

（3）在正常情况下机体内实质细胞含有肝脏内绝大部分储存的维生素 A，因此，肝脏内维生素 A 的储存量影响维生素 A 的代谢率。当患有肝、胆疾病或者脂肪痢疾等病症时，便会影响对维生素 A 的吸收。

（4）摄入的食物中缺乏蛋白质、脂肪、维生素 E 时，同样也会影响对维生素 A 的吸收。临床发现，热量-蛋白质营养不良（PCM）时，低蛋白血症与低水平的血清维生素 A 同时发生。

（5）日光会造成维生素 A 的破坏，因此避免存放在日光下。冷冻及罐装的维生素 A 保存较好。据说，早在 1824 年，北极探险家食用的一听含有胡萝卜素的罐头，于 1939 年才被打开，发现经过近 100 年的时间，胡萝卜素依然存在。

3. 摄入维生素 A 不宜过多

长期或者一次性摄入过量可以发生急慢性中毒，表现厌食、恶心、烦躁、皮肤瘙痒、口唇生疮、流鼻血、低烧、头痛、耳鸣、复视、皮肤脱屑、毛发脱落、关节疼痛和长骨软化肿大、眼球突出等代谢紊乱症状，此外还可能有后遗症。

动物肝脏的食用一般一星期吃 50g 就足够了。当其量超过了肝脏的储存能力时，可以引起肝细胞坏死而导致肝硬化。印度就曾经发生过数起对幼儿滥用维生素 A 而导致婴孩中毒死亡的事件。

一般情况下由食物中摄取维生素 A 比较安全，尤其食用含有胡萝卜素的食物不容易中毒，同时具有清除氧自由基、抗脂质过氧化等作用。但是 β-胡萝卜素服用量 > 50mg/d（约 10个胶囊）可能会造成皮肤疾病。

（二）维生素 D（抗佝偻病维生素）、维生素 D_2（骨化醇）、维生素 D_3（胆骨化醇）

科学家认为维生素 D 作为抗佝偻病的重要物质之观点已经几十年了。第一次世界大战之后，由于连续 4 年的灾荒，使得人们生活贫困，造成营养缺乏，尤其在欧洲北部，一些寒冷、阴暗的地区，儿童很容易罹患佝偻病。1918 年一位英国的科学家发现可以用鱼肝油治疗狗的佝偻病。在此同时也发现了，日光照射可以为患有佝偻病的儿童进行治疗。20 世纪 30 年代，维生素 D 终于被分离出来。

人类获取维生素 D 有两个途径：一个途径是通过日常饮食中获取，来自饮食的维生素 D 在空肠和回肠与脂肪一起被吸收；另一个途径是在皮肤内由维生素 D 原形成，经日光或紫外线照射，皮下的 7-脱氢胆固醇及体内的麦角固醇均被激活，分别转化为维生素 D_2、D_3。无论是哪一个途径获取的维生素 D，进入肝脏后进行羟化反应，首先被氧化成为 25-羟维生素 D_3，再在肾脏进一步羟化为具有生物活性的 1,25-二羟维生素 D_3，最后通过血液循环为人体所利用。维生素 D 主要随同胆汁排泄入肠，在体内主要储存于脂肪组织与骨骼肌中。

1. 维生素 D 的作用

（1）体内缺乏维生素 D 时严重影响钙磷代谢，造成血中钙磷含量降低。维生素 D 是钙磷代谢最重要调节因子之一，保持血钙磷的适宜水平。钙在体内是一种主动运输过程，这个运输过程必须有维生素 D 的协作，维生素 D 通过一系列复杂的转化，才能够调节钙磷的代谢，从而促进骨骼的形成。当体内出现低血钙时，便刺激甲状旁腺分泌甲状旁腺素，致使骨中钙质移入血中而造成骨质疏松。同时软骨母细胞发挥代偿作用生成软骨质,骨骼便由于缺乏钙质沉淀而变形柔软,临床上称为佝偻病或者骨质软化症、骨质疏松。由此可见,维生素 D 可以在体内合成。国外专家做过一项调查研究,发现牙齿长得不好的儿童通常也有轻度的佝偻病症状,同时容易产生蛀牙。

(2)维生素 D 具有调节免疫功能的作用,体内缺乏维生素 D 可使免疫功能下降,改变机体对感染的反应。

(3)维生素 D 可以防止氨基酸在通过肾脏时丢失。

(4)缺乏维生素 D 也影响肌肉和神经系统的功能。

2. 人类如何获取维生素 D

摄入足量的维生素 D 不困难,每个人都能够不花费分文而取得维生素 D,因为人类机体有自己制造维生素 D 的工厂,只要不是整年地将自己的身体包得严严的,长年地没有户外活动(如伊斯兰教国家的女性,自青少年时期,就隐藏在室内,即使外出,也必须用布将全身包裹起来),或者长年居住在像挪威那样阳光很少的国家,人体摄入足够的维生素 D 是不困难的。

另外,从食物中摄取维生素 D 的主要来源有动物肝脏、蛋黄、乳类、奶油及鱼肝油。时常吃鱼的人不容易罹患佝偻病。

有许多人,尤其老年人的骨质由于退化而疏松,出现疼痛、骨折等病症,他们只是依靠外科或者内科的治疗,却往往忽略了对日常饮食的调配,没有注意补充含有维生素 D 丰富的食物。

3. 摄入维生素 D 过多会出现什么

儿童长期过量服用维生素 D 会引起低热、烦躁、哭闹不安、厌食吐奶、营养不良、体重下降、软组织异常钙化。成年人长期大量服用维生素 D 可引起心动过速、血压增高、厌食、呕吐、腹泻、肾功能减退等。一些心血管病或糖尿病患者大量服用维生素 D 会引起肝脾肿大、肾脏损害,甚至加重心肌梗死和心衰程度,甚者会突发死亡事故。

大量维生素 D 在机体脂肪组织中积累,使钙吸收增加,同时使钙从骨骼中排出,出现高钙血症,使钙沉积在心脏、血管、肺脏、肾小管等软组织中,从而造成肾结石和动脉、心肌、肺、肾、气管等软组织转移性钙化。

因此当出现肌肉乏力、关节疼痛、虚弱、疲乏、眩晕、食欲缺乏、恶心呕吐、体重减轻、头痛发烧、腹泻与便秘交替、多尿、血压升高等症状,以及血清钙磷浓度明显升高时,应该立即停止食用维生素 D。

尤其是婴幼儿对过量的维生素 D 特别敏感,稍微过量就会遭到严重的而且永久性的损害。

美国有关专家指出,每个成年人可以通过皮肤制造和食物中摄入维生素 D,因此只要饮食正常,一日晒几个小时太阳就可以满足机体所需要的维生素 D 了。

(三)维生素 E(又称生育酚)

维生素 E 与脂肪经过同样的方式吸收入小肠,吸收后的维生素 E 转运至肝脏。维生素 E 储存于肝脏、脂肪组织和肌肉组织中。维生素 E 排泄的主要途径是胆汁,还有部分代谢产物经肾脏排出。

1. 维生素 E 的作用

（1）1922 年发现，维生素 E 缺乏会影响生育。曾有研究者将一些小鼠关在笼子里，喂养的食物中缺乏维生素 E，这种喂养持续了两代以后就变得不能够生育了。人类采用同样的饮食会比鼠类更容易发生生育障碍。母体缺少维生素 E 是造成流产及早产的重要原因之一，目前，在临床上常用维生素 E 治疗先兆流产和习惯性流产。男性补充足够的维生素 E，可以提高精子的质量、数量与活动能力，由此受孕出生的婴儿正常健康。

（2）维生素 E 与血红蛋白的合成有关，同时保持红细胞的完整性。低维生素 E 可以使红细胞持续破裂，无法迅速再生，从而发生大细胞性溶血性贫血。由于维生素 E 的缺乏而引起的贫血，与缺铁性贫血区别较难，往往容易误认为是因为铁的缺乏，由此一味地补铁，不幸的是，铁盐会破坏维生素 A，从而造成恶性循环。母体缺少维生素 E，婴儿出生后立即与空气中的氧气接触，可能会使婴儿的红细胞破裂而发生黄疸。

（3）细胞核的形成需要维生素 E。维生素 E 参与 RNA（核糖核酸）及 DNA（脱氧核糖核酸）的生物合成。

（4）维生素 E 维持机体的肌肉与外周血管系统的结构和功能，如果缺乏将导致肌肉营养不良，发生肌肉萎缩。由于维生素 E 可以增强眼肌的功能，因此可以防治近视、斜视等眼睛的疾患。

（5）维生素 E 的缺乏是钙由骨骼转移到软组织中的原因之一，动脉硬化、关节炎及皮肤硬化等病症均有钙沉积的情况。

（6）维生素 E 能够提高免疫反应。由于维生素 E 具有可阻断致癌的自由基反应，降低诱发突变物质的活性，抑制亚硝胺的形成等作用，由此具有抗癌作用。

（7）维生素 E 可预防过早衰老。它是高效抗氧化剂，能够保护细胞膜免于遭受过氧化物的损害，由于它能够减少细胞组织中的"脂褐质"，而细胞内"脂褐质"是一种细胞不能够排泄的废物，由此保证细胞的正常代谢。

2. 如何获取维生素 E

维生素 E 在细胞组织中储存较多，因而延长机体对维生素 E 的消耗。如果你是健康的，如果不是因为患病却要每日服用维生素 E 药丸，不仅是浪费，还会干扰铁元素的吸收。很多植物中都含有维生素 E，如谷类（尤其是小麦胚芽）、坚果类、豆类、肉类、蛋类、乳类、水产品等都含有丰富的维生素 E。有专家认为，在日常饮食中，一个人一日食用一汤勺的植物油（豆油、玉米油、菜籽油、花生油、红花油等）就能够提供机体需要的维生素 E 了。维生素 E 在储存中如果暴露在空气中，或是过分地加热或者冷冻均可造成丢失。

3. 摄入维生素 E 过多会出现什么

长期过量服用可能产生强氧化作用，引起发育过度、性早熟及性特征改变等不良反应。服用 800～3200mg/d 者，偶尔会出现肌肉衰弱、疲劳、呕吐和腹泻。

实验结果表明，大剂量摄入维生素 E，可抑制生长、损害凝血功能和甲状腺功能。

过量的维生素 E 可使肝脏的脂肪蓄积，维生素 E 服用量如果 >1 万 U/d（相当于 100 丸维生素 E），可能引起肝功能变化。

（四）维生素 K（又称凝血维生素）

维生素 K 于 1934 年发现。维生素 K 有 40%～70% 经十二指肠与回肠吸收，吸收后的维生素 K 转运至肝脏。

维生素 K 主要存在于细胞膜上。维生素 K 的排泄主要经胆汁排到粪便中,少部分通过肾脏排出。

1. 维生素 K 的作用

(1)如果体内缺乏维生素 K,肝脏所产生的凝血酶原便会减少,血液中的几种凝血因子含量也降低,致使出血后血液凝固发生障碍。

(2)维生素 K 参与体内的氧化还原反应,并且具有增强胃肠蠕动和消化液分泌功能。

(3)维生素 K 对骨钙代谢具有一定作用。实验证明,维生素 K 缺乏影响骨矿物质密度。

2. 如何获取维生素 K

维生素 K 与以上几种维生素的不同之处就是在于不用特意去购买,但是这并非是人体不需要维生素 K,而是在肠道的细菌也能合成,因此单纯因为饮食供应不足而产生维生素 K 缺乏极为少见。

在患有肝脏疾病、消化功能障碍或者长期服用抗生素之类药物等情况下,肠道细菌的生长繁殖便会受到抑制,由此造成体内维生素 K 合成受到影响。

维生素 K 丰富的食物以绿叶蔬菜含量最高,另外瘦肉类、动物肝脏、乳类、马铃薯、胡萝卜、番茄等也富含维生素 K。中国居民膳食维生素 K 适宜摄入量(AI):男为 $120\mu g/d$,女为 $106\mu g/d$。

二、水溶性维生素

该类维生素溶于水,不溶于脂肪与脂溶剂。进入消化道后经血液吸收,如果摄入过量,便从尿中排出,在机体内不储存,因此,必须每日通过饮食中供给。一般情况下该类维生素无毒副作用。

水溶性维生素具有重要的生理功能,绝大多数是以辅酶或酶基的形式参与酶的功能。他们主要存在于各细胞组织中,因此在血与尿中可以反映出该类维生素在体内的营养水平。

维生素 B 族在 15 种以上,包括维生素 B_1(硫胺素)、维生素 B_2(核黄素)、维生素 B_3(烟酸)、维生素 B_4(腺嘌呤)、维生素 B_5(泛酸)、维生素 B_6(吡醇素)、维生素 B_{10}(生长素)、维生素 B_{11}(生长素)、维生素 B_{12}(钴胺素)、维生素 B_{13}(乳酸清)、维生素 B_{15}(潘氨酸)、维生素 B_{17}(杏素)、维生素 Bc(叶酸或维生素 M)、维生素 Bt(肉毒碱)、维生素 Bx(对氨基苯甲酸)、胆碱、肌醇(环己六醇)等。

(一)维生素 B_1(又称硫胺素)

17 世纪时,荷兰人夺走了爪哇,不久爪哇地区遇到了一种致命的流行病,称为脚气病。这种疾病侵袭大脑、神经系统、心脏、消化系统等,每年死于这种疾病数以千计。开始,有的医师认为这是一种真菌疾病,也有的人责怪"湿空气",还有的人归罪于吃鱼。曾有一名科学家做了动物实验,将脚气病患者的血液注射进鸡的血管里,可是这种疾病却没有感染到鸡的身上。一日早晨一位荷兰医师发现他所有的鸡像喝醉酒一样摇摇晃晃,原来这些鸡都患上了脚气病,对于这种现象后来还是他的男仆证实了他的研究,原来,由于他多年埋头于研究,经常忘记给男仆买饲料的钱,男仆就用医师餐桌上剩余的精制食物喂鸡。一位德国专家继续了这项研究,他将大米的表皮浓缩起来,从中提取了纯净的物质,后来他称此为"维生素 B_1"(硫胺素)。这位荷兰医师发现,对饲养的鸡进行饲料的改变,防治了脚气病的发生,经过研究发现了硫胺素。维生素 B_1 分子中含有氨基与硫,因此又称为硫胺素,为抗神经炎因子或脚气病因子。硫胺素在机体内总量约为 30mg,骨骼肌、心脏、肝脏、肾脏及脑中含量较高。硫胺素在空肠及回肠中被吸收,吸收后经血液循环送至肝脏代谢。硫胺素从肾脏排出,不被肾小管重吸收,极少量从汗液排出。

1. 硫胺素的作用

(1)体内缺乏硫胺素可以使糖代谢发生障碍,从而造成神经系统的能源不足。同时,由于糖代谢的中间产物(包括丙酮酸、乳酸)在血液中堆积,直接影响神经系统、心脏、胃肠、肌肉组织的功能。

(2)糖代谢障碍可以进一步影响脂质的合成,由此也影响了细胞膜的发育,从而不能够维持髓鞘的完整性而导致神经系统病变。

(3)硫胺素缺乏可以影响一些氨基酸的转氨作用,由此破坏机体的氮平衡。

(4)硫胺素不足可以使乙酰胆碱的分解加速而影响神经传导、胃肠功能障碍等。

(5)硫胺素缺乏可以影响机体电解质平衡,容易出现水肿。

(6)幼年时缺乏硫胺素,可以出现生长发育障碍,成年时缺乏可以产生脚气病。

脚气病的早期症状很容易被忽视,因此病情容易恶化,出现急性多发性神经炎、肌肉无力、萎缩及水肿,但是导致脚气病患者死亡的真正原因,则是并发心脏病,由于血液中积聚的丙酮酸使血压升高,心脏的负荷增加,再加上能量的缺乏,心肌无法工作,使心动过速、右心扩大、内脏充血等。

2. 人类如何获取硫胺素

前面已经提到,健康人只要不是一味食用精制食品就不会患有硫胺素缺乏症。食物在加工过程中将硫胺素几乎全部磨掉了。我国营养学界经过调查也发现,单纯食用精制粮食的地区,居民脚气病发病率为 0.55%,食用全麦和高粱的地区发病率为 0.02%。

合理的饮食一般不会缺乏硫胺素,但是如果饮食中含有大量的碳水化合物,氧化过程中所需要的硫胺素就多,前面已经提到过,因为糖的代谢需要硫胺素。希望人们在日常饮食中,注意食用整粒的谷类、粗杂粮、豆类以及动物内脏、瘦肉类、坚果类、蔬菜类等含有硫胺素丰富的食物。过分的加工与烹调,如反复水洗、高温、长时间的加热等,可以使硫胺素受到损失。硫胺素在碱性环境中容易被破坏,而在酸性环境中较稳定,因此需要注意在制作食品时不要加碱。

脚气病发病的范围也常常是过度饮酒的人,因为酒精可以排泄体内储存的硫胺素,因此需要节制饮酒。研究证明,未经加工的糖本身含有硫胺素,然而精白糖在机体内也具有排除所摄入食物含有的硫胺素作用,并且干扰机体对硫胺素的吸收,因此应该减少精白糖的摄入。

(二)维生素 B_2(又称核黄素)

20 世纪 60 年代及 70 年代初期的一些文章,增强了关于核黄素的更多的化学和生化特性的认识,同时也增强了关于核黄素的综合疗法,包括医疗与营养方面的知识。核黄素是一种溶于水的黄绿色物质,来源于 4 种黄色素。肝脏中为肝黄素,奶中为奶黄素,蛋中为蛋黄素(卵磷脂),草中为绿黄素。核黄素在上消化道吸收,大肠吸收小部分,过量的核黄素主要随尿液排出体外,少量通过汗液排出。

1. 核黄素的作用

(1)核黄素参与体内生物氧化与能量的生成。在体内所形成的辅酶是生物氧化不可缺少的物质,它促进蛋白质、脂质、糖的代谢。

（2）核黄素参与体内抗氧化防御功能。

（3）核黄素提高机体对环境的应激适应能力。

（4）核黄素促进生长,维护皮肤与黏膜的完整性,同时对眼睛的感光过程以及水晶体的角膜呼吸过程具有重要作用。

（5）体内如果缺乏核黄素可以引起多种病变,包括唇炎、舌炎、口角炎、眼睑炎、畏光、巩膜出血、脂溢性皮炎、阴囊炎等症。同时还会出现生长停滞、毛发脱落、生殖功能下降,严重的会出现贫血、脂肪肝及胚胎畸形等。有人认为缺乏核黄素可能与再生障碍性贫血的发展和某些肿瘤有一定的关系。

2. 人类如何获取核黄素

核黄素广泛分布在食物中,食物中富含核黄素的主要有动物肝脏和肾脏、乳类、蛋黄、口蘑、紫菜、绿叶蔬菜等。与硫胺素一样,过分的加工与烹调,反复水洗,高温、长时间的加热等,可以使核黄素受到损失。在日光下核黄素容易被破坏,因此在储存时需要注意避光。

（三）维生素 PP（又称烟酸）

70 年前,糙皮病是导致美国人死亡的疾病之一。糙皮病分为四个阶段:皮炎（皮肤黏膜红肿）、严重腹泻、痴呆、死亡,1937 年,终于发现了从动物肝脏离析出来的维生素 PP（烟酸）,对防治糙皮病有实质性的功效。

1918 年美国一名专家旅行到南欧时进行了研究,发现了糙皮病与烟酸有关。当时在治疗糙皮病的过程中,发现两个问题:一是以玉米为主粮的墨西哥人未发现糙皮病的病例,经研究证实了当地居民饮食中含有丰富的色氨酸,而机体内所需要的烟酸一部分可以由色氨酸转变而来。另一个问题是,由于墨西哥人传统的烹调方式是,将玉米浸泡在石灰水中过夜,再将其制作成食品,而玉米经过浸泡之后就会释放出烟酸,实际上玉米中含有的烟酸甚至高于大米,玉米中的烟酸为结合型,不能被机体吸收,而经过碱处理后,烟酸便形成游离型,容易被机体吸收利用。

维生素 PP 包括烟酸与尼克酰胺两种物质,在体内分布很广,但是没有储存,因此需要不断地供给以防止体内缺乏。烟酸在胃肠道吸收,体内过多的烟酸可随尿液排出。

1. 烟酸的作用

（1）烟酸在体内构成辅酶,在生物氧化过程中起着重要作用,因此蛋白质、脂质、糖的代谢需要烟酸。

（2）烟酸在 DNA 的修复、复制及细胞分化中具有重要作用。

（3）烟酸作为葡萄糖耐受因子的成分,促进胰岛素反应。

（4）烟酸维护神经系统、消化系统、皮肤的正常功能。体内缺乏烟酸可以引起糙皮病（癫皮病）。糙皮病的典型症状为:皮炎、腹泻、痴呆,皮肤暴露部位出现炎症,食欲缺乏、恶心、呕吐,有的出现精神失常。

（5）烟酸可以扩张末梢血管,降低血清胆固醇。临床上常用烟酸治疗冠心病、偏头痛、视神经萎缩、精神分裂症等病症。

2. 人类如何获取烟酸

烟酸广泛存在于动植物食物中,如动物肝脏、鱼类、瘦肉类、粗粮、豆类、花生、牛乳等。色氨酸存在于上千种食物中,如约 142g 重的比目鱼可以提供 450mg 的色氨酸,人体可以转化为约 7.5mg 的烟酸,这个数字已经远远超过任何人为了防治糙皮病所需要的量了。

另外,机体内每消耗 60mg 的色氨酸,自身"小工厂"就可以产生 1mg 的烟酸,因此人们没有必要从药物中来补充烟酸,而且如果补充过量容易引起糖尿病、肝脏损害、消化性溃疡等病症。

对于消化功能障碍或者大量服用抗生素者应该及时补充烟酸,在缺氧条件下生活劳动者包括登山、飞行、坑道作业、潜水作业等也需要增加烟酸的摄入量。

(四)维生素 B_6 (又称吡醇素)

动物实验证实,吡醇素是生长发育所必需的营养素。维生素 B_6 在生物组织内以吡哆醛、吡哆醇、吡哆胺三种形式存在。吡醇素在小肠上部被吸收,大部分被吸收后的吡醇素运送至肝脏代谢。吡醇素的排泄主要通过肾脏,还有一部分通过粪便排出。

1. 吡醇素的作用

(1)吡醇素在机体内是许多重要酶系统的辅酶,是能量产生、血红蛋白合成及糖原代谢中所必需的辅酶。

(2)吡醇素促使色氨酸生成烟酸。吡醇素参与细胞增殖、磷脂代谢、免疫系统等多种功能。

(3)吡醇素对神经、血管及腺体活动具有重要调节作用,参与大脑的信息传递受体系统的组成。人体中缺乏吡醇素可以出现智力下降、行为异常、失眠、易激惹等,儿童如果缺乏可以出现痉挛、肌肉抽搐等现象。

(4)吡醇素催化同型半胱氨酸的分解,该物质诱发心脑血管阻塞,具有神经毒、血管毒作用。

(5)吡醇素与造血功能有关,体内如果缺乏吡醇素可以引起小细胞低血色素贫血。

(6)吡醇素缺乏可引起脂肪肝、脂溢性皮炎等病症。

2. 人类如何获取吡醇素

吡醇素在食物中分布很广,肠道细菌又可以合成一部分,因此体内一般不缺乏吡醇素。

目前有些母亲为婴儿补加营养品,然而却换来的是吡醇素缺乏症。原因就是将吡醇素加进去一经消毒后也会丢失所有的吡醇素,母乳是婴儿最好的喂养方式。但是在妊娠期、药物治疗期、高温环境、受电离辐射等情况下可能会出现吡醇素的缺乏,因此在以上情况下需要补充吡醇素。

吡醇素的食物来源有谷类、肉类、蔬菜类、水果类、坚果类等。为了减少吡醇素的丢失,在食物的制作上避免长时间加热,在储存上避免时间过长。

(五)维生素 C(又称抗坏血酸)

抗坏血酸的故事传播较广,在 16～18 世纪,坏血病袭击了远洋海员们。许多著名的航海家都出现了牙龈肿胀、出血,并且伤口不愈合,甚至死亡,当时如果能够吃到新鲜的蔬菜和水果,就可以避免坏血病的袭击。据说在过去,有些海盗采用了食用泡菜的方法避免了坏血病的发生,因为泡菜中含有维生素 C。后来中国人采用了生发豆芽菜的方法就更加先进了,豆芽菜中含有丰富的维生素 C。

古希腊医师希波克拉底是历史上第一个提出坏血病的人,他描述在军队上有很多士兵的牙床溃烂,牙齿脱落,后来诊断为坏血病,原因是他们很少吃含有抗坏血酸的食物。

在第一次世界大战期间,世界各国有数以千计坏血病的病例,到了第二次世界大战期间,抗坏血酸已经在实验室中被分离与合成,将其用来防治坏血病。

抗坏血酸在人体内无法自行合成,必须由饮食中获得。抗坏血酸具有很强的还原性,因此容易氧化分解,尤其在光、热、碱性溶液中容易被破坏,在酸性环境中较为稳定。

抗坏血酸在胃肠道很快被吸收,吸收后分布于不同组织中,以脑下垂体为最高,其次为肾上腺、肾脏、脾脏、肝脏、胰腺及胸腺。当抗坏血酸在组织中达到饱和后,多余的从组织中排出。抗坏血酸其代谢产物主要由肾脏排出。

1. 抗坏血酸的作用

(1)抗坏血酸参与机体的重要生理氧化还原反应,能够增强大脑的氧含量与利用。

(2)抗坏血酸在体内为酶的激活剂、物质还原剂,参与酶的合成,肾上腺皮质激素的合成与释放需要抗坏血酸参与。

(3)抗坏血酸促进组织中胶原的形成,维护血管、肌肉、骨、牙的正常生理功能,体内如果缺乏抗坏血酸临床上出现毛细血管脆性增加,容易发生出血现象,尤其是皮下和骨膜出血,常出现鼻出血、牙龈出血、月经过多、便血、毛囊及周围出血等,另外微血管壁脆弱也产生不同程度的出血,严重者有皮下、肌肉及关节出血等。体内严重缺乏抗坏血酸可以引起坏血病。

(4)抗坏血酸促进肝脏内胆固醇转变为能够溶于水的胆酸盐而增加排出,从而降低血胆固醇的含量。抗坏血酸可以使钙在肠道内不形成不溶解性的物质,从而改变其吸收率。临床上常用抗坏血酸降低血胆固醇,防治胆石症。

(5)抗坏血酸可以增强免疫功能,对抗体的形成和白细胞的吞噬活性都具有激活作用,淋巴细胞内含有高浓度的抗坏血酸,因此具有抗感染和防治疾病的作用。体内如果缺乏抗坏血酸容易感染疾病,创伤不容易愈合,临床上常用抗坏血酸防治感冒。

(6)抗坏血酸可以防止不饱和脂肪酸和脂溶性维生素的氧化,为机体内的抗氧化剂(自由基清除剂)。

(7)抗坏血酸在防治肿瘤方面具有独特的功能,能够阻断致癌物亚硝胺的生成,同时还具有去组胺的作用,可以防治过敏反应。

(8)抗坏血酸维持肝脏微粒体酶的活力,被誉为"解毒剂",对于一氧化碳中毒、重金属中毒等均具有解毒功能。

(9)铁的吸收必须由高价铁转变为低价铁的复合物,其过程需要抗坏血酸的参与,抗坏血酸还可以将叶酸还原成为四氢叶酸,由此可以防治贫血。

2. 人类如何获取抗坏血酸

(1)坏血病的发生是具有季节性的,在冬季和冬季与春季之间,也就是青黄不接的时候,蔬菜和水果缺乏。有的国家和地区由于寒冷,常年缺乏新鲜蔬菜和水果,当地居民被坏血病袭击,几乎想放弃在当地的居住。随着科学的发展,温室种植蔬菜和水果等方法的出现,大大有利于对坏血病的防治。

(2)80年前一些儿科专家建议母亲们将牛奶长时间加热后再喂婴儿,目的是为了杀死牛奶中的有害病菌,结果致使抗坏血酸破坏,从而造成婴儿患了坏血病。因此在喂养婴儿时,应该定时喂水果汁、蔬菜汁等,以补充抗坏血酸。

(3)在日常饮食中一方面多食用新鲜蔬菜与水果,另一方面掌握合理的烹调方法以避免抗坏血酸的破坏。如:不要在制作上加碱及长时间加热,储存的时间不要过长等。一般冷冻或冷藏可降低抗坏血酸的损失。

(4)干燥及腌制的食品均会使抗坏血酸受到损失。

(5)酗酒者及不良的饮食习惯均影响抗坏血酸的吸收。

(6)抗坏血酸在碱性环境中可加速破坏。

(7)铜可使抗坏血酸氧化,氧化后的抗坏血酸对人体就不起作用。

3. 维生素 C 服用过量的危害

维生素 C 摄入过量会出现恶心、腹部痉挛、腹泻、铁的过量吸收、红细胞破坏、骨骼矿物质代谢增强、妨碍抗凝剂的治疗,并可能对大剂量维生素 C 形成依赖,重者还会诱发血尿、肾结石。

(六)维生素 B$_{12}$(又称钴胺素)

维生素 B$_{12}$是唯一含有金属的维生素。食物中的钴胺素与蛋白质结合,进入人体后在胃酸、胃蛋白酶及胰蛋白酶的作用下,钴胺素被释放,在回肠部被吸收,经血液循环运送到肝脏、肾脏、骨髓、红细胞及胎盘等部位。

钴胺素主要从肾脏排出,部分由胆汁排出。

1. 钴胺素的作用

(1)钴胺素是机体内活性辅酶形成的成分,参与生化反应。

(2)钴胺素增强核酸与蛋白质的合成,由此在合成新细胞时,钴胺素是一种不可缺少的营养素,当然,在细胞形成的过程中,也不可缺少叶酸。

(3)钴胺素与叶酸相互合作,钴胺素能够提高叶酸的利用率,体内如果缺乏钴胺素可以诱发巨细胞性贫血,这种血液病是骨髓中所制造的红细胞在没有完全成熟之前,便被释放到血液中,这些不健全的红细胞无法完成自己的任务,不能够做好运输工作。

(4)钴胺素与神经髓鞘物质代谢密切相关,缺乏可以出现神经系统症状,临床上常用钴胺素防治脊髓变性等神经系统病变和脂肪肝等病症。

2. 人类如何获取钴胺素

当胃全部切除或者胃壁细胞缺陷而不能够分泌内在因子时,容易造成钴胺素吸收障碍而使机体内缺乏钴胺素。

钴胺素的食物来源主要是动物性食物,如肉类及内脏、鱼类、贝壳类、蛋类、乳类、蛤类等,另外食物发酵后也含有丰富的钴胺素,如豆腐乳、霉豆腐等。机体内的肠道细菌也可以合成一部分钴胺素。

(七)泛酸(又称遍多酸)

泛酸经过肠道吸收后在组织内转变为辅酶 A,辅酶 A 在机体内的物质代谢和能量代谢中起着重要的作用。肝脏、肾脏、脑、心脏、肾上腺及睾丸都含有大量的辅酶 A。泛酸的排泄通过肾脏与肺脏。

1. 泛酸的作用

(1)人体内的辅酶 A 形成需要泛酸。

(2)体内缺乏泛酸可导致代谢受损,影响皮肤、肝脏、肾脏及神经系统的正常功能。动物实验证实,泛酸缺乏可造成生长发育迟缓、鳞皮症、毛发褪色、脱毛、肾上腺坏死及胎儿畸形等,同时可造成对某些病毒的易感性。

2. 人类如何获取泛酸

泛酸的泛字就是到处都存在的意思,也就是存在于一切活细胞中而得名,只要进食,人体就不会缺乏泛酸。一般体内单纯缺乏泛酸较少,有可能在多种营养素缺乏的情况下存在泛酸的缺乏。食物中以动物性食物、整粒的谷类、豆类、食用菌类及乳类等含量较高。

(八)叶酸

叶酸顾名思义就是植物的叶子。叶酸与维生素 B_{12} 如同一对亲密的姐妹,它们总是在一起发挥作用。叶酸通过肠黏膜吸收,肝脏是叶酸主要储存部位。叶酸主要通过肾脏及胆汁排出。

1. 叶酸的作用

(1)叶酸参与多种物质的合成代谢,如嘌呤、胸腺嘧啶、蛋氨酸等氨基酸。

(2)叶酸作为辅酶,在体内的代谢中起到重要的作用。

(3)叶酸参与血红蛋白及某些激素的合成,叶酸具有造血功能,体内如果缺乏叶酸容易造成巨红细胞性贫血。孕妇如果发生巨红细胞性贫血可造成胎儿神经管畸形。

(4)体内如果缺乏叶酸可产生高同型半胱氨酸血症,而高同型半胱氨酸血症对血管内皮细胞产生损坏,并激活血小板的黏附和聚集,因此可增加心血管疾病发生的危险。

2. 人类如何获取叶酸

动物的肝脏与肾脏、深色蔬菜、酵母等均能够提供足够的叶酸。肉类、蛋类、豆类、谷类、水果等叶酸的含量也较多。有些人往往得不到足够的叶酸,是因为他们经常吃过分加工、加热的食品。

(九)维生素 H(又称生物素)

生物素是 20 世纪 40 年代发现的。生物素在小肠吸收,主要储存于肝脏。生物素的排泄主要通过肝脏。

1. 生物素的作用

(1)生物素是蛋白质、脂肪、糖的代谢中所必需的羧化酶组成成分。

(2)生物素对各种免疫细胞的正常功能起到重要的作用。体内如果缺乏生物素可引起生长发育迟缓、贫血、皮炎、毛发脱落、指甲损伤、嗜睡、幻觉等精神系统症状。另外还可出现高胆固醇血症等。人们如果长期吃生鸡蛋,生蛋清中含有的抗生物素可影响生物素在体内的吸收。

2. 人类如何获取生物素

在自然界中,生物素像泛酸一样分布广泛,要想找到一种不含有生物素的食物是不容易的。生物素的食物来源为玉米、大豆、蛋黄、番茄、酵母、花菜等,含量较丰富。另外,生物素能够由肠道微生物合成,因此一般不会出现单纯生物素的缺乏。

三、造成维生素缺乏的原因

一般人通过正常膳食,就可以达到中国营养学会对维生素和矿物质的推荐摄入量,满足身体的需要。然而,人体出现维生素缺乏,通常有以下几个方面的原因。

1. 饮食习惯

不良的饮食习惯,缺乏营养知识,以及现代人生活方式的改变,食物过分加工等,致使难以达到理想的平衡膳食模式。

2.大多数维生素在人体内不能够合成

机体内只有少数维生素可以由肠道细菌合成,但是合成的数量不能够满足体内的需要。

3.各种维生素不能够大量储存于组织中

机体内维生素在组织中达到饱和后,多余的便随尿排出体外。因此人类必须经常地由食物中供给维生素。

4.病理、生理情况需要补充维生素

(1)少年儿童、60岁以上的老人、孕妇,单独依靠普通饮食满足不了营养素的需要。

(2)处于亚健康状态的人、维生素缺乏的患者等在医生的指导下进行补充,方才安全有效。

第十节　生理功能物质——奇妙的矿物质

矿物质是人体内无机物的总称,是地壳中自然存在的化合物或天然元素。关于地球上的元素,经过几代科学家的努力发现了元素周期表,并随着科学的发展,有的在过去认为对人体是有害的元素,现在证明微量为人体所需要。

人体内约有50多种矿物质,虽然在人体内仅占人体体重的4%,却是生物体的必需组成部分。矿物质和维生素一样,是无法自身产生、合成的。人体每天矿物质的摄取量是基本确定的,但随年龄、性别、身体状况、环境、工作状况等因素而有所不同。20世纪70年代以来,元素的研究与应用越来越受到重视。元素在机体内按照严格的方式与规律,有条不紊地进行着一系列相互联系的化学反应,其中碳、氢、氧、氮构成有机化学物质与水分(约占体重的95%左右);其余有益于机体的元素称为无机盐。

人类机体内的元素既参加地壳岩层大循环,又参加自然界生物小循环,如,钙广泛存在于各种形式的碳酸盐中成为碳酸钙,当大气中的二氧化碳、二氧化硫等酸性气体溶于雨水而成为酸类,另外,植物根系分泌酸类,这些均使碳酸钙溶解,继而又被动植物吸收(包括水、陆动植物),之后又被人类吸收。

各种元素具有高度的生物活性,来源于饮水与饮食,并且直接或者间接由土壤供给,在人体内具有各自的功能,只有全面地摄入各种营养素才能够满足机体需要。人体内的各种元素均不能够缺乏,然而过多也会"化友为敌",给机体带来损害。

一、矿物质在人体内的生理功能

1.矿物质参与人体组织的构成

机体内的骨、牙、神经、肌肉、血液、腺体等,都含有一种或者多种特有的元素,如钙、磷和镁等元素组成骨骼和牙齿等机体硬组织,钾等元素组成机体软组织。

2.矿物质维持体内的正常代谢

矿物质参加人体代谢有两千多种酶,酶是人体生化反应过程中的催化剂,催化能力是有机与无机催化剂的10倍。每一种酶均有自己独特的功能,就像一把钥匙开一把锁,而每一种酶都依赖1个或2个元素存在才能够完成其功能,如碳酸酐酶含有锌;呼吸酶含有铁和

铜;精氨酸酶含有锰;谷胱甘肽过氧化物酶含有硒等。矿物质是酶和维生素必需的活性因子,缺乏矿物质就会使其活性降低,或者导致另外一种酶的活性过高,由此新陈代谢就会发生障碍,过早地形成退行性病变或者发生疾病。人体的解毒与防癌过程是通过多种酶系统的作用,将内源性的代谢产物、毒素等与外源性黄曲霉毒素、苯并芘、细菌、病毒、药物等通过氧化还原产生极化集团,结合或者络合反应排出体外。

3. 矿物质维持体液的渗透压

矿物质中的正、负离子在血细胞与血浆中分布不同。矿物质与蛋白质和重碳酸盐一起调节细胞膜的通透性,维持体液的渗透压,保持机体内的水平衡。

4. 矿物质维持体液的中和性,保持酸碱平衡

细胞活动必须在近于中性的环境中进行,机体内环境的酸碱性受到精密的调节。体液中的主要无机盐分别如下:

碱性阳离子包括钾、钠、钙、镁等元素;碱性食物包括蔬菜、水果、豆类、乳类、栗子等。这类食物在体内经过氧化分解后,产生带阳离子的成碱性氧化物,因此称为成碱性食物。酸性阴离子包括磷、氯、碘、硫等元素。酸性食物包括肉类、鱼类、蛋类、禽类、谷类,以及花生、核桃、榛子等坚果类。这类食物在体内经过氧化分解后,产生带阴离子的酸根,因此称为成酸性食物。中性食物包括烹调油、黄油等中性油脂。在日常饮食中应该注意酸碱性食物的配合食用,才能够保持体液的酸碱平衡。

5. 矿物质调节人体的生理功能

矿物质维持神经、肌肉的应激性。钾、钠、钙、镁等元素相互协同完成心脏的正常功能等。

6. 矿物质构成某些激素或参与激素的作用

甲状腺素含有碘,胰岛素含有锌,铬是葡萄糖耐量因子的重要组成成分,铜参与肾上腺类固醇的生成等。

矿物质根据占人体重量多少,分为常量元素与微量元素两大类。

二、常量元素(又称"宏量元素")

该类元素在人体内含量较多,占人体重量0.01%以上,一般摄入量大于100mg/d。

(一)钙

钙是人体内含量较多的常量元素,其含量仅次于碳、氢、氧、氮。初生婴儿体内的钙量约占体重的0.8%,到成年人时体内的钙约占体重的1.5%~2.0%。

1. 钙在人体内的代谢与功能

(1)钙的吸收主要在十二指肠与空肠上段。钙的吸收大部分为被动吸收过程,小部分为主动吸收过程,主要是逆浓度梯度(从低浓度到高浓度),因此需要能量。钙的排泄大部分通过肠黏膜上皮细胞脱落及消化液分泌排入肠道,小部分由尿液排出。儿童的骨骼每1~2年更新一次,以后随着年龄的增长而减慢,成年人每日钙更新约700mg(175mmoL),全部更新需10~12年。血清钙正常值为2.25~2.75mmol/L(90~110mg/dL)。血清钙浓度降低时,引起手足抽搐。血清钙浓度过高时,引起心脏、呼吸衰竭。

(2)在体内形成和维持骨骼与牙齿结构。人体中的钙有99%是与磷形成骨盐集中于骨骼与牙齿中,骨钙称为"钙库",骨钙不仅是人体的支架,同时还作为生命所必需的生理组织具有一定的功能,维持钙的代谢和人体钙的内环境稳定。人的一生中,骨骼始终不断地形成与重吸收,人到成年以后骨骼内成骨细胞与破骨细胞仍然很活跃,钙的沉淀与溶解一直不断地进行。男性一般到 18 岁以后,女性更早些,骨的长度开始稳定,但是密度仍然不断地增加,随着年龄的增长,钙的沉淀逐渐减慢。40 岁以后骨质钙开始不断地丢失,使骨重量不断地减少,其速度因人而异。女性一般快于男性,男性 40 ~ 45 岁以后每 10 年骨质丢失 3% ~ 5%,女性从 35 岁开始每 10 年丢失 3%,停经后由于雌激素减少而每 10 年丢失 9%。

(3)维持细胞的正常生理状态。骨骼以外的钙虽然仅占 1%,但是具有十分重要的作用,以游离或结合的形式存在于体液与软组织中,并且作为各种膜的一种成分,维持所有细胞的正常状态,这部分钙统称为"混溶钙池"。细胞内的钙离子是细胞对刺激发生反应的媒介。细胞内的钙离子参与调节体内许多重要生理功能,如钙与钾、钠和镁保持一定的比例,促进肌肉收缩和维持神经肌肉的应激性,包括骨骼肌、心肌的收缩等。钙降低毛细血管与细胞膜的通透性。钙是体内许多酶系统的激活剂。钙参与凝血过程,已知至少 4 种依赖维生素 K 的钙,结合蛋白质参与血液凝固过程。研究表明,钙是眼球发育的必需物质,如果给予足够的钙,可以预防近视的发生。钙维持体内的正常免疫功能,如果缺钙,免疫功能下降,一些疾病也随之而来。骨骼中的钙与骨骼以外的钙保持着动态平衡,即骨骼中的钙不断地在破骨细胞作用下释放出来,进入混溶钙池,而混溶钙池中的钙又不断地沉积于骨中,从而使骨骼中的钙得以不断更新。

2. 人体缺钙的危害

从胎儿后半期每日从母体需要获得钙 100 ~ 150mg/kg,如果母体钙含量不足,新生儿血钙水平就低,钙的储存量也低,婴儿初生后的骨发育以及今后的牙齿发育都会受到影响。

孕妇患有严重的骨质软化症者,新生儿容易出现先天性佝偻病及低血钙抽搐症,同时往往会发生病态性异常兴奋,即很小的刺激也会十分敏感。

儿童缺钙影响机体代谢,使钙盐沉着受到障碍,结果造成新生骨与软骨中钙盐沉着不足,从而表现出一些骨骼变化,可以引起生长发育迟缓,新骨结构异常,骨钙化不良,骨骼变形,发生佝偻病,出现 O 型或 X 型腿、串珠肋、鸡胸、方颅、枕秃等体征,同时牙齿发育不良,容易患龋齿。

成年人缺钙时,由于骨骼的脱钙,可以发生骨质疏松。到了老年人以后钙的溶出占了优势,骨质缓慢地减少,出现骨质疏松。

人们对缺钙问题一直存在着误解:认为只有 1 岁以内婴幼儿缺钙,而 3 岁以上的儿童饮食中不会缺钙而是吸收功能差的问题;认为老年人是体内钙多了而有机质少了,所以骨骼变脆容易骨折;认为青壮年缺钙是无稽之谈等等。对于诸如此类的认识误区应该予以纠正。

3. 人体为什么缺钙

(1)摄入钙量不足。人类缺钙除了先天因素外,更重要的是后天的营养问题。自然界含有钙丰富的物质包括石灰石、蚌壳类等,该类物质均不能够直接食用,而能够直接食用的含钙量丰富的食物有限。

(2)影响钙吸收的因素。钙在体内的吸收往往遭受多种因素的影响。①钙与磷是亲密的伙伴,如果钙与磷的比值不当便会引起相反的作用,一般成年人钙与磷的比值为 1:1.5 ~

1:1.2,高磷饮食可以影响钙的吸收。在日常饮食中与其担心磷摄入不足不如避免磷摄入过多,因为磷广泛存在于自然界的食物中。②我国居民的饮食以植物性食物为主,而该类食物中含有较多的草酸、植酸及碱性磷酸盐等物质,它们可在肠道内与钙结合,产生不溶解性物质而影响钙的吸收。③当人们过多食用碱性食物时,或由于年龄大了而消化道的盐酸分泌量随之减少,这些情况都会影响钙的吸收。④高脂肪膳食可以使脂肪酸与钙结合形成不溶解性的皂化物,由此引起脂肪便从而影响钙的吸收。⑤体内维生素 D 如果不足,也影响钙的吸收。因为钙的吸收必须有维生素 D 的协助,维生素 D 通过一系列复杂的转化,调节钙、磷代谢,从而促进骨骼形成。⑥过多摄入低聚糖类的食物,会消耗体内的钙。

4. 维持生命的必要保护机制 ——"钙迁徙"

人体内如果长期缺钙可以造成钙代谢紊乱,从而引发甲状旁腺亢进,造成甲状旁腺素超量分泌,由此产生人体的"钙迁徙"。

人体具有提升血钙效应的甲状旁腺素在血钙的自稳系统中起到了关键作用,每当钙摄入不足时,甲状旁腺素便超量释放,溶解骨钙而补充血钙,这种现象是在正常情况下维持生命的必要保护机制。然而如果缺钙现象长期得不到纠正,就会使血钙自稳系统出现偏差而持续过量地分泌甲状旁腺素,致使甲状旁腺逐渐进入亢进状态,进而造成骨钙减少而血钙与软组织钙增加。

当这种反常现象时间长了便会影响机体的健康,不仅骨骼缺钙,引起骨质疏松、骨质增生以及各类骨折,同时血液及细胞内钙含量增多,导致钙在血管壁和心肌、肾脏等软组织中沉淀,引起动脉硬化、高血压、冠心病、免疫功能下降、胰岛素分泌减少、结石、老年痴呆等老年性疾病以及恶性肿瘤等病症。

5. 人体该如何补钙

(1)地球上的各类生物所处的钙环境差异很大,海水中含有 11 种主要元素,其中钙是第 5 位,那些浸泡在海水中的动植物直接从海水中吸取钙,由此海产品是理想的补钙生物,如 100g 的虾皮含钙量 2000mg,此外,芝麻酱、乳类、蛋类、豆类、坚果类、深颜色蔬菜等均含有丰富的钙。饮用水为硬水含钙量丰富。

(2)不要忽略维生素 D 的补充,因为钙在体内的转运过程,必须有维生素 D 的协作。除了在日常饮食中注意补充含有维生素 D 丰富的食物外,还需要注意多做户外活动,让皮肤暴露于阳光的紫外线照射下,使体内的 7-脱氢胆固醇等物质转化为维生素 D_3。

(3)蛋白质可以增加由小肠吸收钙的速度,尤其是赖氨酸、精氨酸,其与钙形成容易吸收的可溶性钙盐,因此在日常饮食中注意补充含有蛋白质丰富的食物。

(4)乳糖可以增加小肠吸收钙,其与钙螯合成低分子可溶性物质,奶类含有较丰富的乳糖,同时控制食用糖、甜食等食品。

(5)钙在酸性介质中比在碱性介质中容易吸收,可以在制作食品时加些醋等酸性食物。另外,维生素 C 及柠檬酸等可使肠道 pH 值下降,有利于肠道对钙的吸收。

(6)为了减少草酸、植酸等物质对钙吸收的影响,可以将含有此类物质的食物在制作前用开水焯一下,此类物质便会溶解在水中。

(7)调节好心态。精神过度紧张或压抑的人,即使在饮食中补充了足够的钙,也可能出现负钙平衡。

6. 补钙并非多多益善

补钙过多,尤其是长期服用钙剂不利于健康,相对而言,饮食补钙比较安全。

(1)钙过量可出现高钙尿症,由此容易造成肾结石,而且结石的质地硬,不规则且数目多,从而影响肾脏健康。

(2)摄入过量的钙可影响铁、锌等元素的吸收利用率。

(3)儿童补钙过多可导致骨化过早,阻碍身高的发育。

(二)磷

人类在营养问题上很少缺乏磷,因为在动植物食物中普遍存在磷。正常人体内磷约85%存在于骨骼中,其余部分存在于骨骼肌的膜与组织结构、皮肤、神经组织及器官中。

1. 磷在人体内的代谢与功能

磷在小肠中段吸收,通过载体转运主动吸收和浓度扩散被动吸收两种机制。肾排出磷的量可变动于肾小球滤过率,肾小管重吸收磷的量主要由甲状旁腺素调节,因此肾脏疾病可影响磷的排泄。

(1)磷与钙结合形成骨盐,骨盐是构成骨与牙的重要材料。

(2)磷是核酸、磷脂、辅酶的组成成分,也是细胞膜的必需构成物质。

(3)参与重要的代谢,包括糖、脂质、维生素 B 族的代谢与吸收均需要磷。

(4)磷在能量的产生以及转递过程中具有重要的作用。体内的能量以高能磷酸键的形式储存于三磷腺苷(ATP)及磷酸肌酸分子中,当机体需要时释放,以提高能量的有效利用率。

(5)磷参与维持体液的酸碱平衡。经尿排出不同量和不同形式磷酸盐,是调节机体酸碱平衡的一种机制。

2. 人体该如何补磷

(1)磷的食物来源较广,如瘦肉类、蛋类、鱼类、贝类、动物内脏、海产品、坚果类、干豆类、芝麻酱、粗杂粮等,一般在日常饮食中热量与蛋白质供给充足时,磷不会缺乏。

(2)虽然磷广泛存在于食物中,如果不能够合理食用也会影响机体对磷的吸收,如谷类中的磷多为植酸磷,其需要经过加工处理才容易被机体吸收利用。

(3)磷与钙的比值必须适宜方可有利于机体对磷的吸收,一般成年人的钙与磷的比值为1:1.5～1:1.2 为宜;儿童、孕妇、乳母为 1:1 为宜。

3. 补磷并非多多益善

磷摄入过多,尤其是磷的制剂可造成高磷血症,干扰钙的吸收,影响骨骼的健康。严重可损害肝脏,引起脂肪肝及肝坏死。

低磷血症多见于禁食或使用静脉营养的患者,而高磷血症多见于肾脏疾病,由于影响了磷的排泄,导致高磷低钙血症。

(三)镁

镁在细胞外液中的数量次于钾、钠、钙,在细胞内液是继钾后的第 2 多的阳离子。正常人体内镁约 60%～65% 在骨骼与牙齿中,27% 在软组织中,其余分布于其他细胞组织中。

1. 镁在人体内的代谢与功能

食物中的镁主要在空肠、回肠中吸收,吸收率一般为30%,可通过被动扩散和耗能的主动吸收两种机制,其吸收量与摄入量有关。镁的排泄主要通过肾脏,每日排出量约 50～120mg。血清镁正常值为 0.75～0.95mmol/L(1.8～2.3mg/dL)。

(1)镁与钙、磷构成骨盐,骨盐是构成骨与牙的重要材料。镁的不足会使大量的钙流失,所以镁对于防治骨骼发育不良、蛀牙、骨质疏松等均有间接的作用。

(2)镁是多种酶的激活剂,镁在物质代谢与能量代谢中具有重要作用。镁离子如体内浓度降低可以阻止脱氧核糖核酸(DNA)的合成和细胞生长,影响蛋白质的合成与利用,血浆清蛋白和免疫球蛋白含量降低。

(3)镁是细胞内液的主要阳离子。镁与钾、钠、钙和相应的负离子协同,维持体内的酸碱平衡和神经肌肉的应激性。镁与钙相互制约以保持神经肌肉的兴奋与抑制平衡,血清镁浓度下降,钙与镁失去平衡,易出现神经肌肉兴奋、情绪容易紧张激动、脾气暴躁易怒、对声音敏感,严重可出现抽筋颤抖、心律不齐、肌肉无力、痉挛等。很多婴儿由于缺镁而夜间不停地啼哭,幼儿可发生惊厥。

(4)镁严重缺乏时,大脑会受到很大影响。使思维混乱、丧失方向感,经常感到沮丧,甚至会神经错乱、产生幻觉等。有关人员经试验证实,癫痫患者的血液和细胞中都明显地缺乏镁,让这些患者服用镁后效果非常好。

(5)镁是维持心脏正常功能所必需,对循环系统疾病的防治具有重要意义。日本有关专家作为 WHO(世界卫生组织)关于循环系统疾病与营养关系国际调查的一部分,访问了中国的北京、上海、广州、石家庄、拉萨 5 个地区,中日共同进行了流行病调查,对各地区 50～54 岁健康男女 30 名,取其 24 小时尿分析含有的元素,并且调查与血压的关系,结果是尿镁与尿钙含量多的地区其血压也低,脑卒中发病率也低,尤其尿镁量在 135mg/d 的上海地区其收缩压为 115mmHg;尿镁量为 71.6mg/d 的拉萨地区其收缩压高达 149mmHg。研究证明,镁可以通过降低肠道对钠的吸收以及对细胞膜的影响,激活 Na-K-ATP 酶而防止钠的损害,进而镁通过类似钙拮抗剂的作用防止细胞内钙的增加,从而抑制血栓症的发生,阻止高血压的进展,并且可以防止由血管平滑肌细胞内钙过剩所致的细胞坏死,这些均能够有效地预防脑卒中的发生。同时,镁在预防高胆固醇血症、冠状动脉硬化、心肌梗死具有一定作用。

(6)近年发现,镁与激素、生长因子的受体和维生素 D 的代谢等多种生理功能有关。同时,镁具有利尿、导泻的作用。

2. 人体该如何补镁

(1)各种食物均含有丰富的镁,如粗杂粮、干豆类、坚果类、绿叶蔬菜、海产品类等均是镁的良好来源。一般不会发生镁缺乏,但是由于镁主要存在于植物性食物中,如果在日常饮食中食物搭配不合理,动物性食物摄入过多而影响了植物性食物的摄入,就容易出现镁缺乏。

(2)在加工精制的食物中镁的含量较少,因此在日常饮食中避免食用过于精制的食物。

(3)一些慢性疾病,如厌食、腹泻、呕吐、糖尿病酮症、甲状腺功能亢进,肝脏或肾脏疾病等均可以出现镁缺乏,因此,如果患有以上疾病,应该及时治疗。

3. 补镁并非多多益善

镁摄入过多,尤其是制剂可造成高镁血症,引起腹泻并伴有恶心、胃肠痉挛、嗜睡,甚至肌无力及麻痹、呼吸麻痹等,同时可引起低钙血症,影响骨质组成及血液凝固。

(四)钠

钠与钾是在 1807 年通过电解作用发现的,1871 年国外专家发表关于钠与钾的吸收作用和排泄作用的重要论据。正常人体内钠约44%~50%存在于细胞外液,40%~47%存在于骨骼中,9%~10%存在于细胞内液中。

1. 钠在人体内的代谢与功能

钠随着食物在肠道被动吸收,部分钠通过血液运输到胃液、胰液、胆汁及汗液中。钠主要通过肾脏和皮肤排出。血浆钠正常值为135~140mmol/L。

(1)钠调节体内的酸碱平衡。钠在肾脏重吸收后与氢离子交换,排出体内酸性代谢产物。

(2)钠是细胞外液的主要阳离子,构成细胞外液的渗透压,在保持水平衡方面起着重要作用。

(3)体内的糖代谢、能量代谢及氧的利用等均需要钠的参与。

(4)钠与钾、钙、镁等离子相互拮抗。在维持神经肌肉的兴奋性具有重要作用,因此可以保持神经肌肉的正常功能。

(5)机体内的血液、消化液以及所有的细胞均含有钠。

(6)钠在体内的生理储存库是骨与牙组织。

当钠摄入不足时就会从骨生理库释放出钠,如果长期摄入钠不足将会对骨代谢带来不良影响,日本专家经过试验证明,此种情况是成为骨质疏松症的原因之一。

2. 人体该如何补钠

钠的食物来源主要有食盐、酱油、盐渍肉类及酱咸菜等,人类日常饮食中食用的盐是由钠与氯两种元素组成,化学名称为"氯化钠"。中国营养学会推荐正常的食盐供给量为小于6g/d,原则上是"食不过咸"。

3. 补钠并非多多益善

机体摄入钠不足、排尿过多、大量出汗及一些疾病如腹泻、呕吐及烧伤等原因使体内的钠排出过多,均可造成血浆钠离子下降,出现低钠血症。此种情况如果不及时补充钠便会出现低渗性脱水。如果体内钠与水同时不足可造成等渗脱水。

维持健康所需的钠量是有限的,钠为蓄水元素,钠摄入过多,则体内的水量也多,因此容易造成水肿。

钠摄入过多,或摄入的水分不足及丢失过多均可造成血浆钠离子升高,出现高钠血症,如果不及时纠正可造成高渗脱水,临床症状为口渴、面部潮红、软弱无力、烦躁不安、精神恍惚,甚至昏迷、死亡。也可由于摄入过多的钠损害胃黏膜,而增加胃癌发生的危险。

国外科学家经过动物实验发现,给予高盐摄入的大鼠,当肾脏功能正常时过量的钠通过肾脏排出,但是当肾脏功能异常时,过量的钠便不能够通过肾脏排出。

科学家检查这些大鼠的大脑,发现其有些组织出现坏死,其原因是过量的钠盐损害了动脉,从而切断了血液供应而造成疾病。

有关专家认为,日本人患有高血压、脑卒中等病症较多的原因可能与食用钠盐过多有关。据报道,在日本沿海地区,造成高血压而引起脑卒中死亡与常吃咸干鱼有关。

(五)钾

钾是1807年发现的。钾是细胞内液的主要正离子。正常人体内钾约70%存在于肌肉中,10%存在于皮肤中,其余的存在于红细胞、脑髓和内脏中,骨骼中较少。

1. 钾在人体内的代谢与功能

食物中的钾大多数在肠道通过扩散作用而被动吸收,小部分通过毛细血管壁逆浓度梯度主动耗能吸收。钾在肾小管通过钾、钠交换机制,经尿液排出。血清钾正常值为 $3.5 \sim 5.3\text{mmol/L}$。

(1)钾维持心肌功能,钾协同钙、镁维持心脏正常功能,维持心肌自律性、传导性和兴奋性。

(2)细胞内的钾与细胞外的钠互相作用制约,在体内调节酸碱平衡、维持渗透压、保持水平衡方面起着重要作用。

(3)钾激活肌肉纤维收缩,引起神经突触释放神经递质,因此,在维持神经肌肉的兴奋性具有重要的作用,保持神经肌肉的正常功能。常吃低钾的饮食会出现无精打采、疲倦、腹胀、便秘、失眠、血糖低、肌肉松弛无力、脉搏慢弱且不规则。当体内含钾量不足时便会促使钠积聚于心肌,从而减少心脏推动血液循环的动力,出现心脏功能异常、心跳减慢、胸闷等症状。近年,美国高血压学会指出,膳食中长期缺钾容易导致高血压并且出现脑卒中,补充钾可以降低血管阻力、改善血管扩张、改善大动脉的状况,因此对于降压治疗仅给予低钠饮食是不够的,同时还需要给予补钾的饮食才能够获得显著疗效。

(4)细胞的新陈代谢需要钾参与,将葡萄糖合成糖原,氨基酸合成肌蛋白,腺苷二磷酸转变为腺苷三磷酸。

2. 人体该如何补钾

钾广泛存在于植物性食物中,包括绿叶蔬菜、水果、肉类、鱼类、蘑菇、海产品、豆类、坚果类等。一般情况下膳食中的钾能够满足机体的需要,但是当患有某些疾病时,包括呕吐、腹泻、肾脏疾病等便会引起体内缺钾。另外不良的饮食习惯包括偏食等也会引起体内缺钾。钾与钠的比值为 2:1,如果摄入的钠过多便会引起钾不足。

3. 补钾并非多多益善

摄入过多的钾,尤其是制剂可造成体内的钾含量过高,而引起高钾血症,出现神经肌肉极度疲乏软弱,四肢无力,以下肢为重,逐渐上升为躯干及上肢,呈上升性松弛软瘫,严重可发生吞咽、发音及呼吸困难,甚至呼吸麻痹而骤死,还可发生心律不齐等症状。

(六)氯

氯在自然界以氯化物形式存在。氯主要以氯离子形式与钠、钾化合存在,其中氯化钾主要在细胞内液,氯化钠主要在细胞外液。氯主要存在于脑脊液中,少量存在于骨骼和结缔组织中。

1. 氯在人体内的代谢与功能

饮食中氯在肠道内吸收,经血液与淋巴液运输到各组织中,在胃液壁细胞中与氢离子结合成胃酸,胆汁、胰液和肠液也含有氯。氯主要从肾脏和皮肤排出。血浆氯正常值为 $96 \sim 106\text{mmol/L}$。

(1)氯参与维持正常渗透压和酸碱平衡。

(2)氯是胃液等消化液的主要成分。

(3)氯能激活唾液淀粉酶,有利于淀粉的消化。

2. 人体该如何补氯

咸味调味品如食盐、酱油、腌制酱菜、肉类食品和植物性食物均含有氯,一般膳食中不会发生氯缺乏。当体内吸收不良、胃液分泌减少、患有慢性肾衰竭、充血性心力衰竭、醛固酮增多症、肾上腺皮质功能减退、酸中毒、低血钠以及过多出汗时,均可造成低氯血症。

3. 补氯并非多多益善

摄入过多的氯,尤其是制剂可产生高氯血症,引起血压升高。另外如果出现呼吸性碱中毒、脱水等病症时也可造成高氯血症。

三、微量元素(又称"痕量元素")

微量元素在机体内含量微量甚至超微量,该类元素的含量仅占人体重量的万分之一以下(<0.01%)。1973 年 WHO 专家委员会认为,必需微量元素包括铁、锌、硒、碘、铜、锰、铬、氟、钼、钴、镍、锡、硅、钒,共 14 种。1990 年,FAO/IAEA/WHO 三个国际组织的专家委员会重新界定必需微量元素的定义,并按其生物学的作用将之分为三类:

第一类为人体必需微量元素,共 8 种,包括铁、碘、锌、硒、铜、钼、铬、钴。

第二类为人体可能必需微量元素,共 5 种,包括锰、硅、硼、钒、镍。

第三类为对人体具有潜在毒性,但是在低剂量时可能具有人体必需功能的微量元素,共 7 种,包括氟、铅、镉、汞、砷、铅、锡。

微量元素不仅具有非常重要的生理功能,同时还协助常量元素发挥作用,如含铁血红蛋白可携带并输送氧到各组织中,又如,不同微量元素参与蛋白质、脂肪和糖的代谢等。

目前,许多人对微量元素的认识有很大的片面性,认为微量元素摄入越多越有益健康,这种认识十分危险。如铜的摄入量过多可以增加黑色素而出现黑痣;有的婴儿过量食用铁后,出现胃肠道大出血甚至导致失血性休克、死亡。各种元素在机体内的含量是有限的,如果某些微量元素摄入过多便会影响其他元素的吸收,如补充过多的锌可以产生缺铁性贫血;补充过多的铁可以使机体缺钼。

(一)铁

铁是微量元素中的老大,在各种元素中居首位。铁是 1860 年最早发现的人体必需元素,是研究最多的营养素之一。铁分为功能性铁与储存性铁,2/3 为功能性铁,1/3 为储存性铁。正常人体内铁约 65% 存在于血红蛋白中,6% 存在于肌红蛋白中,0.2% 以其他化合物形式存在,剩余的铁则为储备铁,储存于肝脏、脾脏与骨髓中。

1. 铁在人体内的代谢与功能

血浆铁的来源包括:外源性铁,即食物中吸收的铁;内源性铁,即衰老红细胞破坏后及铁蛋白分解释放的铁,这一部分的铁可以反复利用。红细胞的平均寿命约为 120 日,红细胞衰老死亡后,其中 90% 的铁还会被再利用,由此每日要有 1/120 的红细胞新生,这表明铁在体内的代谢相当活跃。外源性铁存在形式分为以下两类。

一类是非血红素铁或离子铁,主要存在于植物性食物中,该类铁必须先被溶解、游离,然后与肠道内的维生素 C、乳糖和氨基酸等形成络合物,还原为亚铁离子再被吸收,铁的吸收在十二指肠和空肠上段。

另一类是血红素铁,主要存在于动物性食物中,是与血红蛋白和肌红蛋白中的卟啉结合的铁,该类铁将以卟啉铁的形式直接被肠黏膜上皮细胞吸收,然后在黏膜细胞内分离出铁,并与脱铁蛋白结合,其吸收率比非血红素铁或离子高。

从小肠吸收的铁为二价铁,在血液中又氧化为三价铁,与血浆中的运铁蛋白结合,运输到骨髓及其他器官、细胞和胎盘等,大部分用于合成血红蛋白,一部分合成铁蛋白作为储存,很少一部分供给细胞及酶系统。在平衡膳食的情况下,铁的吸收与排泄是平衡的。机体铁的消耗主要是消化道、泌尿道等上皮细胞的脱落。

铁的排泄主要通过出血,如妇女在月经期、妊娠期和哺乳期均有较大的损失。另外,从汗液、皮肤脱落、粪便及呼吸系统也有少量排出。血清铁正常值儿童为 $9\sim22\mu mol/L$;成年男子为 $9\sim29\mu mol/L$;成年女子为 $7\sim27\mu mol/L$。

(1)人们在确定是否患有缺铁性贫血时,需要检查血中的血红蛋白。铁的主要功能是制造红细胞中的血红蛋白,少量铁(血红素)与大量蛋白质(珠蛋白)结合,形成血红蛋白,又称为血红细胞中含铁物质。铁的供给量不仅包括生长发育的需要,同时还包括补偿铁的丢失和病理生理的需要量,如妇女月经期间丢失一部分铁,又如妊娠期间,母体血容量增大,而红细胞数量并未相应增加,因此血红蛋白含量减少,孕妇首先要保证胎儿本身造血与合成细胞组织对铁的需要量,而且还需要在胎儿的肝脏内储存一部分铁,以供给出生后 6 个月婴儿体内消耗,如果铁供应不足,母体容易造成贫血。调查表明,新生儿患有唇裂、腭裂的有 60% 是因为母体患有不同程度的贫血。另外,外伤失血者、经常口服避孕药者、在缺氧的环境中等情况下均需要相应地增加铁量。人体在一般情况下铁的绝对丢失量很少,当体内一旦缺铁或者铁的需要量增加,首先影响血红蛋白的浓度,血红蛋白减少容易发生营养性贫血。"缺铁性贫血"目前已经成为世界性公共卫生问题,我国居民也不例外,据调查世界上已经有几亿的人缺乏铁。严重贫血可以影响心脏功能,造成贫血性心脏病,引起心力衰竭。

(2)铁在体内参与氧气的运载、交换和组织呼吸过程。铁具有呼吸中运输氧和二氧化碳的作用。红细胞输送氧气靠附着每个血红蛋白分子核内和由分子的蛋白部分所提供的保护壳内的铁原子,使血红蛋白中的铁能够与氧气松散地结合起来。其他形式的铁结合的氧气则不容易释放出来。铁参与细胞呼吸酶的活性部分。体内缺铁,血容量减少,携氧能力降低,产生的能量减少,常常会出现虚弱、眩晕、呼吸急促、心跳加剧或心悸、倦怠、指甲容易断裂,并且出现凸起的线条,面色苍白、无精打采,由于大脑供氧不足,造成思维混乱、健忘等。

(3)足量的铁可以维持免疫系统的正常功能。缺铁会影响体液与细胞免疫,同时可使皮肤黏膜的防御功能下降。

(4)缺铁可能干扰中枢神经系统的成熟。铁与神经介质的功能与合成有关,从而缺铁对精神行为造成不良影响。婴儿在 $6\sim24$ 个月期间,由于生长发育速度快,需要的铁量增加,可能会使缺铁状态走到一个高峰。动物实验证明,在脑发育高峰期,长期缺铁的动物对外界环境的刺激反应能力降低,并影响注意力与记忆力,听觉与视觉表现出早期缺陷。

(5)缺铁可影响机体的体温调节功能,在寒冷中保持体温能力受损。

(6)经动物与人体实验证明,缺铁可增加铅的吸收,有害于健康。

2. 人体该如何补铁

动物性食物中含铁高。鱼类为 11%;动物肝脏为 22%。近年提倡食用动物血,其含有血红蛋白为 12%,是一种廉价的补铁食物。植物性食物的铁吸收率较低,如:大米为 1%;玉米和黑豆为 3%;小麦为 5%;生菜为 4%;大豆为 7%。由此看出,动物性食物中含有的铁较植物性食物中含有的铁吸收率高,因此在日常饮食中应该注意食物的合理搭配,多选择含铁丰富的食物,包括动物血、动物肝脏、鱼类、瘦肉类、新鲜蔬菜类、水果类、粗制粮食等。

补铁的同时还需要注意一些影响铁吸收的因素。

(1)首先铁的吸收必须由高价铁转变为低价铁(低分子二价铁)的复合物,其过程需要维生素 C 的作用,因此应该注意补充含有维生素 C 丰富的食物。

（2）乳清蛋白促进铁吸收，母乳中含有的乳清蛋白比牛乳多，因此提倡婴儿母乳喂养。维生素 A、铜、蛋白质、糖等物质均促进铁的吸收，因此也需要注意同时补充富含这些物质的食物。

（3）食物中含有的磷过高而钙过低，这种情况均可以妨碍铁的吸收与利用。

（4）植酸、草酸及鞣酸均抑制铁的吸收，如茶叶、咖啡及一些蔬菜等含有该类物质，因此这也是植物性食物的铁吸收率不如动物性食物高的一个原因。我国以植物性食物为主，因此在日常饮食中容易摄入较多的以上物质，该类物质经水煮后便会从食物中溶解到水中。

（5）过多的脂肪摄入，或者患有脂肪痢时也减少铁的吸收。

（6）胃分泌物中包含内因子，其结构类似于血红素和维生素 B_{12}，因而促进血红素铁的吸收。当胃大部分切除或者患有萎缩性胃炎时，胃酸分泌减少，此种情况影响铁的吸收，因此应该及时治疗疾病。另外患有肠道寄生虫，会夺走体内大量的铁；患有慢性腹泻、消化不良等病症也可造成铁吸收利用障碍。

（7）碱性环境或服用碱性药物时，会妨碍铁吸收，可以采用加醋等酸性调味品，为食品制造一个酸性环境。

（8）食物的制作方法也很重要。精制的粮食使铁大量丢失，在烹调食物时，采用铁制炊具是一种有效的安全补铁的方法。另外，食物切块的大小、加水的量、加热的温度及时间等均应合理。

3. 补铁并非多多益善

机体能够有效地控制铁的吸收，然而如果摄入量过多就难以控制了。正常情况下，血浆中铁能够与 1/3 的转铁蛋白结合，2/3 的转铁蛋白以保留状态存在，当铁离子浓度超过转铁蛋白结合能力时，便会出现游离铁离子，从而出现铁中毒。

（1）急性铁中毒最明显的局部影响是胃肠道出血性坏死，过量补铁使铁离子在消化道中集聚而浓度增高，从而腐蚀胃与食道黏膜，引起恶心、呕吐、腹痛、腹泻，甚至出血等症状。全身性影响是凝血不良、代谢性酸中毒及休克。慢性铁中毒是血色素沉着症，表现出器官纤维化，主要是肝脏、胰脏、心脏、关节及脑垂体腺等器官受到损害，引起发烧、生长受阻、关节出血、骨骼分解、贫血、肾衰竭及心脑血管疾病等。铁的过量蓄积可以发生血色病。有关专家证实，过量的铁剂可以造成临床上少见的青铜色糖尿病，也容易造成重要器官的铁锈症，从而影响其功能。铁中毒可出现皮肤色素沉着过度，造成肝硬化及心力衰竭等。

（2）铁摄入过多，体内的铁容易与磷结合，形成不溶解的磷酸铁复合物，从而造成磷缺乏。

（3）婴幼儿过量补铁还会影响小肠对锌、镁等其他元素的吸收，这样不仅影响孩子的正常生长发育，还会使体内的免疫功能降低。

（4）有资料表明，当体内不需要铁时而补充，将产生阳痿、性感缺乏、心力衰竭、糖尿病及肝癌等病症。

（二）锌

20 世纪 20 年代国外有关专家发现锌为大鼠膳食所必需。20 世纪 60 年代发现人类也有锌缺乏症的情况存在，因此知道了锌也是人体的一种必需营养素。

锌是由 70 种以上的金属酶构成，锌在体内的含量是铁的一半，比铜约多 10 倍。正常人体内锌约 60% 存在于肌肉中，30% 存在于骨骼中，此外皮肤、内脏、前列腺等部位均含有锌。

血液中的锌75%~85%分布在红细胞中,12%~23%在血浆中,3%在白细胞和血小板中。

1. 锌在人体内的代谢与功能

食物中的锌主要在小肠内吸收,锌在低浓度时与肽形成复合物主动吸收,在高浓度时,则以被动扩散为主。锌主要经肠道排出,粪便中的锌主要为食物中未被吸收的部分。每日分泌的胰液中含有锌约2.5~4.5mg,大部分重吸收,随着锌摄入量(外源性)的多少,内源性的锌排出量进行变动调整,维持体内锌的平衡。正常尿锌排出量为440~550μg/d,另外,毛发生长、汗液排出的锌小于1mg/d,此外还通过皮肤脱屑、月经、精液、前列腺液、乳汁等排出体外。血浆锌正常值为7.7~23.0mmol/L。

关于锌在营养中的作用问题有关专家已经有详细评论发表:锌在体内的含量虽然较少,然而体内的一切器官均含有锌。

(1)锌是体内200多种酶的活性中心,包括碳酸酐酶、醇脱氢酶、乳酸脱氢酶、谷氨酸脱氢酶、碱性磷酸酶、羧肽酶等。这些酶的催化反应涉及多种生理功能。

(2)蛋白质、脂肪和糖等物质的代谢均需要锌。机体每日补充足量的锌可以维持体内的代谢平衡。

(3)锌维持生物膜结构与功能。锌促进膜中的巯基与磷脂的稳定,增强膜结构对氧自由基的抵抗力,同时稳定膜结构,保护膜受体与膜转运的正常功能。

(4)锌调节细胞的分化与基因表达。锌在分子水平上是调节DNA复制和核酸合成的必需组成。锌对激素具有重要的作用。锌又是胰腺、性腺、脑下垂体的活动等必需的元素,因此锌是生长发育与正常功能不可缺少的元素,锌被称为"生命之火花"。

(5)味觉素是一种与味觉有关的蛋白质,具有营养与促使味蕾生长作用。唾液中的每个味觉素中含有2个锌元素,当体内缺锌时便会出现味觉异常而出现"异食癖",同时缺锌对唾液中的磷酸酶含量减少,味蕾功能减退。另外,锌对口腔黏膜上皮细胞的结构与代谢是一个重要的营养因素。由于缺锌造成的黏膜增生、角化不全、阻塞味蕾小孔等,诸种情况均影响味觉。

(6)科学家经过研究发现,智商高、学习好的学生比智商低、学习差的学生机体内含锌量高,然而一经给予智商低的学生补锌后,智商明显提高。其原因是缺锌可以使脑细胞数目减少,尤其在孕期到婴儿出生一年半期间,正是脑细胞分裂期,此时期如果体内缺锌对脑细胞的发育影响较大。日本专家对一些精神分裂症患者进行调查,并与美国专家对一些先天性痴呆症患者进行调查,发现这些患者大多数出生在冬季,而此时期出生的婴儿在胎儿期正值炎热的夏季,气候的炎热致使孕妇食欲减退而导致锌摄入量不足。

(7)锌对机体吞噬细胞的杀菌能力有很大影响。缺锌可降低免疫功能,并经常患病。有研究报道,在呼吸系统反复感染的患儿中,缺锌儿童的比例明显高于正常儿童。临床发现,缺锌影响伤口愈合。

(8)缺锌的儿童可以出现食欲缺乏、口角溃疡、皮肤与毛发的代谢受到影响等。

2. 人体该如何补锌

(1)锌在粗制完整的谷类食物中含量较为丰富,在海产品中尤其牡蛎中的含量十分丰富,此外动物肝脏、胰腺、豆类、坚果类、蛋类、肉类、鱼类、食用菌类等食物中也含有丰富的锌,绿色蔬菜含有丰富的锌,其中芹菜含量较高。

(2)当出汗和排尿过多时可以使锌随之排出体外,此种情况下需要注意补充锌。

①食物的加工对锌的损失较大,因此避免经常食用精细的食物。烹调食物时,避免过分地用水洗,避免过高、过久地加热。②食物中铁、钙、磷及铜等元素含量过高时,锌的吸收率也会降低。那么该如何解决这个问题呢?最有效的方法是在日常饮食中保证食物多样化,力求达到营养素的平衡摄入。③摄入过多的纤维素、植酸、蛋白质、酒精等均可影响锌的吸收,因此应该保证在日常饮食中食物多样化。

3. 补锌并非多多益善

锌是微量元素,补充需要适度。锌过量可引起中毒,出现胃肠道症状,引起恶心、呕吐、上腹疼痛、腹泻以及发烧等中毒症状,甚至会造成肾衰竭。吸入含锌的废气可出现呼吸系统症状,使呼吸增强,并出汗过多,甚至虚脱等。另外如果摄入锌过多可干扰铜、铁等元素的吸收。临床上曾有一名患儿由于摄入锌量过多而产生缺铁性贫血症。体内过多的锌可抑制白细胞的吞噬与杀菌能力,使免疫功能低下。

(三)碘

碘是53号元素,是人类发现的第二种必需微量元素,是由法国科学家于1811年用过量的浓硫酸处理海藻类食物时发现的。正常人体内碘约70%~80%存在于甲状腺内。

1. 碘在人体内的代谢与功能

食物中的碘在肠道内还原成碘离子后迅速被吸收,血液中的碘主要与球蛋白结合运输,由甲状腺、肾脏、肌肉、唾液腺、胃黏膜、乳腺和卵巢等部位摄取。体内的碘主要经肾脏排出,少量经胆汁由粪便排出。此外,汗液、乳汁和呼吸可排出极少量的碘。血清碘正常值为$0.32~0.63\mu mol/L$。

(1)碘是甲状腺素的主要组成成分。碘主要通过形成甲状腺素发挥重要的生理功能,如维持垂体的正常功能,促进蛋白质的合成,调节能量转换,促进生长发育(包括体格与脑发育),维持中枢神经系统的结构,保证正常精神状态与身体的形态。有关专家报道,体内缺碘可以损害智力,幼儿缺碘可以引起"克汀病"(又称"呆小症")。国际碘缺乏病理事会执行主席在中国土地上进行调查后指出:中国是受碘缺乏病威胁较严重的国家,全世界有10亿人口生活在碘缺乏病的地区,其中有4亿人口在中国,中国除了上海市以外其他省市自治区均有不同程度的碘缺乏病流行,这个问题应该引起高度重视。我国专家对不同程度的外环境缺碘的农村地区,选择20~24岁的成年人进行测试,结果发现这些地区人群的语言、操作以及全部智商都低于其他地区的同龄人群的水平。

(2)碘可促进脂类等多种物质的代谢、吸收和利用,如促进脂肪水解,合成胆固醇,转变成胆酸等。

2. 人体该如何补碘

人体内所需要的碘可以从饮水、饮食、食盐中获取。大海是自然界碘的宝库,由此海产品中的碘含量大于陆地食物,如海带具有浓集碘的能力。另外,紫菜、鲜海鱼、贝类、海参、海蜇及龙虾等含碘也很丰富。一般远离海洋的内陆山区的土壤和空气含碘量少,由此水与食物中缺乏碘。

3. 补碘并非多多益善

长期摄入碘过量,可发生高碘性甲状腺肿大,过量的碘所引起的甲状腺肿大和缺少碘所引起的甲状腺肿大一样。防治碘过多的原则是避免或少摄入含碘量多的食物和水,对碘化盐、碘化油、碘化水等根据身体情况掌握食用。

（四）铜

铜是1878年发现的。科学家发现凡是以牛奶加入营养素唯一来源的动物，为了防止贫血症，其牛奶中必须含有铜与铁，铜对哺乳动物营养具有重要性。

正常人体内铜约50%～70%存在于肌肉与骨骼中，20%存在于肝脏中，5%～10%存在于血液中，血浆中的铜约60%存在于铜蓝蛋白中，其余部分与清蛋白、氨基酸结合。

1. 铜在人体内的代谢与功能

食物中的铜主要由小肠吸收，摄入的食物含铜量低时为主动吸收，含铜量高时具有被动扩散参与。吸收后的铜在血液中主要与清蛋白、转铜蛋白及氨基酸结合运输，大部分由肝脏摄取，小部分由肾脏摄取。在血液中以铜蓝蛋白的形式运送到各细胞组织中。体内的铜排出主要经胆汁排至肠道，少量可被再吸收，大部分随粪便排出，少量经汗液、尿液及表皮脱落。血清铜正常值为11～22μmol/L，女性比男性约高10%。

（1）铜是多面手，是许多酶的活性成分，也是极好的催化剂。在氧化酶中发挥催化中心的作用，铜参与超氧化物歧化酶（SOD）的活性中心结构，SOD是机体内重要的清除超氧负离子的酶。

（2）铜能够维护脑组织与髓鞘的正常结构与功能。神经髓鞘磷脂的合成需要铜的细胞色素氧化酶的作用。

（3）铜在骨骼与结缔组织的构造方面起着重要作用。胶原蛋白、弹性蛋白的合成需要铜，体内缺铜可发生骨质疏松、血管壁弹性及张力减低。

（4）铜还是铁的好助手。铜蓝蛋白又称为亚铁氧化酶，当体内缺铜时，小肠吸收的铁减少，可以导致缺铁性贫血。

（5）铜严重缺乏可以使神经系统发生病变。

（6）缺铜可以使皮肤与毛发色浅。据报道，"白癜风""少白头"均与缺乏铜有关，因为催化黑色素合成的酪氨酸酶含有铜酶。

2. 人体该如何补铜

（1）在正常情况下人类出生时肝脏中就富含铜，因此哺乳期很少发生缺乏铜，母乳中的含铜量远远高于牛乳，因此提倡母乳喂养。食物中含铜量较高的包括牡蛎、虾类、螃蟹、动物肝脏与肾脏、猪肉、绿叶蔬菜、豆类、坚果类等。一个获取足量铜的好办法就是吃全粮，不要常吃精制的粮食。

（2）体内缺铜除了与遗传因素有关外，当体内发生消化不良、腹泻等病症时容易出现低铜血症。摄入过多的铁、锌、钼及维生素C均可干扰体内对铜的吸收利用。

3. 补铜并非多多益善

铜的摄入过量可出现口腔有金属味、上腹痛、恶心、呕吐、腹泻，严重时可引起溶血性贫血、肝脏及肾脏衰竭、血管塌陷、昏迷甚至死亡。铜的蓄积也可以使神经系统发生病变。有报道，铜过量可使色素沉积于肝脏，使皮肤颜色变深。用铜制品来制作食品是危险的，除非经过加工，使铜与食品之间有一层保护层。

（五）硒

1917年瑞典化学家发现了硒，1957年当人们发现硒能够防止大鼠的膳食性肝坏死后才明确了硒与健康的关系。20世纪60年代起我国"克山病"防治工作者观察到硒对于防治

"克山病"的作用。1973 年首次证明了硒是代谢谷胱甘肽过氧化物酶(GSH－PX)的必需成分,明确了硒在哺乳动物中的功能。1979 年有了硒对人类营养的作用报道,20 世纪 80 年代以后越来越多的研究报道证明了硒在人类机体内的作用。正常人体内,硒在指甲、肝脏和肾脏的含量较高,肌肉和血液中也含有一定量硒,由此血硒和发硒均可反映出体内硒的营养状况。

1. 硒在人体内的代谢与功能

硒在体内存在两种形式:一种是硒半胱氨酸;另一种是硒蛋氨酸。前者来自动物性食物,后者来自植物性食物。硒在十二指肠、空肠与回肠内吸收,硒蛋氨酸形式可完全吸收,其他形式的硒一般吸收良好,3 小时后入血液。在生理情况下,从肾脏排泄是机体内硒调节的主要方式,也可以从呼吸及汗液中排出部分硒。血清硒正常值为 1.3～4.3mmol/L。

(1)研究表明,已知体内有多种酶的催化反应需要硒参与。谷胱甘肽过氧化酶在代谢氢过氧化物中起到重要作用,硒是人类和动物体内的抗氧化剂,可以防止过多的过氧化物损害机体内的细胞膜。该酶与维生素 E 发挥抗氧化作用的阶段不同,维生素 E 主要阻止不饱和脂肪酸被氧化成水合过氧化物,而该酶将产生的水合过氧化物迅速分解成水和醇,两者共同完成保护细胞膜的作用。另外还有碘甲腺原氨酸脱碘酶及硫氧化蛋白还原酶等,均在体内的代谢中起着重要作用。

(2)硒具有保护心脑血管健康的作用。据调查,在北极地区有许多含有硒丰富的苔藓,以这些苔藓为食料的驯鹿其鹿肉中的含硒量很高,由此食用这些鹿肉的人类其血硒也高,而他们的心脑血管疾病发病率较低。在芬兰和美国所做的调查也说明了硒摄入量充足的地区居民,心脑血管疾病发病率低。缺硒可出现克山病,该病属于一种地球生物化学疾病,主要症状是心脏扩大、心功能失代偿,可发生心源性休克或心力衰竭。

(3)硒具有保护视器官的健全与视力的作用。硒可以降低视网膜上的氧化损伤,临床上观察发现硒与"白内障"关系密切。

(4)临床观察,硒对脂肪肝和肝坏死均具有较好的防治作用。

(5)硒调节维生素 A、维生素 C、维生素 E、维生素 K 的吸收与消耗。硒参与辅酶 A 和辅酶 Q 的合成,在机体的代谢和电子传递中起着重要的作用。

(6)硒具有解除体内重金属的毒性作用。硒与金属具有很强的亲和力,包括对汞、镉、铅等,同时硒还具有降低黄曲霉毒素的毒性作用。硒还对某些化学致癌物质有拮抗作用。

(7)硒几乎存在于所有免疫细胞中,硒增加血液中的抗体含量,起到提高免疫功能的作用。硒可抑制肿瘤生长。

(8)缺硒地区可出现大骨节病,该病主要病变是骨端软骨细胞变性坏死,肌肉萎缩,发育障碍。

2. 人体该如何补硒

食物中的硒含量受产地土壤中硒含量的影响。一般海产品、动物肝脏与肾脏、肉类、整粒的谷类等均为硒的良好来源。精制食品和过分加工食品均可造成硒的损失。

3. 补硒并非多多益善

硒量过高可以造成中毒。流行病学证明,高硒地区居民出现脱发、指甲脆、容易疲劳、容易激动及周围神经炎,还可出现胃肠功能紊乱、水肿、不育症及一些神经症状。

（六）氟

氟是地壳中含量较丰富的元素之一,在自然界分布较广。生物中存在的氟在营养学上颇为重要,因为氟与疾病和健康的研究已经有近百年历史,摄取适量的氟对人体有益,而过量便会产生毒性影响。正常人体内氟约95%分布于骨骼与牙齿中,其次分布于指甲、毛发中,还有极少量分布于其他器官、组织和体液中。

1. 氟在人体内的代谢功能

氟在体内的吸收主要场所是胃,动物实验证实,肠道也能吸收,氟的吸收为被动吸收。饮水中的可溶性氟几乎完全被吸收,食物中所含有的氟在正常情况下约有50%~80%可被吸收。肾脏是氟排泄的最重要的途径,约有50%的氟是从肾脏排出体外,还有少量氟通过汗液和粪便排出。氟增强骨骼与牙齿结构的稳定性,保护骨骼的健康,防治龋齿的发生。氟对磷灰石有较大的亲和力,吸收后的氟离子由血液输送,大部分由骨骼与牙齿摄取,血浆中的氟浓度是通过骨骼与肾脏的作用调节,当体内缺氟时,骨骼氟库可动员释放,维持血浆中氟的水平。骨骼中的含氟量随着年龄的增长而增加,50岁以后趋于恒定。

2. 人体该如何补氟

（1）氟的食物来源。因为天然氟化物水溶性高,因此饮用水是氟的重要来源,水的氟含量受地理环境影响。食物中含氟量较高的有茶叶、红枣、莲子、籼米、小麦、海带、紫菜和苋菜等。

（2）影响氟吸收的因素。蛋白质与维生素C可以促进机体排出氟,钙与维生素D可以抑制肠道对氟的吸收,低脂肪可以减少对氟的吸收,由此,以上物质均对防治氟中毒有利。

3. 补氟并非多多益善

过量的氟摄入多见于高氟地区居民,可出现地方性氟中毒。过多的氟干扰了钙与磷的代谢,最早出现的体征为氟斑牙,牙齿出现黄色色素沉着、失去光泽、变脆易碎及脱落,发展下去可出现氟骨症,主要表现为全身关节疼痛、活动受限、骨骼变形,甚至瘫痪。有一点需要说明,用氟化物来防治龋齿并非是好办法,因为首先我们应该清楚患龋齿的病因,精糖类的过多摄入是患龋齿病因。

（七）铬

据报道,1959年发现铬对大鼠正常的糖耐量是必需的,因此认识到铬在糖代谢中作为一个辅助因子对胰岛素的分泌具有一定的作用。

过去人们了解到6价的铬是有毒性的,后来人们发现植物体内的铬都是3价的,机体可将6价的铬还原成为3价的铬,而不能够将3价的铬氧化成为6价的铬。

铬广泛存在于人体组织中,其中皮肤、骨骼、大脑及肌肉含量相对较多。铬在体内总的含量甚微,随着年龄的增长而减少。

1. 铬在人体内的代谢与功能

铬由小肠吸收,包括主动转运与被动扩散两种机制。铬吸收后进入血液,主要与运铁蛋白结合,部分与清蛋白结合,运输到全身细胞组织中,被利用或储存。被吸收的3价铬迅速由肾脏经尿道排出体外,少量由汗液、毛发及胆汁排出。血清铬正常值为$0.285 \sim 0.369 \mu mol/L$。

（1）1959年发现3价铬与烟酸和氨基酸为大鼠体内葡萄糖耐量因子(GTF)重要组成成

分。GTF 的作用是增强胰岛素的作用,降低血糖,改善糖耐量。

（2）铬在核蛋白中的浓度较高,因此对核蛋白代谢有一定影响。铬通过胰岛素的作用影响氨基酸在体内的转运,缺铬的动物生长发育停滞。

（3）铬与脂肪代谢也有明显的关系。临床观察发现,铬能够增高血高密度脂蛋白（HDL）,对血清胆固醇的内环境稳定起到一定的作用,因此可降低血脂,防止动脉硬化。

2. 人体该如何补铬

铬的食物来源:动物性食物如肉类、海参、鱿鱼、海鳗、鲳鱼等海产品;植物性食物如谷类、坚果类、红枣、莲子、银耳、黑木耳、海带、紫菜、黄花菜等。另外,啤酒、动物肝脏、黑胡椒、牛肉、面包中含有的铬吸收率最高。

3. 补铬并非多多益善

3 价铬的毒性较低,6 价铬摄入过量可引起肝脏和肾脏病变,同时还可使生长停滞,过量的铬还可诱发一些部位的肿瘤。

（八）锰

1931 年第一次报告锰对大鼠的生长发育是必需的营养素,后来发现锰为人类机体必需的营养素。正常人体内锰约为铜的含量 1/5,一生中基本保持稳定,肝脏、骨骼和脑下垂体中含量最高,肝线粒体与血液为锰的储存库,另外,大脑皮层灰质、肾脏、胰腺和乳腺均也含有锰。

1. 锰在人体内的代谢与功能

食物中的锰吸收率低,少量由小肠吸收入血,与血浆球蛋白结合为转锰蛋白,吸收后进入肝脏,排入胆汁。锰被机体利用后几乎全部从肠道排出,少量经胰液入小肠,重新吸收利用。血清锰正常值为 $20\mu mol/L$。

（1）锰是许多酶系统的重要活化剂。锰促进和增强蛋白质与核酸的合成,维持脂肪、糖、维生素 B_1 的代谢。

（2）锰促进生长发育、骨骼的形成和造血过程。体内缺锰可使生长停滞,特别是长骨、肌腱和结缔组织发育不全。

（3）锰增强内分泌功能,维持甲状腺功能,促进性激素合成,调节神经系统的应激性。体内缺锰可影响生殖功能,出现共济失调等中枢神经系统的一些症状。

2. 人体该如何补锰

锰的食物来源较为广泛,如黑木耳、黄花菜、核桃、莲子、松子、干豆类、粗粮、动物肝脏、鱿鱼、海参及绿叶蔬菜等含量均较为丰富。中国居民膳食锰适宜摄入量（AI）,成年人为 3.5mg/d。

3. 补锰并非多多益善

人体缺锰至今尚未有典型病例报道,但是如果补充过量的锰,也可引起生长停滞,脑功能改变,铁的代谢出现异常等。

（九）其他微量元素

1. 镍

从 20 世纪 20 年代起,就已知动物组织中存在镍。1975 年以来经研究发现镍是生物生长发育必需的营养素。镍是核酸的组成成分之一,也是血纤维蛋白溶酶的组成成分,是许多酶系统的活化剂。

体内如果缺乏镍,可出现生长停滞,生殖功能障碍,血葡萄糖降低及影响钙、铁、锌等元素的代谢。含镍丰富的植物性食物有粗粮、干豆类、蔬菜类及水果类等,动物性食物一般镍含量低。中国居民膳食镍适宜摄入量(AI),成年人为 $100 \sim 300 \mu g/d$。

高脂肪膳食及过多摄入植酸和纤维素均可影响镍的吸收。过多的镍摄入到机体内可发生中毒现象,同时还可出现生长抑制及贫血。

2. 钼

钼是 20 世纪前就发现了,其可以促进固氮菌的生长,后来逐渐认识到钼为人类与动物的必需营养素。体内摄取钼最多的器官是肝脏与肾脏。有资料表明,体内黄嘌呤氧化酶、醛氧化酶及亚硫酸氧化酶均属于钼金属酶类,体外实验发现钼可促进类固醇受体的稳定性,动物实验表明,低钼饲料可造成幼年动物生长不良。

体内缺钼的患者可出现精神错乱,甚至昏迷。含钼丰富的食物有牛乳及乳制品、干豆类、谷类、动物肝脏及肾脏等。中国居民膳食钼适宜摄入量(AI),成年人为 $60 \mu g/d$。

据国外报道,有地区居民长期食用高钼土壤中生长的食物,造成高尿酸血症,引起痛风症。经研究发现,钼与铜相互结合可形成不溶解性络合物,由此,过多的钼可影响铜的吸收。

3. 硼

硼广泛分布于人体组织和器官中。硼在细胞膜水平中具有调节功能的作用。硼促进钙、镁、铜与磷等元素的代谢,同时硼影响血红素、红细胞及血小板的计数。含硼丰富的食物有植物性食物如绿叶蔬菜、坚果类、豆类、柑橘等水果,以及酒类和水果汁等。中国居民膳食适宜摄入量(AI)中,硼的摄入量在成年人为 $1 \sim 3mg/d$。

过多的硼摄入可影响消化功能,甚至出现脱发和贫血等。

4. 砷

20 世纪 70 年代以来,研究结果发现,砷可能是人类必需的营养素。实验发现砷促进某些氨基酸的代谢。据推测,砷可能作为某些酶的激活剂。砷的食物来源有鱼类等海产品,以及谷类等。中国居民膳食适宜摄入量(AI)中,砷摄入量在成年人为 $12 \sim 15 \mu g/d$。砷摄入过量可造成皮肤病变、肝脏损害、腹水、黄疸、周围神经炎、感觉异常及厌食等。

5. 硅

硅在体内主要存在于结缔组织中,主动脉、肌腱、气管、骨骼及皮肤均含有较多的硅。硅对结缔组织的健全具有重要的作用,硅促进胶原纤维与黏多糖的生物合成。含硅丰富的食物有粗制的谷类及根茎类蔬菜等。

6. 钴

1948 年证明钴是维生素 B_{12}(氰钴胺)的组成成分以来,已经肯定其是人体所必需的元素,在必需微量元素中,钴是唯一的一种要在一定形式下才能够具有活性的元素。人体内含钴量最高的部位分别是肝脏、肾脏及骨骼。

据报道,1879 年就已经有人报道了钴在造血方面的功能,钴在人体内的功能由维生素 B_{12} 显示出来。无机钴存在于绿叶蔬菜、动物肝脏及肾脏等。活性形式钴(维生素 B_{12})主要存在于动物性食物中。目前,尚无关于无机钴的推荐摄入量资料。过量的钴在机体内可引起贫血,甚至死亡。

7. 锡

锡在人体内以骨骼和牙齿含量最高。锡与能量代谢的酶系统有关。缺锡可造成生长停滞、脱毛、乏力等,出现类似坏血病的症状。食物中,肉类、脏腑类、粗粮及干豆类等均含有锡。

8. 钒

1987 年以后取得资料,认为钒是人体必需的营养素。钒广泛存在于肝脏、肾脏、脾脏、肺脏、骨骼及血液中。钒是氧化还原反应中的催化剂。钒促进脂肪代谢。体内缺钒,骨骼细胞可发生变化,可使血脂升高。食物中,谷类、坚果类、贝壳类、蘑菇及黑胡椒等均含丰富的钒。中国居民膳食适宜摄入量(AI)中,钒的摄入量在成年人为 $10 \sim 100 \mu g/d$。机体内摄入过多的钒可造成生长抑制、胃肠道症状及舌面绿色,甚至死亡。

第十一节　不可忽视的物质——膳食纤维

膳食纤维是 1953 年提出,1960 年研究发现的。过去在食物成分表中所列入的膳食纤维,是根据国外在 1806 年提出的粗纤维测定的方法,即经过用稀酸、稀碱、醇、醚等溶剂,连续提取所剩余的残渣,它代表不消化的物质。通过近 20 多年的重新探讨研究,发现膳食纤维是由成千上万不同的简单的糖类组成的多糖类,因此将"粗纤维"改为"膳食纤维",它是不可忽视的多糖类。总之,各种食用的动植物食物中,不受消化酶作用而发生水解的物质为膳食纤维。

一、膳食纤维的分类

从生化分析观点,膳食纤维大致可以分为以下两大类:

(1)非溶性膳食纤维:包括纤维素、半纤维素、木质素,是细胞壁的组成成分,来源于谷类与豆类种子的外皮、植物的茎和叶。

(2)可溶性膳食纤维:包括果胶、藻胶、豆胶、树胶、黏质等,主要存在于细胞间质。如:果胶来源于水果;藻胶来源于海藻;豆胶来源于某些豆类植物;树胶是植物受伤部位流出的黏性物质。

二、膳食纤维的生理功能

(1)膳食纤维含有可以利用的热量,提供机体的总热量小于 3%。

(2)膳食纤维在防治疾病上有以下几种功用:

1. 防止便秘

膳食纤维对几乎所有的代谢功能影响可能都与结肠有关。一个古老的观点是摄入较多的膳食纤维后排出的粪便也较多并湿润,由此防止了便秘。

流行病学调查,非洲有几处人群在日常饮食中摄入大量的膳食纤维,他们患有结肠息肉、结肠炎、肠炎、结肠癌等病症比欧洲人少,原因是膳食纤维吸水、膨胀,促进肠道蠕动,因此缩短肠道内容物通过肠道的时间,增加排便量及排便次数。

需要提醒的是,也有同样的人群中,由于摄入大量的膳食纤维而出现了肠道寄生虫,因此应该在食用前将食物清洗干净。

2. 降低血脂

膳食纤维可以部分阻断胆汁酸与胆固醇的肝肠循环,增加粪便中的胆盐与胆固醇的排出,降低血清胆固醇的浓度,从而降低了心脑血管疾病的发生概率。由于胆汁中的胆固醇的饱和度降低,胆石症的患病率随之减少。膳食纤维在降低血脂的作用中也不同,可溶性膳食纤维包括果胶、豆胶的降低血脂作用较为明显,而非溶性膳食纤维的降低血脂作用不明显。

3. 降低血糖

对于糖尿病患者服用了果胶或者豆胶后,观察到餐后血糖上升幅度有所降低。当采用粗杂粮、麦麸、豆类、蔬菜等含有膳食纤维较为丰富的食物后,糖尿病患者的尿糖量与需要的胰岛素剂量均减少。食用膳食纤维后减缓胃排空速率,降低对胰岛素分泌的刺激,增加受体对胰岛素的敏感度,从而维持血糖水平。另外膳食纤维阻碍糖向肠壁运动,延缓葡萄糖在小肠内的吸收,由此预防餐后血糖升高,促进代谢正常运转。

4. 防止热量入超

膳食纤维可以增加饱腹感,减慢胃排空时间,从而可以防止热量入超,由此控制了肥胖症的产生。

5. 解毒作用

膳食纤维具有解毒作用,包括一些药物、化学物质、食物添加剂、金属物质等有毒物质引起的机体中毒。

三、膳食纤维的供给量标准

目前世界一些先进国家比较重视膳食纤维的供给量标准,尤其在日本要求比较严格。美国提出的标准是 20～30g/d;英国提出的标准是 25～30g/d;亚洲提出的标准是 24g/d;我国推荐的适宜摄入量为 25～35g/d。

四、过量摄入膳食纤维不利于机体健康

高膳食纤维的膳食会干扰胃肠道对其他营养素的吸收,包括对维生素、矿物质的吸收障碍。

近年,英国有关专家调查了一些国家与地区,发现长期食用高膳食纤维膳食的女性初潮月经的年龄推迟并且生育能力下降,男性性欲下降等,其原因是长期高膳食纤维的膳食可以降低机体内性激素的分泌。

据了解,和尚与尼姑还有修女们的长期禁欲,除了是因为意念因素外,还与长期食用素食有关,而素食中含有的膳食纤维较为丰富。

此外,长期高膳食纤维膳食会引起胃肠胀痛、恶心呕吐等症状。

第二章 营养素从食物中来

广阔的大自然为人类提供了无尽的食源,包括天上地下、江河湖海的各种动植物。传说"神农尝百草,日中七十二毒",为了开发食物资源,我们的祖先发现了丰富的食物。从许多三皇五帝的神话故事中得知,在远古时期我们祖先的饮食内容已经比较丰富了,五谷菜蔬、飞禽走兽、龟鳖鱼虫,无所不食。后来又经过了世世代代的发展,留至今日的谷肉果蔬,水陆珍奇,不仅味美,而且营养价值丰富,容易被人类体内接纳而消化吸收。

第一节 民以食为天

人类的一切文化与文明均有一个源头,那就是"民以食为天"。中国的四大发明传播于全世界,中国的几千年文明发展使之拥有独具一格的饮食文化。"饮食文化"实际上是指吃的方式,其至包括饮食原料的获得与制作以及所用的炊具。原始人偶然发现熟食味美易消化,从此将饮食进入文化范畴。最早制作熟食的方法是"炙","炙"的上半部是肉,下半部是火,也就是火上烤肉,但是此种方法容易将食物烧焦。人类又摸索出"石燔法",在石块下点火烧食物,后来发展了"石蒸法""石煮法"等。

历史学家认为由此诱发了人类制造陶器、灶具,这是饮食文化的一个新阶段,后来的青铜器、铁器的发明加速了加热的速度。各种烹饪法受到炊具的制约,反过来又推动了炊具的创新,而炊具的进步又在一定程度上推动烹饪法的提高。

由于劳动力的提高,到了氏族公社后期人类开始了定居生活。人类开始种植与栽培植物和饲养家畜家禽。根据种植与饲养周期的不同而产生了主副食文化,随之人类认识了一些食物的疗效。

饮食生存的需要促使了农业和畜牧业的形成,而农业和畜牧业的发展又大大拓宽了人类的饮食内容,促进了饮食文化的形成与发展,在人类生存和健康长寿的道路上总结出了丰富的经验。

一、各种食物中含有的人体营养素

人类机体内所需要的营养素,除了空气与水外,主要依靠食物获得,各种营养素分别存在不同的食物中,各种食物对人体的作用也不同。

（一）日常膳食中的食物来源

平时的膳食中其食物来源有两种:一种来自植物性食物,包括谷类、豆类、蔬菜类、水果类、坚果类、植物油等;另一种来自动物性食物,包括肉类、脏腑类、鱼虾类、禽类、蛋类、乳类、动物油脂等。

1. 植物性食物

植物性食物中含有抗氧化剂、膳食纤维和矿物质,同时含有下面物质:

（1）多酚类：除了能促进健康外，多酚类还扮演抗氧化剂的角色，具有抗发炎、抗过敏的特性。某些食物含有多酚类的成分，例如茶、坚果和莓子。

（2）类胡萝卜素：类胡萝卜素是在红色、黄色蔬菜中发现的色素，如西红柿、南瓜、胡萝卜、杏、桃、芒果和地瓜。这是重要的植物性营养素，包括β胡萝卜素、叶黄素及茄红素。这些营养素具有抗氧化功能，保护人体免于癌症侵袭，并且有助于对抗老化。

（3）植物性雌激素：是自然生成的化学成分，黄豆食品中含量尤其丰富。另外，全麦、种子、谷物，以及某些蔬果中也有植物性雌激素。在与激素相关的癌症中，植物性雌激素也有影响力。

2. 动物性食物

动物性食物当中含有胆固醇和脂肪，而且蛋白质的含量比植物性食物高。

坚果类和种子类食物中脂肪和蛋白质的类型与动物性食物的脂肪和蛋白质类型是不一样的，前者含有的脂肪和蛋白质比动物性食物来源的脂肪和蛋白质更有利于健康，而且这类食物中还有相当多的抗氧化剂。

（二）五大类食物

居民每日膳食组成应当含有五大类食物，才能够保证得到所需要的营养素。

（1）第一类：谷类及薯类。谷类包括米、面、杂粮；薯类包括马铃薯、甘薯、木薯等。主要提供碳水化合物、蛋白质、膳食纤维及B族维生素。

（2）第二类：动物性食物，包括肉、禽、鱼、奶、蛋等。主要提供蛋白质、脂肪、矿物质、维生素A、B族维生素和维生素D。

（3）第三类：豆类和坚果，包括大豆、其他干豆类，以及花生、核桃、杏仁等坚果类。主要提供蛋白质、脂肪、膳食纤维、矿物质、B族维生素和维生素E。

（4）第四类：蔬菜、水果和菌藻类。主要提供膳食纤维、矿物质、维生素C、胡萝卜素、维生素K及有益健康的植物化学物质。

（5）第五类：纯能量食物，包括动植物油、淀粉、食用糖和酒类。主要提供能量。动植物油还可提供维生素E和必需脂肪酸。

二、食养文化

饮食不仅需要满足人体的生理需要，同时还需要从食物的色、香、味、形来满足人的感官需要。更有意义的是食物的滋补和疗效使中国创造了"食疗学"，因此人们应该弘扬中华文化，发展饮食文化。

国外科学家经过长年的观察研究，发现一些动物为其生理以及病理的需要而寻找食物的现象，如猩猩寻找植物治疗胃肠道疾患；母象可以走很多的路吃掉平时不吃的食物，结果很快地就顺产了小象等现象。人类像其他动物一样，生活在一种体内发展的过程中随之适应的环境里。例如，当人类认识火以后，逐渐认识到某些食物尤其动物性食物，烧熟以后不仅口味好同时可以减少胃肠疾病。

早在人类社会的最初阶段，由于生产力低下，人类在采集、捕获食物时常会发生中毒甚至死亡情况。经过无数次的尝试，人类逐渐认识到哪些动植物可以食用，哪些动植物对人体有害，哪些动植物不仅可以充饥，同时还可以使一些疾病随之而愈。

（一）悠久而优秀的中国医学

中国的食养文化已经有5000多年历史，中国的许多优秀食疗书，几千年来盛传不衰，广为应用。历代医书指出,应该以食为养,不能唯药是治的论点。指出:"饮食即可充饥,又可疗病,用之对症,病自渐愈,即不对症,亦无他患。"据《淮南子·修务训》记载:"神农尝百草之滋味,水泉之甘苦,令民知所避就。当此之时,一日而遇七十毒。"公元前21世纪的夏禹时代,已经具有饮食祛病除疾的养生理论。商代农业的发展使酿酒业有了发展,人们认识到酒有通经活血的作用,从单纯使用酒治疗疾病发展到制造药酒,并有"酒为百药之长"的说法,据说"医"字从"酒"字而来。

到了周代,食医、疾医、疡医、兽医已经列于朝庭的医事制度中,其中列为第一位的食医已经作为独立的学科。食医不仅对患者饮食营养,而且对健康人饮食营养就有了立论,在治疗上是"以五谷养之,五味节之,五药疗之,五毒攻之"。从现代观点来看,十分符合预防为主的方针。

秦汉时期,我国第一部药物学《神农本草经》出世,其记载了在谷果木草鱼禽等中既可充饥又具有疗效的食物,如大枣、蜂蜜、核桃、山药、芝麻等。春秋战国时期《黄帝内经·素问》一书中提出:"毒药攻邪,五谷为养,五果为助,五畜为益,五菜为充,气味合而服之,以补精益气。""谷肉果蔬,食养尽之。"指出了食物对人体各有所长、互相配合的辩证关系,食物的配伍和饮食养生的原则,同时精辟论述了关于食疗和药疗的关系,强调用药治病应该根据毒性大小慎重用之,当病情好转后就应该及时停药,代之以饮食调理,这样既可以根除疾病,又于身体之正气无害,为食疗学的发展奠定了理论基础。

汉代名医张仲景所著《伤寒杂病论》是一部具有很大影响的医学书,其对各种食物的治疗作用作了进一步论述。汉至隋唐时期的《神农黄帝食禁》等食疗书,据说有200多卷。唐代以后食疗得到了全面发展和广泛应用,名医孙思邈所著《备急千金要方》一书中存在最早的食疗专篇,留下深刻的理论:"食能排邪而安脏腑。""安身之体必须食,救急之道为在于药。""凡欲治疗,先以食疗,既食疗不愈,后乃用药尔。"继此之后《千金·食治》《补养方》《食疗本草》《食医心镜》《食性本草》,宋代医书有《太平圣惠方》,还有《养老奉亲书》一书,提出老年人"若有疾患,且先择食疗之法,审其症状以食疗之。"

元代御医忽思慧所著《饮膳正要》一书是我国著名的食疗专书,提出了食物的合理搭配,同时着重研究了食物中加入中药的效能。

明代医药大师李时珍的巨著《本草纲目》,在世界科学史上占有一定地位,其中将大量食物正式列入药典。

清代具有代表性的食疗著作有《随息居饮食谱》等。

（二）饮食养生观点

历代医家和养生学家提出了一系列的饮食养生观点,经过实践的检验证明,这些观点颇有科学道理。下面列举几个论点:

1.饮食宜忌

中医鼻祖张仲景在《金匮要略》中说:"所食之味,有与病相宜,有与身为害,若得宜则补体,害则成疾。"意思是饮食宜忌需要根据体质的阴阳偏胜寒热虚实,结合食物的"四性五味"选择食物。

唐代孙思邈曾经告诫人们:"不知食宜者,不足以生存也。"所谓"宜"就是以相宜食性的食物来治病养身;所谓"忌"就是指不相宜食性的食物应该禁食,又称"忌口"。

我国食疗中的宜忌包括食物与个体的适应性,以及食物与疾病的影响性,如老年人与儿童的饮食不同;正常人与患病者的饮食不同;水肿患者需要忌盐;糖尿病患者需要忌糖等。

2. 饮食有节

《黄帝内经·素问》指出:"食养尽之,无使过之。""过",其中一个含义是指某种营养素摄入过剩,如近世纪以来,欧美一些国家在日常饮食中摄入的动物蛋白质和脂肪比例过大,食糖过多,从而导致肥胖症、冠心病、糖尿病等现代文明病接踵而来。"过"的另一个含义是指饮食无度,在日常饮食中摄入的食量无节制或者暴饮暴食等,也会导致一些疾病的产生。"食宜清淡""食勿厚味""五味调和""食勿饱腹""因时择食"等,都为后人留下宝贵的养生理论。

3. 食疗学的应用

中国食疗学对食物的性能和作用,对食物与人体的健康都给予了直观的阐明。由于古代食疗著作受历史条件的局限,不可能将食物疗法的科学根据讲得那么准确,只能在积累无数感性认识的基础上加以提炼发展,使之具有客观的实用价值。如晋代记载的"海藻酒方",其是用海藻、海带等食物治疗甲状腺肿大,现代科学已明确,此类食物中含有极为丰富的碘。

很早我国就有用牛肝或者羊肝治疗夜盲症的说法,现代科学明确了此类食物含有丰富的维生素 A;还有使用猪的胰脏治疗糖尿病,因其含有胰岛素成分;使用酒曲治疗胃病,因其含有的酶能够帮助消化。

(三) 食疗文化的中医原理

食疗文化的治疗原理是以中医文化的理论与实践为基础,基本归纳如下:

1. 阴阳五行

食疗需要辨认阴阳属性才能够有针对性地调节。以食物之味而言:辛甘发散为阳,酸苦涌泻为阴;咸味涌泻为阴,淡味渗泄为阳。以食物之性为言:偏热偏温为阳,偏寒偏凉为阴。以食物之动力功用趋势为言:升浮之品属阳,沉降之品属阴。具体是寒性病症采用温热性食物,如葱白、生姜、羊肉、狗肉等。热性病症采用寒凉性食物,如莲心、赤小豆、菊花、龟肉、蟹肉等。这些食物的治疗作用经现代营养学研究证明具有调节新陈代谢、促进免疫系统功能的作用,如血、肉、蛋、乳等食物,可以增进免疫系统功能;枸杞头、芥菜等凉性新鲜蔬菜,可以抑制免疫功能亢进。

五行体现为"五味""五入""五禁"学说。《内经》中说:"五味所入,酸入肝,辛入肺,苦入心,咸入肾,甘入脾,是谓五入。""肝病禁辛,心病禁咸,脾病禁酸,肾病禁甘,肺病禁苦。"以上是依据五脏的喜恶和五行生克理论衍化而来。食疗中的食忌与五禁有关,针对某一脏腑病症采用食疗是依据"五入"为指导。

2. 气血津液

中医认为,人体的基本生命活动物质是气血津液,它们营养全身,最精华部分称为"精"。这些生命物质不断消耗而需要不断补充,身体内"后天之精"的补充依靠"后天之本"的脾胃。肾脏所藏的"先天之精"出现损伤需要食物补充,包括鹿肉、血、茸等。补充血的食物包括大枣、龙眼肉、荔枝、芝麻、动物血和肝等。生津食物包括鲜芦根、甘蔗汁、生荸荠、鸭梨、西瓜等。增液食物包括龟肉、鳖肉等。

3. 脏腑功能

气血津液等基本生命物质的功能活动,主要反映在五脏六腑生理功能上,因此食疗的主要作用是脏腑功能调节。

大枣、莲子、小麦、龙眼、蛋黄等具有养心安神之功效。生姜、大葱、桂皮、薄荷叶、芫荽等具有宣肺发表之功效,为感冒之良药。扁豆、山药、粳米、山楂、蚕豆、萝卜、茴香等具有健脾和胃之功效。狗肉、鹿肉、牛鞭等具有温肾阳之功效。龟肉、鳖肉、海参等具有滋补肾阴之功效。牛骨髓、猪脊髓等填补肾精。"以脏补脏""以脏治脏"的食疗在历史上早已记载,如鹿甲状腺治疗甲状腺疾病,羊肺治疗消渴等。现代发展将脏器加工为制剂,如牛羊肝脏制成肝浸膏,猪胃黏膜制成胃膜素,动物胎盘制成胚宝片,动物骨制成骨宁注射液,动物睾丸制成睾丸片,动物内脏酶制成多酶片,动物内分泌腺中提取制成激素制剂等。

4.辨证论食

辨证论食是根据个体状况有的放矢地进行食疗。如表寒(风寒)感冒应该选用姜汤水、葱姜汤等以辛温解表发散风寒;风热感冒应该选用白菜绿豆饮、荷叶薄荷粥、薄荷芦根饮等以辛凉解表疏散风热。

5.四气五味

(1)四气包括寒、凉、温、热性,另外还有平性。寒凉性具有清热、消暑、解毒等作用。食物包括小米、高粱米、绿豆、莲子、荸荠、紫菜、冬瓜、丝瓜、苦瓜等。温热性具有祛寒、温中、补虚等作用。食物包括姜、韭菜、芫荽、西葫芦、川椒、羊肉、鹿肉、狗肉等。平性具有健脾、开胃、补益身体等作用。食物包括人乳、粳米、大豆、蚕豆、扁豆、麻油、青鱼、橘子等。

(2)五味包括辛、甘、酸、苦、咸,另外还有淡味(附于甘)、涩味(附于酸)。其中辛、甘、淡属于阳;酸、苦、咸属于阴。辛味具有发表、宣散、行气、活血等作用。食物包括葱、姜、蒜、萝卜、桂皮、川椒、丁香等。甘味具有补益、和中、缓急等作用。食物包括大枣、南瓜、糯米、荔枝、龙眼、鱼、动物内脏等。酸涩味具有收敛、固涩等作用。苦味具有清热、通泄、燥湿、降逆等作用。咸味具有补肝肾、益精血、润燥、通便等作用。食物包括海产品、肉类。淡味具有渗湿、利尿等作用。食物包括白扁豆、淮山药、冬瓜、花生、豌豆、白菜、芹菜、藕、鸡蛋、鲫鱼、青鱼等。

三、食疗与药膳该如何掌握

食疗(食养、食治)之说在我国具有悠久历史。几千年的丰富食疗经验是建立在中医理论基础之上,根据疾病的性质、部位、病程阶段,选用一些性能不同并具有防治疾病作用的食物,通过合理的烹调加工,制作具有一定色、香、味、形的膳食,实际上就是饮食疗法。如大家都知道的芹菜治疗高血压,大蒜杀菌,山楂降血脂,绿豆降温解毒等。又如在《本草纲目》中记载,母鸡汤和大米煮粥,吃后可以治疗精血亏损、产妇营养不良等;在《饮膳正要》中记载,黄母鸡、苹果、赤豆同锅煮,吃后可以利水消肿等。

在中国的食疗学中,汉代张仲景的"当归生姜炖羊肉",是采用在食物中添加药材的治疗方法较早的一例。还有黄芪煮鸡、当归烧肉等,这些都是针对某些疾病的治疗,在食物中加入对症的中药,采用的是中医辨证施治。

在现实生活中,人体的营养保健除了需要摄入均衡的各种营养素外,还需要注意食物的疗效。如患风寒感冒时,可以配合红茶、生姜、红糖热饮;当肺热咳嗽时,可以配合梨、百合等凉性食物。前些年,许多城市出现了药膳餐馆,甚至传扬到国外。然而药膳究竟是药还是膳、其制作以及食用究竟有何规定和界线,人们并非有一个正确的认识。如果需要在食物中加入药物时,必须在中医专业人员的指导下方可采用。

第二节　谷类与薯类营养有效食用

谷类是人类长时间驯化了的草本植物的种子,包括大米、小米、大麦、小麦、玉米、高粱、荞麦、燕麦等。我国居民膳食中 70%～80% 的热量和 50% 左右的蛋白质是由谷类供给,而且谷类大部分可加工为粉状,并且可制作成各种食品,因此称谷类为主食。我国谷类可分为:禾谷类,包括稻类(籼稻、粳稻、糯稻)、麦类(小麦、大麦、燕麦、黑麦)、玉米、高粱、粟、黍、荞麦等;豆菽类,包括大豆、蚕豆、豌豆、绿豆、红小豆、芸豆等;薯类,包括甘薯(也称红薯或白薯)、马铃薯、山药、芋、木薯等。

一、谷类营养素的分布

(1)胚乳:占整个谷粒的 85%～90%,主要成分为淀粉(多糖类),含有少量蛋白质与脂肪。

(2)谷皮:主要成分为膳食纤维与半膳食纤维等,含有较多的矿物质与维生素。

(3)糊粉层:含有蛋白质与维生素。

(4)胚芽:胚是"生命之源",胚芽是全谷的精华所在,含有较多的维生素、矿物质、蛋白质、脂肪,同时胚芽含有各种酶,因此容易变质。

二、谷类的营养素价值

(1)热量:标准米 1745kcal/500g;标准粉 1770kcal/500g。

(2)蛋白质:谷类蛋白质主要由谷蛋白、清蛋白、醇溶蛋白和球蛋白组成。谷类因品种和种植地点不同,蛋白质含量也不同,多数谷类蛋白质含量一般为 7%～12%,标准米 7.8%,标准粉 9.9%。由于土壤与气候等环境因素的影响,谷类的营养成分也有差别,如糙米中的蛋白质含量各地均不同,北京为 8.3%,江苏为 6.2%,湖南为 7.5%。谷类蛋白质氨基酸组成中赖氨酸含量相对较低,因此谷类蛋白质的生物学价值不及动物性蛋白质。粮食中缺乏赖氨酸、蛋氨酸、苯丙氨酸,这三种氨基酸为谷类的限制氨基酸。玉米缺乏色氨酸;小米缺乏色氨酸、赖氨酸、蛋氨酸;大米蛋白质质量好但含量低。

(3)脂肪:谷类脂肪主要集中在糊粉层和谷胚中。谷类脂肪含量较低,约 2%,玉米和小米可达 3%。谷类脂肪主要含不饱和脂肪酸,质量较好。从玉米和小麦胚芽中提取的胚芽油,80% 为不饱和脂肪酸,其中亚油酸为 60%,具有降低血清胆固醇、防止动脉粥样硬化的作用。

(4)碳水化合物:谷类碳水化合物主要为淀粉,集中在胚乳的淀粉细胞中。谷类碳水化合物含量在 70% 以上,是我国膳食能量供给的主要来源。

(5)矿物质:谷类含矿物质主要分布在谷皮和糊粉层中。谷类含矿物质约 1.5%～3%,其中主要是磷、钙,多以植酸盐的形式存在。钙:标准米 11mg/100g;标准粉 31mg/100g。粮食中的钙不易吸收。铁:标准米 1.1mg/100g;标准粉 3.5mg/100g。粮食中的铁不易吸收。此外还含有一些微量元素。

(6)维生素:谷类维生素主要分布在糊粉层和谷胚中。谷类维生素是膳食中 B 族维生素的重要来源,如维生素 B_1、维生素 B_2、烟酸、泛酸、吡哆醇,还有胡萝卜素等。玉米含烟酸较多,但主要为结合型,不容易被人体吸收利用,故以玉米为主食的地区居民容易发生烟酸缺乏病(癞皮病)。谷类加工越细,维生素损失就越多。

三、谷类的粗细之分

五谷杂粮因种类的不同,在结构和成分上也有不同,因此营养价值也不同。一般认为大米、小麦粉为细粮;玉米、大麦、小米、荞麦、燕麦、薯类为粗、杂粮。在我国,过去的年代里人们认为生活提高的主要表现之一就是食用细粮,然而就是这种对饮食的误解使各种"富贵病"涌现在人群中。实际上许多粗粮都含有一些细粮所不及的营养素。

(一)小麦

1.营养成分

《黄帝内经·素问》中将小麦列为五谷之长,是世界上分布最广泛的粮食作物,其播种面积为各种粮食作物之冠,是重要的粮食之一。小麦在我国已有 5000 多年的种植历史。小麦含有蛋白质、粗纤维、碳水化合物、脂肪、钙、磷、钾、维生素 B_1、维生素 B_2 及烟酸等成分,小麦胚芽里所含的食物纤维和维生素 E 也非常丰富。

2.功效

(1)养心安神、厚肠益脾。

(2)小麦胚芽可防治心血管疾病等病症。

(二)粳米

1.营养成分

粳米别名稻米、大米。粳米中的蛋白质虽然只占7% ,但因消费量很大,所以仍然是蛋白质的重要来源。粳米所含人体必需氨基酸也比较全面,还含有脂肪、钙、磷、铁及 B 族维生素、膳食纤维等多种营养成分。

2.功效

(1)益气、止烦、止渴、补中、壮筋骨、益肠胃。

(2)粳米可以抗衰老,对心慌气短、失眠健忘、慢性腹泻、消化不良、慢性胃炎、胃及十二指肠球部溃疡、高血脂、血管硬化等患者有益。

(三)玉米

1.营养成分

玉米别名玉蜀黍、苞米、苞谷。玉米是 16 世纪传入中国的。玉米含有细粮缺乏的镁、硒、胡萝卜素等,脂肪含量也较高,同时含有人体必需的亚油酸、维生素 E 等营养素。

2.功效

(1)调中开胃、降低血脂。

(2)玉米具有延缓衰老、防癌抗癌作用,对冠心病、动脉粥样硬化、高脂血症及高血压有一定的防治作用,对胆囊炎、胆结石、黄疸型肝炎和糖尿病等有辅助治疗作用。

(四)荞麦

1.营养成分

荞麦别名菠麦、花荞、玉麦、花麦、甜荞、荞子。荞麦为蓼科植物荞麦的种子。荞麦被权威专家称为"21 世纪人类的健康食品"。荞麦富含蛋白质,蛋白质中含有丰富的赖氨酸成分。荞麦含有的铁、锰、锌等微量元素比一般谷物丰富。荞麦含有丰富膳食纤维,可溶性膳食纤维是一般精制大米的 10 倍。荞麦含有丰富的维生素 E、烟酸、芦丁(芸香苷)。

2. 功效

(1)荞麦对开胃宽肠、下气消积、治绞肠痧、肠胃积滞、慢性泄泻、噤口痢疾、赤游丹毒、痈疽发背、瘰疬、汤火灼伤有益。

(2)荞麦含有的芦丁具有降低人体血脂和胆固醇、软化血管、保护视力、预防脑血管出血的作用。

(3)荞麦含有的烟酸成分促进机体的新陈代谢,增强解毒能力,扩张小血管和降低血液胆固醇。

(4)荞麦含有丰富的镁,促进人体纤维蛋白溶解,使血管扩张,抑制凝血块的形成,具有抗栓塞的作用,也有利于降低血清胆固醇。

(五)燕麦

1. 营养成分

燕麦别名雀麦、野麦、莜麦、玉麦、铃铛麦。燕麦一般分为带稃型和裸粒型两大类。世界各国栽培的燕麦以带稃型的为主,常称为皮燕麦。我国栽培的燕麦以裸粒型的为主,常称裸燕麦。燕麦是一种低糖、高营养、高能食品,富含蛋白质,尤其富含赖氨酸等营养素。

2. 功效

(1)收敛止血,固表止汗;用于吐血、血崩、白带、便血、自汗、盗汗。

(2)可有效地降低人体中的胆固醇,经常食用对中老年人的心脑血管病起到一定的预防作用。

(3)经常食用燕麦对糖尿病患者也有非常好的降糖、减肥的功效。

(4)很多老年人大便干燥,容易导致脑血管意外,燕麦能通大便。

(5)燕麦含有的钙、磷、铁、锌等矿物质,可预防骨质疏松,促进伤口愈合,防止贫血。

(6)燕麦含有极其丰富的亚油酸,对脂肪肝、糖尿病、水肿、便秘等有辅助疗效。

(六)小米

1. 营养成分

小米别名粟米,俗称谷子,古代叫禾,我国北方通称谷子,去壳后叫小米。小米富含色氨酸、胡萝卜素。小米富含脂肪为大米 7.8 倍,主要为不饱和脂肪酸。小米含有大量的维生素 E,为大米的 4.8 倍。小米膳食纤维含量为大米的 4 倍。小米含钾高,含钠低。钾钠比大米为 9:1,而小米为 66:1,经常吃些小米,对高血压患者有益。小米含有铁量高,为大米的 4.8 倍;含磷也丰富,为大米的 2.3 倍。这就是小米能补血、健脑的原因。

2. 功效

(1)健胃除湿、和胃安眠,用于胃虚失眠、妇女黄白带、脾胃虚热、反胃呕吐、消渴、泄泻。

(2)小米中所含的类雌激素物质,能滋阴。

(3)小米中所含的维生素 B_2,能防止男性阴囊皮肤出现渗液、糜烂、脱屑等现象;防止女性会阴瘙痒、阴唇皮炎和白带过多;妊娠期妇女补充维生素 B_2,能避免胎儿骨骼畸形,保持人体所需的维生素 B_2,能维持生长和生殖力正常。

(4)小米中所含的锌,使性器官和第二性征发育健全;使男性勃起坚硬、精子数量正常、前列腺不肿大,使女性月经和性欲正常,使所怀胎儿发育健全、不致畸、生长正常。

（5）小米中所含的锰维持性功能,有利于性欲、精子数量、交配能力、生殖功能健康正常。

（6）小米中所含的硒,有利于谷胱甘肽的生成,而谷胱甘肽是抗氧化剂。

（7）小米中所含的铜维持正常的生殖功能和生长发育,孕妇摄入足够量的铜,能避免早产。

（8）小米中所含的碘是合成甲状腺激素必不可少的元素,维持性的正常发育及性功能正常,妊娠期妇女摄取足够的碘而维持甲状腺功能正常,避免胎儿痴呆或智力低下或骨骼发育延缓或成为侏儒症患者。

（七）高粱

1. 营养成分

高粱别名秫秫、芦粟、荻子、木稷、蜀黍、高粱米、桃粟、番黍、荻粱。高粱米坚实,有红、白两种。红高粱粒大,黄白者坚实。高粱含有脂肪、铁等营养素。高粱蛋白质中的赖氨酸含量较低,属于半完全蛋白质。高粱的烟酸含量不如玉米多,但能为人体所吸收,因此以高粱为主食的地区很少发生“癞皮病”。

2. 功效

（1）具有和胃、健脾、消积、温中、涩肠胃、止霍乱的功效。

（2）可以治疗腹泻、癞皮病、大便溏薄、小儿消化不良、肺结核。另外高粱米还可以用来制糖、制酒等。

3. 禁忌

糖尿病患者应禁食高粱,大便燥结以及便秘者应少食或不食高粱。

（八）甘薯

1. 营养成分

甘薯别名番薯、山芋、红薯、白薯、地瓜、红苕等。甘薯含有膳食纤维、胡萝卜素、维生素A、B、C、E,以及钾、铁、铜、硒、钙等十余种微量元素,营养价值很高,被营养学家们称为营养均衡的保健食品。

2. 功效

（1）补脾益胃、生津止渴、通利大便、益气生津、润肺滑肠。

（2）甘薯是一种药食兼用的健康食品。专家表示,甘薯不但营养均衡,而且具有鲜为人知的防止亚健康、减肥、健美和抗癌等作用。

（九）马铃薯

1. 营养成分

马铃薯别名土豆、洋芋。马铃薯是世界性蔬菜,为传统性食物,国外称其为“第二面包”。马铃薯是重要的粮食、蔬菜兼用作物。马铃薯产量高,营养丰富,含有18种氨基酸、多种微量元素并且供给体内大量的黏体蛋白。马铃薯对环境的适应性较强,现已遍布世界各地。

2. 功效

（1）和胃、调中、健脾、益气。

（2）有益于治疗湿疹、习惯性便秘、慢性胃炎以及十二指肠溃疡。

（3）可防治肝脏、肾脏中结缔组织的萎缩;可预防心血管系统的脂肪沉积,保护动脉血管的弹性,防止动脉硬化过早发生。

(4)具有利尿作用,保护呼吸道和消化道的滑润,防止过度肥胖。

(十)木薯

1.营养成分

木薯别名树薯、树番薯、木番薯、南洋薯、槐薯、番葛等。一般认为起源于南美洲。人类知道栽培和利用木薯已有 400 多年历史,据文献记载,16 世纪初期,南美洲及西印度已开始用木薯粉制作面包。18 世纪初期,已有木薯精粉产品。中国的木薯栽培距今已有 170 多年历史。目前全世界热带地区广为栽培,木薯是世界三大薯类之一。木薯含有蛋白质、脂肪、膳食纤维、钙、磷等。由于木薯产生的热量多,一般认为木薯作为粮食较耐饱。

2.功效

(1)消肿解毒。可用于痈疽疮疡,淤肿疼痛,跌打损伤,外伤肿痛,疥疮,顽癣等症。

(2)食用木薯中毒的报道很多,所以,应予以注意。中毒症状轻者恶心、呕吐、腹泻、头晕,严重者呼吸困难、心跳加快、瞳孔散大,以至昏迷,最后抽搐、休克,因呼吸衰竭而死亡。还可引起甲状腺肿、脂肪肝以及对视神经和运动神经的损害等慢性病变。

四、谷类加工上的粗细之分

由于加工程度的不同,大米和面粉也可分为"粗"和"细",糙米和全麦粉为"粗",精白米、面为"细"。小麦等谷类是人类最早栽培作物之一,已经有数千年历史,遗憾的是随着人们生活水平的提高,食物的消费普遍由"粗茶淡饭"转变为"食不厌精"。人们对谷类的加工越来越精细,使其中的许多营养素遭到破坏。

在本世纪中叶之前,加工小麦时人们总是千方百计地将麦麸除掉,用其饲养家畜,虽然这样的小麦在体内容易消化,但是其中的许多营养素补充了家畜,使家畜长得比人还壮。

据说很早以前,在国外的一些制造商为了使小麦便于储存,有意将容易变质的胚芽部分除掉,之后又将此部分制作成为保健食品,由此这些制造商们一是不用担心小麦长虫子,二是可赚到两笔钱,这种制作出来的谷类连昆虫都感到不能够维持生命而不吃,然而消费者们却为了获得小麦的全部营养素需要花费两笔钱。有人说这样的做法如同你的牙齿被人拔掉26 颗好牙,然后又放进去 4 颗假牙一样。

目前人们却人为地破坏了这个标准,市场上出现了富强面、特级米,餐桌上的馒头、米饭越来越精细,殊不知其中的许多营养素已经被破坏。

五、如何食用谷类

(一)提倡粮食混合食用

各种谷类所含有的营养素不同,有的人长年食用大米,有的人长年食用面粉,还有的人长年食用大米白面而不食用其他谷类,诸种饮食习惯的饮食结构十分不合理。

提倡粮食混合食用可达到营养素的互补作用,如小麦面粉的限制氨基酸是赖氨酸,燕麦和荞麦却富含赖氨酸,如果在日常饮食中将它们混合食用或者交换食用,就可起到蛋白质的互补作用。

随着食品科技的发展,新开发出来的多种杂粮食品也颇受欢迎,如燕麦和荞麦等制成的麦片;大麦制成的麦仁;玉米制成的棒渣等食品,都有利于体内的营养素互补作用。

粮食混合食用方面还可在制作上下工夫,如可制作杂合面条、杂合面饼、杂合馒头等,还可制作混合米粥、混合面粥、各种豆粥等。在干稀搭配上可采用馒头配玉米粥；窝头配大米粥；大饼配小米粥等。

　　一般情况下我国南方居民以大米为主食，因此应该安排20%～30%的麦类、薯类、玉米、高粱等，如果有些地区缺乏这些食物可用10%的糙米。北方居民以面粉为主食，因此应该安排30%左右的薯类、玉米、小米等，如果有些地区缺乏这些食物可用全麦粉代替。在以薯类为主食的地区，其他各类粮食不应该少于30%。在以玉米为主食的地区，其他各类粮食不应该少于30%，并且尽可能地多安排些薯类等。

（二）注意粮食合理烹制

不同的烹制方法对营养素损失的程度也不同，主要有以下几方面。

1. 水洗造成营养素损失

　　许多粮食在烹制之前需要用水洗，有的还要在水中煮后捞出，因此一些溶于水的营养素包括水溶性维生素便会流失。尤其是经过大量水洗和反复搓洗的粮食，可使维生素 B_1 损失30%～60%，维生素 B_2 与维生素 PP 损失23%～25%，蛋白质损失76%，脂肪损失43%，糖损失2%，矿物质损失70%。另外，水洗温度越高、浸泡时间越长，营养素损失越大。一些居民喜欢食用捞饭法，捞出来的米饭可损失维生素 B_1 67%、维生素 B_2 50%、维生素 PP 76%。捞出来的面条可损失维生素 B_1 49%、维生素 B_2 57%、维生素 PP 22%，这两种方法还会使蛋白质、矿物质也受到损失。俗话说"原汤化原食"的实际意义就是劝告人们不要放弃那些含有大量营养素的原汤。

2. 加热造成营养素损失

　　由食物制作出来的各种食品，通常都要经过煮、蒸、炒、熬等加热方法，加热的方式、受热的时间、加热的温度等不同营养素损失也不同。一般蒸、烙、烘、烤等的食品包括馒头、窝头、大饼、面包等损失的营养素较少，炸、煎等食品营养素损失较大，其原因一方面是高温油的破坏作用，另一方面是加碱等物质的破坏作用。

3. 加碱造成营养素损失

　　在制作发面食品时，为了中和面发酵时所产生的酸味，一些人喜欢采用在发面中加入适量碱类发面剂（苏打），这样使面中的维生素遭受破坏。为了减少这种损失可用鲜酵母发面的方法，这样既增加面中的维生素含量，又可破坏面中所含有的植酸盐而有利于体内对营养素的吸收。有的人为了在煮稀饭时使米烂得快些，米汁黏稠些，也采用加碱的方法，从而破坏了米中75%的维生素 B_1 以及其他营养素。

4. 陈旧食品降低营养素的含量

　　主食冷却后，特别是放置时间长了再加热，可使这种主食所含有的淀粉老化，由此不仅使主食的味道变质，而且营养素也遭受破坏。

　　总之，只有合理地烹制粮食类食品，才能够保证粮食在加工过程中正常的一系列物理和化学变化，才能够增进食品在体内的消化吸收，保证各种营养素在体内的利用率。

（三）强化提高生物价值

　　在粮食中加入某些营养素以弥补粮食本身所缺乏的营养素称为强化食品，如在面粉中加入氨基酸、赖氨酸可提高其生物价值。国外有些地区曾在米中加入维生素与矿物质，包括维生素 B_1、维生素 PP、铁等营养素，取得了一定的效果。第二次世界大战期间以及战后，一些国家在面粉中加入维生素 B_1、维生素 PP、铁、钙等,均取得一定的效果。我国在近年也采用了一些强化的方法,如核黄素面包、钙质饼干、赖氨酸糕点等。

随着科学的发展,人们有可能通过遗传学方法培养出适合人类需要的品种,如玉米一般缺乏赖氨酸与色氨酸,经过人工培育后可提高玉米中的这种氨基酸,这是改进粮食作物营养价值的一种新途径。

（四）良好储存环境保证生物价值

粮食作物收获后在储存过程中各种营养素所受到的影响:

1. 对糖的影响

粮食在储存过程中可吸收水分,当水分超过 15% 时,还原糖将氧化为二氧化碳与水,如果水分继续增加,糖将受到微生物的作用产生醇、醋酸而致使粮食出现酸味。

2. 对蛋白质的影响

粮食在储存过程中蛋白质可被谷类本身所含有的酶,以及外界微生物的酶,逐渐分解为氨基酸,如果环境的温度高,湿度大,分解更快。

3. 对脂肪的影响

粮食在储存过程中如果温度高、湿度大,脂肪可因为酶的作用分解为游离脂肪酸与甘油。但是一般情况下谷类本身含有抗氧化物质,由此如果保存妥善不会酸败变质。

4. 对维生素的影响

粮食在储存过程中如果温度高,湿度大,维生素的损失就大。总之,对于谷类作物的储存,如果注意与空气隔绝,控制温度与湿度,则可减少营养素的损失,减少一些真菌、害虫的生长繁殖,减少粮食的污染。

（五）良好饮食习惯保证消化吸收

一些人存在着不良的饮食习惯,如我国南方居民有吃泡饭的习惯,这样会影响细嚼慢咽,俗话说"汤泡饭嚼不烂",这种饮食习惯不仅影响营养素的吸收,久而久之还引起消化系统疾病。

（六）面粉中的添加剂

正常的面粉色泽应是乳白微黄。如今,面粉中加入的改良剂名目繁多,而人们对它的认识可以说是很贫乏。市场上的面粉品质改良剂大多为增白剂、强筋剂、增白强筋复合添加剂、减筋剂、改良剂、淀粉酶制剂等。

面粉增白剂不仅可以氧化面粉内叶黄素,使面粉增白从而改善面粉的色泽,而且可以抑制微生物滋生。然而,过量添加增白剂或廉价的工业漂白剂将会对面粉造成十分可怕的"白色污染",有害于健康。

第三节　豆类与坚果类营养有效食用

中国人栽培与食用豆类估计有 3000 年以上的历史。这一类豆科植物包括大豆（黄豆、青豆、黑豆）、蚕豆、豌豆、赤豆、绿豆等,尤其大豆在我国农作物中占重要地位。

在日常饮食中常食用的坚果类（又称为硬果类）包括花生、核桃、栗子、莲子等,我国在食用坚果类方面除了花生外,其他种类食用量不如豆类多。

一、豆类的营养价值

我国传统饮食讲究"五谷宜为养,失豆则不良",意思是说五谷营养重要,没有豆子会失去平衡。豆类泛指所有产生豆荚的豆科植物。在成百上千种有用的豆科植物中,至今广为栽培的豆类作物在 20 种以上。豆类的品种很多。豆类农作物在植物性食物中具有蛋白质、脂肪含量较高的特点,尤其大豆称为"豆中之王",其营养价值最为优质。有关学者对日本的 11 个长寿村进行调查,发现这些地区居民的饮食有一个共同特点,就是喜欢进食大豆及其制品。当前美国等先进国家将大豆列为功能性食品的原料,其纯度更高的大豆磷脂作为静脉高能营养注射液以挽救危重患者。

现代营养学证明,根据豆类的营养素种类和数量可分为两大类:一类以高蛋白质、高脂肪为特征的黄豆等;另一类以高碳水化合物为特征的绿豆、赤豆等。

豆类食品代替一定量的动物性食品,是解决营养不良和营养过剩的好方法。每天坚持食用豆类食品,人体就可以减少脂肪含量,增加免疫力,降低患病的概率。

(一)黄豆

1. 营养成分

黄豆别名大豆。大豆蛋白质生理价值高,含量 40%,必需氨基酸组成与动物性蛋白质相似,故生理价值高。其中赖氨酸、亮氨酸、苏氨酸含量比谷类高,因此可弥补谷类的不足。蛋氨酸缺乏,可与粮食同食用提高生物价。大豆含有多种人体所必需的不饱和脂肪酸,其中亚油酸含量最丰富,同时还含有丰富的磷脂。大豆所含维生素主要为维生素 B_1、B_2、K,所含矿物质有钙、磷、铁等。其他豆类蛋白质有 20%~28%,其中赖氨酸丰富,蛋氨酸较少。大豆的糖含量为 50%。日本学者认为,大豆中含有丰富的大豆皂苷,其具有延缓体内衰老之功能。

2. 功效

(1)治疗痈肿、止痛。

(2)可降低血脂、帮助体内改善动脉硬化,因此可以防治冠心病、高血脂。

(3)可防治佝偻病、骨质疏松症,对神经衰弱、体虚者大为有利。

(4)可预防缺铁性贫血。

(5)有利于提高肝脏功能。

(6)可延缓衰老。

(二)红小豆

1. 营养成分

红小豆别名赤豆。李时珍称红小豆为"心之谷"和"食中要物"。红小豆含热量低,富含维生素 E 及钾、镁、磷、锌、硒等活性成分,是典型的高钾食物。

2. 功效

(1)行精液、利小便、消胀、除肿、止吐。

(2)具有降血糖、降血压、降血脂作用,在治疗肠炎、痢疾、腹泻以及疮痈疖肿上都有良好的效果。但阴虚而无湿热者及小便清长者忌食赤小豆;被蛇咬者百日内忌赤小豆。

（三）绿豆

1. 营养成分

绿豆别名青小豆、植豆。李时珍曾赞绿豆为"真济世之良谷"。绿豆原产于中国、印度、缅甸，具有 2000 多年的栽培史。绿豆是我国人民的传统豆类食物。绿豆种皮的颜色主要有青绿、黄绿、墨绿三大类。绿豆有较高的营养价值，含有蛋白质 20% ~ 24%，脂肪 0.5% ~ 1.5%，碳水化合物 55% 以上，多种维生素、钙、磷、铁等矿物质都比粳米多。

绿豆蛋白质中含有人体必需的各种氨基酸。钙、铁的含量远远高于鸡肉，维生素 B_1 的含量为鸡肉的 17 倍。绿豆不但具有良好的食用价值，还具有非常好的药用价值，有"济世之良谷"的说法。

2. 功效

（1）平皮寒、解诸毒（金石、砒霜、草木）、解热除毒、利目、利尿。

（2）夏季常喝绿豆汤可以调节暑热。绿豆中的某些成分直接有抑菌作用。

（3）研究发现，绿豆中含有的植物甾醇结构与胆固醇相似，植物甾醇与胆固醇竞争酯化酶，使之不能酯化而减少肠道对胆固醇的吸收，并可通过促进胆固醇异化和（或）在肝脏内阻止胆固醇的生物合成等途径使血清胆固醇含量降低。另外大豆球蛋白被实验证实有降低血清胆固醇的作用。

（4）实验发现，绿豆对吗啡 + 亚硝酸钠诱发小鼠肺癌与肝癌有一定的预防作用。另有实验证实，从绿豆中提取的苯丙氨酸氨解酶对小鼠白血病有明显的抑制作用。

（5）生绿豆水浸磨成的生绿豆浆蛋白含量颇高，内服可保护胃肠黏膜。

（6）绿豆蛋白、鞣质和黄酮类化合物可与有机磷农药、汞、砷、铅化合物结合形成沉淀物，使之减少或失去毒性，并不易被胃肠道吸收。

（7）绿豆中的生物活性物质具有抗氧化作用。

（四）蚕豆

1. 营养成分

蚕豆别名胡豆、佛豆、川豆、倭豆、罗汉豆。蚕豆起源于西南亚和北非。相传西汉张骞自西域引入中国。蚕豆营养丰富，富含蛋白质、碳水化合物，还富含膳食纤维、钙、磷、钾、维生素 B、胡萝卜素等多种有益健康的营养素。嫩蚕豆中的蛋白质仅次于大豆。

2. 功效

（1）快胃、祛湿、利脏腑、降压、治吐、治咯血。

（2）蚕豆含有大脑和神经组织的重要组成成分磷脂和胆碱，有增强记忆、健脑的作用。

（3）蚕豆是低热量食物，对高血脂、高血压和心血管疾病患者来说，都是很优质的绿色食品。

（五）黑豆

1. 营养成分

黑豆别名乌豆。黑豆中含有丰富的维生素 E，膳食纤维含量高达 4%，黑豆的蛋白质含量高达 36% ~ 40%，氨基酸含量丰富，特别是人体必需的八种氨基酸含量。黑豆含有 19% 油脂，其中不饱和脂肪酸 80%，吸收率高。黑豆含有植物固醇，具有抑制人体吸收胆固醇。黑豆含有丰富的矿物质，钙、磷、铁、锌、铜、镁、钼、硒、氟等含量都较高。

2. 功效

（1）根据中医理论，"黑豆乃肾之谷"，黑色属水，水走肾，所以肾虚的人食用黑豆可以祛风除热、调中下气、解毒利尿，可以有效地缓解尿频、腰酸、女性白带异常及下腹部阴冷等症状。

（2）黑豆是一种抗氧化剂，清除体内自由基，减少皮肤皱纹，保持青春健美。

（3）黑豆可以降低血液中胆固醇，软化血管，降低血液黏滞度，对高血压、心脏病、肝脏、动脉硬化等患者有益。

（4）黑豆延缓脑机体衰老。常食黑豆可提供食物中的粗纤维，促进消化，防止便秘发生。

（5）黑豆皮为黑色，含有花青素，花青素是很好的抗氧化剂来源，能清除体内自由基，尤其是在胃的酸性环境下，抗氧化效果好。

3. 禁忌

黑豆不适宜生吃，尤其是肠胃不好的人会出现胀气现象，但加热之后，部分营养成分又会被高温分解掉。

（六）豇豆

1. 营养成分

豇豆别名饭豆。李时珍称"此豆可菜、可果、可谷，备用最好，乃豆中之上品"。豇豆起源于非洲，豇豆传到印度后形成了短荚豇豆种，在东南亚或中国形成了长江豇豆亚种。豇豆在我国栽培历史悠久，资源丰富。豇豆分为长豇豆和饭豇豆两种。豇豆提供了优质蛋白质，适量的碳水化合物及多种维生素、微量元素等。

2. 功效

（1）理中益气、补肾健胃、和五脏、生精髓、止消渴。

（2）豇豆适合糖尿病、肾虚、尿频、遗精及一些妇科功能性疾病患者食用。

（3）豇豆中所含维生素 C 能促进抗体的合成，提高机体抗病毒的作用。

（4）豇豆的磷脂有促进胰岛素分泌、参加糖代谢的作用，是糖尿病患者的理想食品。

（5）豇豆所含 B 族维生素维持正常消化腺分泌和胃肠道蠕动功能，抑制胆碱酶活性，帮助消化。

3. 禁忌

气滞便结者应慎食豇豆。

（七）豌豆

豌豆别名青豆。豌豆起源亚洲西部、地中海地区和埃塞俄比亚、小亚细亚西部，因其适应性很强，在全世界的地理分布很广。豌豆在我国已有两千多年的栽培历史。荷兰豆是豆荚用豌豆；豆苗是豌豆萌发出的幼苗。营养价值与豌豆大致相同。

1. 营养成分

豌豆富含人体所需的各种营养物质，含有优质蛋白质，富含胡萝卜素、膳食纤维。

2. 功效

（1）和中生津、止咳下气、通乳消胀，临床上治疗糖尿病、产后乳汁不下等。

（2）豌豆荚和豆苗的嫩叶富含维生素 C 和分解体内亚硝胺的酶，具有抗癌防癌的作用。

（3）豌豆与一般蔬菜所含的植物凝素等物质，具有抗菌消炎、增强新陈代谢的功能。荷兰豆和豆苗中含有较为丰富的膳食纤维,可以防止便秘,有清肠作用。

（八）豆制品

由于人们长期食用大豆,因此大豆制品也很多。

1. 豆腐

豆腐是人们十分喜欢食用的一种食品。据国外的一些资料显示,21 世纪美国发展最快的不是汽车,不是电脑,很有可能是来自中国的豆腐。在我国,为了纪念豆腐的创始人刘安诞辰 2100 年,也为了发扬中国豆腐的传统文化,每年的 9 月 16 号,在豆腐的发源地淮南,举行一届中国豆腐文化节。

豆腐分南豆腐和北豆腐。南豆腐是用石膏作为凝固剂的,北豆腐是用盐卤作为凝固剂。南豆腐相对水分多一些,所以适合做汤;北豆腐,也就是我们常说的老豆腐,因为水分含量不高,更适合煎、炒、煮、炸。盐卤作为凝固剂,盐卤里面有一种所谓的海洋气息,从而使做出来的豆腐有一种香甜味。

2. 豆浆

我国宋代诗人苏东坡诗曰:"煮豆为乳脂为酥。"豆浆中含有的铁高于牛奶,同时含有不饱和脂肪酸而不含有胆固醇。当前,豆浆是风靡世界的植物性"牛奶",在欧美的超级市场上,到处可看见更名为"维他奶"的豆浆,价格超过牛奶。

3. 豆腐脑、豆腐干、豆腐丝、千张、腐竹

豆腐脑、豆腐干、豆腐丝、千张、腐竹等制品均是将大豆浸泡后磨细、过滤、加热等处理,由此减少了膳食纤维,提取了蛋白质并使其提高消化率,但是有些 B 族维生素受到损失。

4. 发酵豆制品

豆制品还包括发酵豆制品,如豆豉、黄酱、豆瓣酱、腐乳（酱豆腐、臭豆腐等）。这些制品是大豆经过发酵后谷氨酸游离出来,发酵后蛋白质被分解得更容易消化吸收,同时维生素 B_2、B_{12} 的含量均有所增加。

5. 发芽豆类

豆制品还包括发芽豆类,包括黄豆芽、绿豆芽等。豆类经过发芽后维生素 C、PP 含量均有所增加,因此可用其作为蔬菜食用,尤其在冬季缺乏蔬菜的地区,将豆芽菜作为佳肴以补充营养素。

二、坚果类的营养价值

有的人往往认为坚果类是零食,实际上坚果类是蛋白质和维生素 E 极好的来源。坚果类分为两大类:一类包括花生、核桃、杏仁、松子、榛子、瓜子、香榧等,该类含有蛋白质、脂肪较丰富;另一类包括栗子、菱角、莲子等,该类含糖较丰富。

（一）花生

花生别名落花生、落生、长生果、长寿果、长果、番豆无花果、地果、唐人豆、花生豆、金豆等。花生被古人称之"人参果"。

很多人认为花生的原产地是南美洲,理由是在巴西曾找到花生属的许多野生种,在秘鲁沿海的史前废墟和墓葬中曾找到距今 2700 多年前的古代花生。据古代记载,秘鲁和巴西的印第安人很早就已栽培花生。中国的花生是明末清初从南美洲传入的。也有人认为,中国早在 2000 多年前的古代文献中已有花生的明确记载,而在新石器时代的原始文化遗址中也多次发现花生炭化果仁,在我国找到的花生最早遗存比南美洲迄今所发现的证据要早1000多年。

1. 营养成分

花生含有丰富的植物性蛋白质、脂肪、维生素、矿物质。专家认为,花生蛋白质可作为人类的蛋白质来源之一,而且十分有发展前景。

将15%~20%的花生蛋白粉加入面包中,不仅可使两种食物起到蛋白质的互补作用,而且还可由于花生蛋白质的乳化性使面包不容易硬化而便于储存。在饮料制品中和罐头制品中加入花生蛋白粉,不仅可增加口味,而且还可使制品溶解度低。花生含有丰富的脂肪与卵磷脂,由此可促进脑细胞的发育,增强记忆力,防止大脑早衰。

2. 功效

花生适用于调理脾胃,增强脾胃功能,是防衰老的长生果。在临床上,花生对于防治心血管疾病方面起到一定的作用。用花生红衣可以治疗出血性疾病。

（二）核桃

核桃别名胡桃、胡桃仁、羌桃。核桃在我国有"长寿果"之称,核桃树本身寿命长,存活数百年。

1. 营养成分

核桃含有蛋白质15.4%,脂肪40%~63%,碳水化合物10%,以及钙、磷、铁、锌、胡萝卜素、核黄素,还有维生素A、B、C、E等营养素。核桃仁的脂肪中,71%是马亚油酸,12%是亚麻酸。

2. 功效

（1）美国巴塞罗那医院的研究表明,核桃比橄榄油含有更多有利于健康的化学成分,核桃能更有效地减低动脉硬化并保持血管弹性。因而专家们建议:每天吃些核桃,消除油腻食物引起的动脉疾病。核桃不仅被人称为具有强肾健脑之功效,而且还可治疗一些病症。

（2）核桃适用于补肾固精、温肺定喘、乌发润肌、润肠通便、肺肾亏虚、久咳气短而喘、遇寒活动加剧、甚则张口抬肩、肾气虚衰、腰痛膝软、耳鸣乏力、阳痿早泄、梦遗滑精、须发早白、大便燥结等。

（3）核桃仁的脂肪中不饱和脂肪酸能净化血液,清除血管壁杂质,消耗体内积蓄的饱和脂肪,因此能有效防治心脑血管疾病。胆石主要是由于食物中的黏蛋白与胆汁中的钙离子和非结合型胆红素相结合而成,核桃仁中所含的丙酮酸能阻止黏蛋白和钙离子、非结合型胆红素的结合,并能使其溶解、消退和排泄,因此能有效防治胆石症、尿结石。

（4）核桃仁中所含的维生素E可使细胞免受自由基的氧化损害,是医学界公认的抗衰老的物质,因而核桃有"长寿果"之称。

（5）吃核桃仁可滋养血脉、增进食欲、乌须生发,对大脑神经有益,是治疗神经衰弱的辅助剂,能延缓记忆力衰退,具有补脑增智之功。

（三）杏仁

杏仁别名苦杏仁、北杏、光北杏、光中杏。杏仁原产于中亚,西亚、地中海地区,引种于暖温带地区。杏仁是一种十分重要的干果油料及药用树种,居世界四大干果之首。杏仁分为甜杏仁及苦杏仁两种。我国南方产的杏仁属于甜杏仁（又名南杏仁）;北方产的杏仁则属于苦杏仁(又名北杏仁)。

1. 营养成分

杏仁含有蛋白质 25% ,脂肪 47% 。杏仁中含有丰富的钾、钙、磷、铁、铜、镁、胡萝卜素、维生素 PP、维生素 B_2 等营养素。

2. 功效

(1)杏仁祛痰止咳、平喘、润肠、下气开痹等。

(2)苦杏仁多用于伤风感冒引起的咳嗽、多痰、气喘、大便燥结等病症。

(3)甜杏仁具有润肺、止咳、滑肠等作用,适用于肺虚久咳、干咳无痰、大便不爽等病症。

(4)苦杏仁中含有苦杏仁苷,对呼吸中枢有抑制作用,达到镇咳、平喘作用。

(5)苦杏仁苷可特异性地抑制血糖升高。

(6)杏仁是高钾食物,对心脏具有特殊保护作用,明显降低高血脂患者的血脂水平,防治心血管疾病等病症。杏仁含有的磷对脑与神经十分有益。杏仁中含有维生素 B_{17} 及苦杏仁苷,能够选择性杀死癌细胞,对正常细胞几乎无害。

(四)松子

松子别名松子、松子仁、海松子、罗松子。

1. 营养成分

松子含有蛋白质 15.3% ~16.7% ,脂肪 63.5% ,富含亚油酸、亚麻酸等不饱和脂肪酸。松子含有大量矿物质如钙、铁、磷、钾,维生素 E 高达 30% 。

2. 功效

(1)松子祛病强身、软化血管、润肤泽颜、滋阴润肺、润肠通便。

(2)松子具有抗衰老作用。

(3)松子具有预防心血管病作用。调整和降低血脂、软化血管和防治动脉粥样硬化,预防血栓形成。

(4)松子润滑大肠而通便,尤其适用于年老体弱大便秘结者。

(5)松子中的磷和锰含量丰富,对大脑和神经有补益作用,是健脑佳品,对老年痴呆也有良好的预防作用。

(五)榛子

榛子别名榧子、平榛。榛子有"坚果之王"的称呼,与扁桃、胡桃、腰果并称为"四大坚果", 有人将榛子称为"硬果之王"。

1. 营养成分

榛子除了含有蛋白质、脂肪、糖外,所含有的维生素、矿物质也十分可观,每 100g 榛子含有钙 316mg,磷 556mg,铁 8.3mg,此外胡萝卜素、维生素 B_1、B_2、PP 等含量也不少。

2. 功效

(1)榛子具有补益脾胃、滋养气血之功效,能补脾益气、涩肠止泻,适用于脾胃虚弱、少食乏力、便溏腹泻等。

(2)榛子含有人体不能自身合成的不饱和脂肪酸,含量达到 60.5% ,一方面可以促进胆固醇的代谢,另一方面可以软化血管,从而预防和治疗高血压、动脉硬化等心脑血管疾病。

(3)榛子的维生素 E 含量高达 36% ,能有效地延缓衰老,防治血管硬化,润泽肌肤。

（4）榛子的钙、磷含量丰富，是构成人体骨骼、牙齿的主要成分。

（5）榛子中以钾、铁对增强体质、防止衰老都非常有益。

（6）榛子中含有丰富的维生素 A、B_1、B_2 及烟酸，有利于维持正常视力和上皮组织细胞的正常生长和神经系统的健康，有助于提高记忆，防止衰老，有益于儿童的健康发育，明目健脑。

（7）榛子含有甾醇，天然植物甾醇对人体具有重要的生理活性作用，能够抑制人体对胆固醇的吸收，促进胆固醇代谢，抑制胆固醇的生化合成。

（8）榛子含有的天然植物甾醇具有良好的抗氧化性。

（六）葵瓜子

葵瓜子别名葵花籽、葵子。葵瓜子是我国人们最普遍的消闲小食品。

1. 营养成分

葵瓜子含有丰富的蛋白质，不饱和脂肪酸，钾，钙，镁，磷，铁，维生素 A、B_1、B_2、B_3、E，胡萝卜素等营养素。葵花籽所含的脂肪其中亚麻油酸更可高达 55%～70%。

2. 功效

（1）葵瓜子适用于润肠、通便、补脾。

（2）葵瓜子含有维生素 B_3，增强记忆力，可预防癌症、忧郁症、失眠症和心血管等疾病的发生。

（3）葵花籽所含的胡萝卜素可预防皮肤干裂、夜盲。

（4）葵花油是葵花籽榨取而来，所以具有与葵花籽同等的功效，尤其具有防止动脉硬化和高血压的作用。

3. 禁忌

（1）吃太多葵花籽容易加重肝脏负担，形成脂肪肝或肝功能障碍，严重时引发肝硬化或肝坏死。

（2）葵花籽的蛋白质具抑制睾丸成分，男性食用太多，可引发睾丸萎缩，造成不孕，建议育龄男性不宜多食。

（七）栗子

栗子别名尖栗、山板栗。自古栗子就作为珍贵的果品，是干果之中的佼佼者。栗子是我国的特产，具有"干果之王"之誉。

1. 营养成分

栗子的营养价值很高，含有淀粉 62%～70%，蛋白质 5.7%～10.7%，脂肪 2%～7.4%，此外胡萝卜素，维生素 B_1、B_2、PP、C 等多种维生素也较丰富。

2. 功效

（1）栗子适用于养胃健脾、补肾强腰、泄泻及肾虚腰膝无力、小儿筋骨不健等。

（2）栗子所含的多不饱和脂肪酸等防治高血压、冠心病、骨质疏松等疾病，是抗衰老、延年益寿的滋补佳品。

（3）栗子含有核黄素（维生素 B_2），常吃对日久难愈的小儿口舌生疮和成人口腔溃疡有益。

（八）菱角

菱角别名芰、水菱、风菱、乌菱、菱角、水栗、菱实、芰实。菱角是我国著名特产之一，距今已有 3000 多年的栽培历史了。菱角是佳果，亦可作为粮食之用。

1. 营养成分

菱角含有丰富的碳水化合物、蛋白质、植物固醇、多种维生素和矿物质等营养素。

2. 功效

（1）菱角安中补五脏，充饥轻身，可解暑热，解丹毒，解伤寒积热，能止消渴，解酒毒。

（2）菱角中含有一种抗肝癌腹水的物质，菱实的醇浸水液对癌细胞的变性和组织增生均有抑制作用。

（3）菱角缓解皮肤病，辅助治疗小儿头疮、头面黄水疮、皮肤赘疣等多种皮肤病。

（九）莲子

莲子别名湖目、玉蛹、蓬籽、蓬蓬瓢。

1. 营养成分

莲子含有蛋白质、脂肪、糖、钙、磷、铁，还含有其他多种维生素、微量元素等营养素。

2. 功效

（1）莲子具有补脾止泻、益肾涩清、养心安神的功效，适用于遗精带下、心悸失眠、夜寐多梦、失眠、健忘、心烦口渴、腰痛脚弱、耳目不聪、遗精、淋浊、妇女崩漏带下及胃虚不欲饮食等病症。

（2）莲子具有构成骨骼和牙齿的成分，还有促进凝血，使某些酶活化，维持神经传导性，镇静神经，维持肌肉的伸缩性和心跳的节律等作用。

（3）莲子对治疗神经衰弱、慢性胃炎、消化不良、高血压等也有一定功效。

（4）莲子心味道极苦，却有显著的强心作用，扩张外周血管，降低血压。

（5）莲子心还有很好的祛心火的功效，可以治疗口舌生疮，并有助于睡眠。

三、如何食用豆类与坚果类

（一）豆类必须煮熟

因为生豆类含有一些有害机体的物质，如大豆中含有抗胰蛋白酶，其抑制胰蛋白酶的作用，由此影响蛋白质的分解，经过煮熟的大豆其抗胰蛋白酶被破坏。

生大豆的细胞壁含有的粗纤维可使大豆蛋白质难以与消化酶接触，由此影响对食物蛋白质的消化，煮熟的大豆细胞壁被软化。生大豆含有的皂角素刺激胃肠道，煮熟的大豆可将此物质破坏。食用大豆时的消化率：干炒的大豆低于煮熟的大豆，煮熟的大豆低于豆制品。

（二）混合食用

大豆中缺乏蛋氨酸，如果与谷类食物混合食用可利用谷类食物中富含的蛋氨酸，同时还可补充谷类食物中缺乏的赖氨酸、亮氨酸、苏氨酸等限制氨基酸，从而起到互补作用。

日常饮食中可采用煮大米粥时加些豆类，蒸馒头时可在白面里加些豆面，将玉米面里加些豆面，炒菜时可与豆制品混合烹调等方法。

（三）碱的副作用

熬绿豆汤或者豆粥时不宜放碱，以免破坏豆类中的维生素，同时也影响绿豆等的清热解毒作用。

（四）豆制品不宜代替蔬菜

粉丝、凉粉、粉皮等豆制品吃起来滑润爽口,但是这些制品在加工过程中损失了大部分的营养素,因此不宜将此类食品代替蔬菜。

（五）喝豆浆的注意事项

（1）忌未煮透:豆浆食用时要煮沸后再煮几分钟,因为豆浆中含有对人体有害的皂毒素,这种毒素只有加热到90℃以上才能被破坏,当豆浆加热到80℃左右时皂毒素受热膨胀,会形成假沸产生泡沫上浮,如果喝这种半生不熟的豆浆,就会发生恶心、呕吐等中毒症状。

（2）忌用暖瓶装豆浆:因为豆浆中的皂苷物能够除掉暖瓶中的水垢,同时有利于细菌生长繁殖。

（3）忌过量饮用:过量饮用可引起消化不良。

（4）忌用豆浆冲鸡蛋:有人喜欢用豆浆冲鸡蛋,认为可以补上加补。豆浆中含有胰蛋白酶的抑制物质,可以抑制人体胰蛋白酶的活性,影响蛋白质的吸收。生鸡蛋的蛋白中,含有黏液性蛋白,可和胰蛋白酶结合,阻碍蛋白质的分解。用豆浆冲生鸡蛋,会影响两者蛋白质的吸收和利用。

（六）不食污染花生

去壳花生容易被黄曲霉菌污染,因此在储存时应该注意环境的卫生、温度、湿度,另外储存时间不宜过长,一旦发生污染便不可再食用。

（七）不可生食菱角

菱角外壳附有姜片虫的蚴虫,食用后可患"姜片虫病"。

第四节　蔬菜的营养有效食用

19世纪以前,西方国家的一些科学家们认为,食物的营养价值取决于食物中所含有的蛋白质、脂肪、糖三大营养素的数量多少。

然而在实践中并非如此,一些人因为在日常饮食中缺乏蔬菜而产生一些疾病,甚至导致死亡。科学家们经过研究发现,蔬菜中含有的一些维生素与矿物质都是人体内所需要的重要的营养素。

一、蔬菜的分类

各种蔬菜按照植物的结构部位可分为以下几类:

（1）叶菜类:包括大小白菜、油菜、菠菜等绿叶蔬菜,叶菜类含钙、铁、胡萝卜素等丰富。

（2）根茎类:包括萝卜、马铃薯、芋头、葱、蒜等,根茎类含维生素C等丰富。

（3）豆荚类:包括扁豆、豇豆等,鲜荚类含蛋白质、维生素B族等丰富。

（4）瓜茄类:包括冬瓜、黄瓜、苦瓜、茄子、番茄、青椒等,瓜茄类含胡萝卜素丰富。

（5）花菜类:包括菜花、黄花菜、各种豆芽等。

二、蔬菜的营养价值

各类蔬菜的特点是含有大量的水分,其含水量可达到90%以上。蔬菜类的糖、蛋白质、脂肪的含量甚至为零。蔬菜类是维生素、矿物质的重要来源。各类蔬菜中含有的维生素 B_2、PP、B_6、生物素、叶酸、泛酸等均十分丰富。还有丰富的钾、钙、镁、铁、钠、铜、碘等元素,尤其绿叶蔬菜中含量最高。

蔬菜类含有一些特殊成分:黄瓜中含有丙醇二酸,有助于抑制各种食物中的碳水化合物在体内转化为脂肪。白萝卜含有辛辣成分芥子油,具有促进脂肪类物质更好地进行新陈代谢的作用,可避免脂肪在皮下堆积。辣椒中含有丰富的辣椒素,能促进脂质代谢,并可溶解脂肪,抑制脂肪在体内蓄积。绿色、黄色、紫色、橘色类蔬菜含有丰富的维生素 E 和胡萝卜素,能有效抵抗不饱和脂肪酸被过多的氧化,抑制"老年斑"的生成,细胞的代谢功能趋于正常,因此可抗衰老。

（一）白菜

白菜别名大白菜、菘。白菜古时候称为"菘"。我国北方居民有句俗话,"百菜不如白菜"。

白菜原产于我国北方,通常指大白菜,包括小白菜以及由甘蓝的栽培变种结球甘蓝,即"圆白菜"或"洋白菜"。

白菜种类很多,北方的大白菜有山东胶州大白菜、北京青白、天津青麻叶、东北大矮白菜、山西阳城的大毛边等。

1. 营养成分

白菜可食用部分92%,每100g 中所含能量88kJ、水分93.6g、蛋白质1.7g、脂肪0.2g、膳食纤维0.6g、碳水化合物3.1g、胡萝卜素250μg、视黄醇当量42μg、硫胺素0.06mg、核黄素0.07mg、烟酸0.8mg、维生素 C 47mg、维生素 E 0.92mg、钾30mg、钠89.3mg、钙69mg、镁12mg、铁0.5mg、锰0.21mg、锌0.21mg、铜0.03mg、磷30mg、硒0.33μg 等营养素。

2. 功效

（1）通利肠胃、除胸烦、解酒渴、消食下气、治瘴气、清热解毒。

（2）大白菜含有较多的铁,可以防治缺铁性贫血。

（3）大白菜含有丰富的钙与磷,有益于儿童长骨坚齿,并防治骨质疏松症。

（4）大白菜含有的膳食纤维素促进肠蠕动,防治痔疮和结肠癌的发生。

（二）萝卜

萝卜别名莱菔、芦菔。萝卜品种极多,常见的有红萝卜、青萝卜、白萝卜、水萝卜和心里美等。人们称萝卜为"土人参"。

1. 营养成分

各种萝卜都是营养丰富的食物。白萝卜富含钙质及磷、钾、铁和维生素 A、维生素 B 等,尤其是维生素 C 含量很高,抗氧化及抑制细胞老化效果明显。白萝卜含有很多消化酵素淀粉,能防止胃酸过多,对促进消化功能作用很大,适合胃炎患者食用。胡萝卜的原产地为北欧,于元代时传入我国。胡萝卜除了含有较多的钾、钙、磷、铁等无机盐外,更主要的是含有丰富的胡萝卜素,胡萝卜素可被小肠壁转变为维生素 A,对于用眼过度起到缓解疲劳的作用。

2. 功效

（1）《新修本草》说:萝卜散服及泡煮服食,下大气、消谷和中、祛痰癖、肥健人。

（2）萝卜中的一些酸能够分解亚硝胺,使致癌物失去作用。

（3）萝卜含有的膳食纤维,促进肠道蠕动。

（4）萝卜含有的木质素提高体内免疫细胞的吞噬癌细胞能力。

（5）萝卜含有的氧化酶分解胃中的淀粉、脂肪等物质,并且顺气化食。

（6）萝卜含有杀菌素抵抗传染病对体内侵袭,生吃萝卜可以预防白喉、脑膜炎、感冒等疾病。

（三）葱

葱民间有莱伯、和事草之称。原产于西伯利亚,我国栽培历史悠久。

1. 营养成分

葱的主要营养成分是蛋白质、糖类、胡萝卜素(主要在绿色葱叶中含有)、膳食纤维以及磷、铁、镁等矿物质。

2. 功效

（1）除肝中邪气,安中利五脏,杀百药毒。

（2）葱叶含有多种低聚糖与膳食纤维,可以预防感冒、风寒、疮痈肿痛、跌打损伤。

（3）葱茎含有挥发油、脂肪酸、多种维生素等,治疗阴寒腹痛、虫积内阻、大小便不通、痢疾、痈痛等疾病。

（4）葱根治疗风寒头痛、喉疮、冻疮等病症。

（5）葱籽治疗阳痿、目眩。

（四）蒜

蒜别名为胡蒜、独蒜、葫、独头蒜。原产亚洲西部,我国早在 2000 多年前就开始种植。大蒜的适应性强,在我国南北均有种植。

1. 营养成分

每 100g 含水分 69.8g、蛋白质 4.4g、脂肪 0.2g、碳水化合物 23.6g、钙 5mg、磷 44mg、铁 0.4mg、维生素 C 3mg。蒜还含有硫胺素、核黄素、烟酸、蒜素、柠檬醛以及硒和锗等微量元素。蒜含挥发油约 0.2%,油中主要成分为大蒜辣素,具有杀菌作用,是大蒜中所含的蒜氨酸受大蒜酶的作用水解产生。蒜含多种烯丙基、丙基和甲基组成的硫醚化合物等。蒜中含有"蒜胺",这种物质对大脑的益处比维生素 B 强。

2. 功效

（1）其气熏烈,能通五脏达诸窍、祛湿寒、僻邪恶、消痈肿、化症积肉食。

（2）大蒜的药用作用在国内外具有悠久历史,古希腊运动员曾经以大蒜为保健食品。古罗马曾经用大蒜治疗伤风、咳喘、麻疹、惊厥等病症。古波斯人发现大蒜增进血液循环。印度医师发现大蒜促进智力、洪亮嗓音。

（3）大蒜含有抗菌物质蒜辣素,对痢疾杆菌、大肠杆菌、伤寒杆菌、白喉杆菌、霍乱弧菌、金黄色葡萄球菌等具有极强的杀菌能力,大蒜能够杀灭阴道滴虫。19 世纪大蒜被发现具有抗菌活性。大蒜是天然的抗生素,几乎没有任何毒副作用。大蒜也因此而享有了"胃肠消毒剂"的美称,同时细菌对大蒜几乎产生不了抗药性。

（4）大蒜含有高活性物质,降低血脂,防止血液凝固,从而防治动脉粥样硬化。

（5）大蒜含有非活化酶蒜酶,可以使烹调中的肉类所含有的蛋白质发生变性而容易被体内吸收,同时提高维生素 B_1 的吸收率。

(6)大蒜由于能够增强维生素 B_1 的效应,由此具有健脑作用。

(7)大蒜增强体内免疫力,提高体内的新陈代谢。

(8)大蒜预防放射性物质对体内的危害。

(9)大蒜对亚硝胺的化学合成具有阻断作用,因为大蒜中所含有的巯基化合物可以有效地阻断亚硝胺的合成,从而起到防癌作用。研究人员收集了很多有关大蒜和癌症之间关系的数据,这些数据来自包括中国、意大利、瑞典、荷兰等很多国家。总之与不怎么吃蒜的人相比,喜欢吃蒜的人(每天吃 6 瓣以上),患结肠癌的概率下降30%,患胃癌的概率下降50%。大蒜在预防前列腺癌、喉癌、膀胱癌和乳腺癌方面也有一定疗效。

(10)大蒜中富含抗氧化剂,能明显降低血清中的过氧化脂质含量,改善和增强体质,提高机体免疫力。有学者将大蒜和人参进行比较,发现蒜氨酸和大蒜的乙醇提取液的体外抗氧化活性甚至优于人参,有明显的延缓衰老作用。

(11)国内的研究也证实,大蒜制剂提高机体对葡萄糖的耐受量,并降低过高的血糖水平。大蒜能促进胰岛素分泌,增强组织细胞对葡萄糖的吸收作用,提高人体对葡萄糖的耐受能力。

总之,在世界多数民族通用的食品中,大蒜称为优秀的食物之一。现代文明病可以在产生"不文明气息"的大蒜身上找到解药。

(五)姜

姜的别名:生姜、黄姜、均姜、还魂草。姜原产印度、马来西亚,我国自古栽培。姜供食用的部位为不规则的块茎,呈灰白或黄色,具有辛辣味,姜按用途和收获季节不同而有嫩姜和老姜之分。姜是一种极为重要的调味品,同时也可作为蔬菜单独食用,而且还是一味重要的中药材。

1.营养成分

姜含有维生素 B_1 0.01mg、B_2 0.04mg、B_6 0.13mg、C 5mg、E 0.2mg、A 30μg,胡萝卜素0.18mg,叶酸 8μg,泛酸 0.6mg,烟酸 0.4mg,钙 46mg,铁 2.1mg,磷 42mg,钾 387mg,钠28.2mg,锌 0.34μg,硒 0.56μg 等营养素。姜的辣味成分主要有姜酮、姜醇、姜酚三种。

2.功效

(1)发散风寒、化痰止咳,又能温中止呕、解毒,常用于治疗外感风寒及胃寒呕逆等证。

(2)生姜具有解毒杀菌的作用,日常我们在吃松花蛋或鱼蟹等水产时,通常会放上一些姜末、姜汁。

(3)生姜中的姜辣素进入体内后,能产生一种抗氧化酶,具有很强的对付氧自由基的本领,比维生素 E 还要强。吃姜能抗衰老,老年人常吃生姜可除"老年斑"。

(4)姜的提取物能刺激胃黏膜,引起血管运动中枢及交感神经的反射性兴奋,促进血液循环,达到健胃、止痛、发汗、解热的作用。

(5)姜的挥发油能增强胃液的分泌和肠壁的蠕动,从而帮助消化。

(6)姜中分离出来的姜烯、姜酮的混合物有明显的止呕吐作用。

(7)姜提取液具有显著抑制皮肤真菌和杀灭阴道滴虫的功效,可治疗各种痈肿疮毒。

(8)姜中提取姜醇是一种有效的强心剂,有利于防治心脏病。

（9）姜降低血液胆固醇含量和防治血液凝固。

（10）姜可以起到某些抗生素作用，尤其对抗沙门菌效果显著。

（11）姜的汁液在一定程度上抑制癌细胞生长。

（12）姜可减轻眩晕、恶心、呕吐等症状。

（13）姜可减轻关节炎的疼痛和消退肿胀。

（六）苦瓜

苦瓜别名锦荔枝。

1.营养成分

苦瓜营养价值极高，含有多种营养成分，富含维生素 B_1、维生素 C 等营养素。苦瓜中含有类似胰岛素的物质——多肽－P，有降低血糖的作用。苦瓜还含有一种蛋白脂类物质，具有刺激和增强动物体内免疫细胞吞食癌细胞的能力。苦瓜富含"第七类"营养素——膳食纤维。

2.功效

（1）气味苦寒除邪热、解劳乏、清心明目、益气壮阳。

（2）临床上，苦瓜具有降低血糖、降低血压、调节血脂、提高免疫功能、抗癌、促进食欲助消化的作用。

（七）丝瓜

丝瓜别名蛮瓜。丝瓜的原产地为亚热带的印度尼西亚。

1.营养成分

丝瓜中含有蛋白质、脂肪、碳水化合物、粗纤维、钙、磷、铁、瓜氨酸及核黄素、B 族维生素、维生素 C，还含有人参中所含的成分皂苷。皂苷类物质、丝瓜苦味质、黏液质、木胶、瓜氨酸、木聚糖和干扰素等特殊物质具有一定的特殊作用。

2.功效

（1）丝瓜具有祛风湿、通经络之功效。

（2）丝瓜可以提高免疫功能，延缓衰老。

（八）南瓜

南瓜别名番瓜、倭瓜、金瓜。南瓜的原产地为非洲，可能于西汉时传入我国。

1.营养成分

每 100g 南瓜含蛋白质 0.6g、脂肪 0.1g、碳水化合物 5.7g、膳食纤维 1.1g、钙 10mg、磷 32mg、铁 0.5mg、胡萝卜素 0.57mg、核黄素 0.04mg、烟酸 0.7mg、抗坏血酸 5mg。南瓜还含有瓜氨素、精氨酸、天门冬素、葫芦巴碱、腺嘌呤、葡萄糖、甘露醇、戊聚糖、果胶等。南瓜中对人体的有益成分还有：多糖类、氨基酸、活性蛋白、类胡萝卜素及多种微量元素等营养素。

2.功效

（1）南瓜具有补脾、暖胃、消炎、止痛、益气、杀虫等功效。

（2）南瓜子杀灭血吸虫幼虫和绦虫；生吃南瓜肉可以除蛔虫；生南瓜捣烂外用治疗烧伤；南瓜藤水煎服用治疗胃痛；南瓜根水煎服用治疗便秘、小便涩疼。

（3）近年国内外专家发现南瓜的新疗效，日本专家发现以南瓜为主食的村庄，没有出现糖尿病和高血压患者。南瓜对溃疡病具有良好的食疗作用，因为南瓜中的果胶保护胃肠黏膜并抑制胃酸过多,从而促进溃疡愈合。

(4)南瓜防治动脉硬化,因为南瓜中的果胶与体内多余的胆固醇结合。

(5)南瓜清除体内的有害物质,包括细菌毒汁、重金属、放射性元素、农药、亚硝酸盐等。

(6)南瓜对肾脏病和肝炎等疾病具有较好的疗效。

(九)葱头

葱头别名洋葱。葱头的原产地为西南亚,在欧美称它为"菜中皇后",美国 19 世纪时,一位美食家曾经说过"没有葱头就不会有烹调艺术"。

1. 营养成分

葱头每 100g 中约含水分 88g、蛋白质 1.1g、碳水化合物 8.1g、粗纤维 0.9g、脂肪 0.2g、胡萝卜素 0.02mg、维生素 B_1 0.03mg、维生素 B_2 0.02mg、维生素 C 8mg、维生素 E 0.14mg、钾 147mg、钠 4.4mg、钙 40mg,以及硒、锌、铜、铁、镁等营养素。葱头除含一般营养素外,还含有杀菌、利尿、降脂、降压、抗癌等生物活性物质。

2. 功效

(1)葱头具有润肠、理气和胃、健脾进食、发散风寒、温中通阳、消食化肉、提神健体、散瘀解毒的功效。

(2)葱头中含有较强的血管舒张物质,可减少外周血管和心脏冠状动脉的阻力,对抗体内儿茶酚胺等升压物质,促进钠盐的排泄,从而使血压下降。

(3)苏联曾经有一位顽固性高血压患者,在每年葱头大量上市季节,他的血压就恢复正常,后来发现他喜欢吃葱头。

(4)近年荷兰科学家发现,葱头中含有类黄酮抗氧化剂,由此防治动脉壁增厚,从而降低动脉硬化并且降低血脂。

(5)葱头中含有较多的半胱氨酸,可以推迟细胞的衰老而延年益寿。

(十)菜花

菜花别名花椰菜。西方人称菜花为"天赐药物"。菜花分白、绿色两种,绿色的又叫青花菜。

1. 营养成分

菜花富含蛋白质、脂肪、碳水化合物、膳食纤维、维生素及矿物质。其中维生素 C 含量较高,每 100g 中含维生素 C 85~100mg,比大白菜高 4 倍,胡萝卜素含量是大白菜的 8 倍,维生素 B_2 的含量是大白菜的 2 倍。相比之下,绿色菜花的胡萝卜素含量高过白色菜花。花菜还含有大量维生素 A、B、K、U、烟酸、钙、磷、铁、蛋白质、糖等营养素。研究人员发现菜花中含有萝葡硫素,能杀死胃溃疡及癌症的幽门螺杆菌。

2. 功效

(1)强肾壮骨、补脑填髓、健脾养胃、清肺润喉。

(2)菜花对肺部疾病具有独特功效,包括爽喉、润肺、止咳。

(3)菜花还具有抗癌作用。

(十一)番茄

番茄别名西红柿、洋柿子。拥有"金苹果"之称的番茄,其原产地为南美洲的秘鲁,被称为神奇的菜中之果。

1. 营养成分

番茄含有的维生素 C 为其他蔬菜的数倍,而且番茄为酸性食物,由于维生素 C 在酸性环境中受到保护,因此经过加热后维生素 C 损失较少。番茄含有的胡萝卜素、烟酸、维生素 B_1 以及无机盐均较高。番茄含有丰富的维生素 A 原及叶酸、钾等营养素。据营养学家研究测定:每人每天食用 50～100g 鲜番茄,可满足人体对几种维生素和矿物质的需要。

2. 功效

(1)番茄所含的"番茄素",有抑制细菌的作用,所含的苹果酸、柠檬酸和糖类有助消化的功能。番茄具有止渴、促消化、清热解毒作用。

(2)番茄可防治癌症、心脑血管疾病、夜盲症、脚气病、赖皮症等病症。

(3)番茄中含有的番茄素有助于消化与利尿,因此常吃番茄对肾脏疾病有益。

(十二)冬瓜

冬瓜别名白瓜、濮瓜、枕瓜(因为该瓜酷似枕头)、水芝。

1. 营养成分

冬瓜含有蛋白质,糖类,粗纤维,胡萝卜素,维生素 B_1、B_2、C,烟酸等营养素。冬瓜钾含量高、钠含量低。

2. 功效

(1)润肺生津、化痰止咳、利尿消肿、清热祛暑、解毒排脓。

(2)冬瓜适合高血压、肾脏病、水肿病、糖尿病患者食用。

(3)冬瓜具有减肥作用,因为冬瓜含有的成分可以有效地抑制糖转化为脂肪。

(十三)空心菜

空心菜别名竹叶菜、通菜、藤菜。

1. 营养成分

空心菜含有蛋白质,脂类,糖类,无机盐,烟酸,胡萝卜素,维生素 B_1、B_2、C 等营养素。

2. 功效

(1)解暑行水、清热解毒、凉血止血、润肠通便。

(2)可通便防癌、降低血糖,具有很强的排毒功能,提高吞噬细胞吞食细菌活力。

(十四)卷心菜

卷心菜别名球甘蓝、圆白菜、洋白菜、莲花白。

1. 营养成分

卷心菜每 100g 的能量 22kcal、蛋白质 1.5g、脂肪 0.2g、碳水化合物 4.6g、叶酸 20.9μg、膳食纤维 1g、维生素 A 12μg、胡萝卜素 70μg、硫胺素 0.03mg、核黄素 0.03mg、烟酸 0.4mg、维生素 C 40mg、维生素 E 0.5mg、钙 49mg、磷 26mg、钾 124mg、钠 27.2mg、镁 12mg、铁 0.6mg、锌 0.25mg、硒 0.96μg、铜 0.04mg、锰 0.18mg 等营养素。

2. 功效

(1)益肾补髓、壮筋骨、益心力、明耳目、利五脏。

(2)具有提高免疫力、增进身体健康、延缓衰老、防治高血压、增强骨质的作用。

(3)具有保护黏膜细胞的作用,对胃炎及胃溃疡的防治有较好的临床效果。

（十五）菠菜

菠菜别名菠棱。菠菜的原产地为波斯,于西汉时传入我国。

1.营养成分

菠菜含有丰富的维生素 B、C,胡萝卜素,蛋白质及铁、钙、磷等矿物质。

2.功效

(1)菠菜具有补血止血、利五脏、通肠胃、调中气、活血脉、止渴润肠、敛阴润燥、滋阴平肝、助消化的功效。

(2)菠菜有助于治疗缺铁性贫血、夜盲症、糖尿病、高血压、咳嗽气喘等病症。

（十六）油菜

油菜别名丢苔,此菜易起苔,故名丢苔。

1.营养成分

油菜含有蛋白质,维生素 A、B_1、B_2、B_6、B_{12}、C、D、E,胡萝卜素,叶酸,泛酸,烟酸,钙,铁,磷,钾,钠,铜,镁,锌,硒等。

2.功效

(1)活血化瘀、润便利肠、消肿解毒、行滞止血。

(2)食用油菜可预防口腔溃疡、齿龈出血、牙齿松动等病症。

(3)油菜与油菜子治疗腰腿麻痹、难产、乳腺炎、妇女盆腔炎、小儿蛔虫肠梗阻、颈背生疮等病症。

(4)油菜外用治疗丹毒等。

（十七）芹菜

芹菜别名香芹,包括水芹菜和旱芹菜两种。

1.营养成分

芹菜营养十分丰富,含有铁、铜、磷等元素较多。100g 芹菜中含蛋白质 2.2g、钙 8.5mg、磷 61mg、铁 8.5mg 等营养素。蛋白质含量比一般瓜果蔬菜高 1 倍,铁含量为番茄的 20 倍左右,芹菜中还含有丰富的胡萝卜素和多种维生素等。

2.功效

(1)芹菜叶茎中含有挥发性的甘露醇,别具芳香,能增强食欲,还具有保健作用。药用以旱芹菜效果为佳。

(2)平肝降压、镇静安神、利尿消肿、养血补虚、清热解毒。

(3)对治疗高血压、头晕头痛、妇女经血不调、尿路感染、肝炎等病症有帮助。

(4)有助于防治缺铁性贫血、软骨病、防治动脉硬化与肺部疾病等病症。

（十八）韭菜

韭菜别名山韭、长生韭、丰本、扁菜、懒人菜、草钟乳、起阳草,还被称为"一束金"。

1.营养成分

韭菜每 100g 含有蛋白质 2～2.85g、脂肪 0.2～0.5g、碳水化合物 2.4～6g、膳食纤维 0.6～3.2g。还含有大量的维生素,如胡萝卜素 0.08～3.26mg、核黄素 0.05～0.8mg、烟酸 0.3～1mg、维生素 C 10～62.8mg。韭菜含的矿物质元素也较多,如钙 10～86mg、磷 9～51mg、铁0.6~2.4mg等营养素。此外,韭菜含有挥发性的硫化丙烯,因此具有辛辣味,有促进食欲的作用。

2.功效

(1)行气、散血、解毒。

(2)韭菜可防治高血脂、冠心病;韭菜茎对妇女赤白带下有较好的疗效。

(3)韭菜根和韭菜籽治疗阳痿、早泄、遗精、腰膝酸软、妇女白带等病症。

(4)韭菜还有助于治疗急性胃炎、烧烫伤、外痔、孕期恶心呕吐、小儿尿床、便秘、扭伤、癣疮等病症。

(十九)茄子

茄子别名茄瓜、矮瓜。茄子的原产地为印度和泰国,晋代传入中国。

1.营养成分

茄子含有蛋白质、脂肪、碳水化合物、维生素及钙、磷、铁等营养素。

2.功效

(1)茄子具有清热止血、消肿止痛的功效,适用于热毒痈疮、皮肤溃疡、口舌生疮、痔疮下血、便血、衄血等病症。

(2)茄子可增强大脑和神经系统功能。

(3)茄子是抗癌抗衰的佳蔬。

(4)茄子含丰富的维生素P,增强人体细胞间的黏着力,增强毛细血管的弹性,减低毛细血管的脆性及渗透性,防止微血管破裂出血。

(5)茄子还有防治坏血病及促进伤口愈合的功效。

(6)茄子含有龙葵碱,能抑制消化系统肿瘤的增殖,对于防治胃癌有一定效果。

(7)茄子含有维生素E,有防止出血和抗衰老功能。

(8)哮喘者不宜多吃茄子。

(9)茄子秋后味偏苦,性凉,脾胃虚寒、体弱、便溏者不宜多食。

(二十)香菜

香菜别名胡荽、元荽。

1.营养成分

香菜含有蛋白质、胡萝卜素、钙、磷、铁等。经科学分析,香菜中胡萝卜素的含量为番茄、黄瓜、茄子、菜豆的10倍以上,钙、铁的含量也高于其他许多叶类蔬菜。此外,香菜嫩茎叶中还含有甘露醇、正葵醛、壬醛和芳樟醇等一类挥发油物质,是具有特殊香味的主要原因,具有刺激食欲、增进消化等功能。

2.功效

(1)香菜促进血液循环;香菜具有解毒透发麻疹之功效;临床上常用香菜治疗流感、伤风咳嗽、痰多、胃弱、消化不良等病症。

(2)预防感冒。香菜里有大量的维生素C,预防感冒及轻微的喉咙痛、喉咙发炎等。

(3)杀菌清热。香菜解虾蟹毒,对于冬末初春时,儿童易发的麻疹也有杀菌、清热排毒及除疹解燥等功效。

(4)健胃发汗。香菜的茎和叶也有丰富的维生素C和胡萝卜素,能促进食欲与消化。

（5）促进循环系统。香菜含有大量的维生素与矿物质,在治疗神经衰弱、肾脏结石或发炎、糖尿病、低血压等疾患时,都是食疗的好帮手。

（6）美白肌肤。日本研究发现,香菜有助于排除体内砷毒,可美白净肤,去除黑斑粉刺。

（7）强精固本。香菜是男性最便宜的强精补品。

（二十一）辣椒

辣椒别名辣茄、番椒、大椒、甜椒、灯笼椒、柿子椒、菜椒。辣椒的原产地为美洲,于明代时传入我国。辣椒的品种有 30 多种,培育出来的品种还有红、黄、紫等多种颜色。

1. 营养成分

辣椒含有维生素 A、B_1、B_2、B_6、B_{12}、C、D、E、K 等。辣椒还含有生物素、胡萝卜素、叶酸、泛酸、烟酸、钙、铁、磷、钾、钠、铜、镁、锌、硒等。辣椒含有的维生素 C 是各种蔬菜之首,同时还含有辣椒素、胡萝卜素等营养素。国外辣椒具有"红色药材"之称。

2. 功效

（1）辣椒特有的味道和所含的辣椒素有刺激唾液分泌的作用,能增进食欲,帮助消化,促进肠蠕动,防止便秘。

（2）散寒除湿、开郁祛痰、消食、杀虫、解毒、治呃逆、止泻痢、驱风行血。

（3）辣椒适用于伤风感冒、风湿、疟疾、气管炎、早期腮腺炎等病症。

（4）辣椒外用治疗溃烂的冻疮。

（5）近年发现经常性地适量摄入辣椒具有抗癌作用。

（二十二）黄瓜

黄瓜别名胡瓜。黄瓜的原产地为印度,于西汉时传入我国。

1. 营养成分

黄瓜含有碳水化合物、脂肪、蛋白质、纤维素、维生素 C 等营养素。

2. 功效

（1）解渴、润滑、生津、清热、除燥。

（2）黄瓜抗衰老、降血糖、防酒精中毒,适用于肥胖、高血压、高血脂、水肿患者。

（3）黄瓜的苦味成分为葫芦素,其具有抗癌作用。

（4）黄瓜具有美容作用。

三、如何科学食用蔬菜类

（一）减少有害物质的摄入

1. 影响体内健康的物质

菠菜、莴笋、青蒜、葱头、茭白等均含有较多的草酸,草酸可与钙结合形成不溶解的草酸钙,从而影响钙的吸收与利用。另外长期食用含有草酸高的食物还容易产生肾结石。对于这类蔬菜的食用,可采用烹调前用开水烫煮后再烹制,可破坏其所含有的草酸（对于不含有草酸的蔬菜不应该采用此方法,以避免营养素的损失）。

2. 皂苷类、龙葵素物质

扁豆等蔬菜含有较多的皂苷类物质;发芽的马铃薯含有一种对人体有害的生物碱,称龙葵素,对人体胃肠黏膜有刺激作用,并有溶血及麻痹呼吸中枢的作用。发芽的马铃薯的芽眼、芽根和变绿的部位含量更高,人吃了会有咽喉痒、恶心、呕吐、腹痛等症状,重者会死亡;鲜黄花菜含有秋水仙碱,食用后均可引起体内中毒。以上蔬菜在烹调时应该煮熟、烧烂。

3. 有毒配糖生物碱

近年科学家发现,马铃薯的皮中含有有毒配糖生物碱,食用后对身体有害,因此最好去皮食用。

4. 有些蔬菜不宜过多食用

辣椒中含有的辣椒素食用过量后可使胃黏膜形成炎症。

(二)烹制时减少营养素的损失

1. 制作

蔬菜应该先洗后切,切后随即下锅;炒菜时要急火快炒,尤其绿叶蔬菜不能炒得时间长;烹调时不要放较多的水,更不能够弃汤弃汁。

2. 烹调

烹调时不能放过多的烹调油,过多的烹调油使调料不容易渗入蔬菜内,影响菜肴的滋味,同时过多的烹调油容易使消化液与食物不能够完全混合,不利于消化吸收,甚至诱发胆囊炎、胰腺炎等病症。

3. 加碱

有的人为了增加菜肴的鲜绿色而加一些碱,这种作法破坏蔬菜中的一些营养素。

4. 加盐

烹调时不要过早加盐,否则使蔬菜的渗透压增大,这样会使水溶性维生素溶出,从而被氧化和流失。在烹调时可加些醋,这样可保护维生素 C 不受破坏。

5. 带馅的面食

北方人喜欢吃饺子、包子等带馅的面食,但是蔬菜在切碎加工以及拌制调味过程中将失去大量的水分,按照传统制作方法必须将水分挤掉,这样的结果是大量的维生素与矿物质均随着水分流失,剩下的多是膳食纤维,为了减少菜馅中的营养素流失就应该改进这种传统制作方法。方法如下:①将蔬菜切碎后不要用力挤水,而是让其自然沥干。②将菜馅中沥出来的菜汁用淀粉勾芡,再搅拌到菜馅中。③将菜汁搅拌到肉馅中。④将菜汁加入汤中饮用。以上方法最大限度地保存和利用蔬菜中的营养素。

(三)避免食用污染的蔬菜

据国内外有关资料表明,每日随着食物、水、空气进入人体的农药总量的百分比是:有机氯类农药分别为93%、6%、1%;有机磷类农药分别为84%、10%、6%,可见通过食物进入人体的农药量是重要途径。

1. 清除农药

蔬菜由于生长期短,病虫害重,因此需要多次施用农药,在采收时蔬菜中农药残留量较高,如果超过国家规定的安全标准可出现中毒,在全国范围内农药中毒现象时有发生。

农药进入体内后不仅可出现急性中毒,同时也可由于农药在体内的逐渐积累而产生慢性中毒,使人出现肌肉麻木、慢性咳嗽、致癌、致畸等病症。

目前种植菜不可能完全不施用农药,同时一些食品卫生监督部门对蔬菜的检测缺乏严格的制度,如蔬菜上市前检测制度、上市后的抽样检测制度等,这样就很难避免市场上出现污染的蔬菜。由此就需要人们具有自我保护意识而采取一些防护措施,一般掌握在食用前用食用碱水浸泡、认真清洗。有关专家经过实验证实,这种方法可清除农药。另外刚刚采摘往往还带有农药残留的蔬菜,存放一些时间,有害物质也会逐渐分解衰减。

2. 清除病菌和寄生虫卵

蔬菜的污染还存在病菌和寄生虫卵的污染,因此盐水清洗和浸泡对清除病菌和寄生虫卵具有良好的效果。

3. 隔夜的熟白菜不宜再食用

绿叶蔬菜不能长时间焖煮;烧熟的绿叶蔬菜也不能放置时间过久,冬季人们常吃大白菜,但隔夜的熟白菜一般不宜再食用。

以上不注意可使绿叶蔬菜在细菌的作用下,将还原的硝酸钠转变为亚硝酸钠,此物质不仅可使体内的血红蛋白丧失携氧能力,还可形成亚硝胺化合物而致癌。

(四)避免蔬菜储存的污染

蔬菜在采收后仍然有生命活动,继续不断地发生着生理与生化的变化。如采收后的蔬菜仍然具有呼吸作用,因为其酶系统仍然参与氧化过程,结果使蔬菜中的各种营养素分解消耗,从而质量下降,使其不耐储存,甚至由于代谢的最终产物在蔬菜内堆积而代谢失常,使其出现腐烂。另外采收后的蔬菜中水分迅速蒸发使蔬菜出现枯萎等现象,这样加剧了有机物的分解而有利于微生物的生长繁殖。

1. 不要日晒太久

由于以上诸种因素给蔬菜的储存带来了不利,因此在储存中需要注意不要在日光下久存,不仅防止细菌的作用,同时防止蔬菜中的硝酸盐还原成为亚硝酸盐。储存中注意避免环境温度高、湿度大,防止蔬菜的污染。

2. 冷藏蔬菜

一项新的研究显示,有些冷藏蔬菜比超市里反季节出售的进口“新鲜”蔬菜更有益健康。研究人员说,一些看上去很新鲜的蔬菜在长途跋涉后流失了许多维生素和矿物质。相反,蔬菜通常在采摘后数小时内进行冷藏,因而保持了其营养成分。对消费者来说这个信息是让他们不要担心冷藏蔬菜不如新鲜蔬菜,尤其是非应季的新鲜蔬菜。

美国缅因州大学的食品学教授发现,西红柿、马铃薯和菜花经过一周的存放后,所含有的维生素 C 有所下降;甘蓝、甜瓜、青椒和菠菜存放一周后,其维生素 C 的含量基本无变化。而经过冷藏保存的卷心菜甚至比新鲜卷心菜含有更丰富的维生素 C。

3. 各类蔬菜保藏方法

根据各类蔬菜的性能,采取不同的保藏方法可有效地防止腐烂变质。

(1)叶菜类通常无法久放,如果直接放入冰箱冷藏,很快就会变黄,叶片也会湿烂。保存此类蔬菜最重要的就是要留住水分,同时又得避免腐烂。最简单的方法就是将叶片喷少量水,然后用纸包起来,以直立的姿势,茎部朝下,放入冰箱蔬果保藏室就可以有效延长保存时间,留住新鲜。绿叶蔬菜还有一个好的办法是将买回的新鲜菜根部用水浸泡,并垂直放置,这样不但可使菜叶不干、不黄,而且可延长保存期,使蔬菜鲜嫩。也可以将一时吃不完的鲜韭菜,用小绳捆起来,菜根朝下放在水盆内,可以存放较长时间,既不干也不烂。

(2)瓜类保存应注意不要乱堆放,用竹筐盛放最好。存放的地方要阴凉、通风、干燥、容易散热,而且不要堆得太高太挤。如果发现有腐烂的,要及时挑出来扔掉,避免腐蚀其他瓜。

冬瓜、倭瓜等应选择瓜体坚硬、无伤痕霉烂，外表带有一层白霜的，并在瓜下垫草或木板，这样可以存放三四个月不坏。另外，瓜果类如存放在冷藏室，温度必须保持在 6°C，太冷会使蔬菜流失原有风味。

（3）生姜的贮存可采用将生姜用土埋起来，也可以将生姜放入冰箱中冷冻起来，使用起来既方便，又保证不腐烂。生姜一旦腐败变质，千万不要再食用，因为腐烂的生姜会产生毒性很强的黄樟素，该物质可以诱发肝癌、食道癌。

（4）根茎类如马铃薯放在冰箱中反而更容易发芽，因此适合于阴凉处存放。

（5）豆荚类通常直接放在塑料袋中冷藏能保存 5～7 天，但是时间久了可逐渐出现咖啡色斑点。如果想保存得更久一些，最好先洗净，用开水氽后沥干，再放入冰箱中冷冻，便可以保存很久。切记水分一定要沥干，冷冻后才不会黏在一起。

（6）花菜类冷藏前先泡在水中 5～10 分钟，使菜充分吸收水分，可在水中加几滴酒。沥干后用保鲜膜包起放入冷藏室中，可保存 5 天。

（五）不要放弃营养素丰富的部分

在日常饮食中，不少蔬菜的有些部分被人们丢弃，包括白菜根、莴笋叶、芹菜叶、萝卜樱、茄子蒂、葱须等部分。以上部位的营养素含量往往不少于人们习惯食用的部分，如莴笋叶所含有的维生素 C 是莴笋茎的 15 倍之多。

（六）罐头食品

据法国和英国专家的研究证明，罐头食品是在较短时间内的高压法进行消毒灭菌，因此较多地保存了营养素。将蔬菜密封在容器内与空气隔绝，可使容易氧化的维生素 C 保持稳定，蔬菜罐头中的维生素 C 保存率达到 90% 左右，而新鲜蔬菜经过烧熟后保存率为 40%～80%。维生素 B_1 在蔬菜罐头中保存率较高，而经过烧熟后随着水分丢失较多。维生素 A 在强光条件下加温容易氧化，储存 4 年之久的胡萝卜罐头的胡萝卜素保存率达到 73%～88%，而切片炒熟的胡萝卜素保存率为 79%。

膳食纤维也仅在质上变软，在量上并无减少。

（七）不要用维生素 C 制剂代替蔬菜

维生素 C 制剂为合成制剂，长期服用可以在体内形成草酸，容易造成肾结石。应该多补充含维生素 C 的食物，食物中所含有的维生素 C 更有利于人体内的代谢功能。

（八）有些蔬菜不宜空腹食用

番茄含有丰富的铁和维生素 C，但是番茄含有大量的胶质、果质、棉胶酚等成分，如果空腹吃番茄，这些物质很容易与胃酸发生生化反应，凝结成不溶解性的物质，此物质如果停留在胃的出口处，使胃压升高，从而引起胃胀，严重的会引起胃扩张，因此不要空腹吃番茄。另外，番茄未成熟（即青的）不能吃，因为青番茄含有番茄碱，吃后会引起不适的感觉。

（九）含有脂溶性维生素的蔬菜不宜生吃

胡萝卜的营养价值很大，其中胡萝卜素的含量在蔬菜中名列前茅。胡萝卜素在小肠受酶的作用，在肝脏转变为维生素 A。胡萝卜素属于脂溶性物质，只有溶解在油脂中时，才能在人体肝脏转变成维生素 A，为人体所吸收。如生食胡萝卜就会有 90% 的胡萝卜素成为人体的"客"而被排泄掉，起不到营养作用。

（十）生吃蔬菜注意卫生

有些蔬菜人们喜欢生吃。黄瓜上的农药如果不彻底清除，食用后有害于身体健康，尤其人们喜欢生食黄瓜。为了清除农药，黄瓜在食用前必须用食用碱浸泡 10～20 分钟，同时要认真清洗方可生食。另外生食时还可以加入一些醋和大蒜。

（十一）白萝卜与胡萝卜不要一起吃

如果把胡萝卜和白萝卜一起做成菜，虽然看起来红白相间非常好看，实际上并不科学。另外，胡萝卜虽然被称为"维生素 A 的宝库"，但维生素 A 是脂溶性物质，只有和食用油或肉类一起烹调，才能充分被人体吸收。白萝卜中酶类、木质素、干扰素诱生剂等均不耐热，在 70℃的高温下便被破坏。要想更好地发挥其助消化、抗氧化的食疗功效最好生吃。胡萝卜中含有可破坏维生素 C 的物质——抗坏血酸氧化酶，可使维生素 C 氧化而失去作用。因此白萝卜与胡萝卜不要一起吃。可采取先加热，以破坏抗坏血酸氧化酶的活性。

（十二）每日摄取 5 种以上的蔬菜

国际专题报告会上专家们向人们呼吁：每日不要忘记摄取足量的蔬菜！他们指出：维生素 C、维生素 E、胡萝卜素等都是抗氧化营养素，能够预防癌症、循环系统疾病、白内障等，同时还能够延缓衰老，所以为了您的健康，每日不要忘记摄取 5 种以上的蔬菜（约 500g）。

第五节　水果类营养有效食用

水果的种类很多，各种水果均是人类滋补的佳品。

一、水果类的营养价值

各种水果均含有大量的水分。各种水果含有的糖在 6%～25%，主要是果糖、葡萄糖、蔗糖。水果中含有的膳食纤维为果胶和半膳食纤维。水果中含有的维生素与矿物质低于蔬菜类。水果是补充维生素 C 的重要来源。原因是一方面由于各种水果都含有数量不同的维生素 C；另一方面是因为水果类一般生食，不受烹调加热的影响，因此维生素 C 损失较少。水果中含有较多的钾、钠、镁等元素，是碱性食物，有助于维持体内的酸碱平衡。水果具有芬芳的香味，因为其含有一些有机酸，包括柠檬酸、酒石酸、苹果酸等，促进食欲和消化功能。

（一）荔枝

1. 营养成分

荔枝有"果王"之称。荔枝肉含丰富的糖分可以补充能量，并含有丰富的维生素 C、蛋白质等营养素。

2. 功效

（1）荔枝具有补脾益肝、理气补血、温中止痛、补心安神、理气、散结、止痛的功效。

（2）荔枝治疗呃逆、牙痛、脾虚、腹泻、疝气痛、睾丸肿痛、妇女血气刺痛等病症，具有保养皮肤的功效。

（二）苹果

1. 营养成分

苹果别名奈子、起凡子、频婆。苹果含蔗糖、还原糖、苹果酸、柠檬酸、酒石酸、奎宁酸、醇类、果胶、维生素 C、钾、钠等营养素。

2. 功效

（1）苹果可以清热除烦，生津止渴，益脾止泻，助消化。

（2）服用利尿剂患者和妊娠反应期，多吃苹果有利于调节水电解质平衡，同时具有补充维生素的作用。

（3）苹果治疗腹泻效果明显。据了解德国有采用苹果治疗肠炎的传统，同样，对于大便干燥、消化不良者也可以采用苹果疗法。

（4）法国学者认为，食用苹果增加胆汁酸，抗动脉硬化。

（5）日本学者认为，苹果纤维具有预防动脉硬化、降低血脂、保护心脏的作用。

（6）荷兰学者发现，苹果含有类黄酮的化学物质，为抗氧化剂。

（7）高血压患者每日坚持吃苹果可以收到降压效果。

（三）香蕉

1. 营养成分

香蕉别名甘蕉、芎蕉、香牙蕉、蕉子、蕉果。香蕉含有果糖、葡萄糖、蛋白质、脂肪、胡萝卜素、维生素 B_1、维生素 B_2、维生素 C、维生素 E、烟酸、果胶弋钙、磷、铁、5 - 羟色胺、去甲肾上腺素、二羟基苯乙胺等营养素。

2. 功效

（1）香蕉适用于热伤津液，烦渴喜饮，肠燥便秘，痔疮便血。

（2）近年英国专家认为香蕉刺激胃黏膜细胞生长，对胃具有保护作用，从而防治胃溃疡。

（3）英国专家认为，每日吃香蕉可避免发生中风引起死亡，其原因是香蕉含有丰富的钾离子，从而减少血栓栓塞的发病率。

（4）专家发现，终年以香蕉为菜肴的非洲没有高血压患者出现，其原因是香蕉不仅含钾量高，同时含钠量低，也不含有胆固醇。

（5）德国专家认为，香蕉在人体内帮助大脑制造一种化学成分血清素，可以使人平静、舒畅，并有利于睡眠。

（四）葡萄

1. 营养成分

葡萄别名蒲陶、山葫芦、蒲桃、葡萄、草龙珠。葡萄为世界四大水果之一（包括苹果、柑橘、香蕉、葡萄）。葡萄含有葡萄糖、果糖、蔗糖、木糖、酒石酸、草酸、柠檬酸、苹果酸、蛋白质、多种氨基酸、胡萝卜素、B 族维生素、维生素 C、维生素 P、钙、钾、磷、铁等营养素。

2. 功效

（1）适用于肝肾虚弱、腰背酸痛、气血不足、胃阴不足、咽干口渴、水湿内停、小便不利。

（2）常吃葡萄对神经衰弱和过度疲劳均有益。

（3）葡萄治疗低血压症、食欲缺乏、脾胃不适等病症。

（4）做成葡萄干后其中铁和糖含量相对增加，对体弱贫血症者为良好补品。

(5)葡萄的巨大经济价值为酿酒,葡萄酒含有十几种氨基酸和丰富的维生素 B_{12}、维生素 P 等,具有舒筋活血、开胃健脾、助消化之功效。

(五)橘子

1.营养成分

橘子别名黄桔。橘子全身是宝,桔实中含有多种营养素,内含少量蛋白质和脂肪,富含葡萄糖、果糖、蔗糖、苹果酸、柠檬酸、桂皮甙及胡萝卜素、维生素,还含有钙、磷、铁、钾等营养素。

2.功效

(1)开胃理气、止咳润肺、润肺理气。

(2)因为橘子富含有机酸及多种维生素和无机盐,对调节人体新陈代谢等生理机能有一定作用。

(3)橘子含有桂皮甙和维生素 C,具有降低血脂、胆固醇的作用。还可降低毛细血管的脆性。

(4)橘子含钾高含钠低,是水肿患者的食疗佳品。

(5)橘皮含有胡萝卜素与维生素 C 比桔实多,增加胃液分泌,促进胃肠蠕动。避免过量食用而引起生痰聚饮,尤其对于风寒咳嗽以及有痰饮者勿食用。

(六)杏

1.营养成分

杏别名杏实、甜梅。杏含糖类、微量蛋白质、钙、磷、铁、胡萝卜素、维生素 B_1、维生素 B_2、维生素 C、维生素 A、钙、磷、柠檬酸、苹果酸、番茄烃等营养素。

2.功效

杏具有润肺止咳定喘、生津止渴的功效,用于胃阴不足、口渴咽干等症。杏的药用价值主要是杏仁。

(七)梨

1.营养成分

梨别名快果、果宗、蜜父。梨含葡萄糖、蔗糖、果糖、维生素 B_1、维生素 B_2、维生素 C、烟酸及苹果酸、柠檬酸等有机酸类营养素。

2.功效

(1)梨适用于清热生津、润燥化痰、热病津伤、心烦口渴、大便干结、饮酒过度。

(2)梨有助于治疗糖尿病、高血压。

(3)梨对肝炎患者具有保肝、助消化、促进食欲的作用。

(4)对于脾胃虚寒、呕吐消涎、大便溏泄、腹部冷痛、产妇等慎食。

(八)石榴

1.营养成分

石榴别名安石榴、若榴、丹若、金罂、金庞、涂林、天浆。石榴主要含有蔗糖、果糖、苹果酸、柠檬酸、石榴多酚、花青素,还有维生素 C、维生素 B_6、维生素 E、叶酸、钾、钙、磷、镁等营养素。

2.功效

(1)收敛固肠、润肺止咳、止泻治带。

（2）石榴具有明显的抑制细菌与抗病毒的作用。

（3）石榴是治疗痢疾、泄泻、便血及遗精、脱肛等病症的良品。

（4）石榴皮以及石榴树根皮均含有石榴皮碱，对人体的寄生虫有麻醉作用，是驱虫杀虫的良药，尤其对绦虫的杀灭作用更强，可用于治疗虫积腹痛、疥癣等。

3. 禁忌

（1）石榴不适宜便秘者、尿道炎患者、糖尿病者、实热积滞者。

（2）石榴不可与西红柿、螃蟹、西瓜、土豆同食。

（九）柿子

1. 营养成分

柿子别名米果、猴枣。柿子含有蔗糖、葡萄糖、果糖、蛋白质、胡萝卜素、维生素C、瓜氨酸、碘、铁等营养素。未成熟果实含鞣质。柿子含有的单宁物质具有较强的收敛性，过多食用会感到口涩、舌麻，同时刺激肠壁收敛而造成肠液分泌减少，消化吸收功能降低导致大便干燥。

2. 功效

（1）柿子适用于清热润肺、化痰止咳、消瘿、燥热咳嗽、肠道燥热或痔疮出血。

（2）柿子能有效补充人体养分及细胞内液，起到润肺生津的作用。

（3）柿子含有大量的维生素和碘，能治疗缺碘引起的地方性甲状腺肿大。

（4）柿子中的有机酸等有助于胃肠消化，增进食欲，同时有涩肠止血的功效。

（5）柿子能促进血液中乙醇的氧化，帮助机体对酒精的排泄，减少酒精对机体的伤害。

（6）柿子有助于降低血压，软化血管，增加冠状动脉流量，并且能活血消炎，改善心血管功能。

（十）菠萝

1. 营养成分

菠萝别名凤梨。菠萝含有丰富的氨基酸、糖类、维生素、矿物质等营养素。

2. 功效

（1）菠萝具有止渴解烦、健脾解渴、消肿祛湿、醒酒益气的功效。

（2）菠萝具有利尿作用，对高血压、肾炎患者有一定的疗效。

（3）菠萝可以治疗气管炎，还有帮助体内消化功能。

（十一）樱桃

1. 营养成分

樱桃别名荆桃、含桃、朱果、朱樱、家樱桃、樱珠。樱桃含有糖类、枸橼酸、酒石酸、胡萝卜素、维生素C、铁、钙、磷等营养素。

2. 功效

（1）樱桃适用于脾胃虚弱、少食腹泻、肝肾不足、腰膝酸软、四肢无力或遗精等。樱桃可以治疗一切虚症，大补元气，滋润皮肤。

（2）樱桃含铁量高，位于各种水果之首，铁是合成人体血红蛋白、肌红蛋白的原料。

（3）樱桃在人体免疫、蛋白质合成及能量代谢等过程中，以及大脑和神经功能、衰老过程中发挥着重要的作用。

（十二）桃

1. 营养成分

俗话说桃养人，人们总是把桃作为福寿祥瑞的象征，在民间素有"寿桃"和"仙桃"的美称。在果品资源中，桃以其果形美观，肉质甜美被称为"天下第一果"。桃按果实形态可分为粘核桃和离核桃，按果肉可分为溶质品种和非溶质品种等。桃是一种营养价值很高的水果，含有蛋白质、脂肪、糖、钙、磷、铁和维生素 B、维生素 C、膳食纤维等营养素。

2. 功效

（1）桃具有补益气血、养阴生津、润燥活血的功效。

（2）桃含钾多，含钠少，适合水肿患者食用。

（3）桃的含铁量较高，是缺铁性贫血患者的理想辅助食物。

（4）桃仁有活血化淤、润肠通便的作用，可用于闭经、跌打损伤等辅助治疗。

（5）桃仁提取物有抗凝血作用，并能抑制咳嗽中枢而止咳，同时能使血压下降，可用于高血压患者的辅助治疗。

（十三）猕猴桃

1. 营养成分

猕猴桃别名金梨、藤梨、猕猴梨、狐狸桃、毛梨。猕猴桃含有糖类、蛋白质、脂肪、有机酸、维生素 B_1、丰富的维生素 C、磷、钙、铁、钾和猕猴桃碱等营养素。

2. 功效

（1）猕猴桃适用于清热止渴、和胃降逆、心烦口渴、胃热口渴、反胃呕逆、食欲减退。

（2）猕猴桃可以防止致癌物质亚硝胺在人体内的形成。

（3）猕猴桃具有降低血脂、防治心血管疾病的作用。

（十四）杨梅

1. 营养成分

杨梅别名机子、圣生梅、白蒂梅、朱红、树梅。杨梅含有葡萄糖、果糖、柠檬酸、苹果酸、草酸、乳酸和丰富的维生素 C 等营养素。

2. 功效

（1）杨梅适用于止渴、消食、涤肠胃、和五脏、除烦闷、止呕吐、断下痢。

（2）杨梅不仅可直接参与体内糖的代谢和氧化还原过程，增强毛细血管的通透性，而且还有降血脂、阻止癌细胞在体内生成的功效。

（3）杨梅含的果酸既能开胃生津、消食解暑，又有阻止体内的糖向脂肪转化的功能，有助于减肥。

（4）杨梅对大肠杆菌、痢疾杆菌等细菌有抑制作用，能治痢疾腹痛，对下痢不止者有良效。

（5）杨梅对防癌抗癌有积极作用。杨梅果仁中所含的氰氨类、脂肪油等也有抑制癌细胞的作用。

（十五）李子

1. 营养成分

李子别名李实、嘉庆子。李子含有糖类、微量蛋白质、脂肪、胡萝卜素、维生素 B_1、维生素

B₂、维生素 C、烟酸、钙、磷、铁、天门冬素、谷酰胺、丝氨酸、甘氨酸、脯氨酸、苏氨酸、丙氨酸等营养素。

2.功效

（1）李子适用于清暑涤热、生津止渴、肝虚有热、虚劳骨蒸、阴津耗伤、口中干渴。

（2）促进胃酸和胃消化酶的分泌，有增加肠胃蠕动的作用，因而食李能促进消化，增加食欲。

（3）李子对于治疗肝硬化腹水大有裨益。

（4）降压、导泻、镇咳。

（5）李子核仁中含苦杏仁甙和大量的脂肪油，药理证实，具有显著的利水降压作用，并可加快肠道蠕动，促进干燥的大便排出，同时也具有止咳祛痰的作用。

3.禁忌

李子不可多食，过量食用可以引起生痰、助湿、发虚热等，脾热者尤宜少食。

（十六）桂圆

1.营养成分

桂圆别名龙眼、圆眼、福圆、益智等。桂圆的营养成分非一般果品可相比。桂圆的糖分含量很高，含有能被人体直接吸收的葡萄糖等营养素。

2.功效

（1）滋补强体、补心安神、养血壮阳、益脾开胃、润肤美容。

（2）对于治疗贫血和因缺乏烟酸造成的皮炎、腹泻、痴呆甚至精神失常有益。

（3）经过研究发现，桂圆对于子宫癌细胞的抑制率超过 90%，引起了医学家的关注。

（4）体弱贫血、年老体衰、久病体虚者，经常吃些桂圆很有补益。

（5）桂圆也是妇女产后重要的调补食品。

（十七）山楂

1.营养成分

山楂别名山里红、红果、映山红果、赤枣子。山楂含有酒石酸、枸橼酸、山楂酸、齐墩果酸、黄酮类、胡萝卜素、维生素 C、B 族维生素、烟酸、糖类、蛋白质、脂肪、解脂酶、钙、铁等营养素。

2.功效

（1）山楂适用于健胃消食、活血化瘀、肉食或乳食积滞、脘腹胀满疼痛或腹泻、妇女产后恶露不尽、血瘀腹痛、疝气偏坠胀痛。

（2）山楂具有调节心肌、增大心室与心房运动振幅和冠心血流量、降低血脂、降低血压、利尿的作用，因此山楂成为心脑血管疾病的防治良药。

（3）山楂具有扩张血管、促进气管纤维运动、排痰平喘的作用，对治疗气管炎有帮助。

（4）山楂具有收敛作用，因此对一些细菌有较强的抑制作用；山楂具有防癌作用。

（十八）红枣

1.营养成分

枣别名大枣。枣含有蛋白质、脂肪、糖类、矿物质、维生素、黄酮类化合物等营养素，其中尤以维生素 C、维生素 PP、铁极为丰富。

2. 功效

(1)历代中医认为,枣具有补脾和胃、益气养血生津、调和营卫、解药毒等作用。

(2)吃大枣治百病。中医十之八九医生都会在中药里加上几个大枣,这就是"药引",如果没有药引,中药的效果就很难保证了。大枣被誉为"天然维生素丸",民间也有"天天吃大枣,一生不显老"和"五谷加大枣,胜过灵芝草"的谚语。

(3)补气养血是大枣最主要的功效,中药大枣被列为补益药。常用于治疗再生障碍性贫血、白细胞减少症等,大枣对病后体虚的人也有良好的滋补作用。

(4)健脾胃:大枣能增加胃肠道黏液分泌,纠正胃肠病损。

(5)美容抗衰:大枣中丰富的维生素 C,减少黑色素的形成,预防色素沉着及老年斑的产生。

(6)维生素 A 有助于改进皮肤的水屏障特性,不会让皮肤干燥。维生素 B 族有调节皮脂腺分泌的作用。

(7)安神助眠:大枣安神的效果非常好,而且没有副作用。

(8)保肝护肝:每天吃 20 枚大枣可预防肝炎。研究证实,大枣中的果糖、葡萄糖、低聚糖、酸性多糖参与保肝护肝。大枣含有三萜类化合物的成分,可以抑制肝炎病毒的活性。

(9)抗肿瘤:大枣成分中维生素 C 含量很高,而且含有环磷酸腺苷及山楂酸等成分,经过研究证实,以上三者均含有抑制肿瘤的效果。

二、如何食用水果类

尽管水果是人类的滋补品,但是如果不合理食用也会影响身体健康。

(一)食用水果需要有的放矢

为了合理地补充体内所需要的营养素,应该选择水果的品种。如各种新鲜水果几乎均含有维生素 C,但是含量不同:山楂、橙柚、柠檬、草莓、柑橘、柿子等含量较高;红枣含量最高。每 100g 鲜枣含有维生素 C 300～600mg(干枣含有较少);每 100g 酸枣含有维生素 C 830～1170mg;每 100g 猕猴桃含有维生素 C 420mg;每 100g 草莓含有维生素 C 80mg;葡萄、无花果、梨等含有较少,每 100g 含有维生素 C 4～5mg。

成年人每日需要 60mg 左右的维生素 C,如果为了达到体内所需要的维生素 C 量,食用猕猴桃、柑橘等含有维生素 C 高的水果一日一个即可,鲜枣、草莓每日 5～6 个即可,但是如果食用含有维生素 C 低的水果,数量便需要增加了,如梨要 14 个,葡萄 1.5kg 左右才可达到体内所需要的维生素 C 量。

(二)过食水果有害健康

俗话说"物极必反",诸种水果营养素丰富香甜可口,然而如果纵情食用或者食用不当,都会适得其反。

1. 食用荔枝

过量食用荔枝可使体内糖代谢紊乱,导致低血糖,特别是对儿童的影响更大。

2. 食用橘子

橘子产热,过量食用可出现口干舌燥、咽喉肿痛、大便干燥等症状。空腹食用橘子可造成所含有的有机酸刺激胃黏膜。另外发苦的橘子是已经被细菌尤其是真菌等腐败菌污染,食用此种橘子可产生疾病。

3.食用菠萝

菠萝中含有菠萝朊酶和有机酸等。这些物质摄入过多可发生"菠萝过敏症",出现唇裂、舌疼,甚至引起四肢和舌头麻木、呼吸困难以致休克。

4.食用柿子

柿子虽然有"最甜的金果子"之称,但是其含有的柿胶酚与单宁等成分,过量食用可引起便秘和胃结石。另外柿子中含有的鞣酸容易与铁结合而影响铁的吸收,因此患有缺铁性贫血者不宜食用。柿子与红薯和螃蟹同食可能会产生血液凝集作用。

5.食用杏

杏含有丰富的维生素与矿物质。过量食用可引起口干舌燥、疖肿等产热症状甚至引起炎症。杏含有较强的酸性,过量食用不仅可腐蚀牙齿的珐琅质,而且可引起胃酸过多而容易产生消化性溃疡。此外,其含有苦杏仁甙,该物质在唾液淀粉酶与胃酸的作用下,水解释放出剧毒的氢氰酸,此物质可使细胞不能够利用血液中的氧,由此造成细胞组织缺氧,而对缺氧特别敏感的呼吸中枢细胞,中毒早期出现呼吸兴奋进而抑制、麻痹以致死亡,因此尽管杏仁的营养价值比杏本身高,但是不可多食。

6.食用甘蔗

甘蔗含糖量高,过多食用可引起糖代谢紊乱。甘蔗一旦发黄味酸并且有霉味或者酒糟味时就不能够食用,否则由于真菌的污染而引起呕吐、抽搐、昏迷。

7.食用香蕉、苹果

香蕉、苹果均含有大量的钾,过量食用可伤害肾脏。

8.食用梨

梨属于性冷食物,对于胃寒者和产妇不宜多食。

9.食用葡萄

葡萄含糖量高,过量食用可引起糖代谢紊乱。

10.食用黑枣

黑枣食用过量可引起胃结石。

11.食用西瓜

夏天人人都爱吃西瓜。众所周知,吃西瓜可使人体得到丰富的营养,能及时补充由于出汗失去的水分与热量,同时也可得到清热解暑的效果。但是有人以为吃西瓜有利无害,吃得越多越好。其实吃西瓜虽有很多好处,但一次不可吃得过多,因为过多的水分吃到胃里,会冲淡胃液,反而引起消化不良。

西瓜味甘性寒,尤其体虚胃寒的人,不宜一次吃过多,否则容易引起腹胀、腹痛、腹泻。过度的凉刺激,会减弱胃的正常蠕动,胃的功能受到影响,使人无食欲。

日本一名专家指出:水果中均含有较多的维生素C,如食用过量可造成体内蓄积大量的维生素C而产生草酸,草酸随着汗液排出皮肤而造成皮肤损害,这样不仅容易使皮肤变得粗糙,严重者可造成过敏性皮炎。

(三)不要以水果代替蔬菜

水果与蔬菜所含的营养素并非完全相同,蔬菜中所含有的一些矿物质与维生素是水果中所不及的。可以采用蔬菜增加食欲的方法,如在饥饿的时候先吃蔬菜,再陆续添加其他食物,这样便可以逐渐接受了蔬菜。

（四）什么时间吃水果合适

1. 餐后30分钟再食用水果有助于消化吸收

水果中糖的主要成分是果糖和葡萄糖，无需通过消化、分解，直接进入小肠就可被吸收，而其他含淀粉及蛋白质成分的食物如米饭、面食、肉食等，则需要在胃里停留一段时间进行消化，如果餐后马上吃水果，消化慢的淀粉及蛋白质会阻塞消化快的水果，所有的食物一起搅和在胃里，水果在体温下，产生发酵反应甚至腐败，可出现胀气、便秘等症状，给消化道带来不良影响。

2. 餐前吃水果是减肥需要

研究表明，若于进餐前20~40分钟吃一些水果或饮用1~2杯果汁，则可顺利又无痛苦地防止进餐过多导致的肥胖。

水果或果汁中富含果糖和葡萄糖，可快速被机体吸收，满足机体对血糖的紧迫"渴求"，水果内的粗纤维还可让胃部有饱胀感。

另外，餐前进食瓜果，可显著减少对脂肪性食物的需求，也就间接地阻止了过多脂肪在体内囤积的不良后果。

（五）如何储存水果

1. 水果放在通风避光处

水果存放在不要受日照的阴凉处，也可以放到竹篮、果盘中，让自然清新的果香味添上几分迷人的味道。

2. 水果放在冰箱冷藏室

尤其在炎热盛夏，担心水果熟透腐烂，而且冰凉的水果口感清口香甜。一般冷藏室内的温度在0~10℃，能保持水果的品质和风味，使水果的保鲜期得到延长。要入冰箱冷藏的水果可先不清洗，只要以塑料袋或保鲜袋包好，防止水分蒸散。可在塑料袋上扎几个小孔，保持透气，以免水分积聚，造成水果腐烂。

不是每一种水果都适合放冰箱保存。有些水果天生"怕冷"，像一些原产于热带的香蕉、芒果、木瓜等，放入冰箱反而受冷害，造成果皮上起斑或变成黑褐色，破坏水果品质和风味。

另一些水果，如木瓜、香蕉等往往需要"追熟"，尤其稍微青涩、尚未全熟的水果得在室温下放几天，才能熟透，适合食用。如果这一类水果直接放入冰箱，水果将停止"追熟"，青涩状态影响食用的口味。

冷藏的水果也要注意它的冷藏期。桃子的冷藏期为5天，葡萄为7天，草莓为2天。

（六）不吃腐烂的水果

腐烂的水果有害健康，如枣的食用多种多样，腐烂的枣不但不能吃，也不能再用其制作枣泥等食品。由于病菌的繁殖，枣中的果酸酶继续分解，产生甲醇等物质，甲醇又生成有毒的甲醛与甲酸，这类物质可引起头晕、眼睛失明等，严重者可导致死亡。

（七）如何选择水果

无论何种水果，果实饱满，大小适中（表示果实发育完全）、外形完好、无碰伤及病斑等，都是基本的选择要点。果实拿在手上沉甸甸、具重量感，通常表示水分含量多，吃起来香甜多汁。如果拿起来轻轻的，可能已经存放一段时间，里面的营养素及水分丧失大半。

此外，观色、闻味也不能少。成熟的水果多半散发或浓或淡的果香，且色泽亮丽，尤其像芒果、菠萝、木瓜、苹果、香瓜、水蜜桃等,更是要色味双全才是品质好的保证。如葡萄宜选择果粉明显、果蒂未干且未脱落者,颜色深的通常也比较甜。选择某些水果时,需要先练弹指和辨声的功夫。比如拿起西瓜拍一拍,如果声响清脆,表示成熟度正好,水分也充足。假使西瓜是被切开来卖,则要选择果皮薄、果肉鲜的,没有裂开者才不至于过熟。如果是选择菠萝,也可用手指弹一弹,回声坚实厚重才为好菠萝。

（八）不吃未成熟的水果

成熟的水果色、香、味均佳,但市场上出现的水果往往未成熟,有人喜欢吃酸味就买这些水果吃。殊不知,这种未成熟的水果对身体是不利的。

未成熟的梅子、李子、杏子等水果中,含有草酸、苯甲酸等成分,在人体中很难被氧化结果,经代谢作用后形成的产物仍然是酸性的。这对人体的生理是有影响的,有些水果未成熟时含有毒素,人吃了是危险的。至于有些成熟水果也有少许酸味,则吃后无妨。

有些水果不能直接食用。如菠萝中含有一种叫菠萝朊酶的物质,它能引起过敏反应,只有用盐水或加热的方法才破坏该酶的抗原性。

怎样把握水果的最佳可食期,以充分得到水果的营养呢? 不同类型和不同品种的水果其生长时间与季节长短以及成熟早晚也不同,所以,它们也就各有其"最佳可食时期"。樱桃、杏、桃、草莓等水果随采随吃更新鲜;苹果、梨从生长成熟度到食用成熟度之间有"后熟阶段",只有完全后熟后,才是最好的,营养价值也是最高的。

（九）有些水果不能空腹吃

有些水果在空腹时吃有害健康,如柿子含有大量的柿胶酚和一种叫红鞣质的可溶性收敛剂,尤其是未成熟的柿子,含这两种最高。柿胶酚和红鞣质遇酸会凝固成块,如果空腹进食大量柿子或与酸性食物同食,柿胶酚、红鞣质便与胃酸或酸性物质凝结成硬块,形成"柿石",引起胃痛、恶心、呕吐等症状。倘若不注意,硬块会越结越大,胃内压力升高,引起胃扩张,病痛更重。

（十）吃水果时要不要削皮

水果的果皮中含有的维生素 C 和果胶膳食纤维等都比果肉多,故曾经提倡吃水果时不削皮。但是,近年来随着农业、林业的发展,农药已经被普遍使用,某些毒性较大的农药如六六六、滴滴涕、乐果等喷洒在水果上便会渗到果实中去,其中绝大部分残留在果皮里。所以吃水果应该洗干净削皮后再吃。

第六节　肉类与脏腑类食物的营养

在日常饮食中常食用的肉类包括畜肉类（牛、羊、猪肉等）,禽肉类（鸡、鸭、鹅肉等）;常食用的脏腑类包括动物肝脏、肾脏、胃等。

一、肉类、脏腑类的营养价值

（1）肉类、脏腑类中含有优质蛋白质。蛋白质含量为 10% ~20%,其氨基酸的组成与人体蛋白质的氨基酸组成比较接近,因此肉类的蛋白质消化率较高。其中赖氨酸、蛋氨酸丰富。肉类的蛋白质主要存在于瘦肉中。

（2）肉类、脏腑类中含有的脂肪是以饱和脂肪酸为主。脂肪含量为 10%～30%，富含饱和脂肪酸，亚油酸含量低。肉类的脂肪主要存在于肥肉中。

（3）肉类、脏腑类中含有的糖以糖原形式存在。肉类由于其在保存期间酶的作用，因此肉类中含有的糖较少。

（4）瘦肉、脏腑类中含有丰富的矿物质与维生素。脏腑类中比肉类含有的维生素与矿物质高。所含有的钾、钠、氯、磷、镁、铁较高，铁吸收率高。维生素 B_1、B_2、A、D、PP 等也主要存在于瘦肉中。肉类、脏腑类为成酸性食物。肉类中含有的硫、磷、氯较多，因此肉类为成酸性食物。

（5）肉、脏腑类的香味是由于肉类中含有"含氮浸出物"，"含氮浸出物"能够刺激消化液的分泌，禽肉类中的"含氮浸出物"比畜肉类多，因此禽肉类比畜肉类味更美。

（一）猪肉

1. 营养成分

猪肉别名豕肉、豚肉。猪肉含有蛋白质、脂肪、B 族维生素、磷、钙、铁等。

2. 功效

（1）猪肉适用于滋阴润燥、益气补血、温热病后、热退津伤、口渴喜饮、肺燥咳嗽、干咳少痰、咽喉干痛、肠道枯燥、大便秘结、气血虚亏、羸瘦体弱。

（2）有助于治疗咳嗽、黄疸、疮疥脓肿、痔疮等病症。

（3）日本琉球大学教授调查发现，某地 80 岁以上的长寿老人，几乎每天都吃猪肉，不仅因为猪肉的营养成分，同时还取决于烹调方式——长时间炖煮。化验分析发现，猪肉经长时间炖煮后，脂肪减少 30%～50%，不饱和脂肪酸却增加了，胆固醇含量则大大降低。所以，人们多将猪肉煮上两三小时之后，再加其他食物，一起烹调食用。

（二）牛肉

1. 营养成分

牛肉为牛科动物牛或水牛的肉。牛肉含有蛋白质、脂肪、钙、磷、铁、维生素 B_1、维生素 B_2 和胆甾醇等。

2. 功效

（1）牛肉适用于补脾胃、益气血、强筋骨、脾虚少食、水肿、虚损羸瘦、筋骨不健、腰膝酸软等。

（2）牛肉富含肌氨酸，对增长肌肉、增强力量特别有效。

（3）牛肉含有足够的维生素 B_6，可增强免疫力，促进蛋白质的新陈代谢和合成，从而有助于身体的恢复。

（4）牛肉含肉毒碱，支持脂肪的新陈代谢，产生支链氨基酸，对增长肌肉有重要作用。

（5）牛肉中脂肪含量很低，但却富含亚油酸，亚油酸可作为抗氧化剂。

（6）牛肉中富含铁质、维生素 B_{12} 对细胞的产生至关重要。

（三）羊肉

1. 营养成分

羊肉为牛科动物山羊或绵羊等的肉。羊肉含有丰富的蛋白质、脂肪、磷、铁、钙、维生素 B_1、维生素 B_2 和烟酸、胆甾醇等。

2. 功效

(1)羊肉适用于暖中祛寒、温补气血、开胃健力、益胃气、补形衰、通乳治带、有益产妇之功用。

(2)治疗肾虚阳痿、产后血虚、脾虚吐食、虚寒疟疾、身面水肿、消渴利尿等病症。

(3)羊肉可治疗阳痿、早泄、经少不孕、产后体虚、消化不良、肺气虚弱、久咳哮喘等疾病。

(四)兔肉

1. 营养成分

兔肉为兔科动物家兔和东北兔、草兔、高原兔等的肉。兔肉含有丰富的蛋白质、少量的脂肪和胆固醇、维生素、硫、钾、磷、钠、卵磷脂等。含蛋白质高达70%,脂肪和胆固醇含量低,故有"荤中之素"的说法。

2. 功效

(1)兔肉具有补中益气、止渴健脾、凉血解毒、利大肠等功效。

(2)治疗肺结核、消渴、体弱、脾弱气虚、肝血不足、夜盲症、难产、小儿胎毒等病症。

(五)鸡肉

1. 营养成分

鸡肉别名烛夜、角鸡、家鸡。现代营养学认为:鸡肉每100g可食部分蛋白质19.3g、脂肪9.4g、糖类1.3g、维生素A 4.8μg、维生素B_1 0.09mg、维生素B_2 0.09mg、烟酸5.6mg、维生素E 0.67mg、钾73lmg、钠63.3mg、钙9mg、铁1.4mg、锌1.09mg、磷156mg、硒11.75μg。

鸡肉蛋白质质量较高,脂肪含量较低,鸡肉蛋白质中富含全部必需氨基酸,其含量与蛋、乳中的氨基酸谱式极为相似,因此为优质的蛋白质来源。

2. 功效

(1)鸡肉适用于中补脾、滋补血液、补肾益精、脾胃阳气虚弱、饮食减少、脘部隐痛、呕吐泄泻、疲乏无力等、肝脾血虚、头晕目暗、面色萎黄、产后缺乳、肾精不足、腰酸膝软、耳鸣耳聋、小便频数、精少精冷等。

(2)增强肝脏的解毒功能,提高免疫力,防止感冒和坏血病,有益于水肿、中风、虚损积劳、消渴、小便频数、风湿性关节炎等病症。

(六)鸭肉

1. 营养成分

鸭肉别名鹜、家凫、舒凫。鸭肉含有蛋白质、脂肪、钙、磷、铁、烟酸和维生素B_1、维生素B_2。

2. 功效

(1)鸭肉适用于滋阴清热、健脾益胃、利水消肿、虚劳骨蒸发热、咳嗽痰少、咽喉干燥、头晕头痛、脾阴不足、饮食减少或挟有水湿、水肿、小便不利。

(2)治疗腹水、水肿、阴虚等病症。

(3)鸭肉丰富的B族维生素与维生素E,有效抵抗脚气病、神经炎和多种炎症。鸭肉中含有较为丰富的烟酸,对心肌梗死等心脏疾病患者有保护作用。

（七）鹅肉

1. 营养成分

鹅肉别名鹅、家雁、舒雁。益气补虚，和胃生津。鹅肉含有蛋白质、脂肪、钙、磷、铁、铜和维生素 A、维生素 B_1、维生素 B_2、维生素 C 等。

2. 功效

（1）鹅肉具有补气虚、和胃止渴之功效。

（2）鹅肉有益于糖尿病治疗，还可治疗和预防咳嗽病症，尤其对治疗感冒和急慢性气管炎、慢性肾炎、老年水肿，治肺气肿、哮喘咳痰有良效。

（3）鹅肉具有养阴益气、解毒（铅中毒）的功用。

（八）动物内脏

1. 营养成分

中医有"以脏补脏"的说法，动物的脏器与人体的脏器接近，具有"同气相求"之功效。动物内脏中也含有大量的胆固醇与嘌呤碱。动物骨中含有十分丰富的钙、磷、铁、锌等营养素。动物血液具有"液态肉"之美称，中医有"以血补血"的说法，动物血液在人体内的吸收率可达到23%～37%，其含有十分丰富的铁、钙、磷、钾、钠、锌、蛋白质等营养素。动物血液中的脂肪含量很少。动物血液中含有的血浆蛋白，具有将体内的粉尘和有害的金属排出体外。动物血液中含有的卵磷脂可增强记忆力和提高智力。国外有关专家发现，动物血液含有免疫物质。

2. 功效

（1）猪心：具有安神定惊、益心补血等功效，临床上治疗体虚、失眠、癫痫等病症。

（2）猪肝：具有补肝、养血、益目之功效，临床上治疗水肿、夜盲、糙皮症、贫血、肺病、妇女闭经、产后乳少等病症。

（3）猪肺：具有补肺之功效，临床上治疗咳嗽、咯血、虚喘等病症。

（4）猪肾：具有理肾气、通膀胱、消积滞、止消渴等功效，临床上治疗肾虚遗精、心气虚损等病症。

（5）猪肚（猪胃）：具有补中益气、止渴消积等功效，临床上治疗脾胃泄泻、消渴饮水、胃下垂、溃疡病等病症。

（6）牛心：具有解郁补心、治膈气、治惊悸等功效。

（7）牛肝：具有补肝、养血、明目，治血虚、青盲等功效。

（8）牛肚（牛胃）：具有补中益气、养脾胃、解毒等功效。

（9）羊心：具有除邪静心、治恍惚臆气等功效。

（10）羊肝：具有补肝、养血、明目，治眼睛昏花、青盲等功效。

（11）羊肚（羊胃）：具有治反胃、止虚汗、治血气不足等功效。

（12）猪血：防治缺铁性贫血、头眩晕、中腹祛满、动脉硬化、冠心病等病症；猪血具有清除进入人体的粉尘、毛屑等物质的作用。

（13）羊血：具有行血、止血、解毒、化淤之功效。

（14）鸡血：具有祛风、活血、通络之功效。

（15）鸭血：具有补血、解毒之功效，临床上有益于治疗劳伤吐血、痢疾等病症。

二、如何食用肉类与脏腑类

（一）成熟肉比不成熟肉的食用价值高

首先说明，这里指的成熟肉并非是烹调烧熟后的肉，而是指畜、禽类经过屠宰后，在酶的作用下组织中发生一系列生化反应，使肉质更加富有弹性。这时食用为最佳。屠宰后的肉类理化变化有以下几个时期。

1. 僵直期

刚屠宰后的肉类 pH 值为 7.0~7.4（为中性或者弱碱性），此时酶在继续活动，使糖原分解为乳酸；含磷有机化合物分解为游离磷酸，使肌肉纤维粗硬，如果烹调食用肉汤混浊，味道较差。

2. 后熟期

僵直期过程结束后，糖原仍然继续缓慢分解，肉类的 pH 值继续下降，肌肉松软多汁并富有弹性，因此烹调食用滋味鲜美，此期需要的时间是在温度 4℃ 1~3 日。市场上常见的冷藏肉多属于该类。

3. 自溶期

后熟期过程结束后，如果屠宰后的肉类不是在低温下存放，肌肉中原有的温度能够维持很长时间不下降，组织中的酶仍然活动致使组织自溶，将蛋白质分解出硫化氢与硫醇，使肌肉和脂肪产生暗绿色或者黑色污点，此时期肉类的变化与一般细菌性腐败变质相似，如果这种变化不严重可经过高温处理后食用。脏腑类的自溶比肉类更快，因为其含有酶较多。

4. 腐败期

病畜禽和过度劳累的畜禽 pH 值是 6.8~7.0，健康的畜禽 pH 值是 5.6~6.2，具有杀菌能力，pH 值较高的畜禽屠宰后其组织迅速遭到细菌分解，最初是需氧菌，最后完全是厌氧菌，此时期蛋白质与脂肪的分解产生了一系列分解产物，包括吲哚、粪臭素、酮类等，对于这种腐败变质的肉类不允许食用。

（二）食用冻结后的肉类

在冻结温度下肉类中存在的大多数微生物受到抑制，寄生虫类被杀死，如旋毛虫在 -17℃ 以下 2 日死亡；钩绦虫在 -18℃ 以下 3 日死亡。

国外对于肉类均要求采取冻结处理后方可出售，美国要求在 -15℃ 以下冻结 30 日，法国和意大利等国家也都是要求将肉类采取冻结处理方可出售。

（三）忌食肥肉并非健康

有的人由于担心患高血压、冠心病等病症，特别是那些体型较肥胖者更是不敢问津肥肉。实际上肥肉中含有体内所需要的多种营养素，包括胆固醇、脂溶性维生素、花生四烯酸等，如果长期忌食肥肉不仅不利于疾病的防治，甚至还会影响正常代谢，如果长期限食肥肉而使体内处于低胆固醇血症状态，由此可引起许多疾病以及免疫功能下降等。

（四）瘦肉并非多多益善

有的人认为吃瘦肉可防治动脉硬化，医学家研究认为，瘦肉中的蛋氨酸含量较高，蛋氨酸在体内的酶催化下形成半胱氨酸，动物实验证明，同型半胱氨酸可直接损害动脉内皮细胞，从而形成粥样硬化斑块，由此说明瘦肉的食用也需要有节制。

（五）肉中比汤中的蛋白质含量高

有的人认为肉汤比肉的营养价值高,这种认识不全面,在烹制时肉中的含氮浸出物溶解于汤中,所以汤的味道鲜美。

但是肉类经过煮沸后蛋白质遇热凝固,因此大部分蛋白质仍然在肉中,只有很少部分蛋白质水解为氨基酸而溶于汤中,而且一些水溶性营养素也溶于汤中,包括维生素 B 族与钾等。

（六）食用动物肝脏先除毒

肝脏是最大的解毒器官,体内的多种有毒代谢产物、饲料中的某些残留有毒物质、寄生虫卵等,均需要在肝脏中分解与淡化后经过尿液排出体外。

如果屠宰后的畜禽肝脏内的毒物未排净或者解毒功能低下,人类食用了这些含有残留毒物的肝脏就会影响健康。除毒的方法可将动物肝脏先用清水冲洗干净,再浸泡 1~2 小时,水要淹没肝脏,烹制前再冲洗干净。另外烹制时间应该长一些,以利于杀灭细菌和虫卵。

（七）充分利于动物骨的营养价值

采用以下制作方法,最大限度地获得动物骨所含有的营养素:

1.加醋法

加醋烹调的动物骨可使醋酸与骨中的羟基磷灰石发生化学反应,使其溶于水而有利于体内吸收。

2.反复蒸煮法

将动物骨制作成糊状,此方法对老年人和儿童比较适合。

（八）充分利用动物血液的营养价值

动物血液的制作应该在烹调前用水煮一下,促使其中的蛋白质结构发生变化,从而有利于体内的吸收。

近年一些国家广泛地利用动物血液强化于食品中,如将动物血液加入蛋糕、汤类、罐头、挂面、面包等食品中。

（九）不宜过多食用灌肠类食品

此类食品在制作时加入一定量的添加剂,如作为防腐剂的亚硝酸钠,此物质进入体内后如果超过肝脏的解毒能力便有害于身体。

在食用此类食品时可同时多食用一些蔬菜、水果,以补充维生素 C 从而减少对于体内的损害。

（十）肉类储存得当

如果肉类储存不当,便会发干、变黑,甚至腐败变质,因此在保存肉类时,千万不要被风吹,注意低温保存,严禁存放肉类处的温度忽冷忽热。

经解冻的肉类食品不宜再存放,要尽快加工食用,因为解冻肉组织被损,要比新鲜肉类易于受细菌、酶及氧化作用等因素的影响,分解蛋白质易引起变质,同时还会产生有毒的组织胺类物质,人吃了会引起食物中毒。

（十一）减少潜在的危害因素

目前已经知道潜在的病原体至少包括 16 种细菌、3 组病毒、22 种寄生虫。细菌可通过肉类、香肠等制品急剧繁殖产生大量的毒素,病毒大多数通过贝壳类等海产品传播,同时肉类也是一个途径。寄生虫最突出的是囊尾蚴,也就是常说的"米猪肉"。为了避免这些危害因素,需要注意以下方面:

1. 选择

选择动物性食物时应该检查肉的纤维上有无囊状结节,重要的是应该购买通过检疫的肉类。

2. 制作

制作该类食品时应该将肉切得薄一些,烹调时应该烧熟,有利于烹调时杀灭细菌和寄生虫。

第七节　水产类营养有效食用

在日常饮食中常食用的水产动物包括鱼类、虾类、蟹类、贝类等。

一、水产类的营养价值

日本是世界平均寿命最长的民族,也是智商最高的民族,这与该民族多食用鱼类等水产品有关。水产类含有的蛋白质为15%～20%,其氨基酸组成与肉类十分接近,属于优质蛋白质,生理价值很高。该类的肌纤维细短,由此其肉松软细嫩,故比畜禽类容易消化,利用率高达85%～90%。

水产类含有的脂肪为1%～3%。人类很长时间的观念认为,过量的脂肪摄入危害健康。专家指出,一些含有不饱和脂肪酸的食物对人体有益。据研究认为,水产类尤其鱼类中的不饱和脂肪酸熔点低,通常呈液态,消化吸收率为95%左右。

近年来,国内外采用鱼类的多不饱和脂肪酸防治冠心病收到一定效果。据报道,居住在北极圈的格林岛上的爱斯基摩人,自古以来多食用鱼类等水产品,该地区居民的冠心病、癌症发病率最低,这一事实已经引起了世界的注意。

人们已经知道吃鱼可使人聪明,鱼类体内含有的DHA(22碳6烯酸)与EPA(20碳5烯酸)是不饱和脂肪酸,此类物质对大脑细胞尤其是对脑神经传导与突触的生长发育起着重要作用。DHA在鱼头与鱼眼中含量高达40%～70%,还可降低血胆固醇浓度,防治血栓形成并减少动脉硬化和心脑血管疾病的发生,同时具有抑制炎症和癌症的作用。鱼鳞往往被人弃之,鱼鳞中含有丰富的不饱和脂肪酸和卵磷脂,还可增强皮肤表面细胞活力达到美容。

水产类含有丰富的矿物质。尤其含有碘、钙等元素,如虾皮含钙量达2%。贝类中牡蛎具有"海之奶"之称,其含有锌、铜量居各种动物之首,牛磺酸含量也很高,是增强智力的营养素。水产类是维生素的良好来源。水产类维生素B_2丰富,如牡蛎中含有的维生素B族十分齐全,含有的维生素A、D等也很丰富;蟹类、鳝鱼等含有维生素B_2十分丰富。

(一)鲤鱼

1. 营养成分

别名拐子。鲤鱼含有蛋白质、脂肪、胱氨酸、组氨酸、谷氨酸、赖氨酸、精氨酸等氨基酸,肌酸、烟酸、维生素 A、维生素 B_1、维生素 B_2、维生素 C 及钙、磷、铁等。

2. 功效

(1)鲤鱼适用于补脾健胃、利水消肿、通乳汁、脾胃虚弱、饮食减少、食欲缺乏、水肿、小便不利、脚气病、黄疸、气血不足、乳汁减少等。

(2)治疗水肿、黄疸、肝硬化腹水、乳汁不通、咳嗽气喘、反胃吐食等病症。

（二）鲫鱼

1. 营养成分

鲫鱼别名鲋鱼、喜头、童子鲫。鲫鱼含有蛋白质、脂肪、维生素 A、维生素 B_1、维生素 B_2 和烟酸、钙、磷、铁等。

2. 功效

(1)鲫鱼适用于脾胃虚弱、少食乏力、呕吐或腹泻、脾虚水肿、小便不利、气血虚弱、产后乳汁不足等。

(2)治疗腹水、体虚、水肿、小儿麻疹透发不快、恶疮、产妇乳少等病症。

（三）黑鱼

1. 营养成分

别名乌鱼、生鱼、蛇皮鱼、黑石鲈、铜鱼、孝鱼、黑松、丰鱼、火柴头鱼。黑鱼含有蛋白质、脂肪、18 种氨基酸等,还含有人体必需的钙、磷、铁及多种维生素。

2. 功效

(1)黑鱼适用于疗五痔、治湿痹、面目水肿、补脾利水、去瘀生新、清热。

(2)黑鱼可治疗身体虚弱、低蛋白血症、脾胃气虚、营养不良、贫血水肿腹大、肠痔下血、各种风疮等病症。

（四）泥鳅

1. 营养成分

泥鳅别名河鳅、鳅鱼等。泥鳅适宜各类人群食用,素有"水中人参"的美誉。泥鳅每 100g 可食部分蛋白质含量 18.4～22.6g,脂肪 2.8～2.9g,热量 100～117kcal,钙 51～45mg,磷 154～243mg,铁 2.7～3.0mg,维生素 B_1、B_2 和烟酸。

2. 功效

(1)泥鳅有益气、解毒收痔之功效。

(2)泥鳅有很强的抗菌消炎作用,临床上治疗急慢性肝炎、水肿、急性胆囊炎、小儿营养不良等。

（五）黄花鱼

1. 营养成分

黄花鱼别名黄鱼、大黄鱼。黄花鱼含有丰富的蛋白质、维生素 A、维生素 B、磷、钙、铁等。

2. 功效

(1)黄花鱼适用于益胃暖中、下石淋、小便淋漓不通、解野菌毒、止血,防治过敏性出血紫斑病。

(2)治疗肺结核、再生障碍性贫血、食道癌、胃癌、支气管哮喘、肾结石、胆结石、贫血、失眠、头晕、食欲缺乏及妇女产后体虚者。

3. 禁忌

黄鱼是发物,哮喘患者和过敏体质的人应慎食;黄花鱼多食易生痰助毒、发疮助热,故痰热素盛、易发疮疡之人不宜多食。

（六）带鱼

1. 营养成分

带鱼别名鞭鱼、裙带鱼、海带鱼、鳞刀鱼。带鱼含有蛋白质、脂肪、维生素 A、维生素 B_1、维生素 B_2 和烟酸、钙、磷、铁、碘等。

2. 功效

（1）带鱼适用于养血补虚、和中开胃、血虚营养不良、毛发枯黄或产后乳汁减少、脾胃虚弱、食欲缺乏、恶心等。

（2）有助于治疗肝炎、急性白血病等。

（七）鱼类全身都是宝

1. 鱼油

英国学者认为,以食鱼为主的爱斯基摩人很少患癌症,因为鱼油中含有的 DNA 可以阻止肿瘤生长;美国专家认为鱼油可以防治疟疾;近年有人发现鱼油可以治疗银屑病（牛皮癣）。

2. 鱼眼

日本专家发现鱼眼中 DNA 具有抗血栓作用,因此可以防治血栓性心血管疾病;鱼眼中 DHA 促进儿童大脑发育增强记忆力,促进老年人大脑活跃,延缓衰退。

3. 鱼皮

美国专家发现鱼皮细胞产生天然抗癌物质白细胞介素,其物质刺激人体淋巴细胞杀死癌细胞。

4. 鱼鳞

鱼鳞对神经衰弱具有较好的疗效;鱼鳞有助于健脑和改善记忆力;鱼鳞减少胆固醇在血管壁沉积,从而防治动脉粥样硬化;鱼鳞具有美容作用;鱼鳞具有消水、利肿、下气温补、安神通乳之功效。

5. 鱼肉

专家认为经常食鱼不仅减轻心脏病的危险,同时防治偏头痛、癌症等病症;近年有关专家经过研究认为,常食鱼可以提高智商。

二、如何食用水产类

（一）重视水产类的储存

水产类的储存是一个十分重要的问题,因为其水分高,在酶和微生物的作用下容易腐败变质。

水产动物的储存可采用低温和食盐来抑制酶的活性和微生物的生长繁殖,以延缓其僵直期和自溶期。

冷却的水产动物可保存 5～14 日;冻结的水产动物可保存半年。

切勿反复冷冻储存，美国专家指出：鱼类经过反复冷冻后可产生二硝酸胺，此物质为致癌物。

（二）食用水产类须防中毒

海鲜食物从沿海捕捞，再运往内地等过程都必须经过盐腌等方法处理。一些细菌和寄生虫卵均寄生在海鲜中，尤其是嗜盐菌等病菌对环境具有较大的适应性和抵抗力，因此一些人采用醉制或者盐腌甚至生吃等都是不可采用的方法。如嗜盐菌之类的病菌具有怕热、怕酸的弱点，因此在食用时可加些醋或者加热后再食用。

（三）水产类的合理烹制

水产类的烹制很重要，不能够只是讲口味而不注意营养与卫生。在制作时最好采用煮、蒸的方法，这样既可保存营养素，又可避免因煎炸等方法使食物烧焦而产生氨甲基的衍生物，这是一种比黄曲霉毒素致癌强度还高的物质。对于冷冻水产品在烹制前的解冻应该采用冷水浸泡，忌用热水冲烫以避免破坏其蛋白质。

（四）食用水产品因人而异

结核病患者在服用药物异烟肼时食用鱼类容易发生反应；肝硬化患者应选择性地少量食用鱼类，否则容易发生出血；痛风症患者不宜食用鱼类，否则引起体内嘌呤代谢紊乱；出血性疾病患者不宜多吃鱼类，以避免鱼类中的22碳6烯酸抑制血小板凝固而加重出血；有过敏史的人控制食用螃蟹等水产品，以避免在蛋白质分解中产生较多的胺类物质而促使发病；体质虚寒、腹泻、感冒等患者需要控制螃蟹等水产品，以避免因其性寒而不利于恢复健康；孕妇需要控制食用螃蟹，因其具有散血作用而导致流产。

（五）如何选择水产品

由于江河湖泊的污染，又污染了水产类，人们如果食用了被污染的水产品便会引起慢性蓄积中毒，因此在选购时应该注意不要购买被污染了的水中的水产品，尤其在雨水少的情况下。在选购时注意水产品是否新鲜。

1. 鱼类

选择新鲜的鱼表面具有清洁透明的黏液层，鱼鳞紧伏鱼体不易脱落，肉质紧密有弹性，尤其是腹部肌肉硬实、不胀气，鱼鳃紧闭，眼球突出、黑白分明。

2. 海蜇

海蜇包括蜇皮和蜇头两部分。伞形部分是蜇皮，珊瑚状部分是蜇头。选择优质蜇皮色泽晶莹透白或呈淡黄色，有光泽，无红衣、红斑、泥沙。上等蜇头呈红黄色，有光泽。经盐矾加工，鲜活腌制的，越大、越厚、越白越好。如系捕捞后放置时间太长才加工腌制者，其新鲜度较差，色面发红。蜇皮在加工中若使用盐矾比例不当，则发硬，颜色泛红，质量亦次，蜇皮颜色呈紫红色的，质量更差。优质海蜇无腥味，次等海蜇有点腥味，劣质海蜇腥臭味浓重。

优质海蜇用手拉时，肉质较坚韧，有弹性，不易脆裂，蜇体坚实完整，若用手拉海蜇时感觉坚韧，硬性过度，为老海蜇，质量较次；手搓易破碎，发软，弹性差者，为劣质品；若肉质发软，无弹性，呈紫黑色，有腥臭味，并有脓状液体，则已变质，不可食用。优质海蜇口尝无腥味，一咬发出"咯噔"响声，又脆又嫩，不塞牙。嘴嚼韧绵或发硬，则是次品；若口尝腥味浓重发软，是变质品，不可购买。

3. 海参

海参有多种，形体完整，体表无残迹和缺陷点，光泽洁净，肥壮饱满，肉刺挺拔鼓壮，颜色纯正，或显柿红色、或呈淡白色，且有香味者，为上品。选择体形基本完整，局部有黑点，背部有暗红色者为次品，属劣质海参。

有的人是将海参用水泡发，掺入大量食盐和草木灰加工后出售，在选购海参时应特别注意鉴别，以防误购。劣质海参看外表呈灰黑色，形体饱满，微透盐晶，刺秃，用手摩擦其表皮，手上会染上黑色，用手掰开后，可见其内部充满黑灰色杂质。劣质海参普遍分量不足。劣质海参多用不透明塑料袋包装，包装封口不严，没有标明厂名、厂址和商标，有的只含糊地印有产地名称。

4. 鱿鱼

鱿鱼常见的有椭圆形和长形两种。选择体形完整坚实，光亮洁净，呈卷曲状，肉肥厚，呈鲜艳的粉红色，尾部、背部红中透暗，体表有轻微白霜，有鱿鱼香味，体长较大者，为上品。两侧有微红斑点者为次品。市场上有些是用工业碱发制的，香味不正或无香味，不可购买。

5. 干贝

干贝类主要是贝类中的扇贝、明贝和江珧贝，经煮熟将其闭亮肌剥下，洗净晒干后制成的。选择色泽浅黄且有光泽，表面有白霜，粒度整齐，体硬而干，不碎、无杂质，肉坚实饱满，肉丝清晰粗实，有特殊香味，味鲜盐轻者，是上品。颜色发黑，粒度参差不齐，有杂质，肉松软，五香味，咸而不鲜者，为次品。注意市场上有些用人工制造的假货，颜色暗淡，肉丝不清晰或无肉丝，不可购买。

6. 虾皮

虾皮选择纯净身干，片大整齐，呈淡红色（生晒者为淡黄色），有光泽，较硬，有鲜虾味，无杂质者为上品。颜色呈淡黄色，无鲜味，带有霉点者为次品。劣质虾皮则含杂质，灰质多，有异味，不宜选购。

7. 鱼翅

鱼翅选择翅块完整，无鳍骨、鳍根，无残肉和骨质物，洁净，有光泽，色淡白，皮面无破裂或少破裂者。

第八节　蛋类营养有效食用

人们常食用的蛋类包括鸡蛋、鸭蛋、鹅蛋、鹌鹑蛋等。各种禽蛋在营养成分上基本相同，食用较普遍的是鸡蛋。

一、蛋类的营养价值

鸡蛋是一种营养极为全面的优质蛋白质食品，含有蛋白质，脂肪，卵磷脂，卵黄素，维生素 A、D、B_2、B_6 和微量元素铁、钙等。

鸡蛋中的氨基酸模式与世界卫生组织规定的氨基酸模式极为接近，其中蛋白质分值达到100%，特别容易被人体吸收，不论是蛋黄，还是蛋清，人体利用率均在95%以上，且维生素含量高于瘦肉。蛋类尤其是鸡蛋，被营养学家们誉为人体营养的"宝库"，是一种理想的天然"补品"。

　　蛋类蛋白质含量为15%,无论是蛋清还是蛋黄中的蛋白质均为最优质的,被称为完全蛋白质的模式。

　　蛋类蛋白质的氨基酸组成与人体组织蛋白质最为接近,蛋类中含有人体必需的8种氨基酸,体内利用率很高,是人类体内吸收率最高的一种食物,可达到99.7%。蛋类脂肪含量为11%,大多集中在蛋黄中,以不饱和脂肪酸为多,脂肪呈乳融状,容易被人体吸收。蛋黄中的脂肪含有大量的磷脂与胆固醇。一个鸡蛋含有胆固醇200~250mg,卵磷脂具有防止胆固醇过高的作用。蛋类含有丰富的维生素A、D、B_2、B_1、PP等,主要存在于蛋黄中。蛋类是含有丰富的矿物质,如钾、钠、镁、磷、锌、硒,特别是蛋黄中的铁、磷丰富,但钙相对不足,一个鸡蛋含有铁300mg,蛋黄铁的吸收率为3%。

　　吃鸡蛋不等于胆固醇增高。蛋黄中含有较丰富的卵磷脂,能使胆固醇和脂肪颗粒变得极细,顺利通过血管壁被细胞充分利用,从而减少血液中的胆固醇。

　　近年来,有关专家在不断地研究,如为了减少鸡蛋中的胆固醇含量,在蛋鸡的品种选育和饲料配方等方面进行研究,采用将植物油或者鱼油作为饲料油,在饲料中添加降低胆固醇的中草药成分等,同时用同样的方法培育了高碘蛋、高锌蛋、高硒蛋等,在防治疾病方面起到一定作用。另外,在我国民间早已流传许多有关鸡蛋的食补、食疗配方,如鸡蛋与猪蹄同煮等,诸种方法均获得了较好的效果。

　　(一)鸡蛋

　　1.营养成分

　　鸡蛋为雉科动物鸡的卵,别名鸡卵、鸡子。鸡蛋有红皮与白皮,红壳蛋中蛋白质含量为12.4%,白壳蛋为13%。红壳蛋中脂肪含量为11.2%,白壳蛋为9.9%。其他营养成分含量也相差无几。鸡蛋的蛋黄与蛋白:鲜鸡蛋含的蛋白质中,主要为卵蛋白(在蛋清中)和卵黄蛋白(主要在蛋黄中)。蛋黄中蛋白质含量为1.5%;蛋白中蛋白质含量为12.3%。蛋黄脂肪含量为33.3%;蛋白脂肪含量为0.2%。此外,蛋黄中还含有丰富的钙、磷、铁、维生素A、维生素D及B族维生素,蛋黄的含铁量竟比蛋白的高出20倍。

　　2.功效

　　(1)鸡蛋具有滋阴润燥、养心安神、养血安胎、延年益寿之功。

　　(2)鸡蛋具有滋补强壮、抗高血压、调节血脂、健脑、改善皮肤等作用。

　　(3)鸡蛋中的维生素B_2帮助分解黄曲霉毒素,由此可防治肝癌。

　　(4)鸡蛋中含有的硒、锌等微量元素具有防治癌症和抗衰老的作用,鸡蛋中含有的铁可防治缺铁性贫血。

　　(二)鸭蛋

　　1.营养成分

　　鸭蛋别名鸭卵、鸭子。鸭蛋含有蛋白质、脂肪、糖类、钙、磷、铁、维生素A、维生素B_1、维生素B_2、烟酸、钾、钠、镁、氯、胆固醇等营养素。

　　2.功效

　　(1)滋阴润燥,清肺止咳,止痢。主治病后体虚、口燥咽干、肺热咳嗽、喉齿疼痛等。

　　(2)鸭蛋具有大补虚劳、滋阴养血、润肺美肤的功效,适用于咳嗽、喉痛、齿痛、泄疾等病症。

（三）鹌鹑蛋

1. 营养成分

鹌鹑蛋为雉科动物鹌鹑的卵。鹌鹑蛋被人们誉为延年益寿的"灵丹妙药"。鹌鹑蛋的营养价值不亚于鸡蛋，富含蛋白质、脑磷脂、卵磷脂、赖氨酸、胱氨酸、维生素 A、维生素 B_2、维生素 B_1、铁、磷、钙等营养素。

2. 功效

（1）补脾养血，强筋壮骨。主治心脾气血两虚、心悸失眠、胆怯健忘、头晕耳鸣、乏力纳少、血虚筋痿、腰膝无力、关节酸痛、行走不利等。

（2）适用于肥胖型高血压、糖尿病、胃病、贫血、营养不良、支气管哮喘、肺结核、肾炎水肿、神经衰弱和代谢障碍等病症。

二、如何食用蛋类

1. 不宜生食蛋类

虽然据说民间流传生食鸡蛋可治疗某些疾病，但是从营养与健康的角度看是不科学的。生鸡蛋或不熟的鸡蛋消化率比煮鸡蛋低 30% ～ 50%，而且对身体有很多不利。经营养学家测定，吃 3 个生鸡蛋所获得的营养与吃 2 个熟鸡蛋相当。因为生鸡蛋的吸收率只有 60% 左右，而熟鸡蛋的吸收率却能达到 90% 以上。

（1）生鸡蛋的蛋清含有一种对人体有害的碱性蛋白质——抗生物素蛋白，在肠道能与食物中一种叫"生物素"的维生素紧密结合，成为一种人体无法吸收的复合物，当生鸡蛋清进入人体，就会阻碍人体对生物素的吸收利用。另外，生鸡蛋的蛋白质中含有抗胰蛋白酶，其物质可阻碍蛋白质水解而影响胃肠吸收，未被消化的蛋白质在大肠中容易被细菌分解产生有害物质，从而增加肝脏负担。

（2）在显微镜下观察，鸡蛋外壳充满小孔，这些小孔比致病菌要大几十倍至几百倍。因此，鸡蛋里随时都可能有病原体侵入。鸡蛋在形成过程中，细菌可以从母鸡的输卵管、卵巢中直接进入鸡蛋内。放的时间较长的鸡蛋，细菌也可以从鸡蛋壳的气孔中进入鸡蛋内，鸡蛋的外壳往往受沙门菌污染。有人调查，干净的蛋壳外表面的细菌有 400 万 ～ 500 万个，而污染的蛋壳可高达 1.4 亿 ～9 亿个。鸡蛋壳破损后蛋内容物也随之污染，沙门菌等致病菌侵入鸡蛋内。因此，鸡蛋一定要煮熟、煮透再食用。为了减少以上不利于体内健康的因素，需要将鸡蛋煮沸 10 分钟以上方可食用。

2. 合理储存蛋类

蛋类的储存十分重要，必须注意储存的清洁卫生，避免蛋类受到污染。最好的储存条件是温度在 1 ～5℃，相对湿度在 87% ～97%。同时在此环境中可储存4 ～5 个月。蛋的冰点是 −2.2℃，冰箱不能低于此温度。将较圆的一头向上，较尖的一头向下摆放。蛋去壳之后，最好马上煮食，就算放冰箱，也不宜超过 4 小时。煮熟的蛋，可存放冰箱 10 天左右。蛋壳已破裂，夏天就算放冰箱，也只能放 4 天左右，在室温中则大约只可保存 2 天。

3. 不食变质蛋类

如果发现蛋类出现了"浑汤蛋"、"臭蛋"、"黑斑蛋"、"贴壳蛋"等异常现象便不可食用，以上情况均为蛋类受到污染而变质，"黑斑蛋"一般为霉菌的污染。

4. 不宜过量食用蛋类

过量食用蛋类增加肝脏、肾脏等器官负担,一般每人每日食用1~2个蛋为宜,孕妇、产妇食用2~3个。

5. 高烧者不宜食用蛋类

发烧时不宜吃鸡蛋,鸡蛋蛋白食后能产生"额外"热量,使机体内热量增加,不利于康复。另外发烧患者的消化功能减弱,蛋类的摄入可增加消化系统的负担。此时应鼓励患者多饮温开水,多吃水果、蔬菜及含蛋白质低的食物。

6. 感冒不宜多吃鸡蛋

感冒时常有食欲缺乏、消化不良的现象,鸡蛋属高蛋白质食物,较难消化,进食后会导致腹胀,食欲进一步下降,或出现腹泻。宜选清淡易消化的食品。

7. 剥蛋壳的方法

煮完鸡蛋用冷水激,能使蛋壳容易剥掉,但是鸡蛋加热后蛋壳不再对细菌有阻挡作用,使冷水中的大量细菌进入蛋内。正确做法:煮鸡蛋时加少量盐,既可杀菌,又能使蛋壳较易剥离。

8. 死胎蛋营养价值高是营养误区

死胎蛋是指在孵化过程中被淘汰下来的蛋。研究发现,这种蛋在孵化过程中,由于受沙门菌和寄生虫的污染,或温度、湿度的影响,致使发育中的胚胎停止生长而死亡。此时蛋里原来含的蛋白质、脂类、糖类、维生素等营养成分都已发生了变化,绝大部分已被胚胎利用而消耗掉,所以其营养成分所剩无几。若胚胎死亡较久,蛋白质被分解,可产生多量的硫化氢、氨类等有毒物或被某些致病菌所污染,食后会引起中毒或患某些疾病,所以死胚蛋不能吃。

9. 不宜与鸡蛋同吃的食物

(1)鸡蛋与豆浆。鸡蛋的蛋清里含有黏性蛋白,可以同豆浆中的胰蛋白酶结合,使蛋白质的分解受到阻碍,从而降低人体对蛋白质的吸收率。

(2)鸡蛋与兔肉。鸡蛋同兔肉同食会刺激肠胃道,引起腹泻。

(3)鸡蛋不与糖同煮。鸡蛋与糖同煮会破坏对人体有益的氨基酸成分,生成的物质有凝血作用,对人体会造成危害。如需在煮鸡蛋中加糖,应该等稍凉后放入搅拌。

(4)茶叶蛋应少吃。茶叶含酸化物质,与鸡蛋中铁元素结合,会影响胃肠消化功能。

(5)炒鸡蛋不宜放味精。鸡蛋中含有氯化钠和大量的谷氨酸,加热后生成谷氨酸钠,有纯正的鲜味。味精的主要成分也是谷氨酸钠,炒鸡蛋放入味精会影响鸡蛋本身的鲜味。

10. 不吃煮老的蛋类

蛋类煮得时间过长,蛋黄表面会形成灰绿色硫化亚铁层,很难被人体吸收。蛋白质老化会变硬变韧,也不易吸收。

11. 如何选择蛋类

尽量选择有CAS优质蛋品标志的蛋。沾有鸡粪、泥土、稻谷的传统蛋最好不购买。刚生下的蛋,外壳潮湿,角皮层尚未干燥,易被细菌入侵,最好不要马上食用。蛋的形状越圆蛋黄越大。蛋壳越粗糙的蛋越新鲜。把蛋放入4%的盐水中,立即沉底的是好蛋。

第九节　乳类营养有效食用

乳类是营养素十分丰富并且容易消化吸收的食物。最适合婴幼儿和老年人,对于某些疾病的患者也是很好的食物。在日常饮食中常食用的乳类包括牛乳、羊乳。各种乳类在营养成分上有所不同。

一、乳类的营养价值

（一）牛乳

1. 营养成分

牛乳是最接近完善的食物,含有人体生长和保持健康的营养素。牛乳的营养成分可由于牛的种类和饲料的不同而不同,也可由于地区和季节的不同而不同。

牛乳中的蛋白质含量比人乳高。牛乳中的蛋白质含有 25 种不同的氨基酸,包括人体所必需的 8 种必需氨基酸。氨基酸以酪氨酸为主,其次为乳白蛋白和乳球蛋白,三者消化率均较高,生理价值仅次于蛋类,也被称为优质蛋白质或完全蛋白质的食物。

牛乳中的糖类为乳糖。乳糖含量比人乳少,其甜度仅为蔗糖的 1/6。乳糖在小肠中分解为葡萄糖与半乳糖。半乳糖能够帮助某些乳酸菌的繁殖,乳酸菌有利于体内对矿物质的吸收,同时抑制腐败菌的生长繁殖。美国专家研究发现,半乳糖对脑髓和神经的形成与发育具有重要作用。

牛乳中的脂肪容易消化吸收。牛乳中的脂肪熔点低,容易消化吸收,并且含有较多的必需脂肪酸和卵磷脂,其胆固醇含量大大低于其他动物性食物。

牛乳中含有钙、磷、钾等矿物质。维生素 A、D、B 族的含量也十分丰富,并且容易被人类体内吸收。据报道,芬兰是饮牛乳多的国家,很少出现缺钙现象。

2. 功效

（1）牛奶具有生津止渴、滋润肠道、清热通便、补虚健脾等功效。

（2）牛奶中的钾可使动脉血管在高压时保持稳定,减少中风风险。

（3）牛奶可阻止人体吸收食物中有毒的金属铅和镉。

（4）牛奶中的酪氨酸能促进血清素大量增长。

（5）牛奶中的铁铜和卵磷脂能大大提高大脑的工作效率。

（6）牛奶中的钙能增强骨骼和牙齿,减少骨骼萎缩病的发生。

（7）牛奶中的镁能使心脏耐疲劳。

（8）牛奶中的物质,能有效破坏人体内有致癌危险的自由基,并能迅速和细胞膜结合,使细胞处于防御致癌物质侵入的状态,从而起到防癌作用;而且牛奶中还含有多种能增强人体抗病能力的免疫球蛋白抗体;酸牛奶中含有一种酶,能有效防止癌症患者因化学疗法和放射疗法所引起的副作用。

（9）意大利科研人员研究发现,牛奶之所以具有镇静安神作用,是因为含有一种可抑制神经兴奋的成分。因此当你心烦意乱的时候,不妨去喝一大杯牛奶,可以安神。睡前喝一杯牛奶可促进睡眠。

（10）牛奶营养丰富，能够滋润肌肤，保护表皮，防裂、防皱，使皮肤光滑柔软白嫩，使头发乌黑减少脱落，从而起到护肤美容的作用。

（11）美国田纳西州大学的研究显示，奶制品中丰富的钙元素，对人体内的脂肪降解非常重要。研究小组把 34 名健康肥胖者分成两组，让他们每天进食比平时少 500kcal 热量的食物，其中一组每天喝 3 份含 1100mg 钙的低脂酸奶，另一组则每天吃 500mg 钙片。坚持一段时间后的结果显示，喝酸奶一组人平均体重、体脂及腹部脂肪下降程度分别比另一组人要多22%、61% 和 81%。研究员认为，奶制品中的钙元素能帮助人体燃烧脂肪，促进机体产生更多能降解脂肪的酶。

（12）牛奶中含有的磷，对促进幼儿大脑发育有着重要的作用；牛奶中含有维生素 B_2，有助于视力的提高。

（13）酸奶可增强免疫体系功能，阻止肿瘤细胞增长，防止动脉硬化。酸奶中含有大量的乳酸和有益于人体健康的活性乳酸菌，有利于人体消化吸收，激活胃蛋白酶，增强消化机能。

（二）羊乳

羊奶是羊乳的俗称。羊乳在国际营养学界被称为"奶中之王"。羊乳与牛奶相比，喝羊奶的人较少，很多人对其营养价值不够了解。

营养与功效

（1）羊乳是完全蛋白质，羊奶中的蛋白质结构与母乳相同，含有大量的乳清蛋白，羊奶中的乳蛋白质比酪蛋白质高，因此蛋白凝块细而软，容易被人体消化吸收。

（2）羊乳不含牛奶中可致过敏的异性蛋白。所以羊奶比其他奶制品更易消化吸收，不会引起胃部不适、腹泻等乳制品过敏症状，是任何体质的人都可以接受的乳制品。

（3）羊奶脂肪结构碳链短，不饱和脂肪酸含量高，且呈良好的乳化状态，脂肪球小，接近人乳，羊奶的脂肪颗粒体积为牛奶的 1/3，羊奶更容易消化吸收，不会在体内形成脂肪堆积，婴儿对羊奶的消化率超过 94%。

（4）羊奶为乳糖，乳糖有调节胃酸、促进肠蠕动和消化腺分泌的作用。乳糖经体内消化后成半乳糖，可被人体直接吸收，经分解后的乳精可促进脑苷和黏多糖的生成，对婴儿的智力、发育有远期影响，进入肠道，有益于乳酸菌生长，乳酸的生成又有利于钙和其他物质的吸收。

（5）羊奶中有丰富的维生素，有 12 种主要维生素，特别是维生素 A、B、B_3，羊奶要比牛奶高一倍多。羊奶中维生素 E 含量较高，阻止体内细胞中不饱和脂肪酸氧化、分解，延缓皮肤衰老，增加皮肤的弹性和光泽。而且羊奶中的上皮细胞生长因子对皮肤细胞有修复作用。

（6）羊奶中的肌醇、胆碱比牛奶要高得多。羊奶中钙、磷等矿物质含量也高，有利于发育旺盛的青少年、生长的婴幼儿及怀孕哺乳期的妇女。

（7）临床上专家建议患有过敏症、胃肠疾病、支气管炎症、身体虚弱的人群，以及老年人与婴儿饮用羊奶。

（8）中医认为：羊奶，可益五脏、补劳损、养心肺、利皮肤、润毛发、明目、使人润泽。中医一直把羊奶看作对肺和气管特别有益的食物。羊奶对保护视力、恢复体能有好处。上皮细胞生长因子也可帮助呼吸道和消化道的上皮黏膜细胞修复，提高人体对感染性疾病的抵抗力。

（9）对于脑力劳动者来说，睡前半小时饮用一杯羊奶，具有一定的镇静安神作用。由于羊奶极易消化，晚间饮用不会成为消化系统的负担，也不会造成脂肪堆积。

二、乳类防治疾病的作用

国外科学家经过研究发现,牛乳中含有多种防治疾病的物质。

(1)据报道,世界上最健康的人是饮牛奶最多的非洲马赛族人。美国有关研究人员对该族人进行了检查,发现他们喝牛奶越多,血液中的胆固醇含量越低。原因是牛奶中的乳清酸能够干扰肝脏合成胆固醇的抑制量,大大超过牛奶本身含有的胆固醇量。

(2)南非医学家们先后对45~59岁的5000名男子进行了饮牛奶与不饮牛奶的跟踪调查,10年后发现其中患有心脏病患者中,爱喝牛奶者仅占1.2%,而不爱喝牛奶者占10%。

(3)美国科学家经过临床试验表明,萎缩性胃炎患者在早晨和睡觉前喝半斤加热的牛奶有利于健康的恢复。原因是牛奶中含有的蛋白质遇热后变性,并且紧附于胃壁而保护了胃黏膜,同时促进细胞分泌以对受创伤的胃黏膜起到修补作用。另外牛奶中含有的乳糖在酶的作用下转变为葡萄糖醛酸,由此增加胃酸而抑制致病菌。

(4)牛奶具有解毒之功效,其原因是牛乳中的蛋白质与金属离子结合,可转变为不溶解的沉淀物,从而减少体内对毒物的吸收。

(5)澳大利亚专家通过10多年的分析研究发现,牛乳中含有一种"干酪素"蛋白质,其能够保护牙齿的珐琅质而预防龋齿。经过观察发现,吃奶油巧克力的人,患龋齿比吃不含有奶油的甜食的人要少。

三、乳制品的种类

(一)酸奶

发酵乳是人类历史最早的含有活菌的食品。苏联学者认为酸奶可称为"长生不老饮料",这主要归功于酸奶中的乳酸菌。乳酸菌在酸奶中除产生有机酸,还能产生抗菌物质。乳酸菌进入肠道可抑制致病菌而有利于有益微生物增加。酸奶中的蛋白质由于乳酸菌的发酵而变得容易消化吸收。乳酸可使钙、磷、铁等元素形成乳酸盐,大大提高吸收利用率。酸奶促进胃液分泌,增进消化,对于腹泻、便秘、胃肠炎等病症有一定疗效。国外资料报道,酸奶中的乳酸杆菌、双叉杆菌能抑制致癌物质的活性,起到防癌的作用。酸奶中含有可抑制体内合成胆固醇还原酶的活性物质,由此可降低血胆固醇浓度。目前市场销售的酸奶多是全脂牛奶加乳酸菌发酵制成。

(二)甜炼乳

甜炼乳是将鲜牛奶经过蒸发浓缩,再加入大量的蔗糖以抑制牛奶中部分细菌的生存,一般含糖量为44%~46%,此乳不适合哺乳婴儿。

(三)蒸发乳

蒸发乳是将鲜牛奶经过加热浓缩去掉一半水分,高压加热而使蛋白质与脂肪容易消化,但维生素损失较大。

(四)全脂奶粉

全脂奶粉是将鲜牛奶去掉水分制成,与鲜牛奶的成分基本相同,便于携带保存。

(五)脱脂奶粉

脱脂奶粉是将鲜牛奶去掉水分和奶油制成。奶油可做黄油。脱脂奶粉比鲜牛奶缺乏脂肪和脂溶性维生素。

脱脂牛奶的制作:将鲜牛奶用小火煮沸以后,端离火源,使之冷却,待奶的表面结成一层薄膜以后(奶油),将其轻轻揭下来。然后再将奶煮沸、冷却、去膜,如此反复几次,直到牛奶冷却后表面不再结膜为好。这样除掉了其中的脂肪,就成了脱脂牛奶。如在冬季,可只煮沸一次,多冷却一段时间,去掉表皮奶层即可。

四、牛奶消毒方法

乳类中可存在着致病菌,如当乳畜发生结核病、布氏杆菌病、炭疽病、口蹄疫等人畜共患传染病时,其致病菌通过乳汁传染给人类。一般微生物生长的适宜温度为28℃~37℃。不同的细菌有不同的最适生长温度和耐热、耐冷能力,因此乳类的消毒十分重要。

最早,当人类认为疾病都是细菌造成的时候,人们开始对乳类的消毒重视起来,但是方法简单,由此破坏了乳中的许多营养素,随之人们又陷入了营养素缺乏病。目前市面上的液态奶产品主要分为巴氏杀菌奶和超高温瞬时灭菌奶两大类。

(一)生鲜奶

在许多发达国家,未经杀菌的生鲜牛奶是最受消费者欢迎的,但价格也最为昂贵。新挤出的牛奶中含有溶菌酶等抗菌活性物质,能够在4℃下保存24~36小时。这种牛奶无需加热,不仅营养丰富,而且保留了牛奶中的一些生理活性成分。

(二)巴氏灭菌法

巴氏灭菌法又称低温消毒法,冷杀菌法。将牛奶中的致病菌杀灭,保留有益菌,保留牛奶中营养物质。一种是将牛奶加热到62℃~65℃,保温30分钟。可杀死牛奶中各种生长型致病菌,灭菌效率可达97.3%~99.9%,经消毒后残留的只是部分嗜热菌及芽孢等有益菌,如乳酸菌。第二种方法将牛奶加热到75℃~90℃,保温15~16秒,将病原菌杀死,温度太高会有较多的营养素损失。

巴氏消毒牛奶要在4℃左右的温度下保存,保存3~10日,最多存放16日。保质期较短的牛奶多为巴氏消毒法消毒的“均质”牛奶。所谓的“均质”,是指牛奶加工中的新工艺,就是把牛奶中的脂肪球粉碎,使脂肪充分溶入到蛋白质中去,从而防止脂肪黏附和凝结,更利于人体吸收。保质期一般在48小时以内,营养价值与鲜牛奶差异不大,用这种方法消毒可以使牛奶中的营养成分获得较为理想的保存,B族维生素的损失仅为10%左右,但是一些生理活性物质可能会失活。

(三)超高温瞬时灭菌

采用135℃~152℃的瞬间(4秒)高温将牛奶中的有害细菌全部杀死。冷藏保存2~7日。不少生产厂家为了满足上班族的需要,生产出保存时间较长的灭菌牛奶。

此类牛奶在加工过程中已经全面灭菌,对人体有益的菌种也基本被“一网打尽”了,牛奶的营养成分因而也被破坏掉。这种牛奶的包装和鲜牛奶非常相像,保质期大部分是30天或更长时间,有些灭菌牛奶的保质期达6个月以上。灭菌奶一般味道比较浓厚,但是营养物质有一定损失,B族维生素有20%~30%的损失。

(四)无抗奶

这个名词已经被大部分人所认识,但不会出现在牛奶的外包装上,因为是牛奶出厂的指标之一,一般知名厂家出厂的牛奶都应该达到这个标准。

无抗奶是指不含抗生素的原料生产出来的牛奶。"抗"是指用来治疗病牛所用的各类抗生素，常见的有青霉素、链霉素等。奶牛在每年换季时易患乳腺炎，并且采用机械榨乳也比人工挤奶使乳牛更易患乳腺炎，向牛乳房部位直接注射抗生素，奶牛能尽快恢复健康。经过抗生素治疗的奶牛，在一定时间内产生的牛奶会残存着少量抗生素，这种奶不能作为食用奶原料进行加工生产。

五、如何食用乳类

（一）注意乳类的卫生

乳类的鲜度鉴定很重要，液体奶需要检查内有无絮状沉淀物。受潮的奶粉不宜食用，避免细菌污染。

（二）注意乳类的加热

乳类的合理加热很重要，煮乳类时避免用文火长时间的烧煮，以减少营养素在空气的氧化作用下被破坏。乳类烧开后不需要再烧煮，否则乳类中的蛋白质与乳糖等发生变性，从而影响牛奶的质量和口味。牛奶不要与糖一起烧煮，以避免牛奶中的赖氨酸与果糖在高温下产生有毒物质。

酸奶不宜加热，酸奶加热容易发生物理性状的变化，不仅使其乳酸菌被杀死、营养价值下降，同时酸奶的风味也消失了。

（三）不宜与乳类同食的食物

1. 乳类与巧克力不能同时食用

乳类中含有丰富的蛋白质和钙，巧克力中则含有充足的热能和草酸，若两者同时食用，牛奶中的钙和巧克力中的草酸结合而生成草酸钙，草酸钙在人体内不但不能被消化吸收，反而影响钙的吸收，同时还会出现尿结石等症状。

2. 乳类与酸性饮食不能同时食用

橘子、杏、酸石榴等酸性水果与果子露、橘子汁、酸梅汤等酸性饮料，与牛奶同饮后，牛奶中的蛋白质会与果酸很快结合形成较硬的凝快，消化吸收比较困难，所以应该在喝牛奶一小时以后再吃。

3. 喝乳类不要加糖

喝乳类加糖会使糖在人体内分解形成酸，而酸容易与牛奶中的钙质中和，影响钙的吸收。

（四）"乳糖不耐者"的人如何喝牛奶

有些人的体内严重缺乏乳糖酶，使摄入人体内的牛奶中的乳糖无法转化为半乳糖和葡萄糖供小肠吸收利用，而是直接进入大肠，使肠腔渗透压升高，大肠黏膜吸入大量水分，此外，乳糖在肠内经细菌发酵可产生乳酸，使肠道 pH 值下降到 6 以下，从而刺激大肠，造成腹胀、腹痛、排气和腹泻等症状。

乳糖存在于喂养新生命的乳汁中，因此，最初成年人体内没有乳糖酶这种物质，直到人类开始驯养家畜，成年人开始喝牛奶时，体内开始慢慢形成这种消化乳糖的酶。

德国专家指出："如果小肠中缺少乳糖酶或其活力低下，乳糖就不能被分解，而原封不动进入大肠，并被大肠杆菌代谢，于是就出现腹泻等症状。"在人体中，牛奶中的乳糖必须在乳糖酶的作用下,分解成葡萄糖和半乳糖,才能被人体吸收。当人体内的乳糖酶不足时,就会引起乳糖不适应症。表现为在饮用牛奶后,出现消化不良、腹胀、肠鸣,甚至腹泻等现象。

对喝牛奶引起不适应症的人解决的办法有:

(1)乳糖不耐症患者注意避免空腹饮奶,因为空腹时牛奶通过胃肠道的时间短,其中乳糖不能被很好地吸收而较快地进入大肠。可以在正餐饮奶,也可以在餐后2小时左右饮奶。

(2)可以饮用"低乳糖奶"。因为"低乳糖奶"在生产过程中加入了乳糖酶,已经将乳糖分解成葡萄糖和半乳糖,可以直接被人体吸收。

(3)可以饮用经乳酸菌发酵后的乳制品。经乳酸菌发酵后的乳制品包括酸奶、奶酪、乳酸菌饮料等。这些产品中,乳酸菌可以将乳中的乳糖转化为乳酸,同时还增加了乳酸酶的活性,解除乳糖不适应症。

(4)轻度不良反应采取脱敏法。如有轻度不良反应可以采取脱敏法,方法是由少量开始服用,逐渐增加服用量。建议从50mL开始逐步增减饮奶量。还可与其他食物同时服用,以减少刺激。不良反应严重者应慎重服用。

(五)牛乳科学饮用

(1)不要喝生奶。喝鲜奶要高温加热,以防病从口入。

(2)牛乳中不宜添加酸性饮料。牛乳中的蛋白质80%为酪蛋白,当牛乳的pH值<4.6时,大量的酪蛋白便会发生凝集、沉淀,难以消化吸收,严重者还可能导致消化不良或腹泻。所以牛乳中不宜添加果汁等酸性饮料。

(3)牛乳不能代替白开水服药。牛乳容易在药物表面形成一个覆盖膜,使奶中的钙、镁等矿物质与药物发生化学反应,形成非水溶性物质,从而影响药效的释放及吸收。在服药前后1~2小时不要喝奶。

(4)不宜多饮冷牛奶。冷牛奶会影响肠胃运动机能,引起轻度腹泻,使牛奶中的营养成分多数不能被人体吸收利用。

(5)不宜长时间高温蒸煮。牛乳中的蛋白质受高温作用,会由溶胶状态转变成凝胶状态,导致沉淀物出现,营养价值降低,并产生致癌的焦糖,钙质也会出现磷酸沉淀现象。70℃的3分钟加热最适宜。

(6)牛乳和(黑)巧克力不宜同吃。巧克力中的成分会破坏牛奶中的钙,使钙无法吸收;牛奶的成分会影响巧克力中对人体有益的成分作用的发挥,比如,抗氧化成分,抗血栓成分。

(7)饮用牛奶前进食淀粉类食物。如小蛋糕、小饼干之类可以延缓牛奶在胃中的停留时间,与胃液中消化酶进行酶解作用,缓慢地排到肠道,便于肠道吸收利用。

(8)临睡前喝奶。熟睡的时候正是身体向骨骼输送养分的黄金时期,睡前喝牛奶正是补钙的最佳饮用时间。牛奶中含有L-色氨酸与吗啡类物质,此种物质可促进入睡,同时可温暖平和胃肠。

(六)牛奶科学保存

(1)鲜牛乳放置在阴凉的地方,最好是放在冰箱里。

(2)不要让牛乳曝晒或照射灯光,日光、灯光均会破坏牛奶中的数种维生素,同时也会使其丧失芳香。

(3)瓶盖要盖好,避免其他气味串入牛奶里。

（4）剩奶不可倒回原来的瓶子。牛乳如没有喝完,应盖好盖子放回冰箱,切不可倒回原来的瓶子。

（5）牛乳不可冷冻。当牛乳冷冻成冰时,奶中蛋白质、脂肪和乳糖等营养物质就会发生变化,出现明显不均匀的分层现象,通常上层为含脂肪较多的松软物质,中层是含大量蛋白质和乳糖的白色核心,下层则是乳固体物质和大部分蛋白质,而周围出现的是紧密而透明的冰晶体。这种冰冻的牛奶,待解冻后可出现凝固状沉淀物、上浮脂肪团,并出现异常气味等,其营养价值也随之下降。

（七）牛奶不适饮用人群

1.经常接触铅的人

牛奶中的乳糖可促使铅在人体内吸收积蓄,容易引起铅中毒,因此,经常接触铅的人不宜饮用牛奶,可以改饮酸牛奶,因为酸牛奶中乳糖极少,多已变成了乳酸。

2.反流性食管炎患者

牛奶有降低下食管括约肌压力的作用,从而增加胃液或肠液的反流。食管炎、食管裂孔疝等患者饮牛奶后容易出现反流现象,加重病情。

3.腹腔和胃切除手术后的患者

该类患者体内的乳酸酶会受到影响而减少,饮奶后,乳糖不能分解就会在体内发酵,产生水、乳酸及大量二氧化碳,使患者腹胀。

腹腔手术时,肠管长时间暴露于空气中,肠系膜被牵拉,使术后肠蠕动的恢复延迟,肠腔内因吞咽或发酵而产生的气体不能及时排出,会加重腹胀而发生腹痛、腹内压力增加,甚至发生缝合处胀裂,腹壁刀口裂开。

胃切除手术后,由于手术后残留下来的胃囊很小,含乳糖的牛奶会迅速地涌入小肠,使原来已不足或缺乏的乳糖酶更加不足或缺乏。

4.肠道易激综合征患者

该病是一种常见的肠道功能性疾病,特点是肠道肌肉运动功能和肠道黏膜分泌黏液对刺激的生理反应失常,而无任何肠道结构上的病损,症状主要与精神因素、食物过敏有关,其中包括对牛奶及其制品的过敏。

5.肠道疾病、胆囊炎、胰腺炎等患者

该类患者饮牛奶后可加重器官的负担。

6.牛奶过敏者

该类患者体内缺乏乳糖酶,因此饮牛奶容易出现腹泻等现象。

（八）哪些人适宜多喝酸奶

（1）经常性饮酒者。

（2）经常从事电脑操作者。

（3）患有粉尘职业病者。

（4）经常性吸烟者。

（5）接受化疗治疗患者。

（6）经常便秘患者。

（7）服用抗生素患者。

（8）萎缩性胃炎患者。

（9）骨质疏松患者。

（10）心血管疾病患者。

第十节　食用菌类与海藻类营养有效食用

一、食用菌类的营养价值

食用菌类自古就是人类餐桌上的珍品，在美国被称为"上帝的食品"，在日本被誉为"植物性食物的顶峰"，在我国被称为"山珍"。食用菌拥有一个庞大的家族，目前世界上可食用的食用菌约有600多种，我国约占一半左右，我国是食用菌消费和出口的大国。

英国一名博士指出："食用菌含有的维生素B族十分丰富，其中维生素B_{12}的含量比肉类还高，成年人每日食用25g的鲜菇就能够满足体内一日所需要的量。"另外，食用菌含有的维生素A、D、C、PP也很丰富。

（一）银耳（白木耳）

1.营养成分

银耳别名白木耳、雪耳、银耳子等，有"菌中之冠"的美称，历代皇家贵族都将银耳看做是"延年益寿之品"、"长生不老良药"。银耳含有丰富的营养素，其中每100g含有糖36.9g，膳食纤维30.4g，胡萝卜素50μg等。白木耳被称为"吃的胶原蛋白""胶质"和"骨质"，在人体内就好比房子的"水泥"和"砖块"。

白木耳是一种营养丰富的滋补品，被誉为"菌中之冠"，白木耳是养颜秘方，人随着年龄增长，皮肤内胶原蛋白逐渐流失，皮肤渐渐松弛，失去弹性。白木耳富含的植物胶质绝不输燕窝，之前有人说："有钱人吃燕窝，没钱人吃白木耳。"应该改成："外行人吃燕窝，内行人吃白木耳。"如何补充胶质（胶原蛋白），胶原蛋白是大分子，用擦的只能到表皮层增加皮肤保湿度，无法补充到真皮层失去弹性的肌肤。所以要用吃的补充胶质（胶原蛋白），像是猪脚、鸡脚、牛筋、白木耳、燕窝都是富含胶质的食物。

2.功效

（1）银耳具有润肺生津、滋阴养胃、益气安神、强心健脑等作用。

（2）银耳含有的多糖能够增强体内的免疫功能，促进巨噬细胞的吞噬能力，具有抗癌作用。银耳还能增强人体免疫力，增强肿瘤患者对放、化疗的耐受力。银耳还具有皮肤美容之功效，目前有的化妆品已经采用银耳做原料。

（二）黑木耳

1.营养成分

黑木耳别名木蛾、耳子、云耳。黑木耳被誉为"素中之荤"，被称为"食品阿司匹林"。木耳含有糖类、蛋白质、粗纤维、磷、钙、烟酸、胡萝卜素、维生素B_1、维生素B_2、麦角甾醇、卵磷脂、脑磷脂、鞘磷脂、黑刺菌素等。

2.功效

（1）木耳适用于凉血止血、润肺益胃、通利肠道、阴虚内热引起的吐血、便血或血痢、痔疮出血、崩漏、肺燥咳嗽、胃阴休足、咽干口燥。

（2）有关专家认为长期食用木耳可降低血胆固醇，抑制血小板凝集，对于冠心病、高血压等病症患者有益。木耳中含有的胶质具有吸附作用，能够将体内的灰尘杂质集中排出体外。美国学者认为，黑木耳可减少血液凝块，具有防治心血管疾病的作用。黑木耳含铁量极高，是猪肝的 5 倍，是天然的补血佳品，可防治缺铁性贫血。黑木耳中所含胶质具有极强的吸附作用，可以把残留在人体消化系统内的杂质吸附集中起来排出体外，可以说是"身体清道夫"。黑木耳含有的磷脂类化合物，可以帮助延缓记忆力减退及减少老年痴呆症的发生。黑木耳中丰富的膳食纤维能促进胃肠蠕动，减少食物中脂肪的吸收，起到防止肥胖和减肥作用，对冠心病、动脉硬化、心脑血管病颇为有益。

（三）香菇

1. 营养成分

香菇别名香蕈、冬菇。经过研究证明，香菇中含有 30 多种酶和 18 种氨基酸，包括 7 种必需氨基酸，每 100g 含有膳食纤维 31.6g，糖 30.1g。干香菇食用部分占 72%，每 100g 食用部分中含水 13g、脂肪 1.8g、碳水化合物 54g、粗纤维 7.8g、灰分 4.9g、钙 124mg、磷 415mg、铁 25.3mg、维生素 B_1 0.07mg、维生素 B_2 1.13mg、烟酸 18.9mg 等营养素。

2. 功效

（1）香菇适用于补益脾胃，养血和血，化痰透疹。主治脾胃气虚，食少便溏，不耐劳累，平素易于感冒；或气血两虚，少气乏力，头晕眼花，夜眠欠佳。

（2）香菇灰分中含有大量钾盐等元素，被视为防止酸性体质的理想食品。香菇含有的干扰素的诱发剂双链核糖核酸抗病毒的成分。香菇中含有麦角固醇，日光照射下转变为维生素 D，具有防治儿童佝偻病和老年骨质疏松症的作用。香菇中所含香菇太生可预防血管硬化，可降低人的血压，从香菇中还分离出降血清胆固醇的成分。据日本报道，每日食用干香菇 9g，一周后青年组血胆固醇平均降低 6%～12%，老年组血胆固醇平均降低 7%～15%。香菇的抗癌作用十分令人瞩目，其含有的多糖等物质具有较强的抗癌功能。

（四）蘑菇

1. 营养成分

蘑菇别名肉蕈、蘑菇蕈、蘑菰、鸡足蘑菇。蘑菇含有丰富的多糖类和多种氨基酸，还含有蛋白质、脂肪、糖类、粗纤维、钠、钾、钙、磷、铁、铜、锌、锰、氟、多糖、叶酸、烟酸、维生素（A、B_1、B_2、B_6、C、E、K）、生物素等营养素。

2. 功效

（1）蘑菇适用于补益肠胃、润燥化痰、脾胃虚弱、食欲缺乏、体倦乏力、妇女乳汁减少、咳嗽气逆。

（2）鲜蘑菇适用于白细胞减少症、传染性肝炎。日本专家证实，蘑菇中的多糖对乳腺癌、皮肤癌、肺癌等癌症都具有一定的疗效。蘑菇中含有干扰素诱导剂，对水泡性口炎病毒、脑炎病毒均具有较好的疗效。蘑菇中的水解朊酶、酪氨酸酶具有降血压作用。有人说蘑菇是理想的抗衰老食品，蘑菇不含有蘑菇多糖，是一种免疫激活剂，可提高人体的免疫力。

（五）金针菇

1. 营养成分

金针菇别名增智菇、冬菇、冬蘑、金钱菌。金针菇含有人体必需氨基酸成分较全,其中赖氨酸和精氨酸含量尤其丰富,尤其是儿童生长发育所必需的赖氨酸更高。金针菇含锌量比较高,对增强智力,尤其是对儿童的身高和智力发育有良好的作用。

2. 功效

（1）金针菇具有补肝、益肠胃、抗癌症、肝病、胃肠道炎症、溃疡等病症的作用。

（2）金针菇具有增强记忆、开发智能之功效,日本将它作为儿童保健和智力开发的必需食物。据报道,长期食用金针菇的儿童不但聪明机敏,记忆力也很强,身高体重也明显增加。金针菇中的"金针菇素"在动物实验中表明,其具有较强的抗癌作用。金针菇被证实具有防治肝炎和溃疡病的作用,可降低血胆固醇,防治高血压。

（六）猴头菇

1. 营养成分

猴头菇别名猴头菌、猴头、猴头蘑、刺猬菌、花菜菌、山伏菌、猬菌。人们常以"山珍猴头"来赞誉猴头,其与海参、燕窝、熊掌称为中国四大名菜。

相传早在 3000 年前的商代,已经有人采摘猴头菇食用。但是由于猴头菇的"物以稀为贵",这种山珍只有宫廷、王府才能享用。长期以来人们把猴头菇与燕窝相提并论,猴头菇有很好的滋补作用,民间有"多食猴头,返老还童"之说。猴头含有丰富的多种氨基酸与多糖类,不饱和脂肪酸,多糖体、多肽类等物质。

2. 功效

（1）猴头菇具有健胃、补虚、抗癌、益肾精之功效。

（2）研究表明,猴头菇适用于消化道癌以及其他恶性肿瘤,由于猴头菇是一种有效的免疫增强剂,因此对手术后和化疗与放疗后的癌症患者十分有益。猴头菇所含有的不饱和脂肪酸能够降低血胆固醇含量,长期食用可防治高血压和冠心病。猴头菇对于各种胃炎具有明显的治疗作用。猴头菇适用于消化不良、胃溃疡、十二指肠溃疡、神经衰弱等疾病。猴头菇具有提高机体免疫力的功能,可延缓衰老。

（七）竹荪

1. 营养成分

竹荪别名竹蓐、竹肉、竹菰、竹蕈、竹笋、竹菌、竹参、网纱菇、竹签、面纱菌、网纱菌、竹姑娘。人们将竹荪誉为"菌中皇后"、"山珍之王",是一种珍贵的食用菌。竹荪含有 19 种氨基酸,其中谷氨酸含有高达 1.76%。竹荪含有丰富的维生素、无机盐等营养素。

2. 功效

（1）竹荪具有补气养阴、润肺止咳、清热利湿的功效,适用于肺虚热咳、喉炎、痢疾、白带、原发性高血压、高脂血症、抗肿瘤的辅助治疗。

（2）长期食用竹荪可消除腹壁多余的脂肪,因此具有减肥功效。竹荪对防治高血压和降低血胆固醇浓度也具有一定功效。竹荪适用于肥胖、脑力工作者、失眠、高血压、高血脂、高胆固醇患者、免疫力低下、肿瘤患者。竹荪性凉,脾胃虚寒之人不要吃得太多。

（八）平菇

1. 营养成分

平菇别名北风菌、蚝菌、侧耳、耳菇。平菇是食用菌中的一个大家族，有 30 多个品种。平菇含有 18 种氨基酸，包括 8 种体内必需氨基酸，还含有丰富的维生素类和钙、铁、磷等矿物质。常食用平菇可改善体内新陈代谢，增强体质。

2. 功效

（1）平菇可追风散寒、舒筋活络，适用于腰腿疼痛、手足麻木、筋络不通等病症。

（2）平菇中的蛋白多糖体对癌细胞有很强的抑制作用，可增强机体免疫功能。常食平菇能起到改善人体新陈代谢，调节自主神经的作用。平菇可降低血压，防治心血管硬化，降低血胆固醇含量。平菇中含有抗肿瘤的多糖物质，具有较强的抑制肿瘤作用。平菇中含有的蘑菇核糖核酸物质能够抑制病毒，因此可抗流感、伤寒等病毒。平菇可调节自主神经功能，对于更年期综合征具有明显的调节作用。常食用平菇可防治软骨病和小儿佝偻病。

二、食用菌类的保健作用

现代营养学将食用菌对人体健康的有益作用总结为以下几个方面：

（一）免疫剂与调节剂

近年来，许多研究试验均证明，食用菌多糖体是目前世界上医药方面最强的免疫剂和调节剂之一，具有明显的抗癌活性，这一功能之奥妙在于可增强网状内皮系统吞噬细胞的作用，促进淋巴细胞转化，激活胸腺淋巴的 T 细胞和骨髓淋巴的 B 细胞，使 T 细胞在 B 细胞的帮助下随时监视和消灭异常细胞，促进抗体形成，从而提高并调整体内的积极防御因素。

（二）降低血胆固醇

据试验证明，当人们食用了动物脂肪后，一般血胆固醇都有暂时升高现象，然而，如果同时食用些食用菌，血胆固醇非但没有升高，反而略有下降，其原因是食用菌中含有丰富的"香菇素"，其属于植物固醇，可降低血胆固醇的浓度。

国外专家认为，中国菜肴中喜欢采用香菇、木耳等食用菌配菜，这是一种十分科学的方法。据报道高血压患者每日吃 3 ~ 4 朵干香菇，其中约含有 100mg 的香菇素便可达到治疗目的，目前有关专家比较一致地认为食用菌比降血脂药物作用还要强。

（三）干扰素诱导剂

人体在正常情况下，对一些流感病毒等有一定的防卫机制，当人体受到病毒侵袭时，细胞受到刺激立即释放出低分子糖蛋白嵌入病毒颗粒中，抑制病毒的增殖，这种物质称为"干扰素"。据研究证明，在香菇提取液内有一种双链核糖酸，其能够刺激人体网状组织的白细胞释放干扰素，故称为"干扰素诱导剂"。

三、海藻类的营养价值

海藻类生长在海洋里，因为其含有叶绿素和其他辅助色素的低等自养植物，因此在植物学上称为"海藻"。海藻类约有一万多种，现在已经知道有 70 多种可供人类食用，人们称之为"海洋蔬菜"。

早在 1500 年前，我们的祖先就开始食用海藻类，据说，当年秦始皇派了 500 名童男童女到蓬莱阁寻找"长生不老药"，现在看来就是海藻类。在当代，日本将海藻类尤其是海带奉为餐桌上的健康长寿佳品，民间有一个历史传统，每逢春节都吃海带、紫菜等海藻类。近年来，世界上人们对海藻类的食用更加广泛，食用的方法多种多样。

海藻类按照其所含有的色素不同和所呈现的颜色不同主要分为三类。

褐藻：包括海带、裙带菜、海蒿子等。

红藻：包括紫菜等。

绿藻：包括海白菜等。

此外还有蓝藻、黄藻、金藻等。

（一）海带

1.营养成分

海带别名：海带菜、昆布、纶布、面其菜、黑昆布、鹅掌菜。海带是海藻类中最为走俏的食物，在日本将海带称为"昆布"，读音与"应兴"相近，因此为海带披上了吉祥的色彩。海带含藻胶酸、昆布素、甘露醇、半乳聚糖、海带聚糖、海带氨酸、氧化钾、碘、钙、钴、氟、胡萝卜素、维生素 B_1、B_2、C、P，脯氨酸、谷氨酸、天冬氨酸等氨基酸。

2.功效

（1）散结，消痰，利水。

（2）碘化物可用来纠正由缺碘引起的甲状腺功能不足，从而使肿大的腺体缩小，同时也可以暂时抑制甲状腺功能亢进的新陈代谢率而减轻症状。碘能促进炎性渗出物的吸收，并使病态组织崩溃、溶解。海带氨酸有降压作用；海带聚糖有降血脂作用。海带可治疗克汀病、心血管疾病、白血病、骨痛病、肾功能衰退、脑水肿、青光眼等病症。流行病学调查，常食用海带的人很少患甲状腺肿大和心血管疾病。海带具有补血和止血之功效。海带可防治白细胞和骨痛病。海带可减少某些放射元素包括锶等在肠道的吸收。海带对糖尿病、便秘等病症也具有一定的疗效。

（二）紫菜

1.营养成分

紫菜别名紫英、索英、子菜。紫菜与其他食物相比最大的特点是含有的胡萝卜素相当可观，另外还含有丰富的维生素等营养素。

2.功效

（1）化痰软坚、清热利水、补肾养心。

（2）紫菜具有减少胆固醇的作用。紫菜可防治妇女更年期疾病和男性阳痿等病症。在日本，人们将紫菜作为治疗胃溃疡的特效药。紫菜可用于缓解甲状腺肿、水肿、慢性支气管炎、咳嗽、瘿瘤、淋病、脚气、高血压等。

（三）裙带菜

1.营养成分

裙带菜别名若布、海芥菜、海木耳。裙带菜每 100g 含有碘 50mg，同时钙含量也十分丰富。裙带菜黏液中含有的褐藻酸和岩藻固醇，有利于体内多余钠离子的排出。

2.功效

（1）清热、生津、通便。

（2）裙带菜对防治甲状腺肿大和地方性克汀病起了很大的作用。裙带菜对儿童的骨骼、智力发育极为有益。裙带菜容易达到减肥、清理肠道、保护皮肤、延缓衰老的功效。裙带菜含有抗癌作用的维生素 A。裙带菜具有降低血液中的胆固醇,防止脑血栓发生,改善和强化血管,防止动脉硬化及降低高血压等方面的作用。脾胃虚寒,腹泻便溏之人忌食。

四、海藻类的保健作用

目前,国内外对海藻类食物越发重视,一些专家长期调查研究认为多食用海藻类是人类长寿的秘诀之一。据调查,日本妇女乳腺癌发病率很低,另外爱斯基摩人虽然爱吃大量高脂肪性食物,但是癌症发病率也较低,这与他们喜欢吃海藻类食物有很大关系。通过化验发现,癌症患者的血液多是酸性,而海藻类呈碱性,因此调节了体内的血液酸碱性,对防治癌症起到一定的作用。有关专家对海藻类的功能总结为:防癌、降低血压、防治动脉硬化、防治血液凝固、防治便秘、防治甲状腺肿大、维持体内酸碱平衡、减肥等。

五、如何食用食用菌类与海藻类

(一)食用前需用水浸泡

水浸泡的目的一方面是便于烹制,更重要的是可消除其含有的有害物质,如干海带中含有的砷化物量超过食品卫生规定标准的 35~50 倍。有些商人为牟取暴利,在木耳里掺假,据调查,在一些地区已经出现过中毒现象,如果食用前用水浸泡可使掺假物质大部分溶于水。浸泡的水需要多次更换,一般食用菌类浸泡 1~2 小时;海藻类浸泡 24 小时,浸泡后再清洗干净方可烹制食用。

(二)如何选择食用菌类与海藻类

1. 银耳

优质银耳呈乳白色或米黄色,略有光泽,朵形盈大、圆整,体积轻松,肉肥厚,无杂质,无脚耳,水发胀性大,略有清香。次质银耳色泽不纯或带灰,耳薄质硬,嚼之有声,耳基未除尽,胀发性差。变质银耳呈灰黄色或暗绿色,瘦小不成形,肉薄不透明,无弹性而易碎,有斑点,有脚耳。

近年来,我国人群中多次发生因食用变质银耳引发中毒的事件。据有关单位研究,变质银耳中的致毒物质为酵米面黄杆菌毒类。食用变质银耳中毒后,轻者感到上腹部不适,全身无力,重者常因中毒性休克而死亡。目前,对中毒者尚无有效药物治疗。为防止其中毒,切忌不能吃变质的银耳。

2. 黑木耳

(1)黑木耳经过高温烹煮后,才能提高膳食纤维及黑木耳多醣的溶解度,有助于吸收利用,所以黑木耳一定要煮熟,不要泡水发起后就直接食用。

(2)容易腹泻体质者,就不要吃太多,以免腹泻严重,而有凝血问题者,手术前后、拔牙前后、女性月经期间也不宜过量或暂时不宜食用。

(3)适量食用黑木耳。吃黑木耳能暂时降低血黏度但同时导致红细胞病变,血黏稠可饮食控制,红细胞病变将危及生命,后患无穷。黑木耳含有多量的铅,不可把黑木耳当药吃。优质黑木耳朵面乌黑,有光泽,朵背略呈灰白色或暗灰色,朵形大而均匀,耳瓣舒展,耳体轻,呈半透明状,用手成把紧握,然后放松,耳瓣应有弹性,有刺手感(表明身分干),1kg 干木耳能胀发至 10kg 左右;有清香气;无僵块卷耳,无灰分杂质。次质黑木耳朵面呈浅黑色或灰褐色,朵形小且不均匀,耳瓣卷曲,耳体重,手握后,耳瓣无弹性,伸展缓慢,手感柔软(表明身分潮），或手握后易断碎（表明身分过干），僵块和杂质超过规定比例。

3.香菇

香菇品质总的要求是体圆齐正，菌伞肥厚，盖面平滑，质干不碎。手捏菌柄有坚硬感，放开后菌伞随即膨松如故。香菇色泽黄褐，菌伞下面的褶皱要紧密细白，菌柄要短而粗壮，远闻有香气，无焦片，雨淋片，霉蛀和碎屑等。按香菇品种不同，质量要求也有差异。

（三）海带的食用方法

海带由于含有大量不溶于水的褐藻胶物质，所以不容易煮烂。可以先将海带生蒸约半小时，然后用清水浸泡一昼夜，再烹制就会变得脆嫩软烂了。另外，海带中因含有藻朊酸而质地较厚，为了有利于烹调，也便于体内的消化吸收，可以采用在浸泡海带的水中放入适当的醋，使藻朊酸溶解，海带便可以变软，这样吃起来可口多了。

第十一节　茶类与酒类营养有效食用

一、茶类的营养价值

中国有悠久的饮茶历史，茶叶是人们生活中不可或缺的部分，是常用的养生保健佳品，有"不可一日无茶"之说，我国人民饮茶已经有几千年的历史。随着人类的发展，人们对茶文化研究的深入发现，茶是上天赐给人类的最佳饮品。由于茶类具有其他饮料所不及的诸多功效，因此至今仍然被人类作为重要饮料。

根据茶的种植、采摘、制茶的工艺与方法等的不同，茶基本种类包括绿茶、红茶、青茶（乌龙茶）、白茶、黑茶、黄茶六大类；再加工茶包括花茶、紧压茶、速溶茶、药茶等。茶类别名苦茶、茗、腊茶、牙茶、茶芽、酪奴、细茶。

现代营养学认为，经过分析鉴定，茶叶内含化合物500种左右，茶类就好像大自然给予人类调配了复方制剂。茶中有些成分是人体必需的营养成分，如维生素类、蛋白质、氨基酸、类脂类、糖类及矿物质元素等，对人体有较高营养价值。有些成分是对人体有保健和药用价值的成分，如茶多酚、咖啡因、脂多糖等。

传说我国远古时期，神农氏尝百草，一日遇七十毒，得茶而解之。"茶之为饮，发乎神农氏"，历史上第一个发现茶的药用价值归于神农。

中医认为：茶适用于除烦渴，化痰，消食，利尿，解毒。

茉莉花茶、黑茶、黄茶：理气开郁，醒脾健胃。

绿茶、白茶、菊花茶：泻火解毒，清热利湿。

青茶：滋阴润燥，益气生津。

红茶：温中暖胃，散寒除湿。

临床上一般人群均适宜饮用茶，高血压、高血脂、冠心病、动脉硬化、糖尿病患者适宜饮用。茶类具有降血压、降血脂、抗癌、抗辐射、抗有毒物质、抗衰老、杀菌、保护视力、抑制龋齿、防治心血管疾病等病症的作用。茶类还具有减肥作用。

（一）绿茶

绿茶最适合夏季饮用。绿茶是未经发酵的茶，因此最大限度地保存了营养素，绿茶在各种茶叶中营养价值最高,含有丰富的维生素 C、叶绿素、胡萝卜素等。绿茶具有清热解毒之功效。绿茶具有抗癌的作用,对胃溃疡、细菌性痢疾、坏血病等病症也具有显著的疗效,患有冠心病、高血压、动脉硬化等病症的患者更应该饮用绿茶。

（二）红茶

红茶适合于冬季饮用。红茶是经过发酵的茶,含有的营养素大多数比绿茶低,但容易被体内吸收,适合于年老体弱者、产妇饮用。红茶具有驱寒养阳之功效,还具有消食化积、止泻治痢的疗效,同时还具有防治龋齿的作用。

（三）青茶（又称乌龙茶）

青茶适合于秋季饮用。青茶是半发酵茶,营养素的保存在红茶之上绿茶之下。青茶对蛋白质与脂肪具有较好的分解作用,男女老幼均适宜饮用。青茶帮助消化尤其对食用油腻菜肴有益。青茶具有利尿作用,还有减肥去脂之功效。

（四）花茶

花茶是以绿茶为茶坯,加入香花制成,其保健作用多与配入的香花有关。春夏秋冬均适宜饮用花茶。花茶包括菊花茶、茉莉花茶、桂花茶、金银花茶。

1. 菊花茶

菊花茶具有抑制多种病菌的作用,同时可增强微血管弹性,减慢心率,降低血压与胆固醇。菊花茶对风热感冒、目赤肿痛、眩晕耳鸣、头痛、高血压早期等病症均具有防治作用。

2. 茉莉花茶

茉莉花茶具有清热解毒、健脾安神、宽胸理气、化湿治痢和胃止腹痛的良好效果。

3. 桂花茶

桂花茶具有提神解渴、消炎解毒、止咳祛痰、治牙痛、除口臭、滋润肌肤、促进血液循环之功效。

4. 金银花茶

金银花茶具有清热解毒、提神解渴、治痢养肝、利尿抗癌之功效。金银花茶对咽喉肿痛、痱子等病症具有较好的疗效。

（五）砖茶（又称紧压茶）

砖茶是将粗老毛茶经过再加工,用蒸馏和压制的方法制成各种形状的砖茶,以便于储存和运输。因其是再制茶,营养素损失较多,但是钙与维生素 B 族比一般茶叶含量高。砖茶最大的特点是味厚色浓。砖茶非常适合居住在空气干燥、氧气稀薄、紫外线强烈照射环境中、长年缺乏绿叶蔬菜的居民饮用。砖茶具有解渴、消食、去腻、防辐射之功效,对各种损伤、水肿、软骨病等具有一定的疗效。

二、茶类的保健作用

凡是能够调节人体新陈代谢的有益成分,大多数茶类均具备。中国营养学专家于若木曾说:"世界各国的华人都表现出优秀的品质,中国人较高的智商是得到国外许多人承认的,这也许与饮茶有关,这不仅是说这些华人长期饮茶的结果,而是中华民族的祖先由茶文化培育了较发达的智商,并且能够将这一优良素质遗传给后代。"

（一）提神醒脑

茶叶含有咖啡因、茶碱等成分,兴奋中枢神经。当工作、学习、劳动疲劳时,泡饮浓茶,可使精神振奋,醒神悦目,疲劳顿消,记忆力增强,工作效率提高。

（二）防止动脉硬化

茶叶中含有茶素和维生素 C、P,茶碱。专家们经过多年研究认为,茶类中的儿茶素类物质可阻止体内胆固醇的形成,促使血管壁松弛并保持一定的弹性,增加血管有效直径,增强心肌和兴奋心脏。因此经常饮茶尤其是绿茶,可以防止动脉硬化和冠心病,调节血压,促进脂肪代谢而减少脂肪积累。茶类的抗氧化作用可抗衰老。

（三）帮助消化

过食油腻饮些浓茶能溶解脂肪,增强肠蠕动。

（四）保护视力

茶类中含有比一般蔬菜水果高得多的胡萝卜素,据测定每克茶含有 54.6μg 胡萝卜素。加拿大科学家发现多饮茶可治疗白内障,茶类中含有抗氧化反应的物质,可防治自由基作用于眼球的晶状体。长时间看书、看电视或暗光下工作,眼底里的视紫质消耗较多,茶叶里的维生素和微量元素能够促进视紫质的合成,减少消耗,有效地保护眼睛。对于急性结膜炎的致病菌金黄色葡萄球菌,茶具有抗菌消炎、清热、明目之功效。

（五）预防龋齿

茶叶尤其是粗制茶叶氟的含量很高,经常饮茶或嚼点茶叶能起到局部涂氟的作用,提高抗酸能力,可预防龋齿的发生。减弱牙本质内神经纤维束的传导性,对牙本质过敏症具有脱敏作用。

（六）治疗菌痢

茶叶中所含的鞣酸,能破坏细菌的蛋白质。现代医学证实,痢疾杆菌、伤寒杆菌、霍乱弧菌在茶水中浸泡数分钟后就失去活力。

（七）利尿退腹水

茶叶中含茶碱,抑制肾小管的吸收。近年我国科学家发现,凝血和纤维蛋白的沉积对尿毒症起作用。茶类具有明显的抗凝以及促纤溶作用,因此茶类有利于尿毒症患者的治疗作用。

（八）治疗支气管哮喘

茶碱能松弛气管平滑肌,饮茶有利于支气管哮喘的治疗。

（九）促进伤口愈合

用浓茶水冲洗疖疮伤口,再敷上捣烂的茶叶,可使伤口保持清洁,促进伤口愈合,起到杀菌消毒的作用。

（十）具有抗辐射作用

据报道,在日本广岛的原子弹爆炸中,凡是有长期饮茶习惯的人受到辐射后,存活率较高,因此证明了茶类具有抗辐射作用。通过试验发现茶对血红蛋白与血小板具有保护作用。日本有关专家报道了茶类的五大新功能:

（1）抑制龋齿菌的增殖。

（2）抑制肠道内有害菌的增殖。

（3）抗病毒。

（4）抗耐热芽孢菌。

（5）抗氧化。

三、如何饮用茶类

（一）不可饮用茶水服药

茶叶中含有鞣酸，该物质可与蛋白质、生物碱、重金属盐等物质发生化学反应而产生不可溶解的沉淀物，从而妨碍某些药物的吸收而影响疗效。如缺铁性贫血患者和孕妇常服用硫酸亚铁、枸橼酸铁等药物，其中铁离子与茶水中的鞣酸发生沉淀而妨碍铁的吸收，并且刺激胃肠道而引起不适甚至腹痛、便秘。

利舍平、硫酸阿托品、盐酸麻黄碱、复方胃舒平和中药中的元胡、黄连等药物用茶水服用时，药物中的生物碱与鞣酸发生沉淀而降低疗效。苏打片、健胃片、小儿消食片等药物中含有碳酸氢钠，茶水中的鞣酸可使其分解而降低疗效。

茶叶中含有 2%～4% 的咖啡因、微量的茶碱与可可碱，因此镇静催眠药物包括苯巴比妥、可可巴比妥、三溴片、安定等；抗组织胺药物包括苯海拉明、氯苯那敏等；镇咳药物包括喷托维林等；中药包括知母、贝母、酸枣仁等，以上药物均不可饮用茶水服用，否则会降低药物的作用。

（二）不可过量饮用茶水

健康成人饮茶以每日 2～3 次，每次 2～3 杯为宜。俗话说："清茶一杯元气百倍"，但是过量饮茶可加重心脏与肾脏的负担，出现心率过速、尿频、失眠等现象。过量饮茶可妨碍蛋白质与铁的吸收，并且可引起便秘。对于冠心病、肺心病、高血压等病症患者更需要饮淡茶或者少饮茶。

（三）饮用茶水的时间选择

饮用茶水的时间选择十分重要，一般掌握饭后不宜立即饮用茶水，因为茶水中的鞣酸可与食物中的蛋白质发生凝固，生成具有收敛作用的鞣酸蛋白质，使肠蠕动减慢，从而延长粪便在肠道内助流时间，不但易形成便秘，而且还使有毒物质和致癌物质易被人体吸收，有害人体健康。鞣酸与维生素 B_1 结合可影响维生素 B_1 的吸收。食物中的微量元素也容易与茶叶中的酸碱成分发生化学反应，形成不溶解性的盐而影响吸收。睡觉前不宜多饮茶水，因为茶水中的咖啡因、茶碱、可可碱等物质均具有提神兴奋作用，从而引起失眠。

（四）不宜饮用陈旧的茶水

一般茶水泡后 4～6 分钟饮用较为适宜。沏好的茶水放至几小时后，特别是放在暖水瓶式保温杯内的茶，不仅味道会变差，失去原有的香味，而且茶水呈褐色并变得浑浊，使茶叶的维生素 C 和维生素 B 族都遭到破坏。茶水泡的时间过长且浓，茶汁中的咖啡因集聚过多，对人体则会产生刺激作用。茶水冷后再泡的茶，由于鞣酸大量增加，会对机体产生不良影响，新泡的茶水中含鞣质较少。所以，长时间或冷后再泡的茶不宜饮用。

（五）不宜使用滚开水泡茶

滚开的水可将茶叶中的鞣酸很快浸泡出来，同时也容易破坏茶叶中所含有的维生素。滚开的水泡茶味道苦涩并妨碍消化。一般泡茶的水最好是灌入暖水瓶后放置一小时后的开水。

中国饮茶历史悠久。明代以前是将茶叶放在釜中烹煮,茶叶很浓。目前,有的地方仍有煮茶的习惯,实践证明,煮茶不如冲茶,因为茶叶中含有一种涩味的鞣酸,在高温作用下,鞣酸会过多地溶解出来,增加了茶水的苦涩味,而且还会破坏维生素。因此,茶叶不宜煮着喝。

(六)不宜饮茶的人群

发烧、肝脏疾病、神经衰弱患者、孕妇、哺乳期妇女、溃疡病、营养不良、贫血、泌尿系结石、冠心病、胃肠道功能紊乱者患者慎饮茶或要有选择性饮茶。高血压患者与儿童不宜喝浓茶。便秘的老年人不宜饮用红茶。胃寒和体虚的老年人适合饮用茶水。贫血和心血管疾病患者适宜饮用绿茶。

(七)喝浓茶要谨防"茶醉"

平时油脂摄入少的人和平时没有饮茶习惯而偶尔大量饮浓茶者,容易引起"茶醉",其症状是心慌、头晕、四肢无力或站立不稳,有饥饿感。如发生"茶醉"应马上进食食物或糖果。

四、酒类的营养价值

酒的种类较多,均由制酒原料中的糖类经过发酵微生物酿造发酵而成。酒的主要成分为乙醇,在体内可产生热量。

(一)白酒

白酒别名:烧酒、白干儿、火酒、烈性酒、高度酒。白酒属于蒸馏酒,白酒的主要原料为粮食、糠麸、谷壳、薯类、坚果类、甜菜、蜜糖等。白酒的乙醇含量一般为50%以上,含量可高达60%~70%。白酒不同于黄酒、啤酒和果酒,除了含有极少量的钠、铜、锌,几乎不含维生素和钙、磷、铁等,所含有的仅是水和乙醇(酒精)。

中医认为,白酒有活血通脉、助药力、增进食欲、消除疲劳、御寒提神的功效。临床上饮用少量低度白酒可以扩张小血管,促进血液循环,延缓胆固醇等脂质在血管壁的沉积,对循环系统及心脑血管有利。

(二)啤酒

啤酒属于发酵酒,主要原料为大麦芽,是世界各国公认的营养饮料,素有"液体面包"的称号,被各国医学家称之为"营养食品"。英国各大医院甚至把啤酒列入某些患者的治疗食谱之中,有些妇产医院让产妇喝啤酒以增加产妇之营养,使乳汁丰盈,促进婴儿的发育。

啤酒的乙醇含量约为3%~5%。啤酒是一种含有营养成分平衡性良好的饮料。啤酒含有10种维生素及多种矿物质,如钙、磷、钾、钠、镁。啤酒中约含有17种氨基酸、8种必需氨基酸,蛋白质中人体必需氨基酸占12%~22%。啤酒原料中的淀粉,大部分可转化为直接被人体吸收的葡萄糖和麦芽糖。

中医认为,啤酒具有兴奋神经,益气活血,增进消化,解热利尿,强心镇静,通乳的作用。

临床上啤酒具有利尿、促进胃液分泌作用,适用于高血压,动脉硬化,心脏病,肾脏病水肿,肺结核,乳汁缺乏。适当饮用啤酒可以提高肝脏解毒作用,对冠心病、高血压、糖尿病、血脉不畅、便秘均有一定疗效。饮用啤酒一定要注意适度,过量的饮用啤酒会对身体造成伤害。

(三)果酒

果酒属于发酵酒,果酒的主要原料为葡萄、苹果、草莓等各种水果或者浆果等,所有水果都可以做果酒。果酒的乙醇含量与白酒、啤酒相比非常低,一般为 5°~10°,最高的也只有14°。一般人们常饮用的是葡萄酒,分为红葡萄酒、白葡萄酒,其他的还有桑葚酒、青梅酒等。

红葡萄酒在制作时将枝、皮、籽等渣子一起发酵,由此一些营养物质包括粪黄酮、多酚类等均保留住。白葡萄酒在制作时将汁挤出,一些枝、皮、籽等渣子丢弃。

果酒含有葡萄糖、果糖、多种氨基酸、维生素 B 族、维生素 C 及铁、钾、镁、锌等矿物质。果酒含有大量的多酚,可以起到抑制脂肪在人体中堆积的作用。果酒功效视水果而定。果酒的饮用也应该有节制,过量饮用会降低机体抵抗力及胃肠功能,甚至会引起酒精中毒,诱发某些心脑血管疾病。女性在经期前最好不要饮用太多的果酒,否则容易导致出血量过多。

五、酒类的保健作用

(一)适量饮酒有利健康

饮酒过量对人体的危害大家都知道,因此有一部分人滴酒不沾。有关专家指出,适量饮酒比忌酒好。美国科学家对年龄在 1~74 岁的近万名美国公民进行了四年营养与血压关系的调查,结果表明酗酒者的血压最高;其次为不饮酒者,少量饮酒者血压最接近正常。有关专家认为少量饮酒可减少冠心病的发病率,其原因是血液中的高密度脂蛋白可将细胞中的胆固醇清除而不蓄积,这样会减少由于脂肪沉积引起的血管阻塞。还有专家认为饮酒可使血管舒张而增加血流量,并且刺激消化液的分泌。

(二)葡萄酒有利于防治心血管疾病

据澳大利亚和美国报道:适量饮葡萄酒比大量饮酒或者非饮酒者的心脏病发病率与死亡率低。国际健康统计报道,每日饮用葡萄酒 350~500mg 对防治心血管疾病效果最好,其原因是葡萄酒中含有丰富的钾、镁等元素。近年美国一项研究表明,红葡萄酒具有防治血小板与动脉壁粘连的作用,这一发现给适量饮酒可保护心血管作用的学说增加了分量。国外一些专家认为适量饮葡萄酒不会使血糖发生急剧变化,因此对一般糖尿病患者无害。

(三)啤酒具有利尿功能

啤酒具有利尿功能,并且含钠量较低,因此对于肾脏疾病、高血压等病症具有防治作用。啤酒可促进消化液的分泌,由此增进食欲。适量饮啤酒可防止胆固醇积累,增加血液高密度脂蛋白浓度,由此对于防治冠心病起到一定的作用。

六、如何饮用酒类

(一)忌过量饮酒

据有关资料报道,过量饮酒可增加体内营养素的排出,同时可降低营养素的利用率。另外过量饮酒可减少饮食的摄入量,从而减少营养素的摄入量,长久下去容易造成体内缺乏维生素类、矿物质类、蛋白质等,因此酗酒者更容易造成体内营养不良。

近年来,国内外学者经过研究发现,在酗酒者的上呼吸道中经常积聚革兰氏阴性细菌,其是引起肺炎的主要祸根,同时乙醇可增强人体对肺炎的易感性。另外过量饮酒会严重损害肝脏,并导致肝硬化、动脉硬化、酒精中毒性脑病、胃炎、脑卒中,甚至心搏骤停。此外,长期酗酒的人容易患肝癌、食道癌、直肠癌等癌症。据报道,曾有酒醉后跌倒导致膀胱破裂的例子,其原因是大量饮酒后血液循环加快而尿量增多,从而尿液积于膀胱,酒醉后神志不清致使跌倒后膀胱破裂。

俗话说："无酒不成席"，一些人只要上了酒桌定要喝醉方可罢休，这样不仅伤害了自身，同时也危害了其他人的健康。有关资料表明，正常成年人每日代谢酒精量最多150g，否则将会伤害体内各个器官，因此安全的摄入酒量是每日30g左右为宜，而且隔日饮用一次为宜。

（二）忌空腹饮酒

在空腹情况下饮酒5分钟后血液中就含有乙醇，这样十分容易产生中毒症状，甚至引起大脑深度麻醉而造成死亡，另外空腹饮酒可直接刺激胃壁而产生胃部疾患，因此那些以酒代饭者是不可取的。

（三）注意啤酒的储存

啤酒的储存有三不宜：一是不宜久存，因为其原料是活性很强的多酚类等物质，其极容易与蛋白质化合而产生氧化聚合，使啤酒发生混浊；二是温度不宜过低，啤酒适宜温度为10℃左右，温度过低不仅减少泡沫还会使啤酒中的蛋白质与鞣酸结合生成沉淀物；三是不宜光照，啤酒中含有多种含硫化合物，其在光照下可发生光化作用而生成奇臭的硫醇，从而破坏酒中的营养素及质量。

（四）如何鉴定啤酒的质量

一般优质啤酒为透明清亮无沉淀物或者悬浮物，注入杯中泡沫洁白、细腻持久，饮用时十分爽口，有充足的二氧化碳气味，相反，如果啤酒出现氧化味、馊饭味、霉烂味、苦臭味等万万不可饮用。

（五）啤酒不宜与汽水同饮

因为啤酒与汽水均含有二氧化碳，摄入过量的二氧化碳可促进胃肠黏膜对乙醇的吸收。

（六）啤酒不宜与白酒同饮

啤酒与白酒同饮可加速乙醇在全身的渗透作用，从而损害肝脏、肾脏等器官。

（七）酒与烟是致命的混合剂

现代医学发现，饮酒时吸烟给体内带来的危害比单纯吸烟或者过量饮酒要大得多，其原因是酒精是烟草中有害物质（包括尼古丁）很好的溶剂，酒精的扩张血管和加快血液循环作用可使烟草中有害物质迅速被体内吸收。有毒物质需要在肝脏中解毒，而酒精具有破坏肝脏的解毒功能。临床观察，饮酒时吸烟容易导致血管阻塞、脑卒中、冠心病、咽喉癌等病症。

（八）酒加咖啡不科学

饮酒可使大脑皮层处于兴奋或者麻痹状态，咖啡中的咖啡因也可使体内兴奋，因此酒加咖啡如同火上浇油，使大脑由极度兴奋转入抑制。同时由于刺激血管扩张而加快血液循环，极大地增加了心血管系统的负担。

（九）饮酒后不宜运动

饮酒后如果运动可给体内带来一定的负担，增加体内的供血量。另外，饮酒后大脑皮层处于不稳定状态，此时运动会损害大脑功能。

（十）忌饮酒的疾病

牛皮癣等皮肤病患者、癫痫病患者均需要忌饮酒。

（十一）"酒能防寒"的说法不科学

饮酒后使体温升高的现象是暂时的，因为饮酒后使体内血管扩张，从而加快体温的散发而使人体更感到寒冷，也可影响心脏功能而出现危险。

（十二）哪些食物可解酒

绿豆汤、甘蔗汁、梨、西瓜、荸荠、橙皮煮茶等。

第十二节　烹调油类与调味品类营养有效食用

一、烹调油类的营养价值

烹调油有两种食物来源，一种来源是动物性脂肪，包括动物的体脂（猪、牛、羊脂）和动物的乳脂（黄油）。动物性脂肪主要含有饱和脂肪酸，同时含有胆固醇、磷脂、脂溶性维生素。另一种来源是植物的种子，包括豆油、花生油、葵花籽油、芝麻油、菜籽油、橄榄油等。植物性脂肪主要含有不饱和脂肪酸，同时含有丰富的维生素 E、胡萝卜素、植物固醇、磷脂等。

当前居民常食用的植物油是豆油，豆油中含有 69% 的不饱和脂肪酸，同时含有十分丰富的磷脂与维生素 E 等营养素，豆油是世界上很多国家和地区的主要食用油。葵花籽油中含有 90% 的不饱和脂肪酸，其中亚油酸含量比其他植物油高，维生素 E 含量也较高，在国外被广泛使用于烹调和拌菜等制作中。另外也用于制作人造奶油、奶酪、色拉、蛋黄酱等中。

烹调油能够供给体内所需要的必需脂肪酸，包括亚油酸、亚麻酸、花生四烯酸等，可防治婴儿生长发育迟缓甚至障碍，以及老年人产生的白内障等病症。烹调油是各种脂溶性维生素的溶剂，可促进脂溶性维生素的吸收。当体内摄入糖不足时，烹调油中的脂肪可供给体内丰富的热量，其产生热量是糖与蛋白质的 2 倍。由于油脂在胃内停留时间约 4～5 小时，比其他物质停留时间长一倍还多，从而使人产生饱腹感而不易饥饿。烹调油可增进食物的色香味形而增进食欲。

二、烹调油类的功效

（一）豆油

豆油具有温肾补脾、润肠消肿、杀虫解毒之功效。用于防治心血管疾病的作用。

（二）菜油

菜油具有润肠通便、散风消肿、清热醒脾之功效。用于蛔虫性及食物性肠梗阻，效果较好。

（三）花生油

花生油具有补脾润肺、润肠杀虫之功效。用于大便干燥、腹痛、肠梗阻等病症。

（四）香油

香油具有润燥通便、解毒生肌之功效。用于肠燥便秘、蛔虫食积、疮肿溃疡、疥癣、皮肤皲裂等病症。

（五）猪脂

猪脂具有补虚健体、润燥利脏、清热解毒之功效。用于大便不利、皮肤皲裂等病症。

（六）羊脂

羊脂具有祛风化毒、润燥通便之功效。用于产后虚弱、小儿口疮等。

中国农业大学营养学专家点评十大食用油：大豆油小心转基因；花生油小心黄曲霉毒素；橄榄油小心掺假；菜籽油最健康环保；玉米油含维生素 E 最高；葵花籽油不饱和度最高；芝麻油最原生态。

三、如何食用烹调油类

（一）理想的烹调油是混合油

当前人们较多地认为食用植物油优于动物油，其原因是担心患肥胖症、冠心病等病症，这种认识是不科学的。研究证明，植物油含有的植物固醇可阻止体内对胆固醇的吸收，同时植物油中含有的维生素 E 等抗氧化剂可防治疾病抗衰老。但是植物油中也含有一些对体内不利的物质，包括菜籽油中的芥酸、花生油中的山芋酸等物质均影响体内健康。据了解，以色列有关专家研究证明，采用过多的植物油和很少的动物油喂鸡，不久鸡出现了代谢性疾病，而采用植物油的同时也适量增加动物油喂鸡，没有发生代谢性疾病。

食物中的不饱和脂肪酸与饱和脂肪酸应保持一定比例，最理想的烹调油是混合油，也就是植物油：动物油合理配比为 10:7（1000 植物油配 700 动物油）。另外，还需要注意在购买烹调油时应该认真查看其名称，一些人常常购买植物油却仍然患心血管疾病，其原因是有的烹调油包括棕榈油、椰子油等虽然是植物油，但是其所含有的是饱和脂肪酸。

（二）烹调油温度不宜过高

烹调油温度过高可破坏食物中的营养素，如果油温继续升高可产生酮类与醛类物质，同时生成多种聚合物，这样的烹调油不仅使质量下降，同时还会损害体内健康。当烹调油烧到冒烟温度时，不仅可使人出现头晕、胸闷等"油醉"现象，而且烹调油中还会产生 3.4 - 苯并芘等致癌物质。一般油温应该掌握在 150℃ 左右，注意不要反复使用烹调油而需要经常更换。不要食用烧炼后的动物油的油渣，避免摄入有害物质。

（三）烹调菜肴烹调油不宜多

过多的油影响食物在消化道中的消化吸收，同时也容易促进胆汁和胰液的大量分泌，而诱发胆囊炎或胰腺炎。另外过多的油脂也影响菜肴的口味。

（四）不食用存放时间过长的烹调油

动物油如果存放时间过长或者保存不当，便会出现"哈喇味"，这样的烹调油已经酸败变质，不可再食用。植物油中含有维生素 E 等抗氧化剂，所以不容易酸败变质。

烹调油的保存：

（1）应该注意密封开口。

（2）存放在干燥避光处。

（3）不要过久存放。

（五）消除有害菌与毒素

有人建议，为了消除植物油中可能存在的有害菌与毒素，如黄曲霉毒素，可在烹调前半分钟在油锅里放些盐，以提高油温杀灭有害菌与毒素。粗盐中含有碘化物具有解毒作用，因此比精盐效果好。

四、调味品的营养价值及如何食用

（一）食盐

日常食用的盐为氯化钠,除了为人们的饮食调味外,更重要的是为体内提供了氯与钠元素。氯与钠在体内具有调节渗透压的作用,同时还维持体内的酸碱平衡,此外,氯是合成胃酸的主要成分。

近50多年来,不少学者发现食盐摄入量与高血压成正比,其原因是摄入食盐过多使体内的钠离子增多,由此增加全身的血容量而造成小动脉痉挛,血压随之升高,心跳加快,心脏负担加重。据国外流行病学调查,日本北部的渔民每人每日食盐摄入量为 20～35g,高血压发病率高达40%,爱斯基摩人每人每日食盐摄入量为 4g,几乎没有高血压发病。另外,食盐摄入量过多可增加肾脏负担。因此尽管食盐是体内不可缺少的物质,但是也不宜过多食用。

中国营养学会推荐的每人日均食盐摄入量为 6g(约相当于成人拇指盖大小的小汤勺一平勺),原则是食不过咸。我国北方居民的饮食往往过咸,据调查每人每日食盐摄入量为 16g 以上,其副食单调是一个重要的原因。

为了养成低盐饮食习惯,应在日常饮食中减少食用含盐量高的腌制食品,酱油和黄酱等也应该限制,因为大多数主食与副食均含有钠,如果再过多食用该类食品便会使体内的钠离子含量过多。老年人由于味觉下降,往往食盐摄入量过多,这样不利于身体健康,应该注意控制。食盐不宜存放时间过长。目前,人们用的盐大部分是碘盐,是由盐业生产部门在生产过程中往盐里加了微量的碘化钾,每千克盐内含 20～50mg 碘,碘和盐的比例相当于1:2 万～5 万。目的是预防俗称"大脖子"病的甲状腺肿。碘的特点是易挥发,特别是受潮、受热、风吹等因素,都可能使其悄悄跑掉。因此,家庭存盐不宜过多,存放时间不宜过长。尽量缩短从购买到食用的周期,使盐中碘的挥发损失减少到最低限度,以起到防病作用。

（二）酱油

目前我国生产酱油的主要原料是大豆、脱脂豆饼、麸皮、小麦等。原料经过蒸煮后再经过微生物发酵,然后加食盐水经过一系列的生化反应。酱油中主要含有蛋白质、钙、磷、铁、钠以及一些维生素,含有的食盐量为 18%。

近年来美国有关专家采用一种新方法减少了酱油中的钠盐,并且增加了钾盐,纠正了以往人们摄入的钾与钠不适宜的比值,正常比值为钾:钠 =2:1。我国近年也开发出"儿童营养酱油"等新产品,在增强酱油的营养和保健性能方面做出了新尝试。酱油的储存如果不当,会给身体带来危害,因此:

（1）盛放酱油的容器必须洗净、控干。

（2）酱油必须放置在清洁、通风、干燥之处。

（3）为了使酱油避免由于酵母菌作用产生白膜或者白花,可以采用在酱油的表面滴上一些香油,使酱油与空气隔绝。也可以在酱油中放入一些大蒜瓣或者葱白,之后再将瓶口密封。

（三）食醋

食醋的主要成分为醋酸(乙酸),其含量为 5%～8%,还含有对身体有益的其他营养成分,乳酸、葡萄糖酸、氨基酸、糖、维生素 B 族、钙、磷、铁、钾以及少量的酒精。食醋分为酿造醋、合成醋、加工醋。酿造醋是以大米、高粱、大小麦等淀粉为主要原料,以谷糠、稻皮等为辅料酿造而成,其营养丰富,是调味佳品,日常食用的酿造醋包括米醋、熏醋、香醋等。合成醋以工业制造而成,缺乏香味。作为酸味调料,日常食用的合成醋包括醋精、白醋等。加工醋是酿造醋掺进调料,如加入香辣调料配制等。

食醋在日常饮食中起到很大的作用:

(1)烹调菜肴时加醋可保护食物中的维生素 C 不会因为加热而被破坏。

(2)制作鱼类时加醋不仅可除掉腥味,同时还可软化鱼刺和有利于钙的溶出与吸收。

(3)制作肉类时加醋可促进肉类煮烂并使其味美。

(4)食用油腻食物时,食醋可解腻。

(5)饮酒过多时,食醋可解酒醉。

(6)日常饮食中经常食用醋不仅开胃促进消化,同时还可杀灭一些病菌,如一些海产品中含有的嗜盐菌,该菌具有抗盐性,而在酸性环境中均被破坏,此外甲型链球菌、卡他球菌、肺炎双球菌、流感病毒等一些致病菌也都在酸性环境中被破坏。

中医认为,食醋具有开胃养肝、强筋暖骨、收敛破症、止晕固崩、安蛔杀虫、散结止痛、消痈退肿之功效。临床上常用食醋防腐杀虫、促进消化和美容作用,实践证明,将沙门氏菌、伤寒杆菌放入醋中 10 分钟即被杀死。

（四）味精

味精是日本人发明的"味之素"。味精的学名是"谷氨酸钠",是由谷氨酸与氯化钠结合而产生,一般含有谷氨酸越多味精就越纯。市场上主要有两种味精。一种是 80°味精,其谷氨酸钠含量为 80% ;另一种是 99°味精,其谷氨酸钠含量为 99.9% ,又称纯味精或无盐味精。味精的形状与质量无关,粉状适合拌菜时用;晶状粒适合加入菜肴和汤类时用。

食用味精时需要注意以下几点:

(1)味精在 120°时成分可发生变化,此时不但失去鲜味,还会产生有害物质,其谷氨酸转变为焦谷氨酸,此物质可致癌,因此在烹调加热时不要放味精。

(2)在烹调具有鲜味食物时,尽量少用或者不用味精,避免影响食物本身的鲜味。

(3)食用味精不要过量,国外有关专家经过试验发现,摄入过量味精的大鼠其视网膜和中枢神经系统均受到损害,性功能减弱,骨细胞形成受到影响,一些激素之间的关系受到破坏。

(4)据科学测定,一个体重 50kg 的成年人每日味精摄入量为 6g 左右,儿童应该再少些。

(5)味精喜酸怕碱,因此在酸性的菜肴和汤类中可增加鲜味,而在碱性食品中不仅失去调味作用,同时还会产生不良变化。

（五）鸡精

鸡精是以谷氨酸钠、食盐、食糖、呈味核苷酸钠为基本原料,添加鸡肉粉末,或其浓缩提取物、调味料、香辛料,具有鸡的鲜味和鸡的香味的复合调味料。鸡精除了富含人体需要的几种氨基酸外,还含有丰富的维生素 A、B、C、E,以及钙、磷、铁等。鸡精具有鲜味性、鸡味性、营养性。

鸡精与鸡粉的区别:

(1)鲜味相当。

（2）鸡精呈颗粒状,鸡粉呈粉状。

（3）鸡精鸡肉成分含量高,鸡粉水解动、植物蛋白高。

（六）糖

1. 白糖

白糖别名:砂糖、石蜜、白霜糖、白砂糖。白糖是由甘蔗和甜菜榨出的糖蜜制成的精糖。白糖含有较高的热量、碳水化合物。白糖具有润肺生津、止咳的作用,可舒缓肝气、滋阴、调味、除口臭、解盐卤毒等。白糖除了给产妇食用外,一些有发热、出汗多、手足心潮热、咽干、干渴等病症的患者食用后都可对补充热量、改善血循环有帮助。白糖可治疗伤口不愈、褥疮、烫伤、溃疡等病症。夏天的时候食物容易变质,我们在食物中加糖后,霉菌不易侵入,可以延缓变质。

2. 红糖

红糖别名赤砂糖、黑糖。红糖通常是指带蜜的甘蔗成品糖,一般指甘蔗经榨汁,经浓缩形成的带蜜糖。红糖按结晶颗粒不同,分为赤砂糖、红糖粉、碗糖等,因没有经过高度精炼,几乎保留了蔗汁中的全部成分。红糖含有较高的热量、碳水化合物,还含有维生素和微量元素,如铁、锌、锰、铬等,营养成分比白砂糖高很多。红糖具有益气补血、健脾暖胃、缓中止痛、活血化瘀的作用。红糖适用于贫血、产后等病症。红糖含有葡萄糖和膳食纤维多,对产后子宫收缩、恢复有较明显的帮助。红糖水使血液中糖分增高,故有较强的利尿作用,有利于产妇保持泌尿系统通畅,减少因卧床时间长或伤口疼造成的排尿不畅,从而防止尿路感染。然而,红糖只在产后 7~10 天内能够发挥它的好处。如继续饮用红糖水,就会使产妇出血时间延长,甚至造成产妇贫血。

（七）豆豉

豆豉是用黄豆加盐等调料经过密封发酵,使蛋白质分解氨基酸而制成的。豆豉是一种调味品,不仅含钙等营养素丰富,同时在烹调中起到很大的作用,李时珍赞其"香美决胜也"。

第十三节 食物开发

随着时代的变迁以及人口的增长,人类食物的现有水平无论是数量上还是质量上已经远远不能够满足需要,所以大力开发和利用人类的食物资源,已经成为解除人类食物不足的关键。在医学发展的今天,临床医学逐渐向预防与康复医学方向发展。

一、食物资源

据生物学家估计,地球上约有 13 万多种植物供给人类食用,目前仅仅利用了 8000 多种。豆科植物约有几万种,目前仅仅利用了大豆、花生等少数种类。鱼类约有 200 多万种,目前仅仅利用了 500 多种。甲壳类含有极其丰富的优质蛋白质,目前仅仅利用了贝、虾、蟹等几种。蘑菇有成千上万种,目前仅仅利用了有限的种类。近年来,应用电脑研究扩大了人类的食物来源。一些生物工程的引导性试验也表明,经过某类新菌种的作用,对于人类传统性认为不能够食用的自然物质,均利用其成为人类营养丰富的食物。

（一）植物领域

1. 蔬菜

人们传统利用植物的种子和果实部分，然而其叶子、根茎等部分也可以提取营养物质，如芹菜叶、莴笋叶、萝卜樱、白菜头、葱须等，这些部分的营养价值高于人们传统食用部分。

2. 野草、野果

一些野草、野果的逐步开发给人类提供了新的食物资源。据分析，一些野草、野果中的营养价值高于人类日常传统食用的果蔬类。如第三代水果像蔷薇果、沙棘果等所含有的某些营养素比第一代水果像苹果、香蕉、梨等还要高；而且比能够防治疾病的第二代水果像草莓、猕猴桃等还要高。同时在某些保健方面更加具有优胜之处。另外，人类开发的几种别具风味的野山果，像野山葡萄的果实可以酿酒，其籽可以榨食用油，还有被开发出来的野山枣也正在被充分利用。

3. 花卉

我国古代时期，人们就知道了不少花卉的食用与药用价值，然而长时期以来却被人们忽略了。

4. 野生食用菌

我国盛产的野生食用菌在当前风靡国际市场，在我国的东西南北中都有丰富的富有本地特色的野生食用菌，如裂绸菌、紫丁香菇、大紫菇、竹荪等都含有丰富的营养成分。

（二）动物领域

1. 昆虫类

据科学家估计，昆虫约占地球上生物的 4/5，其种类多达 200 多种。近年来许多资料显示，昆虫是人类寻求蛋白质的重要来源，经过分析表明大部分昆虫具有药食同源之功效，在防治某些疾病方面具有一定意义，由此世界各国越来越多地开发出来昆虫食物。实际上人类食用昆虫已经具有比较悠久的历史，在我国《本草纲目》一书中对蚂蚁的营养价值和医药作用有着高度评价；昔日看起来令人恶心的家蝇，其具有世代历期短、繁殖指数高的优点，在20 世纪 80 年代末以来国内外学者就将其作为研究热点，并且也被人们作为食味鲜美的食品；在我国民间，江浙一带蚕蛹是待客的上等佳肴；北方有些地区喜欢吃蝗虫。

2. 动物血与动物骨

过去不被人们重视的动物血与动物骨，如今已经被专业人员证实其含有丰富的营养素。动物血含有人体所需要的 8 种必需氨基酸，同时含有大量的无机盐，在祖国医学中将动物血称为"有生血之功"的食物。动物骨与骨髓中均含有大量的钙、胶原物质、多糖类以及造血物质。

（三）海洋领域

海洋是生命的最初发源地，占地球表面积 71%。在广阔的海洋中蕴藏着极其丰富并且数量巨大的海生动植物，海洋中的生物资源占地球的 80%。这些生物资源具有独特的营养价值，是多种生物活性物质，海洋如同人体中的血液，将丰富的营养物质供给人类。

1. 海藻类

现今，在国际上风行的海藻类食物占海洋生物的极大部分，是海洋中最原始的生物。海洋生物具有食物链作用，如浮游植物－浮游动物－小鱼－大鱼，人类对海藻类食物的食用不需要经过很长的食物链便可应用于机体。海藻类含有丰富的蛋白质、脂肪酸以及各种无机盐。现在已经发现可以供给人类食用的海藻类食物有 70 多种,日本营养学界认为,日本国民的体质与寿命的提高与食用海藻类食物有着重要的关系。

2. 海洋动物

海洋中的动物包括鱼、贝、虾、蟹等,含有优质蛋白质,其氨基酸的组成比较齐全并且容易被人体吸收。海洋动物含有非常丰富的矿物质,如海鱼中的钙含量是畜禽类的几倍甚至几十倍,海水中的钙含量极高,海洋中的生物体吸附了海水中的钙,人们称海产品是"钙的活体"。海带、紫菜等海产品含有的碘也是陆地食物不可相比的。牡蛎等海产品的锌含量可以称为之最。另外,铁与铊元素在海产品中含量均为极其丰富。

二、饮食开发

(一)力求饮食结构合理化

当人们解决了温饱问题后就逐渐转向怎样吃的标准上了。随着经济的发展和生活水平的提高,人类饮食便趋向于高糖、高蛋白、高脂肪结构,继而一系列现代"文明病"的发病率也随之提高。这种情况受到各国营养学家们的重视,自 20 世纪 80 年代以来,在经济发展的国家和地区,专家们提倡饮食应该以低热量、低脂肪、低胆固醇、低盐为标准。

(二)"药食同源"的理论基础

人类的饮食应该达到以下两个目标:一个目标是努力达到扩大人类食物来源,上面已述。另一个目标是在"医食同源、药食同源"的基础上研制新一代的食品。这一类食品强调了天然、安全、营养、功能性。这类食品的原料大多数是生长于良好的生态环境,无公害污染。同时生产不再仅仅为了满足提高产量,而是着手于改良品种,如强化食品是指在食品中添加一种或几种营养素,以补充食品中某些营养素的不足,或者满足某些特殊需要。

(三)生物工程的科学理论

目前一些先进国家应用生物科学工程原理,利用各种微生物体及其成分,生产出所需要的食品。

1. "基因的遗传工程"

将设计的所需要的特定基因或者目的基因,在生物体外与载体连接,再输入受体生物细胞,使其获得特定基因或者目的基因。如将大豆培育成为不含有糖,并无豆腥味的脂肪氧化酶的新品种。

2. "酶工程"

酶是生物细胞所产生的一种特殊蛋白质,利用其特异催化功能,在生物反应器中生产所需要的食品。

3. "发酵工程"

利用各种微生物体生产所需要的食品。

(四)食品的灭菌、储存方法也逐渐改善

目前发展了容器杀菌、压力杀菌、磁力杀菌等。

以上方法既避免了部分营养素受到破坏,而且防止了添加剂带来的不利于健康的影响。

三、具有特定保健功能的食品

随着食品工业的迅猛发展,高科技在食品工业上的应用,人们保健意识的提高,一类特

殊的食品——营养保健食品进入了一个崭新的阶段,尤其在一些发达国家蓬勃发展。当前,保健食品在我国是一项较大的产业。1999 年,在法国巴黎召开的国际食品博览会上,显示出全世界食品工业的营业额,超过汽车、航空、电子行业,属世界工业之首。

（一）膳食补充剂

保健食品又称膳食补充剂、营养素补充剂,西方发达国家称膳食营养补充剂,属于保健医学。目前分子生物学与新技术的迅速发展,科学家们开发出生理功能调节性食品。专家提出,改善公众营养通常有三条途径——合理膳食、食物强化和营养素补充。我国称之为保健食品或改善食品;美国称之为健康食品;日本称之为功能食品。

1996 年,卫生部发布了《保健食品通用标准》,第 3.1 条将保健食品定义为:“保健食品是食品的一个种类,具有一般食品的共性,能调节人体的机能,适用于特定人群食用,但不以治疗疾病为目的。”我国保健食品多源于中国数千年饮食文化和中医传统,以“预防为主”,进行综合调理。

日前,各国对保健食品的具体提法大同小异,但基本认识还是比较一致的,归纳起来主要有三点:

一是保健食品的组成成分能用于疾病的预防或维持人体健康;

二是纯天然、无污染、不含添加剂;

三是低糖、低脂肪、低热量、低盐、低胆固醇。保健食品的出现标志着作为关键性食品组成成分,正在以量衡为标准的对营养素大量要求,转向以质衡为标准的对功能性的生理活性物质为重点的要求。保健食品通过不断地科学研究被证实,将极大地减少医疗费用。

（二）膳食补充剂（保健食品）是科技发展的产物

保健食品中的功能因子进入体内便迅速到位,发挥其功效。

膳食补充剂（保健食品）的优越性

（1）机体可有效地吸收利用营养素,如一些食品经过以液态形式活化、破壁、提纯,因此,有利于机体对营养素的吸收,尤其对肠胃功能减弱的人。保健食品中的功能因子进入体内便迅速到位,发挥其功效。

（2）膳食补充剂可减轻胃肠道负担,一些食物经过提纯、浓缩,摄入少量即可满足机体的需要。如从食物中摄取同等量的营养素,需要增加很多倍的摄入量,然而胃肠道的容量与功能是有限的。

（3）目前人们比较关注食品污染问题,经国家批准的保健食品属于“绿色食品”。“绿色食品”不仅无污染,同时还是含有所需要的营养素的食品。英国、美国、澳洲等国家称为“有机食品”;芬兰、瑞典等国家称为“生态食品”;日本称为“自然食品”。有机食品应无化肥、无农药、无转基因。

（4）在防治疾病中作为补充剂,而不是直接治疗作用。

（三）膳食补充剂（保健食品）在国内外的发展

1. 保健食品在中国

1984 年我国建立的民间学术团体——保健食品协会便开展了对保健食品的研究。当前,保健食品在我国是一项较大的产业。我国人民随着膳食结构由温饱型向小康型过度,针对传统的饮食文化和中医中药的药食同源概念,药补不如食补的说法,保健食品已成为了不可阻挡的食品工业潮流。

我国第一代保健食品于 20 世纪 80 年代发展。主要是营养强化食品,根据食品中的各类营养素、强化营养素的功能推断,如对牛磺酸、硒等物质的强化。第二代保健食品于 1991 年发展。主要是营养配方食品,经过人体或者动物实验的食品,并且具有严格的科学鉴定。第三代保健食品于 1995 年发展。不仅经过人体或者动物实验,而且功能因子的结构、含量及在食品中的稳定性均明确。

2. 保健食品在日本

保健食品在国际上起步最早的是日本。日本于 20 世纪 60 年代开始发展保健食品,发展很快并与经济发展同步,20 世纪 90 年代功能食品的生产到 36 亿美元,并且具有严格的规定,如一种功能食品的产生需要经过 5 种试验合格方可推出。

3. 保健食品在美国

美国于 20 世纪 80 年代初发现居民饮食结构不合理,并且造成多种疾病的发病率上升,因此发展了健康食品。特别是 1995 年美国的《膳食补充法,健康与教育法案》经美国国会和克林顿总统批准公布后,同时也承认了中草药加入健康食品中的作用。美国约有 50% 的人每日服用健康食品,健康食品的销售额达到 40 亿美元,此项工业已成为了美国的支柱产业。

(四)膳食补充剂(保健食品)的分类

1.“食字”号产品

一般为含有营养成分的食品或含有新资源的食品,由地方卫生部门审批,食品批文号如“×食监字”。由国家卫生部审批、含有新资源食品的批文号为“卫新食字”。

食字号产品不能宣传药用功效,但可以介绍产品所含主要成分的功效。

2.“食健字”产品

国家制定的“保健食品管理办法”规定,具有特定保健功能的食品,称为“保健食品”,需经国务院卫生行政部门审批,其批准文号为“×食健字”。食健字产品可以宣传国务院卫生行政部门批准的保健功能的有关内容。

3.“药健字”产品

具有特定保健营养功能的药品,称为“保健药品”,由卫生行政部门严格审批,其批准文号如“×卫药健字”。

随着社会的发展,人们保健意识提高了,无论是“食健字号”或“药准字号”都进入了高科技的时代,弥补了人们在日常饮食中由于某种原因而摄入不足,尤其是一些微量营养素的补充挽救了不少人的健康与生命。有多少病因不明的疾病,实际上也许就是由于缺少某些营养素,影响了机体的代谢,从而影响甚至破坏了细胞的健全,乃至脏器受到损坏,产生了疾病,使机体早衰甚至死亡。因此,如果有条件有必要根据自身情况,适量使用营养素补充剂,尤其是年老体弱和身患疾病者,更需要及时补充,避免机体出现代谢紊乱而影响健康的恢复。

(五)膳食补充剂(保健食品)的功效成分

保健食品,一是提供营养;二是提供增加人体食欲的色、香、味、形;三是调节人体功能。《标准》规定了保健食品定义、产品分类、基本原则、技术要求、试验方法和标签要求。《标准》规定保健食品应有与功能作用相对应的功效成分及其最低含量。功效成分是指能通过

激活酶的活性或其他途径,调节人体功能的物质,目前主要包括:

(1)多糖类:如膳食纤维、香菇多醣等;

(2)功能性甜味料(剂)类:如单糖、低聚糖、多元醇糖等;

(3)功能性油脂(脂肪酸)类:如多不饱和脂肪酸、磷脂、胆碱等;

(4)自由基清除剂类:如超氧化物歧化酶(SOD)、谷光甘酞过氧化酶等;

(5)维生素类:如维生素 A、维生素 C、维生素 E 等;

(6)肽与蛋白质类:如谷胱甘肽、免疫球蛋白等;

(7)活性菌类:如聚乳酸菌、双歧杆菌等;

(8)微量元素类:如硒、锌等;

(9)其他类:二十八醇、植物甾醇、皂甙(苷)等。

具有特定功能的食品可以申报保健食品。营养素类产品也纳入了保健食品的管理范畴,称为营养素补充剂,如以维生素、矿物质为主要原料的产品,补充人体营养素为目的的食品,可以申报保健食品。

(六)"药食两用"为膳食补充剂(保健食品)的原材料

中医认为,食物和药物都来源于自然界,在中华药典里,古代时期没有"药"的词语,那时候食物和药物是连在一起。食物和药物的性能相近,许多食物具有类似药物的治疗作用,由此提出了"药食同源"的学说,认为食疗和药疗都是古代"阴阳五行"理论指导下的产物,都是辨证施治,即针对不同的气候、环境、性别、年龄、体质、心理等,投入不同性质的食物来健身疗病。

食物中也有些成分具有治疗作用。如羊肝可以明目,大枣可以补血,姜可以驱寒等,其称为食物疗法,此类食物既具有食物作用,又具有药疗作用,对人体一般无损害。对我国传统的确有治疗作用的食物中加入一些中药,如酒类中加入中药等均是经卫生部审定的。另外在食物中加入一些营养素,如维生素、氨基酸等这些均属于强化剂,应该按照添加剂使用办法管理。

1. 药食同源

在古代原始社会中,人们在寻找食物的过程中发现了各种食物和药物的性味和功效,认识到许多食物可以药用,许多药物也可以食用。"药食同源"是说中药与食物是同时起源,《淮南子·修务训》称:"神农尝百草之滋味,水泉之甘苦,令民知所避就。当此之时,一日而遇七十毒。"可见神农时代药与食不分,无毒者可就,有毒者当避。"药食同源"(又称为"医食同源")理论认为,许多食物既是食物也是药物,食物和药物同样能够防治疾病。"药食同源"指食物与药物之间并无绝对的分界线,古代医学家将中药的"四性"、"五味"理论运用到食物之中,认为每种食物也具有"四性"、"五味"。人类使用火后,开始食熟食,烹调加工技术才逐渐发展起来,在食与药开始分化的同时,食疗与药疗也逐渐区分。

一些介于食物与药物之间的物品,如山药、核桃、栗子、红枣、大蒜、生姜、绿茶等食物,在食品店和中药店里均有,此类物品基本属于食物,因此在使用上比较宽。近些年,一些学者在以抗氧化反应的研究中,探讨了"药食同源"的含义,他们选用了此类食物进行动物实验,发现经常使用这些食物可以健康长寿,然而,如果服用具有相同作用的药物,就会出现毒副作用。

2. 药食两用

1987 年卫生部发布了《禁止食品加药卫生管理办法》,同时公布了第一批既是食品又是药品的品种名单，列入在《中华人民共和国药典》和《食物成分表》，中国医学科学院卫生研究所编著，也列入了名单。

1988～1991 年卫生部公布的既是食品又是药品的名单：

大枣、山药、白扁豆、薏苡仁、甘草、芙苓、鸡内金、龙眼肉、百合、桑葚、黑芝麻、枸杞子、山楂、桃仁、红花、八角茴香、大茴香、刀豆、花椒、黑胡椒、肉桂、肉豆蔻、高良姜、干姜、生姜、杏仁、白果、黄芥子、芡实、莲子、酸枣仁、牡蛎、乌梅、白芷、菊花、香薷、淡豆豉、薄荷、蕾香、桑叶、佛手、莱菔子、陈皮、砂仁、薤白、丁香、香橼、橘仁、紫苏、麦芽、木瓜、赤小豆、青果、昆布、菊苣、蜂蜜、榧子、乌捎蛇、虫夏蛇、栀子、代代花、罗汉果、决明子、沙棘、郁李仁、大麻仁、鲜白菜根、马齿苋、芦根、荷叶，共 70 种。

1998 年公布：蒲公英、益智、淡竹叶、胖大海、金银花、余甘子、葛根、鱼腥草，共 8 种。

2002 年卫生部制定《关于进一步规范保健食品原料药管理的通知》。文件中"药食两用"的中药名单有 84 种，这 84 种中药既可以作为食品用也可以作为药品用，是进行食品或保健食品开发的重要原料：丁香、八角、茴香、刀豆、小茴香、小蓟、山药、山楂、马齿苋、乌梢蛇、乌梅、木瓜、火麻仁、代代花、玉竹、甘草、白芷、白果、白扁豆、白扁豆花、龙眼肉(桂圆)、决明子、百合、肉豆蔻、肉桂、余甘子、佛手、杏仁(甜、苦)、沙棘、牡蛎、芡实、花椒、赤小豆、阿胶、鸡内金、麦芽、昆布、枣(大枣、酸枣、黑枣)、罗汉果、郁李仁、金银花、青果、鱼腥草、姜(生姜、干姜)、枳子、枸杞子、栀子、砂仁、胖大海、茯苓、香橼、香薷、桃仁、桑叶、桑葚、橘红、桔梗、益智仁、荷叶、莱菔子、莲子、高良姜、淡竹叶、淡豆豉、菊花、菊苣、黄芥子、黄精、紫苏、紫苏籽、葛根、黑芝麻、黑胡椒、槐米、槐花、蒲公英、蜂蜜、榧子、酸枣仁、鲜白茅根、鲜芦根、蝮蛇、橘皮、薄荷、薏苡仁、薤白、覆盆子、广藿香。

（七）我国膳食补充剂（保健食品）的分类

1. 膳食补充剂（保健食品）的品种分类

保健食品无论是哪种类型，都出自保健目的，长时间服用可使人受益。

（1）健康食品：保健食品可保证正常生长发育与新陈代谢。

（2）功效食品：该类食品针对某种疾病具有辅助治疗作用。

2. 膳食补充剂（保健食品）的工艺分类

（1）营养素调整食品：该类保健食品是有针对性地进行营养素强化，如在小麦面粉中强化其限制氨基酸——赖氨酸。此类保健食品西方国家发展较快。

（2）功能因子生理功能调节食品：该类保健食品是专家们有目的地使功能性食品中的功能因子进入人体后迅速到位，并且发挥其作用。如针对锌元素的增强智力作用研制出增智食品；又如 DHA 与 EPA 保健食品的健脑和软化血管作用等。近年将出现推类激素类保健食品可改善睡眠；另外，一些更加科学的研究将按照人们的年龄、性别、职业、健康状况等，以不同标准生产生理功能调节食品。

（3）配方食品：该类保健食品多应用于乳类等婴幼儿和某种疾病患者的食品。

（4）加入中草药食品：该类保健食品多应用于茶类、饮料类等，此类中国应用较多。

3. 膳食补充剂（保健食品）的功能分类

卫生部于 1999 年 12 月以前共批准以下 23 类：

（1）免疫调节；

（2）调节血脂；

（3）调节血糖；

（4）延缓衰老；

（5）改善记忆；

（6）改善视力；

（7）促进排铅；

（8）清咽利喉；

（9）调节血压；

（10）改善睡眠；

（11）促进泌乳；

（12）抗突变；

（13）抗疲劳；

（14）耐缺氧；

（15）抗辐射；

（16）减肥；

（17）促进生长发育；

（18）改善骨质疏松；

（19）改善营养性贫血；

（20）对化学性肝损伤有辅助保护作用；

（21）美容；

（22）改善胃肠道功能；

（23）抑制肿瘤。

2000年,卫生部公布了保健食品的22项保健功能：

（1）免疫调节功能；

（2）延缓衰老功能；

（3）改善记忆功能；

（4）调节血脂功能；

（5）调节血糖功能；

（6）调节血压功能；

（7）改善视力功能；

（8）改善睡眠功能；

（9）促进排铅功能；

（10）减肥功能；

（11）美容功能；

（12）抗疲劳功能；

（13）抗辐射功能；

（14）抗突变功能；

（15）耐缺氧功能；

（16）清咽润喉功能；

（17）改善胃肠道功能；

(18)改善骨质疏松功能;

(19)促进生长发育功能;

(20)改善营养性贫血功能;

(21)对化学性肝损伤的保护功能;

(22)促进泌乳功能。

2003年5月1日起实施的《保健食品检验与评审技术规范》规定保健食品的申报功能:

(1)增强免疫力;

(2)改善睡眠;

(3)缓解体力疲劳;

(4)提高缺氧耐受力;

(5)对辐射危害有辅助保护功能;

(6)增加骨密度;

(7)对化学性肝损伤有辅助保护功能;

(8)缓解视疲劳

(9)祛痤疮;

(10)祛黄褐斑;

(11)改善皮肤水分;

(12)改善皮肤油分;

(13)减肥;

(14)辅助降血糖;

(15)改善生长发育;

(16)抗氧化;

(17)改善营养性贫血;

(18)辅助改善记忆;

(19)调节肠道菌群;

(20)促进排铅;

(21)促进消化;

(22)清咽;

(23)对胃黏膜有辅助保护功能;

(24)促进泌乳;

(25)通便;

(26)辅助降血压;

(27)辅助降血脂。

(八)我国膳食补充剂(保健食品)评价的指标

1. 评价衰老指标包括9项:

(1)脑中心学说;

(2)自由基学说;

(3)脑β型单胺氧化酶;

(4)肝β型单胺氧化酶;

(5)超氧化物歧化酶;

(6)过氧化脂质;

(7)脂褐质;

(8)羟脯氨酸;

(9)谷胱酐肽过氧化物酶。

2. 评价疲劳指标包括 10 项:

(1)血乳酸;

(2)血尿素;

(3)肌糖原;

(4)肝糖原;

(5)乳酸脱氢酶总活力;

(6)乳酸脱氢酶同工酶活性;

(7)脂肪酶活性;

(8)柠檬酸脱氢酶;

(9)琥珀酸脱氢酶;

(10)血红蛋白。

3. 评价免疫指标包括 5 项:

(1)胸腺重;

(2)巨噬细胞吞噬率;

(3)巨噬细胞指数;

(4)迟发过敏反应;

(5)溶血素。

4. 评价血脂、血糖的指标:

(1)甘油三酯;

(2)总胆固醇;

(3)极低密度脂蛋白;

(4)低密度脂蛋白;

(5)高密度脂蛋白;

(6)动脉硬化 Ⅰ 、Ⅱ ;

(7)血糖;

(8)睾丸脂肪垫重;

(9)糖化血红蛋白等。

（九）介绍几类膳食补充剂（保健食品）

1. 营养素（维生素与矿物质）补充剂

（1）营养素补充剂是对饮食的补充而不是替代品。美国农业部人类营养学研究中心的副主任 Jeffery Blumberg 认为："营养素补充药剂仅仅是对食物的一种补充,它们不会,也不可能代替健康的饮食所能带来的营养。"绝大多数专家会认为一个没有均衡饮食的身体不可能仅仅通过几个营养素药片就能够补充缺少的营养。

（2）服用单种营养素与复合营养素区别。在营养不良的情况下,往往缺乏多种营养素,应该补充复合营养素,因为如果缺乏多种营养素却仅补充一种,会干扰其他维生素和矿物质的吸收和代谢。但如果是很明显的某种营养素缺乏,则应补充单种,这种情况下,不能用复合营养素来补充,因为不能达到治疗剂量。补充品种和数量也并非越多越好,长期过量摄入某些维生素和矿物质有发生中毒的危险。也不主张同时服用几种单一补充剂,避免造成某种营养素摄入过量。总之,营养素的补充应该本着"缺什么补什么,缺多少补多少"的原则,有针对性地选用相关的品种,不要盲目补充。确实存在多种维生素缺乏者,在医生指导下,可以补充复合营养素。

由于受体质、饮食习惯和土壤水质的影响,各国人的营养状况不同,所以应该选择适合国人特点的产品。

2. 减肥保健食品

目前我国首创减肥食品包括两种类型,一种以调整热量为原则,另外一种为减肥茶等类型。减肥措施应该着眼于调整饮食结构与习惯为原则,不应该热衷于减肥食品,尤其是一些减肥食品宣传为"速成减肥""随意进食"等是不科学的。有些减肥食品产生的效果适得其反,或者暂时收到一些效果,其应该注意有可能减掉的是水分、蛋白质,而不是脂肪,由此影响了健康。

3. 真菌多糖类保健食品

该类保健食品的原料为食用菌、灵芝、冬青、夏草等。我国目前主要采用冬青、夏草的菌丝体,经过发酵代替多糖原料。该类保健食品的功能是提高体内免疫功能抑制肿瘤细胞;降低脂褐质含量抗衰老;修复改善造血系统;抗辐射;修复胰岛功能控制血糖等。

4. 延缓衰老保健食品

抗氧化剂又称为自由基清除剂,其有两大类,一类为酶类,包括SOD(超氧化物歧化酶)、GSH-PX(谷胱甘肽过氧化物酶)、接触酶、过氧化物酶等。还有经过生物膜氧化后激活的酶,包括蛋白酶、磷脂酶等酶类。另外一类为非酶类,包括维生素E、C、A、胡萝卜素、脂肪酸、锌、硒等。保健食品标注为"抗衰老食品"的为已经做动物实验观察寿命,而标注为"抗氧化延缓衰老食品"为只做生化检验而没有做动物寿命实验。

5. 微生态保健食品

该类保健食品的原料为乳酸菌、双歧杆菌、乳酸杆菌等。微生态食品分为两大类,一类为活菌型,其存在菌型,周期短不易保存。另外一类为灭菌型,此型容易保存。应进一步研究活菌死后其代谢产物的作用以及其耐药量的鉴定。该类保健食品的功能是促进消化;调节肠道菌群;抑制肠道肿瘤的产生;治疗便秘;某些可降低血脂。

6. 膳食纤维保健食品

膳食纤维能助消化、防治便秘、提高免疫功能、降低胆固醇与甘油三酯,从而预防心血管疾病、癌症、糖尿病、高血压等疾病,膳食纤维是减肥良药。

7. 功能性油脂保健食品

目前该类保健食品主要为两大类:

(1)DHA(22碳6烯酸)与EPA(20碳5烯酸):前者具有促进脑神经和视神经健康的作用,后者具有促进血管软化的作用,但是不适合出血型心脑血管疾病。对于两者的比例要求为DHA:EPA=4:1为宜。

(2)卵磷脂保健食品具有提高细胞再生功能的作用。卵磷脂有利于老年人细胞活性的逐渐降低,由此改善新陈代谢、免疫功能以及体内的自我修复能力等。卵磷脂还具有健脑作用,因为卵磷脂的基本成分是胆碱,胆碱与体内的乙酰结合成为乙酰胆碱,乙酰胆碱是脑神经元之间的信息传导物质。另外卵磷脂具有软化血管,降低血脂的作用。

8. 初乳素

初乳是雌性哺乳动物产后3日内所分泌的乳汁,产后3~10日以内的乳为过渡乳,10日后为成熟乳又称常乳。初乳是哺乳动物经过数百万年的进化所形成的保护幼仔的特殊营养品,由于出生的幼仔体内组织器官尚未生长发育完全,许多代谢物质自身不能合成,因此唯一的办法就是通过初乳。初乳是大自然提供给新生命的最好的初始食物,但是由于母初乳有限,人们转向当前最为现实的牛初乳开发。初乳中初乳素的营养素配比完整,而且平衡互补。

牛初乳中蛋白质的含量较常乳高,铁、钙、维生素 D、维生素 A、维生素 E、维生素 B 族等也十分丰富。牛初乳中含有大量的免疫球蛋白与活性免疫物质;含有 7 种以上生长因子;牛初乳中核苷酸与人体完全相同。牛初乳具有抗病毒、抗肿瘤、保护肝脏等作用;可提高免疫功能;增强心肌收缩力、促进大脑和视网膜的发育。

9. 蜂原保健食品

蜂原保健食品包括花粉、蜂蜜、蜂王浆、蜂胶。

(1)花粉是蜜蜂在开花植物的花蕊部分所采集的粉状物质。其含有 10%~15% 的蛋白质、B 族维生素、维生素 C、胡萝卜素、钙、铁、铜、糖及酶等。花粉的保健功能包括改善皮肤的品质,起到美容作用。花粉可调节胃肠道功能,对胃及十二指肠溃疡病的溃疡面修复起到有效的作用,还可保护肝脏和减轻肝脏病的症状。花粉具有抗疲劳、抗衰老、降低血脂、防治便秘的作用,另外对前列腺疾病的防治有一定的效果。服用花粉须注意,如有过敏反应服用时可由少量开始,如无反应再按照剂量服用。花粉与维生素 C 同时服用效果会更佳。

(2)中医来说,在中国李时珍的《本草纲目》中,已详细指出蜂蜜性平味甘、无毒,认为蜂蜜主要的药用疗效是可清热、补中、解毒、润燥和止痛等。这个说法和现代科学的研究不谋而合,认为蜂蜜的确用处多。蜂蜜主要含有葡萄糖和果糖,其他成分还包括蔗糖、苹果酸、淀粉、蛋白质、多种维生素、矿物质、泛酸和脂肪酸等。蜂蜜具有强烈的杀菌抗菌功效,早被认为和药物抗生素之效用相类同;蜂蜜的杀菌功能能有效洁净受细菌感染的伤口,防止伤口化脓;也能治疗皮肤溃烂,蜂蜜能吸收伤口的水分,防止水肿,若混入少许面粉涂抹,更可预防留疤。蜂蜜能治疗胃溃疡;蜂蜜对付癌症也可能有一定效用;蜂蜜还可止咳、镇静、解宿醉等。

储存蜂蜜记着不必把蜂蜜放进冰柜中,因蜂蜜容易结晶。冲调时用温水最佳。若家中习惯利用蜂蜜入膳,代替砂糖制造各式美食,绝对是理想的保健方法。另外也可以自制蜂蜜美容产品,护理肌肤。

(3)蜂王浆是由工蜂 6~12 天护理蜂的腺体所分泌,是给蜂王的食品,作为高级营养物质供给蜂王产卵时应用。蜂王浆含有 18 种氨基酸、多种维生素、矿物质,还含有丰富的胆碱、酶、激素。蜂王浆可提高机体的免疫功能,并可防治支气管炎、肝脏病、肾脏病、胰腺病、胃溃疡、骨折、皮肤病、失眠等。需要注意的一点是,在服用蜂王浆时须与蜂蜜一起服用效果较好。

(4)蜂胶是蜜蜂从植物中所采集到的胶状物,蜂胶与蜂蜡一起是蜜蜂筑巢的主要原料。蜂胶有很好的抗病菌感染的作用,并能刺激吞噬细胞的功能,因此能提高机体免疫功能。蜂胶容易腐败变质,因此服用前需要检查质量是否正常。另外还要注意防止过敏反应,服用时由少量开始,如无反应再按照剂量服用。

10. 螺旋藻类保健食品

世界卫生组织称之为 21 世纪食品。全世界有三个螺旋藻湖,在我国云南省有一个,除此以外均为人造湖。螺旋藻是一类低等植物,细胞内没有真正的细胞核。螺旋藻类含有60% 的蛋白质,其氨基酸组成合理;脂肪为不饱和脂肪酸;含有钙等矿物质,营养十分丰富。螺旋藻具有增强体内免疫功能,促进新陈代谢等作用。螺旋藻可防治缺铁性贫血是因为其含有丰富的铁。螺旋藻可防治糖尿病、高脂血症、老年视力障碍、消化性溃疡、肝脏疾病及癌症等。该类保健食品通过 5 个功能鉴定,但是存在重金属含量高的问题,要求每人每日摄入量为 3 ~ 10g。

11. 核酸保健品

核酸的基本单位是核苷酸。核酸包括 DNA(脱氧核糖核酸,存在于细胞核中)、RNA(核糖核酸,存在于细胞质中),负责细胞分裂的任务,掌握遗传信息。随着体内的衰老,DNA、RNA 就会减少,容易导致基因受损、降低新陈代谢、降低免疫功能,从而各种疾病随之而来。核酸在机体内可以自身合成,但年老体弱或患有某些疾病时,可导致体内核酸合成不足。

12. 含锌、肌醇等物质的保健食品

这类食品可补充机体的不足,促进代谢。

总之,当人们需要膳食补充剂(保健食品)时,应该结合个人的身体状况选择保健食品的种类,并且注意食用的方法与用量,不要盲目食用。

第十四节　食物相辅相克

人类自有饮食以来就伴随着食物的相辅相克,因为自然界万事万物都是在联系中存在的,这种联系既是对立又是统一。

《山海经》中记述的神农寻找食物的传说:"尝百草之滋味,水泉之甘苦,令民知所避就。"其中就指出食物的禁忌与饮食同时产生。先秦著名医书《黄帝内经·素问》中有颇多的论述:"饮食自备,肠胃乃伤""五味所禁,辛走气,气病无多食辛;咸走血,血病无多食咸;苦走骨,骨病无多食苦;甘走肉,肉病无多食甘;酸走筋,筋病无多食酸。是谓五禁,无令多食。"唐代《通志》中提到"摄生服食禁忌""摄生总法""服玉法并禁忌"三部书具体论述了食物的禁忌。清代《闲居杂录》中提到"物性相反"与"物性相感"的原则,从此对饮食相辅相克有了较高的认识。随着社会与科学的发展,人类在追求食物美味的同时也注意了食物的搭配合理。

一、食物的相辅作用

(一)食物中含有的营养素之间的相辅作用

1. 氨基酸的相辅作用

蛋白质的基本单位是氨基酸,各种氨基酸的比例适宜才能够被体内充分利用,如果其中有一两种氨基酸含量低,那么其他氨基酸被体内的利用也受到限制,因此在日常饮食中需要食用多种含有蛋白质的食物。

民间有一个传统习俗,产妇吃猪蹄与黄豆混合炖,认为这是补。按照营养学的道理认

为,这是动物性蛋白质与植物性蛋白质的互补作用,也就是食物的相辅作用,动物性蛋白质中缺乏的氨基酸可从植物性蛋白质中补充,反之,植物性蛋白质中缺乏的氨基酸可从动物性蛋白质中补充,这样才可以满足机体内各种氨基酸的需要。

2. 蛋白质与铁的相辅作用

蛋白质尤其是动物蛋白质促进铁的吸收。因此如果补铁就需要同时补充含有蛋白质的食物。对于缺铁性贫血的患者,在服用铁剂的同时,饮食中不可缺少肉类、蛋类等含有蛋白质丰富的食物。

3. 维生素 C 与铁的相辅作用

维生素 C 增加铁离子的吸收,因此如果补铁就需要同时补充含有维生素 C 的食物。缺铁性贫血的患者在服用铁剂的同时,需要注意补充新鲜蔬菜水果等含有丰富维生素 C 的食物。

4. 维生素 D 与钙、磷的相辅作用

维生素 D 促进钙与磷的吸收,因此在补钙、磷的同时还需要同时补充维生素 D。对于儿童出现佝偻病和成年人出现骨质疏松症的患者,医生往往嘱其不仅需要补钙,还需要补鱼肝油等含有丰富维生素 D 的食物。

5. 脂类与脂溶性维生素的相辅作用

脂类促进脂溶性维生素的吸收,因此在食用维生素 A、D、E 等脂溶性维生素食物的同时需要补充脂类食物。如一些人在吃胡萝卜时喜欢生吃或蒸着吃,此时如果不与肉类等含有脂类的食物同时吃,胡萝卜中所含有的胡萝卜素不能被机体吸收利用。当然也可将胡萝卜炒着吃。

6. 钙与镁的相辅作用

钙与镁被体内吸收呈正相关,因此钙摄入多时相应地镁也需要增多。

（二）食物的性能在人体内产生的相辅效应

食物与人体都存在阴阳属性、温热凉寒等性能,因此应结合体质的性能选择食物。人的体质可以分为阴虚型、阳虚型、燥热型、痰湿型等,因此在选择食物时需要因人而异。一般人都知道,吃蟹时离不开两样作料:一是醋,一是姜,蘸醋的主要作用是消除腥味,而蘸姜的作用则是为了驱寒,蟹是寒性动物,姜是热性植物,两者中和便可防止食蟹致寒得病。

二、食物的相克作用

生活实践证明,食物相克从科学的角度来说是有其道理的。食用相克食物后,有人反应轻微,甚至无任何反应,这并不代表这种现象不存在,事实上,有许多人在食用或接触相克食物后会出现中度、重度不适反应,甚至引起中毒,危及生命。食物相克一般包括以下几方面类型:

（一）食物中含有的营养素之间的相克作用

1. 铜与锌

铜与含锌量较高的食物混合食用,铜的释放会大量减少。另外维生素 C 也会对铜的释放量产生抑制作用。

2. 锌与高膳食纤维

锌与高膳食纤维的食物同时进食,就会降低人体对锌的吸收能力。

3. 钙与膳食纤维

过多食用含膳食纤维丰富的食物就会影响钙的吸收。

4. 酒精与维生素

酒精具有干扰多种维生素吸收的作用。

5. 单宁酸与铁

饮用含有单宁酸的咖啡、茶、红酒等就会降低人体对铁的吸收。

（二）食物与人体之间的相克作用

1. 中医认为人的体质有先天与后天因素

阴虚或燥热型体质的人应该忌用或慎用辛辣、温热性的食物，包括狗肉、羊肉、酒类、刺激性食物等。阳虚或痰湿型体质的人应该忌用或慎用生冷、寒凉性食物，包括冷饮、梨、西瓜、苦瓜等。虚症者应该忌用生冷食物；中风者忌用刺激性食物；感冒者忌用油腻、黏滞、酸腥等食物。

2. 现代营养学对食物相克作用的论述更为具体

如眼病患者不宜食用大蒜；心血管疾病患者不宜食用咖啡；牛皮癣患者不宜食用大蒜；痛风症患者不宜食用黄豆、沙丁鱼等；糖尿病患者不宜食用食糖等。因为这些食物不仅不利于健康的恢复，甚至还可使疾病加重。

3. 胃不能在空腹时接受的食物

空腹时不能食用糖、牛奶、柿子、香蕉、西红柿、大蒜、山楂等，因为空腹的时候，胃里的胃酸无法中和上述食物中的某些化学物质，造成某些食物对胃的不良反应。

（三）食物与食物之间的相克作用

食物相克的说法具有一定的科学依据，民间的传说也是百姓在长期生活中得出的经验，也值得重视。首先应该明确探讨食物相克的目的在于揭示食物之间存在的各种制约关系的内在规律。人类在食物搭配过程中，往往出现一些搭配不合理现象，引起一些不良后果。吃了被科学证实的确存在的相克食物，有人有症状，有人无症状。这主要是由于以下几种情况：有人抗病力强，有人抗病力弱；有人食用得多，有人食用得少；有人同时食用了三种以上互克食物，没显示出相克的反应。

1. 食物在消化吸收中发生拮抗作用

由于两种食物的功能不同，在消化吸收过程中容易产生不良反应。

（1）如菠菜与豆腐不宜同食的原因：豆腐中含有的硫酸钙、氯化镁等无机盐，与菠菜中的草酸结合生成体内不能吸收的草酸钙、草酸镁等白色沉淀，由此影响钙、镁的吸收，此种情况可以将菠菜烫3分钟。

（2）脂肪与钙结合形成钙皂而排出体外，因此影响钙的吸收。大量蛋白质也可以增加钙的丢失；过多的磷干扰肠道吸收钙；钼能够在一定程度上从已经形成的钙盐中置换出钙，所以含有钼的食物可以作为钙结石的食物疗法。

（3）在食用含膳食纤维过多的食物时，膳食纤维与无机盐结合可以形成不溶性复合物而不被体内吸收，由此影响无机盐的生物可利用性。

2. 食物之间产生的相克反应

由于各种食物的性能不同，同食易产生不良反应。

（1）蟹与柿。《饮膳正要》："柿梨不可与蟹同食。"从食物药性看，柿蟹皆为寒性，二者同食，寒凉伤脾胃，虚寒者尤应忌之，柿中含鞣酸，蟹肉富含蛋白，二者相遇，凝固为鞣酸蛋白，不易消化，妨碍消化功能，使食物滞留于肠内发酵，会出现呕吐、腹痛、腹泻等食物中毒现象。

（2）红薯与柿子不宜同食。红薯在胃内产生盐酸，柿子在盐酸的作用下产生沉淀出现结石。

（3）柿子不宜与酸性及含有维生素 C 的食物同食。柿子在酸性环境中容易产生结石。

（4）含有鞣酸的水果与蛋白质结合形成不溶解的物质，影响消化吸收，同时出现腹痛等症状，因此食用该类食物应与蛋白质类食物隔开。

（5）饮茶与食用肉类应该隔开。茶中的鞣酸与肉类中的蛋白质结合为鞣酸蛋白，影响消化吸收。

（6）黄瓜、南瓜中含有的维生素 C 分解酶容易破坏维生素 C；胡萝卜中含有的抗坏血酸氧化酶，容易将维生素 C 氧化而失去作用；竹笋中含有的一些活性物质容易破坏维生素 A。如此类型的情况，可以采取水煮加热的方法，以破坏这些物质的活性。

（7）萝卜等十字花科蔬菜，被摄取后，可迅速产生一种叫硫氰酸盐的物质，并很快代谢产生另一种抗甲状腺的物质——硫氰酸。此时人体若同时摄入含大量植物色素的水果，如橘子、葡萄等，这些水果中的类黄酮物质在肠道被细菌分解，即可转化为羟苯甲酸及阿魏酸，可以加强硫氰酸抑制甲状腺的作用，从而诱发或导致甲状腺肿。因此，吃萝卜后不要大量吃橘子等有色水果。

3. 食物在消化吸收过程中产生有害物质

如维生素 C 可以使河虾体内中的五价砷（无毒）还原为三价砷（有毒的砒霜）。

4. 食物的性能在人体内产生的相克效应

如果同食属于寒凉之性或者温热之性，或同食属于滋腻之性或者火燥之性的食物，食后容易使人生寒、生热、起燥、多痰等。

（1）《本草纲目》中记载："狗肉同蒜食，损人。"狗肉性热，大蒜辛温刺激，狗肉温补，大蒜熏烈，同食助火，因此对阳盛体质者忌食。

（2）兔肉与生姜不宜同食。兔肉性寒，生姜性热，寒热同食容易导致腹泻等症状。

（3）蟹与梨。梨味甘微酸性寒，陶弘景《名医别录》云："梨性冷利，多食损人，故俗谓之快果。"梨性寒冷，蟹亦冷利，二者同食，伤人肠胃。

（4）蟹与泥鳅。《本草纲目》云："泥鳅甘平无毒，能暖中益气，治消渴饮水，阳事不起。"可见其性温补，而蟹性冷利，功能与此相反，故二者同吃生化反应亦不利于人体。

（5）萝卜、人参相克，药理作用不同，不可同时服用。

《本草纲目》指出，"萝卜生食升气，熟食降气"。服用人参大补元气，若同时服萝卜却是破气。此一补一破，人参就起不到滋补作用。同时，萝卜有利尿消食作用，吃了萝卜，会将人参有效成分从尿中流失，影响对人参的吸收。

（四）对食物相克需要正确鉴别

食物相克有的是食物中毒而引起对体内的损害；也有的是食物本身有毒而引起对体内的损害；还有的是由于季节性的食物冷热而引起对体内的损害等。当出现问题时不应该盲目认为是食物相克的问题。目前有一些食物相克结论流传千载，但是必须通过严格地科学实验方可下结论。

下 篇
生命质量

第三章 不同生理营养调节

人类机体是一个复杂的生态环境，一个奇异的结构，一个举世无双的机器，具有永无止境的学问。

第一节 生命规律

一、人类自然寿命值

人从出生、生长、发育、成熟、衰老到死亡，是不可抗拒的自然规律。

生长期（20～25年）的5～7倍：100～175岁；

性成熟期（14～15岁）的8～10倍：112～150岁；

从出生到死亡细胞分裂次数50次乘以分裂周期2.4年：120岁。多数认为120岁。

人的生命是有限的，长生不老是不可能的，但是人类在自然面前也并不是无能为力，由于社会的发展和科学的进步，生活环境、生活方式以及医疗保健等改善，人类是可以延年益寿的。

人类寿命有三次飞跃，第一次为1700～1900年，人类期望寿命从30岁提高到45岁，这是因为科学发展生产力，第二次为1900～1996年，人类期望寿命从45岁提高到76岁，这还是因为依靠科学。科学家预言：21世纪人类寿命面临第三次飞跃，期望突破百岁。

人类无论是从生长发育期细胞分裂周期推算，还是从性成熟期推算，人类寿命均为100岁以上。国内外研究人员也认为，人类寿命可能没有上限，寿命在生理学上并不是一个不变的常数，人类正在不断打破生命的界限，人类每个人能够活到百岁不是梦想。

二、人体各个系统的动态平衡

人体各个系统包括消化系统、神经系统、呼吸系统、循环系统、运动系统、内分泌系统、泌尿系统、生殖系统等，由各个器官按照一定的顺序排列在一起，完成一项或多项生理活动的结构叫系统。

神经系统是维护机体内平衡的总司令；免疫系统是保护身体的国防部；内分泌系统是维护机体内平衡的现场总指挥工程部；生殖系统是自我复制基地；泌尿系统是保持机体液体入出平衡；循环系统是身体物质代谢运输大队；呼吸系统是气体运输大队；消化系统是机体代谢物质的供应后勤部。机体内各系统具有各自的功能，同时又是密不可分的，因此人体是一个整体，需要注重整体调理才能够保证各系统的正常运转，才能够保证各功能的正常，才能够改善机体细胞组织的再生能力而维持健康。

人体八大系统具有自动调整的功能以保持平衡。如果将人的身体比作一座大厦，那么阴阳平衡就是大厦的框架结构，而身体和心理的平衡就好比基石，基石平稳了，结构合理了，大厦才会稳固。平衡的核心在于适应个人具体情况求得平衡：如人体的胎儿期、塑造期需要机体平衡才能够成型;婴幼儿期、学龄期需要机能平衡才能够茁壮成长;青春期、更年期机体需要修补平衡才能够安全健康;衰老期防止平衡水平的下跌才能够健康长寿。

中医学将人体最佳的平衡状态形容为阴平阳秘,即阴阳平衡是人体平衡的一个总括。中医学家提出了"阴阳平衡是健康的根本",如果阴阳失衡就会感受到病痛、早衰,甚至死亡。

西医学中人体八大系统的各个系统都具有独立的系统功能,同时又与其他系统相互联系,协调配合,互相制约,使机体成为一个统一整体,共同完成整个生物体的全部正常生命活动,以保证生物体个体生存和种族绵延。

（一）心理平衡

最重要也是最难做到的是心理平衡,情绪是生命的总指挥,在复杂的社会生活中,顺境、逆境都会遇到,无论在何种情况下,务必保持情绪的稳定和自我控制的良好状态,也就是说人类要想健康的生存,需要具有一个良好的心理素质。

不仅生气和忧郁可以导致疾病,甚至乐极也能生悲。因此,要尽量做到遇事泰然,随遇而安。据报道,人类有70%的疾病与脑有关,然而"脑"主要是心理状态、精神作用。

（二）营养平衡

人类需要掌握日常生活中营养的平衡,遵循摄入与排出平衡,食物种类平衡、素荤平衡、主副食量平衡、食物酸碱平衡、五味兼备平衡、寒热相宜平衡、饥饱适当平衡、三餐合理平衡的饮食原则,才能保证营养素的全面、合理,适合机体需要的摄入。如果营养过剩,往往导致肥胖、糖尿病及心脑血管等疾病;如果营养不足,便可以因为某种营养素缺乏引发一系列缺乏病。

（三）动静平衡

人体器官的活动要有张有弛,运动的强度与柔韧应该保持平衡。劳与逸本是一对矛盾,要劳逸结合,二者需要处于统一相对平衡的状态下身体才能健康。人体的常态包括劳动和休息等,过多运动不注意休息和不能保证充足的睡眠可损身耗体,导致百病丛生。失眠和嗜睡均属于病态,睡眠过多也不利于健康。

（四）环境平衡

机体的存在需要与多变的环境相适应,增强机体适应外界变化的能力,才能够适者生存。人类需要给自己创造一个无污染、无公害的绿色生活空间,机体才能够健康的生存。

（五）器官功能平衡

人体是个平衡器,人体的结构和功能符合对立统一规律,如骨骼的屈和伸;肺的呼气与吸气;心脏的收缩与舒张;营养的吸收与废物的排泄;肝脏的合成与分解;体液的酸性与碱性;胆固醇的高密度脂蛋白和低密度脂蛋白等这些对立方面,无一不是在神经、内分泌激素的调节下相互协调,实现机能统一,维持机体生命的存在。

人体的血压、脉搏、呼吸、体温、体重、肝功、肾功等都有正常范围,每个器官都应该保持一个相对稳定正常值,正常值就是人体各个器官处于动态平衡的标志,只有在这种情况下机体才能健康长寿。

三、人类健康自测

（一）体温

人体的正常体表温度为 36℃ ~ 37℃。

（二）脉搏

人体的正常脉搏约为 60 ~ 100 次/分。如过速、过缓、间歇、快慢不等均为心脏异常表现。

（三）呼吸

人体的正常呼吸应均匀规律，呼吸频率约为 15 ~ 20 次/分。如呼吸深度、频率、节律异常，呼吸费力、胸闷、憋气等则为异常表现。

（四）血压

人体的良好血压为 120/80mmHg。正常高值 < 139/89mmHg，高血压 ≥140/90mmHg。

（五）体重

(1) 体质指数 BMI：20 ~ 24kg/m^2 为正常。BMI ≥25kg/m^2 为超重；BMI ≥28kg/m^2 为肥胖。

(2) 身高 − 105 = 千克数，上下浮动 10% 以内均属正常范围。体重超过标准体重 20% 为肥胖；低于标准体重 20% 为消瘦。

（六）腰围

男性≤85cm 为正常，≥85cm 为腹部肥胖；女性≤80cm 为正常，≥80cm 为腹部肥胖。

（七）饮食

正常情况下人的主食：成年人 250 ~ 500g/d。如出现多食多饮情况，应该考虑糖尿病、甲亢的可能；如 <200g/d，持续半个月以上，应检查有无潜在性疾病。

（八）排便

正常情况下人的排便 1 次/日或隔日 1 次，呈黄色成形软便为正常。如颜色、性状、次数异常反应胃肠病变。

（九）排尿

正常情况下人的排尿 1 ~2L/d，每隔 2 ~4 小时排尿 1 次，夜间间隔不定，为淡黄色透明少许泡沫。如尿色、尿量异常和排尿过频、困难、疼痛等均为异常。

（十）睡眠

正常情况下人的睡眠 6.5 ~8h/d，中午午睡 0.5 ~1 小时。如失眠或夜醒不眠、打鼾伴有呼吸暂停、白天嗜睡打盹均属于睡眠障碍。

（十一）精神

正常情况下人的精神饱满、行为敏捷、情绪稳定，无头疼头晕等症状。

四、影响健康因素

从源头上扭转生态环境恶化趋势，为了人类在地球上创造良好生产生活环境，WHO 规定：7 月 24 日是国际自我保健日、4 月 7 日世界卫生日、6 月 5 日世界环境日等。WHO 会议

报告还指出,健康与长寿取决于下列因素:

遗传因素占15%;气候因素占7%;社会因素占10%;自我保健占60%;医疗条件占8%。

报告十分强调加强健康教育、健康保护、健康促进,提倡自我保健。这种新观念要求人们把注意力由偏重于治疗,转向积极地预防和保健,由依赖医生转向由自己把握健康。

(一)遗传因素与外界环境的关系

一些家族长寿体现出遗传因素,但是也受到外界因素的影响,所以有人把寿命比做三角形,底边是遗传因素、另两边是社会因素、环境因素,人的寿命随着三个边的延长而增加。两边延长了,这一代的寿命就延长了,影响下一代的底边也就延长了,由此人的期望寿命就会不断增加。

长寿者的后代如果在良好条件下生活,其寿命很可能较长,如果在恶劣环境条件下生活,自身不能够利用各种有利因素,则同样会短命;不具备长寿体质的人,经过自身健康生活方式的积极努力及创造良好的外环境因素,也可以健康长寿。

(二)环境因素

1.空气是人类赖以生存的基本条件之一

人类从空气中吸入生命活动所必需的氧气,供给细胞组织进行新陈代谢,并且将代谢过程中所产生的二氧化碳排出体外,以维持其生命活力。一般成年人每天呼吸约2万多次、吸入空气1万L,相当于重量12.9kg。

目前我国许多城市,燃气与汽车废气的污染问题经过不断治理,天逐渐变蓝、河水逐渐变得清澈透明、绿地花园也日益增多,环保意识越来越深入人心。然而目前室内空气污染问题应该引起人们的特别重视,我国每年由室内污染患有不同疾病者更是不计其数。

2.水是维持生命所必需的重要物质

水是构成人体细胞组织的重要成分,没有水就没有生命。水参与人体内新陈代谢的全过程。

3.有害物质危害机体健康

目前我国据统计:80%～85%的肿瘤发病原因与环境因素有密切关系,常见的致癌物有:苯并芘、联苯胺、氯乙烯、芥子气、砷、铬和铬酸盐、石棉、煤焦油、香烟、丙烯酰胺(煎烤、油炸食物产生)、汽车废气等,均有较强的致癌性。

(三)社会因素

不同国家人的寿命与其经济水平、文化素质、风俗习惯、医疗卫生条件、地理环境、气候、和平安定和谐等许多因素有关。卫生医疗条件改善,包括卫生保障,其中有环境污染与个人卫生,还包括医学进步,其中有对疾病的防治和保健。

(四)疾病因素

机体由于多种因素导致系统失衡,细胞组织受损,致使脏器生病甚至死亡。现在威胁人们健康和寿命的主要因素是一些慢性疾病,如心脑血管病、肿瘤、呼吸系统疾病等。

(五)生活方式

1.睡眠

WHO从2002年开始,将每年的3月21日定为"世界睡眠日",并且确认"睡眠、食物、空气、水"为生命四要素,要求全人类关注和重视睡眠问题。

人类不应该人为地耗损机体生物钟。睡眠与宇宙法则、地球法则、易经阴阳的道理有关系。

专家指出:在影响人的寿命因素中,睡眠是生命必需的过程,是一种生物节律,是一种复杂的生理和行为过程,睡眠是生理必需的一种调节机体代谢的功能。贮存能量和消耗能量是人体生命活动中两个同时进行的过程,白天人处于活动状态时,能量消耗是主要的;夜晚人体的各种生理活动减弱,此时体内能量贮存大于消耗。

深睡眠期基础水平降低。人体各种生命活动降低:如血压下降、心跳减慢、脑部血流量减少,呼吸慢而平稳、体温下降等。机体的代谢维持在一个基础代谢水平,消耗能量减少。深睡眠期合成代谢加强。机体内有关的细胞组织、器官,在副交感神经支配下合成代谢加强,能量产生增加,并且把能量加以储存,使次日神清气爽,具有旺盛的精力。深睡眠期机体内的激素大量分泌,促进生长发育的脑垂体分泌生长激素分泌和释放,具有促进骨骼生长和身体发育的作用;深睡眠期机体核蛋白合成增加,有利于记忆的储存,儿童在睡眠状态下生长增快,智力提高;深睡眠期机体由于促进蛋白质合成,对成人有利于组织修补,消化系统吸收营养物质储存能量,排泄废物;深睡眠期调节大脑功能;增强免疫功能。

晚上21点到凌晨5点为细胞开始分裂,推陈出新的时间,健康细胞去取代腐败的细胞,如果此时不睡,细胞更新受阻。我国传统保健学提倡睡"子午觉"。"子"是指夜间的23点到1点,睡眠应保证7～8小时。"午"是指白天的11点到13点,一般睡0.5～1小时为宜。认为睡"子时"可以养精蓄锐,而睡"午时"则可以顺应阳气的开发。

2. 饮食

从分析生活方式对生命质量影响的诸多因素中,饮食生活是关键的因素之一。吃是生命的保证,是生命活动的表现,婴儿一出生就有吃的本能。一个3～4kg重的婴儿成长为50kg左右重的成人,每天都是不断地通过营养来创造并且影响着自己的生命与健康。

3. 活动

(1)机体器官耗氧量

大脑:24小时2000L血液携带氧气供脑部需要,145亿个脑细胞耗氧占全身20%,持续30秒缺氧,脑细胞死亡,持续5分钟缺氧脑组织死亡。

肺脏:7亿个肺泡,呼吸一次,吸入450～500mL空气(氧气占20%),肺内保持3L气体。

心脏:心脏每天搏动约10万次,通过血液循环从肺中把氧气带到各个组织器官。

血液:占人体重量约为1/13的血液负责运输氧气到肌体各个组织器官,负责携带氧气的是红细胞中的血红蛋白,红细胞的代谢周期为100～120天,血液不仅携带氧气,而且负责携带营养物质。

运动吸氧量是静止吸氧量的8倍;HB提高;调节收缩与舒张压。

(2)掌握在运动后的每分钟脉搏数=170－年龄数。如75岁,运动后的每分钟脉搏数控制在95次以内,每分钟不要超过120次,如果超过95次,说明运动量过大,应该适当减少运动量,以微汗为度。

心率必须达到本人最大心率(极量心率)的50%～60%。

25～35岁　190/分

35～45岁　180/分

45～55 岁　170/分

55～65 岁　160/分

65～75 岁　150/分

国际上提倡中老年人轻体育有氧活动,有氧活动≠耗氧活动,根据气候、体质等情况适当安排户外活动,有专家说:走路是世界上最好的运动。

4. 不良嗜好

现代科学证明,酗酒、熬夜、吸烟三大不良生活习惯,是引起及诱发氧化应激类疾病的元凶,如Ⅱ型糖尿病、高血压、血脂异常、痛风症等疾病。

酗酒容易产生营养不良,造成消化、心脑血管、神经系统的损害。正常人的肝脏每天能处理的纯酒精量为 20～30mL。因此一个体重 70kg 的人,每日的安全饮酒量相当于酒精浓度 4.5% 的啤酒一瓶、或 10.5% 葡萄酒的 200mL、或 50% 高粱酒 50mL。

5. 疲劳是"隐形杀手"

疲劳在医学上认为:人体过度运转从而导致机体各系统不能正常运转的状况,表现为人体功能衰退和周身出现不适感觉。疲劳分为四种:即体力疲劳、精神疲劳、病态疲劳、心理疲劳。

感到疲劳并不是坏事,因为疲劳是人体健康的保护性信号,是向人们提出一种警告:"应该休息了",遗憾的是有的人对这种自身的警告信号不在乎,等到积劳成疾就晚了。医学上认为从"积劳"到"成疾",总有一个发展过程,这个过程是疲劳的逐步积累。预防积劳成疾的关键是要敏感地发现自身疲劳的程度,人人都有过度疲劳的体验和感觉。

五、人类如何获得健康

人体本身的结构可以健康地活到 120 岁以上,如肝脏切去 80% 继续存活,可见人体具有很强的承受力。人类依靠自我养身。掌握健康长寿的主动权,把健康知识交给每一个人,让每一个人都能掌握健康的技能,增强自我保健意识,提高健康水平,走向健康。这种新观念要求人们把注意力由偏重于治疗,转向积极地预防和保健,当然并非治疗不重要,而是由依赖医生转向由自己把握健康的命运。

WHO 关于健康的定义:健康是"身体、精神、社会的安定状态,并非仅是不处于疾病或病弱的状态。健康不是没有疾病和伤残就行了,除了获得生理上、精神上和社会上的健康以外,健康还意味着拥有称心如意的生命。"

我国古代有"我命在我,不在天"的口号,强调不要把身体的全部交给无知的惯性。人类在任何年龄保健都有意义,人体不同于机器,是一个生物活体,新陈代谢会清除衰老死亡细胞,产生新细胞,只要科学地调理生活方式,健全的新细胞会替代衰老死亡细胞,使各脏器乃至整个人体健康,人类在任何年龄保健都有意义。最好的医生是自己;最好的药物是时间;最好的心情是宁静;最好的运动是步行。

第二节　饮食结构

人类不断地摄入、消耗食物,食物中的营养素在体内按照严格的规律与方式,进行着一系列相互联系的生化反应而维持着正常代谢。

一、营养不良

从全球范围看,营养状况的差异很大。

一些不发达的国家和地区的人群,常常因为缺乏足够数量与质量的食物而造成营养不足。而一些发达的国家和地区的人群,普遍存在着高能膳食的过量摄入造成营养过剩。这种营养过剩常常是部分营养素过剩,而部分营养素却不足。营养学家们认为营养不足与营养过剩均属于营养不良,营养不良影响体内的正常代谢,久而久之将使体内产生疾病。另外,造成营养素不足的三大原因:抗营养物质和操作;垃圾食品和食品加工;化学肥料、化学药品和环境污染。

(一)营养不足对机体的影响

由于营养不足影响了体内的正常代谢,从而可以引起多种疾病,营养不足包括全部营养素不足与部分营养素不足。目前常见的营养素不足包括以下:

1. 蛋白质—热量不足(PCM)

PCM 是发展中国家的严重公共卫生问题之一,影响儿童生长发育不良甚至造成死亡;成年人出现水肿、消瘦等症状。PCM 如果不及时纠正便会出现贫血、智力与体格障碍,甚至造成死亡。

2. 维生素 A 缺乏症

在东南亚的某些国家和中美洲及中东等地区,另外在我国北方一些地区的冬春之交季节,人群中的日常饮食容易缺乏维生素 A。维生素 A 缺乏症容易影响暗视力,也就是视力在黑暗中的适应能力,如果 >30 秒容易造成夜盲症。维生素 A 缺乏症还容易引起干眼症、角膜软化乃至失明。

3. 维生素 D 缺乏症

维生素 D 缺乏症,同时长时间的缺乏阳光照射,儿童容易发生佝偻病;成年人尤其孕妇与产妇可发生骨软化症。

4. 维生素 B_2(核黄素)缺乏症

维生素 B_2 缺乏症容易引起口角炎、舌炎、唇炎、皮炎、阴囊炎等。

5. 维生素 C 缺乏症

在我国北方的冬季,人群中的日常饮食容易缺乏维生素 C,维生素 C 缺乏症可以引起坏血症。

6. 碘缺乏症

在远离海洋的山区,人群中的日常饮食容易缺乏碘,碘缺乏症的儿童容易发生克汀病(即呆小症),成年人可以发生甲状腺肿大。

7. 钙缺乏症

在全世界范围中缺乏钙的现象较为普遍,钙缺乏症的儿童容易产生佝偻病,成年人尤其老年人容易产生骨质疏松与骨质增生。

8. 铁缺乏症

铁缺乏症是世界公共卫生问题,容易造成营养性贫血(缺铁性贫血)。

9. 锌缺乏症

锌的缺乏容易影响生长发育,造成营养性侏儒症,并影响生殖系统成熟,还容易产生"异食癖"等病症。

目前,世界范围内的营养缺乏症:蛋白质—热量不足;维生素 A 缺乏症;碘缺乏症;铁缺乏症;钙缺乏症。

(二)营养过剩对机体的影响

营养过剩是人们容易忽视的营养问题,包括全部营养过剩与部分营养过剩,营养过剩主要容易出现三方面问题:

1.营养素失调

机体内各种营养素均有一定的数量和比例,由于某种营养素的过多而影响其他营养素的吸收,从而造成机体内的营养素失调,影响了机体的正常代谢。

2.某种营养素中毒

某些营养素在体内过多可造成中毒现象,如维生素 A 过多可以造成肝脏损伤;铁过多可造成血色病等病症。

3.热量入超

摄入过多的营养素可以造成热量入超,过多的热量转变成脂肪堆积在体内,导致肥胖症、心脑血管疾病、糖尿病、肿瘤等现代"文明病"的产生。

(三)目前世界营养不良问题

西方国家出现的营养不良问题,往往是动物蛋白质与脂肪和精制糖摄入过多,而膳食纤维和某些矿物质摄入不足。

中国出现的营养不良问题,往往是钠盐摄入过多,而动物蛋白质与脂肪摄入不足。

(四)营养素不平衡与疾病

(1)过去典型营养素缺乏症:脚气病;坏血病;糙皮病;夜盲症;佝偻病;侏儒症。

(2)现代典型营养素缺乏症:出生缺陷;肥胖症;心血管疾病;癌症;白内障/黄斑退性失明;骨质疏松;糖尿病。

二、营养素摄入不平衡原因

1.摄入不均衡

如果人们的日常饮食结构违反正常代谢规律,如偏食某类食物,将会失去营养素在生命活动中的动态平衡,对身体就会造成损伤,从而影响人体的生长发育与健康。如果只吃肉不吃菜或者只吃菜不吃肉的孩子,各项发育指标均不理想。营养学者认为营养不足与营养过剩均属于营养不良,营养不良影响体内的正常代谢,久而久之将使体内产生疾病。

2.膳食方式的改变

日本富士山附近的野原乡曾一直享有世界长寿村的美誉。后来突然变成了短命村,究其原因,是由于过分宣扬他们的长寿经验:"少肉多菜",使一些人对肉类产生误解,人人怕吃肉,而偏食蔬菜,使不少人患上营养不良症,导致免疫功能下降,引发各种疾病,有的刚过花甲之年就与世长辞。

随着经济的发展,人们餐桌上的食物丰富了,主副食花样品种争艳比美。然而,常常有人机体能量代谢失去平衡,产生了一些生活富裕性疾病,如肥胖、高脂血症、动脉粥样硬化、高血压、冠心病、糖尿病等多种疾病,这些疾病使人早衰甚至丧生。另外,都市化生活活动的空间和机会减少;饮食生活的改变如快餐与速食品、偏食、早餐的忽视等;食品的污染包括细菌、农药、重金属、添加剂等,均可造成营养素摄入不平衡。

3. 制作方法的改变

目前,人们呼吁所谓"回归自然"是指食物天然化,也就是要求在日常饮食中重视食用天然和粗制食物及饮料。日本有关专家向社会呼吁:现在应再一次进入糙米和豆腐时代!

4. 生理需要的增加

儿童生长发育时期容易摄入不足不能满足机体需要,从而出现营养素缺乏症,孕妇、乳母等如果供不应求可影响母婴两个机体的健康。

5. 特殊作业与环境

运动员、重体力劳动、高温作业、有毒作业等都需要给以相应措施(营养师的作用很重要)。

6. 疾病状态

各种疾病均会影响营养素的摄入和吸收,同时机体也增加对营养素的消耗。

三、营养状况评价

营养不良,指能量、蛋白质及其他营养素缺乏或过度,导致对机体功能乃至临床病变发生不良影响。

营养不足,通常指蛋白质－能量营养不良(PEM),即能量或/和蛋白质摄入不足或吸收障碍,造成特异性的营养缺乏症状。

营养风险(NR),是自 2002 年以来欧洲推进的概念。特别强调的是,营养风险并不是指发生营养不良的风险,而是与营养因素有关的不良转归(包括并发症、死亡率等)增加的风险。

(一)膳食调查

一般采用 24 小时回顾法连续调查 3 ~ 7 日,取平均值并与膳食营养素参考摄入量(DRI)比较,以判断患者膳食入量状况。

(二)人体测量

1. 体重

身高 > 165cm 者:标准体重(kg) = (身高 − 100) × 0.9

身高 < 165cm 者:男性标准体重(kg) = (身高 − 105) × 0.9

　　　　　　　　女性标准体重(kg) = (身高 − 100) × 0.9

如果不存在水、电解质代谢紊乱的影响,体重的变化情况基本上能够客观反映患者的营养状态,尤其是实际体更与平时体重之比更有意义。计算下列指标:

占标准体重的百分比 = (实际体重/标准体重) × 100

占平时体重的百分比 = (实际体重/平时体重) × 100

体重变化的百分比 = (平时体重 − 实际体重)除以平时体重 × 100

体重占标准体重的 80% ~ 90% ,为轻度营养不良;占标准体重的 60% ~ 80% ,为中度营养不良;重度营养不良者的体重仅为标准体重的 60% 以下。如急性(2 周之内)丢失 10% ,较逐渐减少 10% 危害性大得多。当体重减少 25% 以上,体内的多数功能性器官(心,肺,肝)即发生功能障碍。

2. 上臂中部周径(cm)

男性:29.3

女性:28.5

3.**上臂肌肉周径(cm)**

男性:25.3

女性:23.2

4.**三头肌皮皱厚度(mm)**

男性:12.5

女性:16.5

5.**腰围(cm)**

男性腰围≥85cm

女性≥80cm

患肥胖相关疾病的危险性增加。

6.**体质指数(body mass index,BMI)**

计算公式为:BMI = 体重(kg)/[身高(m)]^2

中国成人判断超重和肥胖程度的界限值:

BMI < 18.5 是体重过低,18.5 ~ 23.9 为体重正常,24.0 ~ 27.9 为超重,≥28 为肥胖。

上述指标中,BMI 的临床价值已被广泛认可。而 WHO 提出的 BMI 正常参考值范围更适合西方人。

(三)实验室检查

包括血浆蛋白质水平、血红蛋白正常值、血清维生素 A 水平、尿中硫胺素排出量、尿中核黄素排出量、尿中烟酸排出量、血清和尿中抗坏血酸正常值、血清碱性磷酸酶活性正常值、血清钙与磷正常值等。

1.**蛋白质测定**

(1)白蛋白:浓度低于 35g/L 提示营养不良。

(2)转铁蛋白:正常值为 2.4 ~ 2.8g/L;1.5 ~ 1.75g/L 为轻度营养不良;1.0 ~ 1.5g/L 为中度营养不良;< 1.0g/L 为重度营养不良。

(3)视黄醇结合蛋白:正常值为 157 ~ 296mg/L。

2.**免疫状态测定**

营养不良者常兼有体液和细胞免疫功能的降低。

(1)迟发型超敏皮肤反应。

(2)淋巴细胞总数:淋巴细胞总数 < 1500/mm^3,提示免疫功能不良。

3.**氮平衡**

摄入氮量可按 6.25g 蛋白质 =1g 氮来进行计算:

氮平衡 =24 小时蛋白质摄入量/6.25 - [24 小时尿中尿素氮(g) +3g]

(四)营养缺乏病体征检查

根据各种病状与营养缺乏的关系,进行针对性的检查,如维生素 A 缺乏检查暗视力等;铁缺乏检查血色素等。

研究已明确,采用单一指标评定住院患者营养状况局限性多,误差较大。目前,多数学者主张采用复合型营养评定工具,以提高营养评定的特异性。

四、怎样防治营养不良

从营养学观点来看,食物营养价值的高低取决于所含有的营养素是否符合体内需要,及被体内消化吸收与利用的程度。

我们日常所吃的食物,没有一类食物能够提供人体所需要的全部营养素,因此每日膳食中应该包括各种食物。

不同的食物含有不同的营养素,任何一种单一的天然食物均不能够提供体内所需要的全部营养素。机体内对各种营养素的需要都是具有严格的比例,无论哪一种均不能够过多或者过少,否则将会造成膳食不平衡,从而影响体内的正常代谢。

饮食的种类多种多样,所含营养成分各不相同,只有做到各种食物的合理搭配,才能够使人体得到各种营养素,满足机体生理活动的需要,保证人体生长发育、健康的必要条件。平衡膳食是由多种食物组成,能够满足机体内对营养素的需要。

（一）蛋白质的互补作用

各种动物蛋白质与植物蛋白质所含有的氨基酸种类与数量均不同,动物蛋白质往往缺乏蛋氨酸与胱氨酸这两种必需氨基酸,植物蛋白质往往缺乏赖氨酸这种必需氨基酸。因此,如果长时间偏食荤食或者素食均可以造成体内氨基酸不平衡,尤其对于正在处于生长发育阶段的儿童与青少年,这种偏食将会使身体产生无法弥补的损失。那么该如何避免摄入的氨基酸不平衡呢? 在日常饮食中可以采用荤素混合的方法,以起到蛋白质的互补作用而提高其生物价值。

（二）吃配合油

过食饱和脂肪酸(动物油脂),造成肥胖症、心血管疾病等病症,忌食饱和脂肪酸(动物油脂),容易出现了贫血、免疫功能下降等病症,同时,由于过多食用不饱和脂肪酸(植物油脂),使机体内产生较多的脂质过氧化物,造成一些疾病、早衰。

营养学家提出最理想的食用油是植物油:动物油 = 2 : (0.5 ~ 1) 的配合油。另外在食用植物油方面也应该调配,以达到各种不同脂肪酸相互补充作用。

（三）吃五谷杂粮

目前,人们的主食结构习惯于精米白面,粗杂粮渐渐地从餐桌上消失,然而粗杂粮含有多种维生素与矿物质,这正是精米白面所缺乏的。在美国,糙米被称为“褐色之米”,食用糙米在美国成为一种潮流。日本营养学家佐藤一郎提出“回到吃糙米的时代去!”在台湾,目前糙米是人们心目中更喜爱的天然保健品。总之,在日常饮食中应该注意粗细搭配,避免粮食加工过细。

（四）增加机体内自由基清除剂

由于自由基极易发生得到电子和失去电子的反应,其化学性质不稳定,一旦与其他物质发生反应成为配对电子来稳定自身,便会引发另外一种物质成为自由基,开始链式反应电子夺取链反应侵蚀细胞膜,导致细胞完整性的丧失,久而久之产生疾病。总之,自由基是指独立存在的带有不配对电子的原子、分子和离子。氧自由基是不配对电子位于氧原子上的自由基。

1. 自由基是人体需要利用的物质

(1)自由基传递维持生命活力的能量,细胞分裂与增殖。

(2)对侵入人体内的细菌等有很强的杀伤力;对炎症、化学物质有清除能力;促进前列腺素、凝血酶原、胶原蛋白的合成。

（3）自由基的非配对电子的活性产生生物电，在维持机体正常代谢中起积极作用。

2. 自由基动态平衡

正常情况下，自由基处于不断产生和不断消除动态平衡中。如果自由基产生过多达到2%～5%，或"内源性自由基清除系统"的功能受到抑制时，这样失控的自由基开始了链式反应，成为恶性循环。人体内自由基分为氧自由基和非氧自由基，人体在呼吸代谢过程中，不断地消耗氧，氧自由基占总量的95%。

3. 自由基产生疾病的机制

（1）自由基摧毁细胞膜，导致细胞膜发生变性，使细胞不能从外部吸收营养，也排泄不出细胞内的代谢废物。

自由基侵蚀机体细胞组织，可激发人体释放各种炎症因子，导致出各种非菌性炎症，并丧失了对细菌和病毒的抵御能力。

（2）自由基作用于人体内酶系统，导致胶原蛋白酶和硬弹性蛋白酶的释放。

皮肤属于结缔组织，自由基的氧化破坏可造成胶原蛋白的过度交联，使得这种结构变得僵硬而易脆，表现为皱纹和囊泡。自由基使体内毛细血管脆性增加，使血管容易破裂，这可导致静脉曲张、水肿等与血管通透性升高有关疾病的发生。

（3）自由基攻击正在复制中的基因，造成基因突变诱发癌症发生。

正常细胞中存有被称为原癌基因的遗传物质，当它受到多种因素的作用，使其结构发生改变时，就被激活成为癌基因。自由基性质极其活泼，可能攻击任何细胞，可激活原癌基因为癌基因。

（4）自由基激活人体的免疫系统，使人体表现出过敏反应，或出现如红斑狼疮等自体免疫疾病。

（5）自由基侵蚀脑细胞，引起阿尔茨海默病。

（6）自由基氧化血液中的脂蛋白，造成胆固醇向血管壁的沉积，自由基氧化血管后胶原蛋白过度交联，血管弹性下降、血管渗透性升高（有型物渗出血管）。

血管粥样硬化必须由两个因素共同作用，其一是血管内游离胆固醇的堆积；其二是自由基堆积。单纯的游离胆固醇本身并不能使血管硬化，只有与性质极其活泼的自由基结合后才有可能沉积在血管壁上。

（7）自由基引起关节膜及关节滑液的降解导致关节炎。

类风湿性关节炎除可导致患者关节畸形病变外，还常会累及机体其他部位。如对心脏的损害，可造成类风湿性心包炎、冠状动脉炎、心肌炎等；对血管的损害，可造成类风湿性坏死性动脉炎；对肺的损害可造成慢性间质性肺炎。

（8）自由基侵蚀眼睛晶状体引起白内障，近视眼的发病率增加与环境污染造成的自由基有一定的关系。

（9）自由基在体内过量堆积会破坏胰岛细胞、干扰人体正常糖代谢系统，引起糖尿病。

（10）更年期是人体从中年进入老年期的一个过渡阶段。这一阶段，由于机体的激素分泌改变，各组织系统机能的衰退，除了会有面色潮红、头颈部胀热、烦躁不安等血管神经功能障碍外，还会有心悸、血压升高、腰背酸痛、眩晕、困倦等症状。出现这些症状的根本原因在于机体的细胞组织对体内激素改变的敏感性增高。尤其当体内累积过多的自由基时，更会增加这样敏感性。因此从清除自由基、稳定细胞、提高细胞对激素改变的耐受性上入手，是最科学、最有效的方法。

4. 氧自由基

体内自由基活力大部分来自氧自由基。生命就像一个复杂的神奇的熔炉。每一次呼吸的时候,氧气通过鼻子进入肺里,使肺里充满了富含氧气的新鲜空气,随后氧气分子通过肺泡薄薄的细胞壁进入血液,附着到血液中的血色素上,跳动的脉搏再把这些刚经过氧化的血液传输到身体的各个部分,随后血色素释放氧气进入身体细胞产生能量和生命力。

细胞中精微的有机体线粒体,可以通过转移电子释放氧气,从而产生以 ATP 形式存在的能量,并生成副产品水。但是并非总是能把 4 个电子都转移以释放氧气变成水,因此,"自由基"产生了。

每个从炉火里蹦出的煤渣都代表一个自由基,地毯则代表你的身体,不论身体的哪一部分受到了自由基的侵害,都是最先被破坏的,并且有可能发展为退行性疾病。如果是眼睛,可能患视网膜黄斑变性或者白内障;如果是血管,就可能患心脏病或者中风;如果是关节,就可能患关节炎;如果是大脑,可能患阿茨海默症或者帕金森综合征等。

5. 自由基产生的原因

(1)过量运动。过量的运动可以明显增加身体产生的自由基的数量。所以应该适量运动。

(2)空气污染。呼吸的空气质量对身体健康影响是巨大的。空气污染是导致肺部和体内氧化压力的主要原因之一。空气污染中包括臭氧、二氧化碳、二氧化硫和多种碳氢化合物,这些物质都能显著增加自由基的数量。空气污染已被认为是哮喘、慢性支气管炎、心脏病,甚至是癌症的致病原因之一。

(3)吸烟。吸烟与日益增多的哮喘、肺气肿、慢性支气管炎、肺癌和心血管等疾病紧密相连。香烟的烟雾中含有多种毒素,联合在一起使肺部和身体各部分的自由基数量增加。人们只需要两到三周就能对尼古丁成瘾,香烟的烟雾对我们身体的危害很大。暴露在浓度较高的二手烟中的人们患哮喘、肺气肿、心脏病甚至肺癌的可能性显著增加。因此多条法律限制在公众场合吸烟。

(4)食物和水源污染。水源现在受到了超过 5 万种化学物质的污染,机体吸收了这些受污染的水源后,自由基的数量就会明显增加。

(5)阳光紫外线辐射。人一生中大约 2/3 的时间接受日光照射,紫外线能增加人体皮肤中的自由基。这些自由基已被证明能够破坏皮肤细胞的 DNA,从而导致皮肤癌。虽然太阳光线中的 UVA 和 UVB 射线均能增加皮肤中的自由基从而形成氧化压力,但是其中 UVB 射线的伤害力是最大的。

(6)药物和放射。每一种药物都能增加体内的氧化压力。化疗和放射疗法的基本原理就是对癌症细胞产生的氧化压力以杀死癌细胞,氧化压力增加也会间接地破坏正常细胞。

6. 自由基清除剂系统(抗氧化剂系统)

清除自由基需要营养支援。抗氧化物质就像火炉前的篱笆或编织得非常紧密的栅栏。抗氧化物质就像战争中保持机械运转所必需的燃油、弹药、食物和战士支援一样。抗氧化物质为自由基释放出一个电子,使其电子能够配对,机体并不能够生成足够的抗氧化物质,其他抗氧化物质必须通过食物和营养补充来获得,只要有足够数量的抗氧化物质来对已产生的自由基的数量,身体就不会被破坏。如:维生素 C 是水溶性的,适合用来对付血液和血浆中的自由基;维生素E是溶脂性的,使用于细胞壁内的自由基;谷胱甘肽适合对付细胞内部的自由基;硫酸锌既可以消灭细胞壁内的自由基,也可以对付血浆中的自由基。

近年来,国内外对自由基及自由基清除剂的研究十分活跃,活性氧自由基对人体的损害实际上是一种氧化过程。要降低自由基的损害,就要从抗氧化做起。人体内有一个自由基清除剂系统(抗氧化剂系统),能有效将泄露出来的多余的活性氧消除掉,中断自由基的链式反应,保护细胞组织免受氧化伤害。但是随着衰老、体弱、疾病,此系统减弱,因此需要补充。

在健康体内中具有一个自由基清除剂系统(抗氧化剂)。包括两大类:一类为抗氧化酶类(内源性抗氧化剂):如SOD(超氧化物歧化酶)、CAT(过氧化氢酶)、POD(过氧化物酶)GSH-PX(谷胱甘肽过氧化物酶)、接触酶等,包括生物膜氧化后激活的酶,如蛋白酶、磷脂酶等。另一类为非酶类(外源性抗氧化剂):如脂肪酸、胡萝卜素、维生素E、维生素C、锌、铜、硒等,其能够阻断脂质过氧化反应,抑制自由基产生。

随着衰老、体弱、疾病,自由基产生增多,自由基清除剂系统减弱。在自然界中,许多食物均含有天然的抗氧化剂:如含有维生素E丰富的食物有坚果类、深色蔬菜、水果植物油等;含有维生素C丰富的食物有蔬菜、水果等;含有胡萝卜素丰富的食物有深色蔬菜、海藻类等;含有谷胱甘肽丰富的食物有海产品、食用菌、深色蔬菜等。抗氧化剂保护细胞组织免受损害,从而防治心血管疾病。维生素C、维生素E、硒、碘等抗氧化剂存在于自然界的多种食物中,如粗制粮食、海产品、食用菌、蔬菜、水果等。

(五)保持机体内酸碱平衡

1. 体液

简单地说就是身体内的液体。机体体液有很多种,包括细胞内液和细胞外液。细胞外液包括血液、组织液、淋巴液;分泌的各种消化液包括唾液、胃酸、肠液、胆汁等;排泄出的汗液、尿液等都属于体液。

2. 酸碱度(pH值)

不同体液各有各的酸碱度,相差很大,人的体液应该酸碱平衡。pH值<7为酸性;pH值=7为中性;pH值>7为碱性。细胞外液pH值的正常范围:

血液 7.35~7.45

骨髓液 7.30~7.50

唾液 6.50~7.50

胃液 0.80~1.50

十二指肠液 4.20~8.20

粪便 4.60~8.40

尿液 4.80~8.40

胆汁 7.10~8.50

胰液 8.00~8.30

在生命长期的进化过程中,人体形成了较为稳定的弱碱性的内环境。健康人体所食用的食物在体内依靠肾脏、肺脏、肝脏调节酸碱度,使体内的酸碱度保持在正常范围内。即便是同一种体液,由于环境的不同,自身酸碱度也会存在一定的浮动范围。如正常的尿液pH值就在5.0~7.0之间,其酸碱度会受到所吃食物的影响,吃肉、蛋、奶时,pH值会偏低一些;吃蔬菜、水果相对偏高一些。尿液的酸碱度是肾脏"调节"的结果,而且作为被隔离在膀胱中的排泄物,不会影响到人体的机能。血液的 pH 值始终要保持一个较稳定的状态,如果血液 pH 值下降 0.2,给机体的输氧量就会减少 69.4%,造成整个机体组织缺氧。正常人 pH 保持正常的生理功能和物质代谢,人体细胞强壮,有活力,携氧能力强,细胞处于健康的内环境。

3. 食物的酸碱性

肉类、鱼类、蛋类、禽类、谷类,以及花生、核桃、榛子等坚果类等食物为酸性食物。蔬菜类、水果类、海产品、乳类、豆类、栗子等食物为碱性食物。饮食不当,或者患有代谢性疾病时,引起体内非挥发性酸性物质的积累而消耗体内的钙、镁、钾等元素,使体内 pH 值 <7.2 呈酸性体质。相反,当机体内 pH 值 > 7.4 呈碱性体质。

现代人摄入酸性食物过多、运动不足、压力过大及环境的污染,使人体的酸性 > 碱性,使身体处于健康和疾病之间的亚健康状态,使新陈代谢减缓,代谢废物不容易排出,内脏负担加重,身体机能减弱,老化加快,容易患病。

(六)清除有毒因素

国内外营养学家指出,在有益健康的天然食物中同样也含有某些有毒因素,如卷心菜中的芥子油;蘑菇中的联氨;豆角中的皂角素;马铃薯中的龙葵素等。

怎样清除这些有毒因素呢? 最有效的方法是食物多样化,食物中含有的维生素 C、维生素 E、维生素 A、胡萝卜素、锌、硒等物质,具有阻断有毒因子的作用,这样既可以减少有毒因子在体内的积聚量,又可以起到食物之间的营养素相互清除有毒因素的作用。

(七)提高食物营养素在机体内的消化吸收率

汉字是智慧的符号,我国中医文献,自古以来评论人体健康状态时,常用"精、气、神"三个字来描述身体健康。"精"字的一半是米、另一半是青色的食物蔬菜;繁体的"气"字里有米;"神"字的右边是在田地里种庄稼。所以"精、气、神"三个字告诉我们不能不吃米,中华民族的祖先素有"世间万物米称珍"之语,可见我们的先人从生活实践中已深刻认识到,五谷杂粮是不可离的主食。

1. 膳食中搭配的食物种类越多越好

一日三餐都要提倡食物多样化,这样不仅能提高食欲,促进食物在体内的消化吸收,而且食物中的氨基酸种类齐全,也能充分发挥营养素的互补作用。

2. 食物的种类越远越好

各类食物组合搭配、混合食用。将动物性食物与植物性食物搭配在一起,比单纯植物性食物之间搭配组合,更有利于提高蛋白质的营养价值。

3. 不要盲目效仿长寿者饮食结构

世界共有四大长寿地区:亚洲的喜马拉雅山西侧呵喇昆仑山下的罕萨;南美的厄瓜多尔的比尔长旺巴村;高加索山脉南麓;我国的南疆地区。

由此看来长寿者分布在世界各地,他们的饮食结构各具特色,即使在长寿者相对集中的地区,他们的饮食结构也存在着个体差异。如高加索山脉南麓的居民百岁老人较多,按照他们的饮食结构一昼夜的蛋白质摄取量高达 110g,从医学角度来看,蛋白质摄入量过多时氮的排出量也随之增多,由此增加了肝脏与肾脏的负担。又如我国南疆地区居民的饮食结构是以玉米为主粮,按照营养成分分析,玉米中所含有的必需氨基酸里缺乏赖氨酸与色氨酸,这不但不能够长寿甚至还影响健康。

从以上可以看出,长寿者的机体内环境,已经与外界环境及他们的饮食结构建立起特定的平衡关系。因此,对于其他地区的居民应该在平衡膳食的基础上,注意因人而异,因地制宜,千万不要盲目地效仿长寿者的饮食结构。

五、膳食指南

(一)国际膳食指南发展

膳食指南(dietary guideline,DC)由早期的食物目标、膳食供给量等演变而来。膳食指南根据营养学原则,针对各国各地存在的问题而提出的合理膳食基本要求,引导全民合理选择并搭配食物,达到平衡、合理膳食,减少疾病,促进全民健康。

1894年,科学家确定:质量好的膳食应该包含蛋白质及能量,但未能区分碳水化合物和脂肪提供能量的不同。

1902年,科学家提出,吃得过多会引起脂肪组织过多,身体多病,并告诫公众:必须考虑膳食中三大营养素的平衡,才能够健康。

1916年,美国农业部提出"食物指导",指导公众选择多种食物的种类和数量,以提供足够营养的膳食。膳食指南是以获得营养充足的膳食,防止缺乏病为目标。

1918年英国推荐儿童膳食必须包含一定量的牛乳。

20世纪30年代推荐膳食应该包括保健的食品,如牛乳、叶菜、鱼、肉、蛋等。

20世纪50年代以来慢性退行性疾病成为主要死因,发病率与膳食构成的关系引起注意。

实验证明血脂可受膳食影响,流行病学观察发现脂肪的种类和数量与心脏病死亡率有关,于是美国心脏病学会建议针对心脏病来指定膳食指南。

1968年瑞典提出名为《斯堪的那维亚国家人民膳食的医学观点》的膳食指导原则,产生了积极的社会效果。世界卫生组织(WHO)和联合国粮农组织(FAO)建议各国仿效。

美国自20世纪70年代以来,广泛开展了多种形式的营养教育活动,消费人群获得更多的营养知识,从而促进有益于健康的饮食行为。

1977年,《美国参议院卫生与人类需要委员会》发表了第一个膳食目标,成为膳食指南发展的里程碑。内容包括:避免体重过高;增加复合碳水化合物摄入至占总能量的48%;减少精糖摄入,占总能量的10%;减少总脂肪摄入,占总能量的30%;减少饱和脂肪摄入,占总能量的10%;增加不饱和脂肪摄入,占总能量的10%;减少胆固醇摄入每日<300mg;减少食盐摄入每日5g。

1980年,美国农业部和卫生部将膳食目标改为并联合发表了"美国人的膳食指南",其内容与上述膳食目标相似,并增加了"吃多样食物"和"饮酒适量"两条。这就是美国膳食指南 Dietary Guidelines 的第一版。以后,该指南每5年修订一次,至2000年发表第五版时,又附了食物金字塔图作为食物指导的补充。美国农业部1996年2月颁布的"膳食指南金字塔",进行了修改。

2000年《美国膳食指南》有10条:保持健康体重;每日有体力活动;按"金字塔"指南选择食物;每日选择多种谷类,尤其是全谷;每日选择多种水果与蔬菜;保证食物安全;选择低饱和脂肪、低胆固醇而总脂肪适度的膳食;选择饮料与食物使糖摄入量适度;选择制备少盐食物;如饮酒精饮料,宜适量。

2005 年《美国膳食指南》是美国发布的第六版指南。包括九部分：所需热量内保证充足的营养素；体重控制；体育锻炼；鼓励的食品品种；脂肪；碳水化合物；钠和钾；酒精饮料；食品安全。

2005 年的《美国膳食指南》是一份针对政策制定者、营养学家和保健工作者的报告。新的指南针对美国社会存在的最新健康问题，对 2000 年的《美国膳食指南》做出了修订：强调了蔬菜、水果、全谷和脱脂奶为鼓励摄入的食物；增加了一条在"所需能量内保证充足的营养素"，防止因减肥过度而导致的营养不足；将摄入含糖食物及饮料的量由适度改为几乎不含；将少盐饮食改为少钠、高钾。这些修订处都是以当时公众存在的问题和营养学已肯定的事实作为依据。与和《2000 年美国膳食指南》比较，特别强调了在所需热量内保证充足的营养素，特别是铁、叶酸、维生素 D、B_{12}，且明确提出了对脂肪、碳水化合物、及钠和钾的要求。指南要求每日摄入胆固醇应少于 300mg，少吃含反式脂肪酸的食物；每日钠摄入应少于 2300mg，选择少盐食物同时，多吃富含钾的食物。对有高血压的人、黑人、中老年人，每日钠摄入量不多于 1500mg，而钾应达到 4700mg。

新版的美国指南指出：几乎 2/3 的美国人超重或肥胖，因此呼吁：注意运动和营养，多吃蔬菜、水果和杂粮。它提示，要通过调整饮食、加强运动和关注食品安全来预防慢性疾病。美国膳食指南自 1980 年后每隔 5 年修订一次，由美国农业部（USDA）和卫生与公共部（HHS）指定的膳食指南顾问委员会（DgAC）完成。

英国食品标准局公布的最新《居家老人膳食指南》：

每日 5 种蔬菜、水果，每种 80g，水果在两餐之间吃，不在饭后吃；土豆、米饭换着吃；吃豆制品要减肉；点心最好隔天吃；食欲欠佳喝酸奶，每日 250～400mL。

从 20 世纪 70 年代末至 80 年代初，许多国家第一次制定了《膳食指南》：加拿大 1976 年，法国、瑞典、挪威 1981 年，新西兰 1982 年，丹麦、英国 1983 年、荷兰、日本 1984 年、德国 1985 年、韩国、芬兰 1987 年、匈牙利、印度 1988 年、新加坡 1989 年制定《膳食指南》。至今，全球已有 20 多个国家公布了各自的《膳食指南》。

《膳食指南》是根据平衡膳食理论制订的饮食指导原则，是合理选择与搭配食物的陈述性建议，目的在于优化饮食结构，减少与膳食失衡有关的疾病发生。

（二）中国居民膳食指南的发展

在世界饮食科学史上，我国的《黄帝内经·素问》是最早提出符合平衡膳食理论的，其内容中提到："五谷为养，五果为助，五畜为益，五菜为充，气味合而服之，以补精益气。"其中五谷是指谷类，为养育人体的主食；五果是指鲜果与坚果类，为养体健身；五畜是指畜禽类，为补益人体，五菜是指蔬菜类，为充实健体。

古人这个理论是倡导人们吃五谷杂粮、荤素搭配的混合膳食。古人还倡导从食物的"四性五味"来滋补五脏，四性为寒热温平；五味为酸苦甘辛咸。现代营养学从科学角度证实了古人的理论为平衡膳食。

平衡膳食要求食物摄入中所含有的营养素的量与质与体内所需要保持平衡，也就是要求在日常饮食中所含有的营养素种类齐全；数量充足；比例适当。以满足人体正常的生理需要，提高各种营养素的吸收和利用，达到合理营养的目的。平衡膳食是合理化膳食指南。

1.《中国居民膳食指南》第一版本

根据全国营养调查和卫生部对疾病的统计，我国居民既有因食物品种单调或短缺所造成的营养缺乏病,如缺铁性贫血、佝偻病和维生素 A、B_2 缺乏疾病;又有由于膳食不平衡所形成的与某些营养失调有关的疾病,如心血管疾病、脑血管疾病、恶性肿瘤等,这三种疾病居所有疾病死亡原因的前三位。体重超常或肥胖,无论在儿童或成年人都已成为我国经济较发达地区的现实营养问题,因此营养指导已是全社会刻不容缓的需求。

1989 年 10 月 24 日中国营养会常务理事会,通过了由中国营养学会于 1988 年 10 月修订的《每日膳食中营养素供给量》,作为我国人民食谱设计和膳食评价的推荐标准,并以此为依据来设计各类人群的平衡膳食。

2.《中国居民膳食指南》第二版本

随着科学进步、我国经济发展和国民膳食结构的不断变化,出现了一些新的与膳食营养有关的疾病等问题。

1992 年 12 月 5 日我国派出以卫生部部长陈敏章为首的代表团参加了世界卫生组织和联合国粮农组织联合举办的首次国际营养会议,陈敏章部长代表我国签署了《世界营养宣言》,并对《世界营养宣言》和《世界营养行动计划》两个文件作出承诺。

1993 年国务院批示以卫生部牵头组织有关部委制定中国营养改善行动计划,使得平衡膳食、促进健康的行为由民间行为转变为政府行为。

1996 年中国营养学会及中国预防医学科学院营养与食品卫生研究所共同组织了中国膳食指南专家委员会,该委员会开展了深入细致的调查和资料论证工作,对原有的膳食指南进行了修改,同时对指南进行了量化,并设计了"平衡膳食宝塔"。

1997 年 4 月 10 日中国营养协会制定出符合当时国民营养状况的第二版《中国居民膳食指南》。

1997 年 12 月 5 日国务院以办公厅文件的形式印发了《中国营养改善行动计划》。

1998 年 9 月 14 日卫生部以部通告的形式发布了《中国居民膳食指南》、《特定人群膳食指南》、《中国居民平衡膳食宝塔》。这三项的制定是根据新中国成立以来的三次营养大调查,结合我国人民的生理需要、长期以来的饮食习惯及科学原理,由卫生部委托中国营养学会制定的。

3.《中国居民膳食指南》第三版本

目前我国城乡居民的膳食状况明显改善,但是也出现一些新的营养问题。2002 年,全国营养与健康调查的结果显示我国存在营养缺乏与过多的双重负担。针对我国存在的营养问题及近年来与营养相关慢性病发病率的上升,中国营养学会从营养学新进展中,特别提出几点作为此次修订《膳食指南》的依据:优质蛋白质、钙、铁、维生素 A、维生素 B、维生素 C 仍有不同程度的不足或缺乏;谷类、薯类摄入量较 10 年前明显减少,而动物性食物与油脂摄入量明显增多;乳类、豆类、蔬菜、水果、水产品虽有所提高,但仍未达到平衡膳食宝塔的推荐量,特别是乳类和豆类的摄入远远不够。

中国营养学会依据中国居民膳食和营养摄入情况以及存在的突出问题,结合营养素需要量和食物成分的新知识,以最新的科学证据为基础,论述了当前我国居民的营养需要及膳食中存在的主要问题,建议了实践平衡膳食获取合理营养的行动方案,对广大居民具有普遍指导意义。

2008 年 1 月 15 日发布《中国居民膳食指南(2007)》第三版本。本次《中国居民膳食指南》由一般人群膳食指南、特定人群膳食指南、平衡膳食宝塔三部分组成。

（三）一般人群膳食指南

一般人群膳食指南共有 10 条，适合于 6 岁以上的正常人群。这部分人群的膳食指南里有 2 条是针对慢性病预防的，即"减少烹调油用量，吃清淡少盐膳食，食不过量，天天运动，保持健康体重"。其他 8 条内容中也都有与慢性病预防相关的内容。

1. 食物多样，谷类为主，粗细搭配

（1）人类的食物是多种多样的。各种食物所含的营养成分不完全相同，除母乳外，任何一种天然食物都不能提供人体所需的全部营养素。平衡膳食必须由多种食物组成，才能满足人体各种营养需要，达到合理营养、促进健康的目的，因此提倡人们广泛食用多种食物。

（2）谷类是中国乃至世界大多数国家传统膳食的主体，中国人把五谷杂粮叫做"主食"。谷类是平衡膳食的基本保证。谷物是人体能量的主要来源，在我国农村中也是膳食中蛋白质的主要来源。也是最经济的能源食物。谷类的营养成分非常丰富，其中碳水化合物占 75%~80%，蛋白质占 8%~10%，脂肪占 1% 左右，谷类是蛋白质、B 族维生素、矿物质、膳食纤维的重要来源，也是最有效、安全、经济的食物。同时谷类摄入的数量与体内热量的需要相适应。随着经济发展，生活改善，人们倾向于食用更多的动物性食物，不利于一些慢性病的预防。提出谷类为主是提醒人们保持中国膳食的良好传统，防止发达国家膳食的弊端。注意选择各种谷类混合食用，不要过于精制。粗细搭配含有两层意思：

一是要适当多吃一些传统上的粗粮，相对于大米、白面这些细粮以外的谷类及杂豆，包括小米、高粱、玉米、荞麦、燕麦、薏米、红小豆、绿豆、芸豆等。

二是针对目前谷类消费的主体是加工精度较高的精米白面，适当添加一些加工精度低的米面，相对于大米、白面的膳食纤维、B 族维生素和矿物质含量要高得多。

粗细搭配适当多吃粗粮有利于防止一些代谢性疾病。在主食摄入量一定的前提下，每天食用 85g 全谷类食品能够减少一些慢性疾病的发病风险，可以帮助控制体重。

正常人平衡膳食，由碳水化合物提供的能量应该占 55%~65%。一般成年人每人每天摄入 250~400g 为宜，一般人群食用粗粮的量应该占谷物总量的 20%，每天最好吃 50~100g 粗粮。

2. 多吃蔬菜水果和薯类

新鲜蔬菜、水果、薯类是人类平衡膳食的重要组成部分，也是中国传统膳食重要特点之一。

（1）新鲜蔬菜含 65%~95% 的水分，新鲜蔬菜供给的能量低，是维生素、矿物质、膳食纤维的良好来源。

（2）新鲜水果含 85%~90% 的水分，是维生素 包括维生素 C、胡萝卜素等；矿物质包括钙、钾、镁等是膳食纤维的重要来源。

（3）膳食纤维虽不能被消化吸收，但在机体内具有重要的生理作用。每人每天约需要 20~30g 膳食纤维，国际食品法典委员会 2004 年第 26 届会议指出，膳食纤维至少具有以下生理功能：

增加粪便的体积，软化粪便，具有预防便秘的作用；降低血液中总胆固醇的水平，预防心脏病的作用；降低餐后血糖和胰岛素的水平，预防糖尿病的作用；对于减少高血压、中风、癌症、白内障、老年性黄斑等慢性疾病的风险具有重要作用。

膳食纤维在植物性食品中含量丰富，蔬菜中一般含 3%，水果中含 2% 左右。杂粮包括小米、玉米、高粱、荞麦、燕麦、黄豆、绿豆等,细粮包括大米、白面等的膳食纤维含量高。膳食纤维多存在谷类的外皮,粮食加工时损失很多,精白面只有标准粉的 1/3,应选用(或部分采用)加工程度较低的粮食,如全麦面,糙米等。蔬菜特别是胡萝卜、芹菜、荠菜、菠菜、韭菜等含有膳食纤维较高。水果特别是菠萝、草莓的膳食纤维比香蕉、苹果含量高。

(4)如何摄入蔬菜水果类

①蔬菜的种类繁多,不同品种所含营养成分不尽相同。每餐有蔬菜,每天吃两种以上的蔬菜。多吃深色、绿叶蔬菜,红、黄、绿等深色蔬菜中维生素与矿物质含量超过浅色蔬菜和一般水果。摄入深色蔬菜,使其占蔬菜总摄入量的一半。常见的深绿色蔬菜有:菠菜、油菜、芹菜、空心菜、西兰花、小葱、韭菜、茼蒿等;常见的红色橘红色蔬菜有:西红柿、胡萝卜、南瓜、红辣椒等;常见的紫红色蔬菜有:红苋菜、紫甘蓝等等。改善烹调方式如急火快炒、蒸或在开水中烫一下,以减少维生素和矿物质损失。

②水果含有的葡萄糖、果糖、柠檬酸、果胶等物质比蔬菜丰富。虽然有些水果维生素及一些微量元素的含量不如新鲜蔬菜。但是红黄色水果是抗坏血酸和 B 族维生素的极好来源;我国近年来开发的野果如猕猴桃、刺梨、沙棘、黑加仑等,也是维生素 C、胡萝卜素的丰富来源。每天应吃两三种不同的水果。蔬菜和水果有许多共性,但蔬菜和水果各有优势,不能完全相互替代,尤其是儿童,不能够只吃水果不吃蔬菜。根据季节性,选择含营养素较高、成熟和新鲜的水果。两餐之间吃水果是较好的选择。建议每天吃蔬菜 400 ~ 500g;水果200 ~ 400g。

③国内居民近 10 年来吃薯类较少,薯类含有丰富的淀粉、膳食纤维以及多种维生素和矿物质,鼓励人们摄入适量薯类。摄入含淀粉比较多的马铃薯、芋头、莲藕、山药等蔬菜,要适当减少主食。

3. 每天吃奶类、大豆或其制品

(1)奶类及奶制品当前包含鲜牛奶和奶粉。

奶类营养成分齐全,组成比例适宜,容易消化吸收。主要提供动物性蛋白质、脂类和一些重要的矿物质和脂溶性维生素。同时含钙量较高,奶类是天然钙质,利用率也很高,是膳食钙质的极好来源。大量的研究表明,儿童青少年饮奶有利于其生长发育增加骨密度,从而推迟其成年后发生骨质疏松的年龄。中老年人饮奶可以减少其骨质丢失,有利于骨健康。2002 年营养与健康状况调查结果显示.我国城乡居民钙摄入量仅为 389mg/d,不足推荐摄入量的一半。因此,应该大大提高奶类的摄入量。建议每人每天饮奶 300g 或相当量的奶制品。患有高血脂和超重肥胖倾向者应选择减脂、低脂、脱脂奶及其制品。

(2)豆类是中国传统食品,豆类是重要的优质蛋白质来源,可以补充机体内的植物蛋白需要量。

豆类含有不饱和脂肪酸、钙及 B 族维生素、维生素 E、膳食纤维、磷脂、低聚糖,及异黄酮、植物固醇等多种植物化学物质。豆类素有"植物肉"和"绿色牛奶"之称。包括大豆等豆类、豆腐干、豆腐、豆浆等制品。为了提高农村人口的蛋白质摄入量及防止城市中过多消费肉类带来的不利影响,应该大力提倡食用豆类,特别是大豆及其制品的生产和消费。每人每天饮奶 300g 或相当量的奶制品(奶粉、酸奶等)。每人每天摄入 40g 大豆或大豆制品。40g大豆相当于 200g 豆腐、100g 豆腐干、30g 腐竹、700g 豆腐脑、800g 豆浆。

饮奶要注意搭配一些食物,空腹饮用奶类促进肠蠕动,不利于奶类营养素吸收。另外奶类含有血清素合成的色氨酸及天然吗啡类物质,两种物质抑制大脑皮层促进睡眠,因此晚上饮用好。

4. 经常吃适量鱼、禽、蛋、瘦肉,少吃肥肉和荤油

鱼、禽、蛋和瘦肉均属于动物性食物,是人类优质蛋白、脂类、脂溶性维生素、B族维生素和矿物质的良好来源,是平衡膳食的重要组成部分。

(1)动物性食物中蛋白质不仅含量高,而且氨基酸组成更适合人体需要,尤其富含赖氨酸和蛋氨酸,如与谷类或豆类食物搭配食用,可明显发挥蛋白质互补作用,有利于补充植物性蛋白质中赖氨酸的不足。

(2)鱼类脂肪含量一般较低,含有较多的多不饱和脂肪酸,有些海产鱼类富含二十碳5烯酸(EPA)和二十二碳六烯酸(DHA),对预防血脂异常和心脑血管病等有一定作用。鱼类特别是海产鱼肝脏含维生素A极为丰富,还富含维生素B_{12}、叶酸等。鱼、虾及其他水产品含脂肪很低,有条件可以多吃一些。

(3)禽类脂肪含量也较低,不饱和脂肪酸含量较高,其脂肪酸组成也优于畜类脂肪。

(4)蛋类富含优质蛋白质,各种营养成分比较齐全,是很经济的优质蛋白质来源。

(5)畜肉类一般含脂肪较多,能量高,但瘦肉脂肪含量较低,铁含量高且利用率好。

(6)动物性食物一般都含有一定量的饱和脂肪和胆固醇,摄入过多可能增加患心血管病的危险性。肥肉和荤油为高能量和高脂肪食物,摄入过多往往会引起肥胖,并且是某些慢性病的危险因素。

(7)脏器如脑、肾等所含胆固醇高,摄入过多往往是某些慢性病的危险因素。

目前国内部分城市居民食用动物性食物较多,尤其是食猪肉的人过多,应该调整肉食结构,适当多吃鱼、禽肉,减少猪肉摄入。相当一部分城市和多数农村居民平均吃动物性食物的量还不够,应该适当增加。推荐成人每日摄入量:鱼虾类50~100g,畜禽肉类50~75g,蛋类25~50g。

5. 减少烹调油用量,吃清淡少盐的食物

2002年中国居民营养与健康调查表明:我国城乡居民平均每天摄入的烹调油42g,远远地高于1997年膳食指南推荐值25g。平均每天食盐摄入量为12g,是世界卫生组织建议值的2.4倍。由此引发的相关疾病显著上升。食用油和食盐摄入过多已经是我国城乡居民共同存在的营养问题。

(1)烹调油主要提供能量,植物油还可以提供维生素E和必需脂肪酸。油脂占全日总热量的20%~25%,动物脂肪小于1/3。建议每人每天烹调用油用量在25~30g之间。由于植物油会促使体内过氧化物增加,动物油增加体内胆固醇、甘油三酯。因此动物油:植物油=1:2的混合油,可以取长补短。建议用以下方法可以用有限的食用油烹调出美味佳肴,合理选择有利于健康的烹调方法,烹调时尽可能不用烹调油或少用烹调油,如蒸、煮、炖、焖以及急火快炒等方法。坚持家庭定量用油,控制总量,要逐步养成习惯培养自觉行为。

(2)减少食盐摄入量。首先要纠正口味过咸,过量添加食盐和酱油的不良饮食习惯。习惯过咸食物者,为满足口感需要,可在烹制菜肴时可添加少量的食醋提高菜肴的鲜香度。建议每人每天食盐摄入量不要超过6g,包括酱油、酱菜、酱中的食盐含量。注意减少酱菜、腌制食品以及其他过咸食品的摄入量。

(3)白糖是全世界普遍使用的调味品,也是饮料和零食的重要原料。现在人们由于糖类吃得太多而能量过剩,影响了健康,因此糖就成了"控制对象",甚至被称为"白色毒药"。

6. 食量与体力活动要平衡,保持适宜体重

新膳食宝塔增加了合理运动。食物提供人体能量,体力活动消耗能量,进食量与体力活动是控制体重的两个主要因素。如果进食量过大而运动量不足,多余的能量就会在体内以脂肪的形式积存下来,增加体重,造成超重或肥胖。相反若食量不足,可由于能量不足引起体重过低或消瘦。体重过高和过低都是不健康的表现,容易患多种疾病,缩短寿命。保持进食量和运动量的平衡,使摄入的各种食物所提供的能量能满足机体需要,又不造成体内能量过剩,使体重维持在适宜范围。

目前国内大多数成年人身体活动不足或缺乏体育锻炼,因此需要改变久坐少动的不良生活方式,养成运动的习惯,坚持每天多做一些消耗体力的活动。建议成年人每天进行累计相当于步行6000步以上的身体活动,如果身体条件允许,最好进行30分钟中等强度的运动。

正常生理状态下,可以有效控制进食量,不过饱就可保持健康体重。一些人食欲调节不敏感,满足食欲的进食量常常超过实际需要,过多的能量摄入导致体重增加。食不过量对他们意味着少吃几口,不要每顿饭都吃到十分饱。运动不仅有助于保持健康体重,能够降低慢性疾病的发生,还有助于调节心理平衡,有效缓解压力,缓解抑郁和焦虑症状,改善睡眠。

(1)坚持每天多做一些消耗能量的活动。建议成年人每天进行累计相当于步行6000步以上的身体活动,如果身体条件允许,最好进行30分钟中等强度的活动。

身体活动6000步可以由以下套餐组成:

每日基本活动量大约相当于2000步的身体活动量;

自行车7分钟相当于1000步的身体活动量;

拖地8分钟相当于1000步的身体活动量;

中速步行10分钟相当于1000步的身体活动量;

太极拳8分钟相当于1000步的身体活动量。

总计起来为6000步活动量。

(2)一般健康人可以根据运动时心率来控制活动强度。

心率数值可以通过运动后立即计数10秒内脉搏次数再乘以6来简单计算。中等强度的运动心率一般达到150-年龄数(次/分钟)比较好,如40岁,运动的心率应该控制在110次/分钟。对于老年人来说心率计算不一定适用,主要根据自我感觉控制运动强度。

7. 三餐分配要合理,零食要适当

合理安排一日三餐的时间及食量,进餐定时定量,不暴饮暴食,选择和营造愉快的就餐环境。保证天天吃早餐,并满足机体营养需要;午餐要吃好;晚餐要适量。

(1)三餐提供的能量分配。营养学家认为:早餐与晚餐应该各占全日进食量的30%;午餐占全日进食量的40%。根据职业、劳动强度和生活习惯进行适当调整。

(2)进餐时间。早餐安排在6:30～8:30;午餐在11:30～13:30;晚餐在18:00～20:00进行为宜。

(3)进餐过程时间。早餐15～20分钟;午餐及晚餐30分钟左右为宜。

(4)从事夜间工作或学习的人。适当加餐如一杯牛奶、几片面包、一个苹果或香蕉等,以清淡为宜。

(5)无论正餐还是加餐,都不宜过饱,注意不暴饮暴食。暴饮暴食是引起胃肠道疾病和

其他疾病的一个重要原因。突然改变的饮食习惯或摄入过多的食物可能会引起胃肠功能失调,严重的甚至引发急性胃肠炎、急性胆囊炎等症状。

(6)不要经常在外就餐。因为在餐馆就餐的能量摄取量远远地高于在家庭就餐,在外就餐引起的饮食模式变化是肥胖、糖尿病及心血管疾病等慢性病增加的因素之一。

与家人共同进餐可以营造出温馨的家庭氛围,有利于消化液的分泌、食物的消化吸收。

(7)进餐情绪。进餐时要避免在餐桌上谈论不愉快的话题或者争吵,避免在餐桌上训斥孩子影响孩子进食。

(8)零食。零食作为一日三餐之外的营养补充,可以合理选用。而来自零食的能量应计入全天能量摄入之中。

零食分为三类:

"绿灯"零食可经常食用。包括低脂、低糖、低盐类的水果、饼干、燕麦片、煮玉米、纯酸奶、瓜子、杏仁、松子、鲜榨果蔬汁等。

"黄灯"零食可适当食用。包括黑巧克力、牛肉片、火腿肠、鱼片、蛋糕、月饼、怪味蚕豆、卤豆干、海苔片、葡萄干、奶酪、琥珀核桃仁、干地瓜干、鲜奶冰淇淋等。

"红灯"零食限制食用。包括油炸食品、街头不卫生的烟熏食品或腌制食品、膨化食品、巧克力派、方便面、奶油蛋糕、炼乳、炸薯片、可乐、雪糕、冰淇淋等。

坚果类零食好吃但不宜过量,同时吃零食注意口腔健康。

8. 每天足量饮水,合理选择饮料

新膳食宝塔增加了水的摄入。水的需要量主要受年龄、环境温度、身体活动等因素的影响。

(1)一般来说,健康成人每天需要水 2500mL 左右。在温和气候条件下生活的轻体力活动的成年人每日最少饮水 1200mL(约 6 杯)。

(2)高温环境下劳动或者运动,大量出汗是人体丢失水分和电解质的主要原因途径,对身体活动水平比较高的人来说,每天的饮水量应适当增加。

(3)在一般环境温度下,运动员、农民、军人、建筑工人、矿工、消防队员等身体活动水平较高的人群,日常工作中有大量的体力活动,都会因出汗造成水的大量缺失,所以要注意额外补充水分,同时需要考虑补充生理盐水。

(4)饮水应该少量多次,要主动,不要感到口渴时再喝水。最好选择白开水。

(5)合理选择饮料。

目前,随着市场经济的发展,可乐、汽水、果汁等饮料不断翻新层出不穷,然而许多人却将最普通廉价的白开水遗忘了,不惜花费高价买各种饮料代替白开水,却不知在补充水分的同时将过多的糖类、添加剂等也摄入到体内。不要用饮料代水。用饮料代水,不但起不到给身体补水的作用,还会降低食欲,降低消化和吸收,影响了人体的正常代谢。

如果一定要喝有味儿的水,也要根据自身体质,适当改善。如便秘的人可以喝点蜂蜜水或者果蔬汁,能够促进肠道蠕动;胃寒的人要少喝性寒的绿茶、凉茶、果汁,多喝暖胃的红茶、姜糖水。选择饮料应该根据自己的身体状况而定。果蔬汁饮料补充水溶性维生素、矿物质和膳食纤维。运动大量出汗时选择富含电解质的运动饮料。对于需要控制能量摄入的人群,在同类饮料中选择能量低的饮料。多数饮料都含有一定量的糖,大量饮用特别是含糖量高的饮料,在不经意间摄入过多能量,造成体内能量过剩。

碳酸饮料(汽水)基本不含营养素,但可能含有较多糖和能量,建议尽量少喝;果汁、蔬菜汁可以提供少量维生素、矿物质和膳食纤维,有益无害;咖啡可以提神,但因含有咖啡因,不宜多饮;茶含多种对人体有益的植物化学物及微量元素,对人体健康有益,但也含有一些不利于营养素吸收的物质,如鞣酸、单宁和咖啡因等。建议喝淡茶,勿过量;牛奶、豆浆含丰富的蛋白质和钙,有益健康,推荐饮用。

饮用饮料注意口腔卫生。口腔中有很多细菌,特别是变形链球菌,能够使糖和食物残渣发酵产生大量的酸性物质,参与形成菌斑基质,为细菌黏附牙齿表面提供条件并为细菌新陈代谢提供能量,饮用后要注意口腔卫生,防止产生龋齿。碳酸饮料的 pH 值很低,长期饮用会造成牙齿酸蚀症,为避免高糖和高酸度饮料对牙齿的损害,饮用饮料之后要喝水漱口。

9. 如饮酒应限量

(1)饮少量低度酒为宜。高度酒含能量高,白酒基本上是纯能量食物,不含其他营养素。

(2)酗酒使食欲下降,食物摄入量减少,以致发生多种营养素缺乏、急慢性酒精中毒、酒精性脂肪肝,严重时还会造成酒精性肝硬化、某些癌症的危险。过量饮酒还会增加患高血压、中风等疾病的危险,并可导致事故及暴力的增加,对个人健康和社会安定都是有害的,应该严禁酗酒。倡导文明饮酒,不提倡过度劝酒,切忌一醉方休或借酒消愁的不良饮酒习惯。建议成年男性一天饮用酒的酒精量不超过 25g,相当于啤酒 750mL,或者葡萄酒 250mL,或者 38 度白酒 75g、高度白酒 50g。成年女性一天饮用酒的酒精量不超过 15g,相当于啤酒 450mL,或者葡萄酒 150mL。

(3)孕妇和儿童青少年应忌酒。孕妇饮酒可能对胎儿发育带来不良后果。实验表明,酒精会影响胎儿大脑的各个阶段的发育。儿童正处于生长发育阶段,各脏器功能发育还不完善,此时饮酒对身体健康损害甚为严重。儿童即使饮少量的酒,其注意力、记忆力也会有所下降,思维速度变得迟缓。特别是儿童对酒精的解毒能力弱,饮酒过量轻则会头痛,重则会造成昏迷甚至死亡。

(4)某些特定场合,有些人即使适量饮酒也会造成不良后果,例如准备驾车、操纵机器、或者从事其他需要注意力集中、技巧或者协调能力的人工作期间更是不能饮酒。

10. 吃新鲜卫生的食物

人体一方面从这些饮食中吸收利用本身必需的各种营养素,以满足生长发育和生理功能的需要,另一方面又必须防止其中的有害因素诱发食源性疾病。

新鲜食物是指存放时间短的食物,如收获不久的粮食、蔬菜和水果,新近宰杀的畜、禽肉或刚烹调的饭菜等。吃新鲜卫生的食物是防止食源性疾病、实现食品安全的根本措施。

(1)正确采购食物是保证食物新鲜卫生的第一关。一般来说,正规的商场和超市、有名的食品企业比较注重产品的质量,也更多地接受政府和消费者的监督,在食品卫生方面具有较大的安全性。

购买包装食品还应当留心查看包装标志,特别应关注生产日期、保质期和生产单位。注意食品颜色是否正常,有无酸臭异味,形态是否异常,以便判断食物是否发生了腐败变质。烟熏食品及有些加色食品,可能含有苯并芘或亚硝酸盐等有害成分,不宜多吃。

(2)食物合理储藏可以保持新鲜。储存时间过长就会引起食物的内在质量及感官品质的变化,即食物变质。食物中可能含有或混入各种有害因素,如致病微生物、寄生虫和有毒化学物等。高温加热能杀灭食物中大部分微生物,延长保存时间。冷藏品温度常为 4 ~ 8℃,一般不能杀灭微生物,适于短期贮藏。冻藏温度低达 - 12℃ ~ - 23℃,可抑止微生物长,保持食物新鲜,适于长期贮藏。

（3）烹调加工过程是保证食物卫生安全的一个重要环节。注意保持良好的个人卫生以及食物加工环境和用具的洁净,避免食物烹调时的交叉污染。对动物性食物应当注意加热熟透。烟熏食品及有些加色食品可能含有苯并芘或亚硝酸盐等有害成分;蘸、炸、烧烤等烹调方式如使用不当容易产生有害物质,尽量少用;食物腌制要注意加足食盐,避免高温环境。

（4）一些动物或植物性食物含有天然毒素,如河豚、毒蕈、含氰甘类的苦味果仁和木薯、未成熟或发芽的马铃薯、鲜黄花菜和四季豆等。为了避免误食中毒,一方面需要学会鉴别这些食物,另一方面应了解对不同食物进行浸泡、清洗、加热等去除毒素的具体方法。

（5）进餐选择符合卫生标准的食物,注意进餐的卫生环境和餐具,集体进餐提倡分餐制,减少疾病传染的机会。

（四）特定人群膳食指南

特定人群膳食指南包括孕妇、乳母、婴幼儿、学龄前儿童、儿童青少年和老年人群。

1. 孕前期妇女膳食指南

（1）多摄入富含叶酸的食物或补充叶酸。孕期缺乏叶酸会引起胎儿神经管畸形。

（2）常吃含铁丰富的食物。贫血妇女怀孕不利于母婴健康。

（3）保证摄入加碘食盐,适当增加海产品的摄入。围孕期缺碘可导致后代智力和体格发育障碍。

（4）戒烟、禁酒。尤其孕前 3~6 个月需要戒烟。

2. 孕早期妇女膳食指南

（1）膳食清淡、适口。严重妊娠反应可影响胎儿发育。（2）少食多餐。（3）保证摄入足量富含碳水化合物的食物。孕早期缺乏碳水化合物将对母体和胎儿产生不利影响。（4）多摄入富含叶酸的食物并补充叶酸。

（5）戒烟、禁酒。孕妇吸烟、饮酒威胁胎儿健康。

3. 孕中、末期妇女膳食指南

（1）适当增加鱼、禽、蛋、瘦肉、海产品的摄入量。孕期选择动物性食物应首选鱼类。

（2）适当增加奶类的摄入。

（3）常吃含铁丰富的食物。

（4）适量身体活动,维持体重的适宜增长。孕期要监测体重。

（5）禁烟戒酒,少吃刺激性食物。

4. 中国哺乳期妇女膳食指南

（1）增加鱼、禽、蛋、瘦肉及海产品摄入。乳母营养不足影响乳汁的质与量。

（2）要保证乳母摄入充足的优质蛋白质。

（3）乳母应增加海产品摄入。

（4）乳母多喝汤水。

（5）乳母增加奶类等含钙丰富的食物摄入。

5. 产褥期食物多样,不过量

（1）产褥期要重视蔬菜水果摄入。

（2）忌烟酒,避免喝浓茶和咖啡。

（3）科学活动和锻炼,保持健康体重。

6.中国婴幼儿及学龄前儿童膳食指南

（1）0~6个月龄婴儿喂养指南

①产后鼓励母乳喂养，初乳营养最好。应该按需喂奶，每天喂奶6~8次以上，最少坚持完全纯母乳喂养6个月。

②4到6个月龄以前，如果婴儿体重不能达到标准体重时，需要增加母乳喂养次数。

③尽早抱婴儿到户外活动或适当补充维生素D，纯母乳喂养婴儿也需要注意补充维生素D。

④给新生儿和1个月~6个月龄婴儿及时补充适量维生素K。

⑤不能用纯母乳喂养时，宜首选婴儿配方食品喂养。

（2）6~12个月龄婴儿喂养指南

① 奶类优先，继续母乳喂养。

②母乳喂养4个月后逐步添加辅助食品，同时继续给予母乳喂养，最好能到2岁。

③尝试多种多样的食物，膳食少糖、无盐、不加调味品。

④逐渐让婴儿自己进食，培养良好的进食行为。

⑤定期监测生长发育状况。

⑥注意饮食卫生。

（3）1~3岁幼儿喂养指南

①继续给予母乳喂养或其他乳制品，逐步过渡到多样食物。配方奶粉更符合幼儿的营养需要。

②选择营养丰富、易消化的食物。

③采用适宜的烹调方式，单独加工制作膳食。

④在良好环境下规律进餐，重视良好饮食习惯的培养。鼓励幼儿多做户外游戏与活动，合理安排零食，避免过瘦与肥胖。

⑤每天足量饮水，少喝含糖高的饮料。

⑥定期监测生长发育状况。

⑦确保饮食卫生，严格餐具消毒。

（4）学龄前儿童膳食指南

①食物多样，谷类为主。

②多吃新鲜蔬菜和水果。

③经常吃适量的鱼、禽、蛋、瘦肉。

④保证学龄前儿童获得充足的铁。

⑤满足学龄前儿童对锌和碘的需要。

⑥每天饮奶，常吃大豆及其制品。

⑦膳食清淡少盐，正确选择零食，少喝含糖高的饮料。

⑧食量与体力活动要平衡，保证体重正常增长。

⑨不挑食、不偏食，培养良好饮食习惯。

⑩吃清洁卫生、未变质的食物。

（5）中国儿童青少年膳食指南

①三餐定时定量，保证吃好早餐，避免盲目节食。

②养成健康的饮食行为。

③不吃早餐影响学习和健康,早餐的营养要充足。

④不要盲目节食。

⑤吃富含铁和维生素 C 的食物。儿童青少年中缺铁性贫血发生率较高,贫血影响儿童青少年的发育和健康。积极预防贫血。

⑥每天进行充足的户外运动,适度运动保持健康体重。

⑦鼓励参与家务劳动。

⑧不抽烟、不饮酒。儿童青少年吸烟严重危害身心健康;儿童青少年饮酒影响体格和精神发育。

7. 中国老年人膳食指南

中国营养学会推荐的《中国老年人膳食指南》的十条原则:

(1)食物多样,谷类为主,粗细搭配。

(2)多吃蔬菜、水果和薯类。

(3)每天吃奶类、豆类或豆制品。

(4)常吃适量的鱼、禽、蛋和瘦肉。

(5)减少烹调用油,吃清淡少盐膳食。

(6)食不过量,天天运动,保持健康体重。

(7)三餐分配要合理,零食要适量。

(8)每天足量饮水,合理选择饮料。

(9)饮酒应该限量。

(10)吃新鲜卫生的食物。

老年人食物要松软、易于消化吸收;合理安排饮食,提高生活质量,与家人一起进餐;重视预防营养不良和贫血;体重不足对老年人健康有一系列的负面影响;多做户外活动,老年人适当多做户外活动能延缓机体功能衰退。

(五)平衡膳食宝塔

中国传统膳食结构以植物性食物为主,动物性食物为辅。中国营养学会根据中国居民膳食指南结合中国居民的膳食结构特点设计的,将平衡膳食的原则转化为各类食物的生重量,并以直观的宝塔形式表现出来,便于居民在日常饮食中实行。

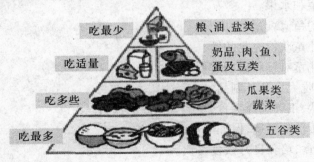

1. 五谷类食物位居宝塔的底层

宝塔建议每天吃 250～400g 左右。注意选择各种谷类混合食用,不要过于精制。多种谷类混合吃比单吃一种好,起到互补作用。特别是以玉米或高粱为主要食物时,应该更重视搭配一些其他的谷类或豆类食物。加工的谷类食品如面包、烙饼、切面等应该折合成相当的面粉量来计算。

2. 蔬菜和水果居宝塔的第二层

宝塔建议每天吃蔬菜 400～500g；水果 200～400g。水果的重量按市售鲜重计算。

3. 鱼、禽、肉、蛋等动物性食物及奶类和豆类食物居宝塔的第三层

宝塔建议每天吃 50～100g（鱼虾类 50g～100g；畜、禽肉 50g～75g；蛋类 25g～50g），该类食物的重量是按屠宰清洗后的重量计算。宝塔建议奶类 100g 按照蛋白质与钙的含量约相当于鲜奶 200g 或奶粉 28g。有些人饮奶后有不同程度的肠胃道不适，可以试用酸奶或其他奶制品。建议每天吃相当于鲜奶 300g 的奶类及奶制品；和相当于干豆 30～50g 的大豆及制品。宝塔建议 50g 是个平均值，根据其提供的蛋白质可折合为大豆 40 克或豆腐干 80g 等。

4. 油脂类居宝塔的第五层（塔顶）

宝塔建议每天烹调油不超过 25～30g；食盐摄入原则为"食不过咸"，中国营养学会建议每人 6g/d。酱油 10mL＝1.8g。食糖摄入限制，甜食少吃，国外营养学家建议将食糖的摄入量定为最低点或者"零"水平。饮酒少量，可以控制在每人（30～50g）/d。以上建议还需要在具体应用上根据个体的年龄、性别、活动、不同的生病理情况进行适当调整。

5. 中国居民"平衡膳食宝塔"应用

遵循宝塔各层、各类食物的比例，掌握好三大产热营养素即：碳水化合物、蛋白质、脂肪的合理搭配和热量的平衡。碳水化合物占总热量的 50%～60%，蛋白质占总热量的 15%～20%，脂肪占总热量的 20%～25%。确定适合自己的能量水平；根据自己的能量水平确定食物需要；食物同类互换，调配丰富多彩的膳食。

由于各类食物的营养成分不同，多种食物的合理搭配有利于各种营养物质的互补和吸收。日常饮食应做到平衡、适量、多样的合理安排。

（1）保持中国膳食的良好传统，传统的食物结构是以植物性食品为主，动物性食品为辅，以谷类食物为主。

（2）选择必需氨基酸含量丰富容易于消化的优质蛋白。如禽、蛋、肉类及豆制品等食物。

（3）选择合理配比的饱和脂肪酸与不饱和脂肪酸膳食。掌握好动物油脂与植物油脂的比例，专家建议，不饱和脂肪酸与饱和脂肪酸的比值（P/S）为 1.0～2.0 为宜，P/S 比值高对防治心脑血管疾病有益。

（4）选择维生素、矿物质、膳食纤维含量丰富的食品。蔬菜品种要多，深色蔬菜应占到一半以上。

（5）避免出现蛋白质—热能营养不良、核黄素不足、钙缺乏、铁缺乏等问题。

（6）改变"三高"，即高蛋白、高脂肪、高热量；"三低"，即低矿物质、低维生素、低膳食纤维的不利于健康的饮食。

（7）合理膳食要做到膳食的供给应该保质、保量和定时。

（8）合理烹调主要指在烹调中要避免营养素的损失和破坏，如蔬菜先洗后切、煮稀饭不加碱等。

（9）要求食物具有良好的感官性状如色、香、味俱全。

（10）建议每日 2000kcal 左右热量合理膳食，具体内容如下：

　　1 袋牛奶，牛奶含有丰富的钙质；

1 个鸡蛋；

100g 豆制品（肾功能不良者限制豆制品，以粮食和动物蛋白代替）；

150g 瘦肉；

200g 粮食；

500g 以上的绿色蔬菜和少量水果；

6g 以下钠盐；

7g 黑木耳或菇类；

1000mL 即 1kg 以上的水分。

第三节　生活方式

生活方式是指生活中的吃、喝、拉、撒、睡，衣、食、住、行、嗜好、作息、运动、学习、工作等行为习惯。

习惯总是无时无刻地，无声无息地，不知不觉地在影响着自己的健康与寿命，良好的生活习惯可以带来健康与长寿，不良的生活习惯可以成为健康的杀手。

一、饮食节制

（一）饮食过度的危害

在生命科学领域中，有一种"耗散学说"，如蜡烛燃烧时火苗越大，燃烧就越快，同样，人体摄入的热量越多，相应地需要消耗它的物质就越多，从而增加体内各种器官的负担，造成疾病和早衰。

1. 多余的热量转化为脂肪

每日摄入的食物超过体内所消耗，多余的热量将会在体内转化并以脂肪的形式储存于皮下或者脏器，从而人体便会发胖，成年人成为大腹便便，儿童成为小胖墩。早有研究表明，长期饱餐者不仅会发胖，随之而来的是高血压、心血管疾病、肿瘤、糖尿病、胆石症等症的发病机会增加，其原因是由于营养过剩，在引起肥胖症的同时多伴有血脂与胰岛素升高，由此抑制淋巴细胞与巨噬细胞的功能，造成免疫功能下降，疾病便乘虚而入。

2. 体重超重

美国癌症学会曾对 75 万名成年男女进行长达 13 年的观察，他们发现体重超过正常标准越多癌症发病的危险性越大。

3. 酸性成纤维细胞成长因子的肽浓度影响动脉硬化

日本九州大学教授观察了停止 24 小时喂食的大白鼠，其脑内称之为酸性成纤维细胞成长因子的肽浓度，结果是每毫克脑组织中不足 0.1ng，一旦喂以食料其浓度则增至 1 亿倍，因此教授认为食之过饱，这种肽就在脑内大量分泌而形成血管的细胞增殖，结果导致脑动脉硬化，日本 70% 以上的阿尔茨海默病是由于脑动脉硬化所致。

4. 便秘影响阿尔茨海默病

日本有关专家经调查发现，长期饱餐容易患便秘，而长期便秘者则容易导致记忆力下降、思维迟钝、注意力不集中，甚至引发阿尔茨海默病，大约有 30%～40% 的阿尔茨海默病患者有习惯性便秘,或者因为在中年时期食量偏大而有肥胖症史。

著名文学家郭沫若学过医学,他分析唐代诗人杜甫之死,认为祸端在于县令送给他一坛酒和一些牛肉,这是有一些道理的。俗话说:少食多得味,多食活受罪,饮食过量会给人体带来如此之多的危害,人们就不该无节制地贪食。

(二)饮食有节有益健康

饮食有节是指人们对饮食要有严格的节制,自 20 世纪 30 年代以来,人们对饮食节制的研究经历了 4 个阶段。

1. 第一阶段

自 1934 年首次西方医学界用大鼠做进食量的观察实验,发现如果限制大鼠的进食量,它们会动作活泼、皮毛光泽、牙齿坚固。如果让大鼠自由进食,它们会发胖、动作迟缓、皮毛粗乱、门牙长而脆,更重要的是经实验表明,节制饮食的大鼠比自由进食的大鼠寿命长许多。

2. 第二阶段

国内有关科学家对广西都安市包马县的长寿老人进行了调查,发现他们平日很少吃零食,进食量每日摄入的平均热量是普通人的一半,专家认为正是这种不过多摄入食物的饮食习惯使这些老人长命百岁。

3. 第三阶段

1975 年以后,对节制饮食转向了机制方面的研究,提出了种种假说,如节制饮食改善了老年性的代谢,降低了老年病的发病率。

节制饮食一方面能够减轻胃肠负担,另一方面让体内处于半饥饿状态而使自主神经、内分泌、免疫系统受到一种良性冲击,从而刺激调动体内本身的调节功能,促使体内环境处于均衡状态,神经系统的兴奋与抑制趋向平衡,因此保证体内的细胞组织和免疫功能的年轻活力,提高体内的抗病能力。

4. 第四阶段

对节制饮食从动物实验转向了对人类的应用,要做到饮食有节关键在于定时定量。定量是指摄入的食物适量,这样就保证了消化系统的正常活动,避免增加消化系统的负担,不使食物滞留于肠胃。

(三)最近流行的"断食健康疗法"

断食疗法自古就有。早在 1888 年,在日本东京大学有专家实行断食疗法后,相继在日本各地流传起来,但是当时出于宗教的目的,认为是意志磨炼精神修养,后来在总结经验不断完善的基础上作为一种民间疗法医治疑难病,同时还作为长寿之道被人们所认识与重视。

1. 断食疗法的作用

(1)改善体质。一是将阴性体质向阳性转化,阴性体质的人容易患贫血、腹泻、胃下垂、低血压等症,实行断食疗法后,在没有外来作用的影响下,激活体内产热与散热中枢的正常生理功能,尽量保持热量减少散发,此外,在饱食时未经充分分解的葡萄糖与乳酸等在断食时可以彻底分解利用,提高燃烧效率;二是将酸性体质向碱性转化,通过断食可以从根本上提高酸碱代谢的机能,从而达到 pH 值的相对平衡。

(2)促进排泄。长期黏附在肠壁上的腐败食物残渣为宿便,其只有在断食疗法时才能够彻底排泄,宿便排出使肠壁吸收面积扩大,肠蠕动增强,消化吸收能力增强,同时也避免了毒素的吸收。另外还可以促进一氧化碳和有毒气体的排出,同时由于大量饮水而有利于排出体内的毒素。

(3)自身吸收溶解。断食可以使体内消化溶解自身储存的营养物质,包括沉着在血管壁的胆固醇、结缔组织等物质均可以被利用。由于全身细胞组织处于饥饿状态而对血液需要增加,从而加速血液循环促进各个部位血液还流,使血液黏稠度下降,促进动静脉吻合枝的修复功能,有利于防治高血压、糖尿病、肝硬化、心脑血管疾病等,淋巴液的清澄利于吞噬毒物与细菌。

2. 断食疗法的种类

根据个体的差异选择断食疗法的时间与种类,提供几种断食疗法的方法供参考:

(1)海带水断食疗法:浸泡海带,加水 540mL,浸泡时间约 10 小时,煮沸后加适量的食盐、酱油、红糖 30g 饮用,每天 2 次,除了凉开水或者茶水以外均禁食。此方法可以排出大量宿便。

(2)琼脂断食疗法:琼脂加水、蜂蜜、食盐等煮沸饮用。此方法对肠梗阻、肠粘连更为适应。

(四)节制饮食 ≠ 节制营养

一个人的饮食习惯是长时间形成的,其受遗传因素、气候因素、环境因素、信仰因素等影响,因此最好顺其欲求而不要过分忌口。曾经两次获得诺贝尔奖的美国学者 L·鲍林在《新营养学与健康长寿》一书中的摄生法里提到:"除少吃糖以外,其他的尽可以吃你喜欢的食物。",可作为一个参考。

节制饮食是根据体内的生、病理需要,在保证满足体内所需要的各种营养素的前提下,减少精糖类与脂肪类等含有热量较高的食物。如果采用了不科学的节制饮食方法,会造成饮食单调而节制了营养,如有的人为了体型苗条而长期过度限制饮食,甚至重复进行限制饮食,这种做法限制了体内必需营养素的摄入,从而产生营养不良,影响体力与智力的生长发育,更为严重的是由于过度限制饮食而产生疾病,如导致胆汁中的胆固醇呈高度饱和状态,从而形成结石。

过度限制饮食还可以使人产生精神压力而走向两个极端:

一个是由于长时间的饥饿,使机体内一旦停止限制饮食反而体重猛增。另一个是由此引发厌食症,逐渐消瘦甚至死亡,在国际上就有模特因过度限制饮食而造成死亡的例子。

在机体处于不同的情况时,掌握科学的节制饮食十分重要。

1. 患有某种疾病时需要限制某些食物

此时如果不能够正确地掌握节制该类食物,不仅不利于疾病的恢复,还有害于体内健康。如有的冠心病患者在日常饮食中绝对禁食动物性食物,因为该类食物会造成体内胆固醇过低而引发肿瘤、脑卒中等病症。脏腑病变对饮食的喜恶主要反应在食欲上,病变产生对某些食物的喜恶是体内自我调节与自我保护能力的反应,如肝胆疾病厌油腻;胃寒者喜辛咸等。中医认为"五味合五脏之气",因此在治病养生中十分重视脾胃功能。

2. 患有某种疾病时需要补充某些食物

此时如果过于地单一摄入该类食物,从而影响了其他类食物的摄入,也有害于体内健康。各种食物用之适量便可以使营养素之间相互联系制约,共同构成细胞组织和调节各种生理功能。然而用之不当便可以造成体内代谢紊乱。如人体内缺锌可以引起侏儒综合征,然而如果补锌过量便容易引起缺铁性贫血;又如人们如果过量地补充维生素 C,就会妨碍维生素 B 族的吸收。

古代医家提出:"饮食节则身利而寿命益;饮食不节则形累而寿命损。"其意义是提倡饮食有节,饥饱适当的养生方法。

二、饮食制度

(一)科学配餐

1. 注意合理营养

注意膳食结构的平衡,由于烹调原料的品种和食用部位不同,所含营养素的种类和数量也不同,只有通过科学搭配,才能使每一种菜所含的营养素更为全面、合理。三餐需要科学配餐,根据食物的形状、结构、化学成分、营养价值、理化性质进行合理选料,具体根据人体所需的营养素种类与数量,合理搭配。使各个不同菜肴间的营养成分相互配合,满足食用者的生理需要,并达到合理营养的目的。

2. 注意吃的组合

主食做到杂与精的平衡、干与稀的平衡;副食要做到生熟搭配平衡、荤素搭配平衡。荤菜做到既要有四条腿的猪、牛、羊;又要有两条腿的鸡、鸭、鹅;还要有一条腿的鱼类。素菜做到照顾到根、茎、叶、花和果类蔬菜都要有,还要配有豆类、菌类和藻类。总之,食物不要太单一,一天内或一星期内达到平衡。一天所需要吃的食物必须 35 种以上为最好,饭菜营养素搭配要合理,烹饪要得法,餐桌上的食品色、香、味俱全,以提高食欲。

3. 偏食是一种限制营养素全面摄入的不良饮食习惯

偏食现象有三种:

(1)一种是生理性偏食。指正常人体内的生理变化反应,包括小儿为了适应生长发育的需要而吃些零食;孕妇为了满足体内的维生素 C 含量而喜欢吃些酸性食物;冬季为了增加体内的热量而喜欢吃些油腻食物;夏季为了减少体内产热而喜欢吃些清淡食物;南方居民为了适应环境的潮湿而喜欢吃些辣椒;北方居民为了弥补副食品单调而喜欢吃些咸味食物等等。该种偏食不需要过于纠正。

(2)一种是心理性偏食。指由于受到自身或者他人饮食的影响,也许受到环境的影响而偏食,该种偏食需要调整克服心理障碍。

(3)一种是习惯性偏食。该种偏食应该戒除。

(二)三餐分配

营养学家认为:早餐与晚餐应该各占全日进食量的30%;午餐占全日进食量的40%。

1. 早餐需要营养素全面

清晨,体内经过了一夜的代谢,所摄入的食物已经被消耗,体内为了供给上午的各种活动所需要的热量,必须从早餐中获取足够的热量与营养素。现在中国人 20% 不吃早餐,50% ~60% 不吃早餐,如早餐营养不好,中午和晚上补不回来。

营养早餐必须具备四样东西:谷类、豆浆、鸡蛋或肉、蔬菜加水果。假如只有两种以下的早餐,就属于低质量早餐。早餐忌吃过多的蛋白质、脂肪类、肉类,该类食物属酸性食物,容易导致白天精神不佳,如火腿蛋三明治、小笼包、水煎包、烧饼油条、过甜的面包等均不适宜。早上不宜喝咖啡,容易导致骨质流失造成骨质疏松,下午 2 ~3 点可以喝。

2.午餐需要营养素充足

午餐是一日中最主要的一餐,即需要补充上午消耗的热量与营养素,又可以为午后的活动储备能量,因此需要午餐的数目齐全、数量充足。

目前许多人为了适应当前的快节奏工作与学习,往往在午餐中吃些便餐或者快餐,这样虽然节省了时间,却不能够满足体内所需要的各种营养素。午餐以高蛋白食物为主,蛋白质进入体内会分解出酪氨酸,进入脑后转化成使人振奋的多巴胺与去甲肾上腺素等物质,从而使人保持充沛的精力。

3.晚餐需要根据晚上的活动量而定

晚餐的数量应该根据餐后的活动量、睡觉的时间、个人身体状况而定。晚餐后人们活动量减少,体内消耗随之减少,当人入睡后大脑皮层处于抑制状态,生理活动处于低潮,各个器官开始由兴奋转为相对抑制状态,此时消化道血液供给与消化液分泌减少,胃肠功能显著下降,在这种情况下如果摄入过多的食物便会引起消化功能紊乱而产生消化不良。同时还会由于食物停滞在胃内而促使大脑兴奋性提高,影响了入睡,即使入睡了也会出现咬牙、说梦话、做噩梦等现象。一般情况下晚餐的种类需要齐全,但是数量不宜过多。

（三）用餐次数

身体每一个细胞都需要营养,可是能够保存的却又有限,因此必须将身体所流失的与需要的营养素充分补充。如何解决这个问题呢? 以少量多餐为最佳途径。身体状况越不好,应用餐量越少,而用餐次数越多。

美国营养学家对部分老年人进行了调查,结果如下:

	3 餐/日	5 餐/日
肥胖症患者	57.2%	28.8%
胆固醇升高患者	51.2%	17.9%
贫血性心脏病患者	30.4%	19.9%

加拿大营养学家研究发现,少食多餐有助于降低体内的胆固醇与胰岛素含量。芬兰学家证实,在现代"文明病"患者中,一日多餐者明显少于一日三餐者。

以上说明,空腹时间越长而脂肪越容易积蓄。其原因是,进餐时间间隔过长便会使进餐量的增加,尤其是正在处于生长发育阶段的青少年,在进餐前已经是腹中空空,待到进餐时摄入的食物总量绰绰有余,由此身体处于饥饱不均状态,使体内的"能源危机"与"能源过剩"交替不断,长此下去不仅加重胃肠负担,还会扰乱各种生理功能的平衡,从而影响智力与体力的发育与健康。

（四）两餐间隔

三餐饮食的量要合适,三餐饮食的间隔也要适当。两餐间隔时间太长或太短都会对人体造成影响,间隔时间太长会引起高度饥饿感,影响劳动和工作效率;间隔时间太短,消化器官得不到适当的休息,会影响食欲和消化。一般混合食物在胃里停留的时间大约是 4~5 小时,因此两餐间隔 4~6 小时。饿的时候吃是身体需求,并非为了吃而吃;宵夜则是不该吃的时间而吃。水果在早餐吃是金,中午吃是银,晚上吃是垃圾。餐与餐之间进食水果为佳,晚上 5 点过后不吃水果。

（五）吃的顺序

吃进去的食物顺序可以影响肠胃道的吸收,吃错顺序容易导致肠胃炎、消化系统疾病。

顺序上尽量以粗糙的食物先吃,例如:水果、蔬菜、五谷饭、再吃不容易消化的鱼、肉蛋白类食物。桌上的菜,肯定有你偏爱的和不喜欢的,此时该先吃哪个? 专家提示,先吃自己喜爱的食物,愉快的心情能较快地产生饱腹感,避免吃得太多。

(六)进餐细嚼慢咽

吃的速度应该细嚼慢咽。"细嚼慢咽"这一古老的成语有着很深的科学道理。咀嚼是进食后的第一程序。

1.细嚼慢咽有利于牙齿、牙周、颌的健康

细嚼慢咽有利于牙齿与牙周组织的健康,也有利于颌的发育,同时直接影响胃肠的功能。

2.细嚼慢咽有利于促进唾液的分泌

细嚼慢咽有利于促进唾液的分泌,唾液中含有许多酶、多种维生素、矿物质、激素、有机酸等物质,当咀嚼时,分泌出来的大量唾液与食物混合、溶解、相互作用。这种作用既可以促进体内对营养素的消化吸收,又可以改变食物中的有毒物质的化学结构,从而起到解毒作用。

3.细嚼慢咽促进大脑的发育

口腔中咀嚼肌的反复收缩运动可以促进脑部血液循环,加快脑组织的新陈代谢。咀嚼是接受大脑的指挥,同时又不断地给大脑以刺激。大脑若不经常刺激就会退化、萎缩,这也是古人常说的"用进废退"的道理。据调查,不勤于咀嚼的人到了老年时期容易患阿尔茨海默病。

吃饭细嚼慢咽,既有助于胃肠的消化吸收,又可预防因进食不当而发生的意外。专家建议:每吃一口饭咀嚼30次以上。

4.细嚼慢咽防治多种疾病

常言说"病从口入",在当前讲究时间效率的时代,有些人往往在进餐时狼吞虎咽,或者边吃饭边做其他事情,这些都不利于健康。细嚼慢咽可以强化身体的门卫而防治多种疾病。

(七)进餐情绪

情绪欠佳的时候,大脑进食中枢被抑制,消化液分泌相对减少,消化功能也减弱,此时如果进餐可以引起食物在消化道内停滞而造成消化道疾病。在吃饭的时候应该保持良好的轻松的心理状态。吃饭时说话会使咀嚼食物的次数减少、唾液分泌减少,从而影响消化功能。

单独进餐容易产生不良情绪,而且饮食单调,会造成营养失衡。

专家建议吃饭时不要选择环境嘈杂的餐馆,有轻柔音乐做背景,可以让人吃得更香。

(八)进餐姿势

进餐姿势多种多样,有站立式、坐式、蹲式等。采用坐式或者站立式进餐比较科学。因为此种姿势可以使人体腹部肌肉呈自然松弛状态,胃肠不受挤压而能够正常蠕动。然而采用蹲式进餐容易压迫腹部,造成腹腔压力增高而形成了对肠胃的压迫,从而使消化道的血液循环、消化液的分泌、胃肠蠕动都不能够规律地进行,由此影响了消化吸收甚至引发疾病。由于腹部受压而使膈肌上升,由此增加了心脏的负担,影响心肺的正常活动。

另外,吃饭时挺直腰背。人们吃饭时身体处于放松状态,很容易含胸驼背,这样可以使食道和胃部受压,在矮桌前吃饭、坐在沙发上以及蹲着吃饭,都会造成腹部受压,影响消化道

的血液循环,从而影响消化,久而久之可以引发胃病、影响心肺功能。

第四节 饮食安全

人类生态学的研究表明,自从人类在地球上出现以来,人类的生活方式变化要比形态变化大得多。然而,由于人类的一些生活方式变化,尤其在饮食生活方面发生了较大的变化,使机体内的结构与功能不能相适应,从而导致了人类与自然界之间的平衡失调,影响了体内的代谢功能,久而久之各种疾病侵袭了人类的健康。

一、人类饮食应该顺应自然

(一)人类饮食结构发生的变化

在第二次世界大战前,日本人的食物主要是大米、鱼类、甲壳类、海产品和新鲜蔬菜等。20世纪50年代含有丰富蛋白质的乳制品成为了日本人的标准食物之一,新鲜蔬菜、大米和海产品仍然比较丰富。再到后来西方饮食结构逐渐进入日本,如高脂肪、高精糖、速溶食品、快餐食品以及使用的各种添加剂等。从此日本人居世界人均寿命最高的时代已经成为过去,同时各种现代"文明病"的发病率和死亡率比过去增长了2～3倍。中国,尤其农村的传统膳食结构主要是谷类、薯类、蔬菜等,也有些地区鱼类较丰富。

(二)回归自然

1.现代人改变了古代人的饮食结构

近年来,国内外科学家相继对古代人类的饮食进行了大量的研究,发现石器时代的穴居人,饮食结构为低脂肪、低糖、低钠、高钙、高钾、高膳食纤维的模式。证实古代穴居人食用的肉量虽然比现代营养学规定的高得多,但是他们所食用的野生动物所含有的脂肪量仅为现代美国人的一半;食用的野生植物中含有丰富的膳食纤维;食用的野生动植物中含有的是天然糖和钠;食物中所含有的钾:钠=16:1,现代人为1.7:1;摄入的钙为现代人的2～3倍,如古代人食用的野葱比现代人食用的人工栽培大葱含钙量高23倍。据研究,他们非带血动物不吃,用现代营养学观点分析,血液中含有极丰富的营养素,现代人却往往将其弃之,十分可惜。

影响健康和寿命的因素不仅是饮食结构,同时饮食方式也起着十分重要的作用。专家在对动物的观察中发现,自然界的一些野生动物,当给予人工饲养后反而缩短了寿命。如能够存活几十年的长臂猿,经过人工饲养后只能够活到10岁左右;又如平均寿命200年的野生象,经过人工饲养后平均寿命为120年等。总之,古代人虽然吃得粗糙野蛮,但是他们得到了食物中的全面营养素,因此,古代人能够对环境和疾病具有惊人的适应能力和抵抗力。

现代人日益远离了古代人运动型的生活方式,使得机体内营养素代谢与自然界失去了平衡。从许多长寿地区的情况可以看出,他们几乎都是在偏远的以农业为主的山区,除了一些与环境和风俗等因素有关外,更重要的是他们的饮食结构保持了古老传统习惯。

"回归自然"就是指食物天然化,也就是要求在日常饮食中重视食用天然和粗制食物及饮料。目前人们的健康饮食已经向生、鲜、绿方面转移,提出的"仿古食品"主张已经成为一大饮食趋势。

2. 熟食与进步

不少营养学家认为,动物性食物食用熟食是进步。但是用火加工所有的植物性食物,从总体上说并非有益健康。科学家研究表明,蔬菜、水果和食用菌等类植物性食物,无论炒、烧、煮等加热方法均可以使食物中的多种维生素和矿物质受到不同程度破坏;各种生物活性物质也因为高温而遭到破坏;同时,许多植物性食物,如萝卜、大葱、大蒜等中含有抗细胞癌变和抗病毒感染的干扰素,这种物质遇到高温不稳定。

美国自然疗法医学院专家指出:生食的方法可以促进机体内的自然防卫和自我调节机制。但专家认为"生食疗法"可以帮助患者,而不是取代患者的机体内功能,不是消除症状,而是改善健康状况。"生食疗法"的优越性是相对的,并非所有的植物性食物均可以生食,如马铃薯和豆科植物就不能生食。专家说:工业革命以来,近代物质文明的高速发展,人类繁殖加快,越来越少依赖自然食物链,而依赖人工食物链,从而造成抗病能力的减弱。

3. 美食享受与美食合理搭配

目前,人类对饮食抱有两种态度,一种是只顾美食享受,另一种是注意美食合理搭配。

当一个人在一个地区居住久了,体内就会发展个人体内代谢功能或者代偿功能,当迁居到另外一个地区时,人体需要重新调整机能以适应环境改变,调整过程中将会出现"水土不服"的综合反应。

世界自然医学会会长森下敬一博士提醒人们:人是自然产物,要依靠自然食物调节自身保持健康。他先后考察过20多个长寿地区,这些地区居民在日常饮食中有一个共同特点,就是食用粗制食粮和种植的新鲜蔬菜。

经常将体内摄入的物质由无序转为有序状态,人类需要依靠自然食物调节自身,提高人类自我保护机能。

二、食品污染

人类生活在自然界,人体生理系统每时每刻都在与外界进行物质交换,人类的发展与大自然结合在一起。

当人类向大自然索取食物的同时,却忽略了大自然的生态平衡规律,如果不制止对大自然的严重破坏,人类不能与生物界和谐共存,人类可能会像恐龙一样走向灭绝。

随着人口的增加和现代大工业及城市的迅速发展,环境中的有害物质堆积给人类带来一系列的不良后果。目前人们无时无刻不被各种致病微生物及病毒的侵入,各种有机物、重金属等物的污染所威胁,使人体内各个机能过早衰退而不能正常运行,长此下去,疾病就会乘虚而入。

人类当务之急的任务不仅需要改善生存环境,同时还需要改善体内的环境,有效地排出、解除体内的有毒物质及废物。

(一)食品污染定义

食品污染是指食品原料、生产及加工过程、运输、销售等过程中的污染总称。食物中混入了有害或者有毒的物质,致使人体健康遭受急性或者慢性的危害。

(二)食品污染的途径

(1)食物天然含有毒性物质:常见的有马铃薯发芽后产生的龙葵素;豆角中含有的皂角素;河豚中含有的毒素;酒中有害的醇类、醛类;各种毒蘑菇等。

（2）食品在生长、生产、制作、储存、运输、销售等过程中被有害物质污染。

（三）食品污染的种类

1. 生物性污染

（1）致病微生物污染。微生物广泛存在于自然界中，种类繁多，其中绝大多数对人类和动植物是有益的，并且是必需的。少数微生物包括细菌与细菌毒素、霉菌与霉菌毒素是有害的，这种微生物被称为病源微生物，也称致病菌，不仅可以使人类和动植物造成病害，同时还可以造成食物腐败。人们食用了腐败变质的食物后，就会生病，若细菌在食物中产生毒素，人类食用后就会造成食物中毒。细菌对食品的污染通过以下几种途径：

①食品原料的污染；

②食品加工过程中的污染；

③食品贮存、运输、销售中对食品造成的污染。

由于食品在以上过程中作业人员患有传染病，使食品受到污染不符合卫生要求，也是国内的肝炎、伤寒、痢疾等肠道传染病发病率高，并且流行广的重要原因。肝炎病毒、脊髓灰质炎病毒、口蹄疫病毒，均可以为人畜共患疾病。甲虫、螨类、蛾、蝇、蛆等昆虫是一些疾病的传染媒介。霉菌毒素的污染已经引起重视，尤其黄曲霉毒素，在高温高湿条件下污染了一些粮食作物。

中国流行病学调查表明，肝癌高发地区与食品中黄曲霉毒素的污染程度有关，还有杂色曲霉毒素、赭曲霉毒素等各种毒素的污染都会引起严重中毒，在我国曾发生过霉变甘蔗中毒。由于河口和沿海的污染日益严重，牡蛎成为肝炎的传染媒介。

（2）寄生虫污染：寄生虫包括虫卵，指患者或病畜的粪便间接或直接污染食品。寄生虫可以寄生在肉类、鱼类、贝类以及果蔬类中。如畜肉中常见的有囊尾蚴（绦虫的幼虫）、旋毛虫、肝片形吸虫等。鱼类和贝类常见的有华枝睾吸虫、绦虫、猫后睾吸虫等。果蔬类常见的有蛔虫。水生植物常见的有姜片虫等。

2. 化学性污染

工业污染使我们饮用的水和呼吸的空气含有许多化学废料。这些化学制品和废料会妨碍人体对营养素的吸收，或者增加其排泄。

（1）化学肥料农药与过度耕作。化学肥料如磷酸盐会与矿物质如锌相结合，加上土壤的过度耕作，使土壤从而植物中的微量矿物质减少。对比 1939 年和 1991 年西方植物的分析表明，植物中矿物质含量平均下降22%。

防治虫害是减少农业损失的有益措施，但是如果滥用会产生食物污染。农药通过多种途径进入人体内中，据调查，世界各地人类的脂肪组织中都有不同程度的有机氯或者有机磷的蓄积，必将导致人体的损害。

（2）有毒金属。人体内的许多金属是体内所必需的，而有些金属尚未证实具有生理功能，或者人体仅需要极少的量，这些金属称为有毒金属，如汞、镉、铅和砷（其并非为金属，根据化学性质列入金属类）。

自然环境中的地理地质特点，在土壤、水和空气中含有较高的金属元素。食品加工中，由于机械、管道、容器和添加剂等中所含有的金属元素污染了食品。工业中含铅、镉、铬、汞、硝基化合物等有害物质污染了食品。工业"三废（废水、废气、废渣）"的污染，含有各种金属毒物"三废"不合理排放，造成土壤、水源和大气的污染，继而又污染了动植物，人们长期食用被污染的食物,积存在体内的残存量超过一定限量时而造成中毒。

3. 物理性污染

(1)食品中杂质超过规定的含量。如粮食收割时混入的草籽;液体食品容器池中的杂物;食品运销过程中的灰尘等;又如食品的掺假:粮食中掺入的沙石、肉中注入的水、奶粉中掺入大量的糖等。

(2)食品的放射性污染。天然放射性物质在自然界中分布很广,存在于矿石、土壤、天然水、大气及动植物的组织中,主要来自放射性物质的开采、冶炼、生产、应用及意外事故造成的污染。

放射性核素对食品的污染有三种途径:

①核试验的降沉物的污染;

②核电站和核工业废物的排放的污染;

③意外事故泄漏造成局部性污染。

放射性物质的污染主要是通过水及土壤污染农作物、水产品、饲料等,通过生物圈进入食品,并且可以通过食物链转移。如小麦粉生产过程中混入磁性金属物。特别是水生生物,如鱼类、贝类等水产品对某些放射性核素具有很强的浓集作用,浓集系数可以达数十万,超过容许量标准,威胁人类健康。

4. 添加剂污染

(1)国内允许使用并且国家规定标准的食品添加剂共 16 类,食品添加剂是指为改善食品品质的色、香、味,以及为防腐和加工工艺的需要,加入食品中的化学合成或者天然物质。

防腐剂:由于能够抑制微生物(细菌、霉菌)生长,具有延长食品保质期的功能。这对于很多种容易腐败变质的加工食品是必须添加的。如:酱油不加防腐剂就容易长霉,月饼不加防腐剂,放不了几天就坏了;制作熟肉制品时,加入 0.01% ~0.02% 的亚硝酸钠,以抑制微生物的生长繁殖。但不是所有食品都允许添加防腐剂的,比如乳与乳制品就不允许使用防腐剂。因此,哪些食品允许添加哪种防腐剂;最大添加量是多少等,政府法令中都有详细规定。

抗氧化剂:防止食品储存中,由于空气的氧化作用而引起酸败现象。常用的有丁基羟基茴香脑、没食子酸、丙酯等。

色素:增加人的感官时使用。

香料:改善食品的气味时使用。

糖精:增加食品的口味时使用。

(2)由于不法商人的造假行为,发生过一些非法添加物,市场上出现的一些食品经过添加剂的加工。包括滥用食用色素、防腐剂、发色剂、甜味剂、固化剂、抗氧化剂、食品添加剂。如果无限制地使用,便可以引起各种形式的毒性反应,严重者可以引起致畸、致癌和致突变。

(3)食品卫生法的第十一条规定了"生产经营和使用食品添加剂,必须符合食品添加剂使用卫生标准和卫生管理办法的规定,凡是不符合的不得经营使用。"按照我国食品添加剂卫生管理办法,对各种添加剂进行卫生评价后方可使用,卫生评价包括生产工艺、理化性质、质量标准、使用效果和范围、加入量、毒理学评价以及检验标准等,进行综合性的安全评价。

5. 畜禽疫病污染

中国约有 30 多种人畜共患疾病,如猪囊虫病、口蹄疫、牛结核和牲畜炭疽等疫病,历年对人类造成感染。近年出现的 SARS 病毒感染、禽流感等使人类遭受很大的痛苦。

6. 食品容器、包装材料、运输工具等溶入食品的有害物质

（1）食品运输中，由于运输汽车和工具的污染导致食品的污染。

（2）食品包装用的塑料、纸张、金属容器等中含有的多氯联苯，通过食物进入人体，从而引起病症。

（3）多环芳烃化合物、N – 亚硝基化合物、杂环胺、二恶英、三氯丙醇等有害物质污染食品。

（4）金属容器常见的为铝制品，目前国内外科学界对铝与健康进行了探讨：发现老年痴呆症患者的大脑中铝含量约为正常人的 10～30 倍，铝损伤脑组织，使其发生神经性退化。铝还可以引起骨软化症，使胎儿生长停滞，使母体卵巢萎缩。英美专家相继发现，一些以震颤和智力衰退为主要表现的帕金森综合征患者，在其神经细胞中含有异常高的铝。

（5）市场出售的许多瓶装酒，其铅含量远远超过饮料，因为瓶封口的铅箔随酒倒入酒杯。

（6）橡胶制品主要用于婴儿奶嘴、高压锅圈等，这些制品在制作过程中使用防老剂、活性剂、填充剂等，使用时间长了可以将其物质进入到食品中。目前食品包装和容器的材料已从传统的木、竹、纸、陶瓷等，发展到塑料、橡胶、金属容器等。

（7）白纸用于包食品。为了白纸的"白"许多厂家在生产过程中往往使用漂白剂，而漂白剂在与食品接触后，会引起一系列化学反应，产生一些有害物质，极易对食品造成污染。

（8）卫生纸擦拭餐具、水果。国家质检部门抽查结果表明，许多种类的卫生纸都未经消毒或消毒不彻底，上面含有大量细菌，很容易黏附在擦拭的物体上。只有经过严格消毒处理的高级餐巾纸才符合卫生标准。

7. 一些食品违背我国《食品中污染物限量标准》

（1）蘑菇。蘑菇食用真菌可能存在重金属超标的情况。

（2）牛奶。据报道有些牛奶中蛋白质含量不足。

用尿液、尿素、三聚氰胺及皮革等制造牛奶及奶制品。三聚氰胺造成婴儿肾结石；皮革奶含有重金属铬，不断在人体积聚，影响骨骼生长，造成关节疏松，其化学品"六价铬"更是致癌物。用激素催发母牛大量产奶，该牛奶具有致癌的危险。

（3）地沟油。医学研究的成果显示，长期摄入地沟油会对人体造成明显伤害，如发育障碍、患肠炎，并有肝、心和肾肿大及脂肪肝等病变。由于经过洗涤、蒸馏、脱色、脱臭等过程后，从外观和感官上不容易区分地沟油。

（4）亚硝酸盐。硝酸盐没有毒性，空气中的微生物在常温下更加活跃，产生一种还原酶，可使食物中的硝酸盐转化成有毒的亚硝酸盐。亚硝酸盐可使血中低铁血红蛋白氧化成高铁血红蛋白，失去运氧的功能，致使组织缺氧，重则死亡。长期食用可引起食管癌、胃癌、肝癌和大肠癌等疾病。成人摄入 0.2～0.5g 即可引起中毒，3g 即可致死。荤菜亚硝酸盐含量超标厉害，因为红烧所用的调料中本身就含有硝酸盐，而且荤菜蛋白质含量高，24 小时后，微生物分解了大量蛋白质化合物，促使硝酸盐转化为亚硝酸盐。蔬菜中之所以含有亚硝酸盐，因为蔬菜生长过程中要施氮肥，硝酸盐就是从氮肥中来的。蔬菜越不新鲜 亚硝酸盐含量越高；剩菜放的时间越长，微生物的活动越厉害，亚硝酸盐含量也就越高；不同的菜亚硝酸盐含量也是不同的。

（5）转基因食品。对于转基因的侵害原理，研究人员指出：插入到转基因大豆里的基因会转移到生活在肠道里的细菌的 DNA 里面去,并继续发挥作用,在机体内仍然不断产生具有潜在危害的基因蛋白质。

对小白鼠和小白鼠后代使用转基因食物后发现:小白鼠的生育能力开始下降;小白鼠婴儿的死亡率剧增;大脑和身体器官发育变异;残疾和变异的概率大大提高;变异就是身体变小,也有变大的;一生下来就有肿瘤的样子。

转基因食物一般具备特征:转基因的农产品如大豆、胡萝卜、土豆等,形状完美、表面光滑、大小差不多;转基因大豆用水浸泡不会发芽;转基因大豆制作的豆浆是黄色的;非转基因土豆削皮之后会因为氧化作用很快变深色,而转基因土豆不会变色;无论是烹调前或烹调后的气味还是滋味具备与传统蔬菜明显的区别。

各类蔬菜的一大特性就是均具备很强的季节性和地域性,而非当地时令菜蔬是靠转置耐寒或耐高温基因所得。转基因大豆油市场占有率约 30% 左右。购买时看清标注,如“本品为转基因大豆油”等字样,需要谨慎购买。

(6)有机食品。“有机食品”是在作物种植过程中不用化肥和农药,或是动物养殖过程中不用饲料添加剂和兽药。如果使用有机肥料“无害化处理”不彻底,就可能在作物中有寄生虫或动物疫病而不安全。有机食品成本高而产量低,所以其价格高出普通食品的 5～8 倍。蔬菜和水果最好吃应季的,食品新鲜比真空包装的好。

三、采取污染防护措施

开展卫生宣传教育,不仅要注意饮食卫生,还要从各个细节着手:

(一)细菌性污染的防护

1.低温保藏法

一般食品的低温保藏为 −20℃;鱼类低温保藏为 −30℃～−25℃。家庭通常采用冰箱保存。一般食品采用冷藏保藏,鱼类、肉类采用冷冻保藏。有的细菌专门在低温下生活、繁殖,如使人发生严重腹泻、失水的嗜盐菌,能在 −20℃ 的蛋白质内生存 11 周之久。该菌在酸性环境中可被杀灭。

2.高温灭菌保藏法

食品经高温处理,结合密封、真空等措施,如罐头制品就是采用此保藏方法。在选择罐头时需要注意保质期,各类罐头食品的保质期分别为:鱼、肉、禽类 24 个月,果蔬类 15 个月,油炸干果、番茄酱 12 个月。另外如果罐头出现变形等现象就千万不要再食用,因为这种情况是出现细菌污染。

肉毒杆菌是厌氧菌,容易在罐头、酱类、臭豆腐等食品中产生,耐高温,其菌芽孢在 100℃ 的沸水中,仍能生存 5 个多小时。肉毒杆菌能破坏人体中枢神经。有的细菌虽然被杀死了,但它在食物中繁殖时所产生的毒素,或死菌本身的毒素,并不能完全被沸水破坏。对于该菌可采用醋酸杀灭。

葡萄球菌的毒素对人体的破坏性相当高,该菌耐高温,必须加热 2 小时以上才可被杀灭。嗜盐菌在含盐量 3% 的环境中仍然能生存,但在酸性环境中可被杀灭。

3.脱水保藏法

将食品中水分降低到微生物生长繁殖所必需的含量以下,通常细菌的水分为小于 10%;霉菌的水分为小于 13%～16%。通常百姓家采用的晒干菜就是这种保藏原理。

4. 提高渗透压保藏法

利用高渗透压杀灭或者抑制食物中的微生物,常用的有盐腌保藏法,浓度为 10% ~15% 可以抑制大多数致病菌;10% ~19% 可以抑制沙门氏菌;20% ~25% 可以抑制葡萄球菌,盐腌的时间需要 10 日以上,一个月最好,因为盐腌时间短可以使硝酸盐还原成亚硝酸盐,亚硝酸盐进入人体后,将血液中的亚铁血红蛋白转变为高铁血红蛋白,由此失去携氧能力。

5. 糖渍保藏法

利用糖的渗透压及糖的较高浓度抑制细菌生长,利用浓度为大于 60% ~65%。如蜜饯食品就是采用此方法。

6. 提高酸度保藏法

食品的 pH 值在小于 4.5 时,大多数致病菌被抑制或者杀灭,一般采用醋酸、乳酸、苹果酸、柠檬酸等,也可以利用产酸菌,如酸奶就是利用乳酸菌发酵。

7. 防腐剂保藏法

肉类制品就是利用此方法保藏,一般采用亚硝酸钠等。国家对此有严格的规定,在添加亚硝酸钠等防腐剂时,不允许超过安全量。

8. 其他

(1)电离辐射保藏法、超声波杀菌保藏法等。

(2)在食用前的彻底清洗是十分重要的。

(二)化学性污染的防护

1. 严格执行使用安全量

一方面国家严格规定使用量,以及严禁在蔬菜和水果上喷洒毒性残留期较长的农药,同时在喷洒农药后必须间隔 5 ~10 天后才能够采收和出售。

2. 避免包装和容器的污染

为了防止包装和容器的污染,一次性的包装和用具不要反复使用,避免有毒物质进入到食品中,同时尽可能采用铁制品、陶瓷类的容器。塑料薄膜中较为理想的材料是聚丙烯。

3. 减少农药等化学性的污染

对于农药等化学性污染的食物,采取清洗与浸泡在任何时候都是有效的措施。可以采用食用碱浸泡,因为有机磷、有机氯均为酸性,食用碱乐意破坏农药化学结构。

在食用前必须彻底清洗干净或去皮去壳;谷类等食物可以高温除毒;动物性食物必须烧熟煮透,将其对人体的危害性降到最低。

(三)食品制作时的污染防护不可大意

有害物质除了来自食物本身和外界的污染外,不当的烹饪加工也可产生一些有害物质。

1. 烹调油制作食品时应注意的问题

动物性食物在温度大于 200℃时,可分解生成杂环化合物和多环芳烃类物质,这些物质有害于人体健康,是致癌物。因此油炸食品时油温控制在 150℃以下,油炸食品的颜色不宜过深,油炸所使用的油要及时更换。另外煎炸食品时可以采用在食品外面挂上一层面粉糊,这样避免食品焦糊。油炸食品不宜久存或者曝晒,也不宜多食。

2. 烧烤食品不宜多吃

熏烤食品时,可使木材、石油、植物杆或煤炭因不完全燃烧而产生 3'4 – 苯并芘等有害物质,从而污染食品。尤其含油脂较多的食物用火熏烧时,油脂溢出滴在火上而焦化发生缩聚反应,也产生3'4－苯并芘致癌物质,因此不宜过多食用熏烤类动物性食品。据美国研究报道,熏烤类动物性食品已经向人类健康产生了威胁。在高热的炭火上熏烤的动物性食品可产生杂环类化合物(多环芳烃),早在1978年就已经证实此物质为致癌因子。目前还未发现微波炉产生此类物质。烧焦了的动物性食品也不宜食用。

3.腌菜的卫生问题

蔬菜在种植时常使用氮肥,大部分氮肥被合成为蛋白质,少部分通过硝化作用生成硝酸盐或亚硝酸盐,腌制时由于亚硝酸菌的硝基还原酶作用,将硝酸盐还原为亚硝酸盐,另外腌制使用的粗盐也可使硝酸盐还原为亚硝酸盐,而亚硝酸盐与蛋白质被分解生成的胺类化合物结合,形成了N－亚硝基化合物。N－亚硝基化合物是一种对人体有害的物质,是强致癌物。同样腌肉、鱼中的蛋白质也可被腐败菌转化为仲胺化合物,与食盐中的硝酸盐或亚硝酸盐结合,也可形成了N－亚硝基化合物。因此在食用腌制食品时要适量。

腌制时间少于20天的蔬菜也含有大量亚硝酸盐,因此不宜多食腌菜。另外,在食用腌制食品时,可同时食用含有丰富维生素C的食品,因为维生素C可阻断亚硝基化合物的合成。

4.生熟食品要分开

生食品指制作食品的原料,如鱼、肉、蛋、禽、菜、粮等。熟食品指能够直接供人食用的食品,如熟肉、火腿肠、烧鸡、素什锦等。生食品中常带有许多细菌、寄生虫卵,经过加工制成后的熟食品中基本上没有细菌和寄生虫卵了。但是,如果在加工、贮存过程中不注意将他们分开,如用切过生食品的刀切熟食品;用盛过生食品的容器未经洗净消毒盛放熟食品等。就会将生食品上的细菌、寄生虫卵再次污染到熟食品上,并且在熟食品上大量繁殖,危害人体健康。

(四)食品选择时的污染防护

国家食品药品监督管理局联合八大部位实施的食品药品放心工程,推出了"食品安全12守则",是广大消费者日常饮食安全的指导原则。

(1)尽量选择到正规商店、超市和管理规范的农贸市场去购买食品。

(2)尽量选择有品牌、有信誉、取得相关认证的食品企业的产品。

(3)不买腐败、霉烂、变质或超过保质期的食品,慎重购买接近保质期的食品。

(4)不买比正常价格过于便宜的食品,以防上当受害。

(5)不买不吃有毒有害的食品:如河豚、毒蘑菇等。

(6)不买来历不明的死物。

(7)不买畸形的和与正常食品有明显色彩差异的鱼、蛋、瓜、果、禽、畜等。

(8)不买来源可疑的反季节的瓜果蔬菜等。

(9)不宜多吃国家卫生部提醒的以下10种食物:松花蛋、臭豆腐、味精、方便面、葵花籽、菠菜、猪肝、烤牛羊肉、腌菜、油条。

(10)购买时查看食品的包装、标签和认证标志,看有无注册和条形码,查看生产日期和保质期。对怀疑有问题的食品,宁可不买不吃。购买后索要发票。

(11)买回的食品应该按照要求进行严格的清洗、制作和保存。

(12)厨房及厨房内的设施、用具按照要求进行清洁管理。

(五)食品储存时的污染防护

(1)贮存场所、容器、工具和设备应当安全、无害,保持清洁。设置有效防鼠、防虫、防蝇、防蟑螂、防霉菌污染设施。

(2)食品和非食品应当分开存放、距离地面均在10cm以上。

(3)变质和过期食品应及时清除。

(4)食物的保鲜需要三个因素——温度、湿度、气体。

(5)粮食在储藏过程中注意简单的办法是通风和做好防鼠、防虫工作。

(6)使用冰箱存储食物的注意事项:

①普通的塑料袋无法密封食物,自然也就无法保持湿度,更不能阻挡气体的流动,不仅如此,很多塑料袋和塑料容器并不是食品专用的,例如PVC食品保鲜膜对人体危害很大,因为其成分中的乙基己基胺(DEHA)容易析出,随食物进入人体后有致癌作用,危害人体的安全。同时,保鲜膜和保鲜袋的耐用性和密封性较差,亦不能避免食物串味。

合格的保鲜容器不含有害物质,并且能在一定程度上隔绝气体流通和水分流失。国际上密封测定的标准是以透湿度测试评定的,高品质的保鲜盒要比同类产品的透湿度低许多,可以更长时间保持食物的新鲜。

②不同食物有各自贮存的适宜温度:肉类,如猪肉、牛肉,应保存在-18℃的环境中,如果在-2℃~5℃条件下冷藏,肉类最多可保存一个星期;绿色蔬菜应在低温(不低于0℃)环境保存,白菜、芹菜、洋葱、胡萝卜等的适宜存放温度为0℃左右。并非所有食物都是越低温越好,如存放马铃薯的最佳温度应是2℃~4℃;黄瓜、茄子、西红柿等适宜存放温度为7℃~10℃之间;南瓜适宜在10℃以上存放;存放番薯的最佳温度为15℃以上;香蕉保存的温度为13℃左右;橙子的保存温度为4℃~5℃;苹果的储藏温度为-1℃~4℃;芒果为10℃~13℃;木瓜为7℃;荔枝为7℃~10℃,所以香蕉、芒果、荔枝、番茄、青瓜、面包等不宜放入冰箱保存。

(六)食品食用时的污染防护

1989年,WHO提出了确保饮食安全的9条"黄金定律",为人类饮食的卫生安全和健康提供了非常明确的指导原则:

(1)未经烧熟的食品通常带有可诱发疾病的病原体,特别是动物性食品,因此该类食品应该烧熟后方能食用。

(2)食品一旦烧熟就应该立即吃掉。食用在常温下已存放4~5个小时的食品最危险。

(3)食品烧熟后难以一次全部吃完,如果需要将食品存放4~5个小时,应该在高温或低温条件下保存,一般食品低温保存时要在10℃以下。

(4)存放过的熟食必须重新加热才能食用。

(5)不要把未烧熟的食品与烧熟的食品互相接触,这种接触无论是直接或间接都会使熟食重新带上病菌。

(6)保持厨房清洁,不要对着食品打喷嚏,加工食品前要洗手,保持加工食品的环境清洁,器具应该消毒。

(7)不要让昆虫、鼠等动物接触食品,避免食品被病菌污染。

(8)饮用水和准备食品时所需要的水应该纯洁干净,如果怀疑水不清洁,应该把水煮沸或进行消毒处理。

(9)防止细菌污染的食物,食用前用盐水浸泡及清洗;防止农药污染的食物,食用前用食用碱浸泡及清洗。

四、食品卫生法是防治疾病的重要保证之一

人类生存需要食品,食品卫生是人类同疾病作斗争的一个重要领域,是反映人民的物质、文化生活水平的重要标志。

(一)国外食品立法的情况

1.英国的食品法

(1)必须对人类营养有好处;

(2)作为销售品必须在社会各阶层消费者一般食用量范围内,不含任何对健康有害物质;

(3)必须在一定卫生条件下生产和制备,使消费者不受危险,也不致使消费者了解生产条件和过程后,合理地拒绝这种食品;

(4)在出售时和在标签上必须使顾客了解所买东西的实际内容,且无误解。

2.美国的食品法

美国 20 世纪 70 年代初为了生产出 100 % 保证不含致病微生物和病毒的宇航食品,把对最终产品的卫生质量检测转向对食品生产过程的卫生质量控制,由此产生了 HACCP (Hazard Analysis and Critical Control Points),译为"危害分析和关键控制点"系统方法。HACCP 强调沿着从食品原料的种植、养殖,到食品产品食用的连续过程,采用纵向的、连续的控制方式,所以又称为"食品安全的纵向保证法"。

1991 年 11 月 8 日,根据布什总统颁布的"营养成分表示·教育法"(简称法律)。1993 年 1 月 6 日,制定了法律的实施细则;1994 年 5 月 8 日起全面实施。继而加拿大、英国、日本、丹麦、荷兰等国家也应用了,菲律宾早在 70 年代将其编入大专院校教材。

3.日本的食品法

日本于 1947 年 12 月制定了食品卫生法。在此之后日本又对食品卫生法通过一年的时间,进行全面实施。

日本从 1947～1987 年对食品卫生法及其他各种有关法规、法律共进行了约 324 次制定、补充和修改,由此看出,日本对食品卫生法的重视程度。

(二)中国食品立法的情况

中国食品卫生法制化进程始于 20 世纪 50 年代,大体分为三个阶段:

1.20 世纪 50～60 年代是第一个阶段

这个时期是食品卫生工作的起步阶段,主要针对一些食物中毒问题,卫生部和有关部门发布了一些单项规章和标准对食品卫生进行监督管理。如 1953 年颁布的《清凉饮食物管理暂行办法》是建国后我国第一个食品卫生法规,扭转了因冷饮不卫生引起食物中毒和肠道疾病暴发的状况;1957 年天津卫生防疫站发现酱油中砷含量高,提出含砷量每千克不超过 1mg 的规定,卫生部转发全国执行;1960 年国务院转发国家科委、卫生部、轻工业部拟定的《食用合成染料管制办法》,纠正了当时滥用有毒、致癌色素的现象等,规定只允许使用 5 种食用色素和用量;先后制定颁发了粮、油、肉、蛋、乳、酒等 10 项卫生标准和管理办法,以上虽然零散,但是使其有所遵循;1964 年国务院转发了卫生部、商业部等五部委发布的《食品卫生管理试行条例》,强调加强食品卫生管理是保证食品质量,增进人民身体健康,防止食物中毒和肠道传染病的一项重要措施,食品卫生管理由单项管理向全面管理过渡。

2.20 世纪 70～80 年代是第二个阶段

这个时期，卫生部会同有关部门制定、修订了调味品、食品添加剂、汞、黄曲霉毒素等 50 多种食品卫生标准、微生物、理化等检验方法标准以及食品容器、包装材料标准。70 年代曾要求卫生部牵头，同其他有关部委组成"全国食品卫生领导小组"，开展防止食品污染工作。

1979 年国务院颁发《中华人民共和国食品卫生管理条例》以及其他有关食品卫生法规。将食品卫生管理重点从预防肠道传染病发展到防止一切食源性疾患的新阶段，并对食品卫生标准、食品卫生要求、食品包括进出口食品卫生管理等方面做出了较详细的规定。在此基础上总结了 30 多年食品卫生监督、管理工作的经验教训和存在的问题，并且参考了其他一些国家的食品卫生法。

1982 年总结 30 多年来食品卫生工作经验和教训的基础上，于 11 月 19 日经第五届全国人民代表大会常务委员会等 25 次会议通过并公布了《中华人民共和国食品卫生法（试行）》，于 1983 年 7 月 1 日起试行。其法是新中国成立以来的第一个食品卫生法律。

除此以外，卫生部发布了各种食品管理的卫生规章 70 多项、国家食品卫生标准 200 多个。该法对食品、食品添加剂、食品容器、包装材料和食品用工具、设备等方面卫生要求、食品卫生标准和管理办法的制定、食品卫生管理和监督、法律责任等都进行了详实的规定，为现行《食品卫生法》的制定和颁布奠定了坚实的基础。

3.20 世纪 90 年代至今是第三个阶段

《中华人民共和国食品卫生法（试行）》实施 12 年对全社会食品卫生法律意识有所提高。

1995 年 10 月 30 日，中华人民共和国第八届全国人民代表大会常务委员会第十六次会议于 1995 年 10 月 30 日通过新的食品卫生法，自公布之日起施行。

（三）中华人民共和国食品安全法

《中华人民共和国食品安全法》是由中华人民共和国第十一届全国人民代表大会常务委员会第七次会议于 2009 年 2 月 28 日通过，自 2009 年 6 月 1 日起开始施行。《中华人民共和国食品安全法》对食品安全风险监测和评估；食品安全标准；食品生产经营；食品检验；食品进出口；食品安全事故处置；监督管理及法律责任进行了具体规定。食品卫生法是我国人民民主专政的国家制定，并由国家强制力保证实施的。

食品安全法是一部预防和控制食源性疾病的发生，消除和减少食品有害因素造成的危害，保证食品安全，保障公众生命安全和身体健康的重要法律。

五、绿色食品

随着生活水平提高，人们从吃饱吃好转向追求健康食品、绿色食品。绿色食品是食品无污染、富含营养成分的优质食品的总称。绿色食品产生于良好的生态环境和良好的生产环境，最终产品必须是由国家指定的食品监测部门根据绿色食品标准检测合格，因此必须标明"经中国绿色食品发展中心许可使用绿色食品标志"。

许多国家，绿色食品又有许多相似的名称，如"生态食品""自然食品""蓝色天使食品""健康食品""有机农业食品"等，如英国、美国、澳洲等国家称为"有机食品"；芬兰、瑞典等国家称为"生态食品"；日本称为"自然食品"。

由于在国际上，对于保护环境和与之相关的事业已经习惯以"绿色"的字样，所以，为了突出这类食品产自良好的生态环境和严格的加工程序，在中国统一被称作"绿色食品"。

绿色食品是遵循可持续发展的原则，不是普通意义上仅为人们提供美味和营养的食物，而是包涵了环保、发展、协调等社会价值和高品质、安全、营养等质量要求的特定产品。绿色食品涵盖了有机食品和可持续农业产品。

（一）绿色食品历史发展

1962年，美国的雷切尔·卡逊女士以密歇根州东兰辛市为消灭伤害榆树的甲虫所采取的措施为例，披露了杀虫剂DDT危害其他生物的种种情况。

该市大量用DDT喷洒树木，树叶在秋天落在地上，蠕虫吃了树叶，大地回春后知更鸟吃了蠕虫，一周后全市的知更鸟几乎全部死亡。

卡逊女士在《寂静的春天》一书中写道："全世界广泛遭受治虫药物的污染，化学药品已经侵入万物赖以生存的水中，渗入土壤，并且在植物上布成一层有害的薄膜，已经对人体产生严重的危害。除此之外，还有可怕的后遗祸患，可能几年内无法查出，甚至可能对遗传有影响，几个世代都无法察觉。"卡逊女士的论断无疑给全世界敲响了警钟。

20世纪70年代初，由美国扩展到欧洲和日本，限制化学物质过量投入，保护生态环境和提高食品安全性的"有机农业"思潮影响了许多国家。

自1992年联合国在里约热内卢召开的环境与发展大会后，许多国家积极探索农业可持续发展的模式，欧洲、美国、日本和澳大利亚等发达国家和一些发展中国家纷纷加快了生态农业的研究，采取经济措施和法律手段，鼓励、支持本国无污染食品的开发和生产。

（二）中国绿色食品

绿色食品标志是一个质量证明商标，属知识产权范畴，受《中华人民共和国商标法》保护。1990年5月中国农业部正式规定了绿色食品的名称、标准及标志。

1. 绿色食品标准规定

（1）产品或产品原料的产地必须符合绿色食品的生态环境标准。

（2）农作物种植、畜禽饲养、水产养殖及食品加工必须符合绿色食品的生产操作规程。

（3）产品必须符合绿色食品的质量和卫生标准。

（4）产品的包装、贮运必须符合绿色食品包装贮运标准。

（5）产品的标签必须符合中国农业部制定的《绿色食品标志设计标准手册》中的有关规定。

2. 绿色食品标志

绿色食品的标志为绿色正圆形图案，上方为太阳，下方为叶片与蓓蕾，标志的寓意为保护。

3. 绿色食品标准分为两个技术等级

（1）中国绿色食品发展中心将绿色食品定为 A 级和 AA 级两个标准。

A 级绿色食品：系指在生态环境质量符合规定标准的产地、生产过程中允许限量使用限定的化学合成物质，按特定的生产操作规程生产、加工、产品质量及包装经检测、检查符合特定标准，并经专门机构认定，许可使用 A 级绿色食品标志的产品。

AA 级绿色食品（等同有机食品）：系指在生态环境质量符合规定标准的产地，生产过程中不使用任何有害化学合成物质，按特定的生产操作规程生产、加工、产品质量及包装经检测、检查符合特定标准，并经专门机构认定，许可使用 AA 级绿色食品标志的产品。

A 级和 AA 级同属绿色食品，除这两个级别标准外，其他均为冒牌。消费者可登录"中国绿色食品网"辨认所购产品的真伪。

（2）绿色食品的标志和标袋上印有"经中国绿色食品发展中心许可使用绿色食品标志"字样，其标志和标袋位置高度与包装物高度成 1∶6.8 的比例。

（3）A 级绿色食品的标志与标准字体为白色，底色为绿色，防伪标签底色也是绿色，标志编号以单数结尾；AA 级使用的绿色标志与标准字体为绿色，底色为白色，防伪标签底色为蓝色，标志编号的结尾是双数。

（4）绿色食品都有防伪标志，在荧光下能显现该产品的标准文号和绿色食品发展中心负责人的签名。

（5）绿色食品的标签符合国家食品标签通用标准，如食品名称、厂名、批号、生产日期、保质期等。

4. 绿色食品的体现

（1）原料要求。绿色食品的主要原料必须是来自绿色食品产地，按绿色食品生产操作规程生产出来的产品。对于某些进口原料，无法进行原料产地环境检测的，要经中国绿色食品发展中心指定的食品监测中心，按绿色食品标准进行检验，符合标准的产品才能作为绿色食品加工原料。

（2）感官要求。有定性、半定量、定量指标。其要求严于同类非绿色食品。

（3）理化要求。蛋白质、脂肪、糖类、维生素等指标不低于国标要求；农药残留和重金属等污染指标与国外先进标准或国际标准接轨。

（4）微生物学要求。产品的微生物学特性必须保证，如活性酵母、乳酸菌等。而菌落总数、大肠菌群、致病菌、粪便大肠杆菌、霉菌等微生物污染指标严于国标。

第五节　时间营养

在生物系统发展过程中，无论是藻类单细胞植物，还是高级动物，都具有生命节律，这个节律已经成为生命的基本结构。

人生活在自然界之中，与自然界是一个统一的整体，机体内的生理代谢与自然界的变化息息相关。人们只有顺从自然界的变化，及时做出适应的调节，因时因地选择相应方法保健、生活，才能健康长寿。一个人如果生活与自然界不保持一致的规律，机体内代谢极容易被干扰，轻则有损健康，重则导致疾病，缩短寿命。

一、人体与地球生命节律保持生态平衡

人体内部生态与环境生态、地球生态和宇宙生态保持平衡，才能够适者生存。

（一）人体生理活动与自然界变化的周期同步

1. 人体各种功能与大自然相互协调

大自然的一切变化，包括时序变迁、日月星辰这些地球自转形成的昼夜交替规律反应，与人类进化过程中体内自身形成的各种功能相互协调。人类机体的生物化学反应是在秒分时中发生变化；人类个体的发生、分化与成长是在日月年中发生变化；人类个体的寿命包括青春期、青年期、壮年期到老年期是在百年中发生变化；人类的遗传法则是以数千年为基因稳定期；而人类的变异、进化是在数十万年中便会发生基因变化。

2. 天人合一

一年有 365 天 ——而人体有 365 个穴位；一年有 12 个月——而人体有 12 条经络；一年有 24 个节气——而人体有 24 块脊椎。

人与地球上的植物、动物一样，少不了生活的最基本，也是最重要的条件阳光、空气、水和食物等，同时还少不了白天的劳作与夜晚的休眠，更逃脱不了生老病死的规律。中医历来认为"天人合一"，也就是说人类的生命节律与自然界的长期作用有关，因此与自然界保持同步的节律性，这是人体的内环境适应外界环境所必备的生理功能。天人合一的观念，不仅表现在作息时间上，还体现在饮食上。

如果人们不顺应节律的生活，哪怕一个细微活动不顺应生物钟规律，也许当时看不出异常，但是日积月累到一定程度则会出现生病、早衰、死亡。

3. 时间结构贯穿于人体的整个生命周期

当人们清晨醒来的时候，就会感到几乎每天都是这个时间醒来，这种现象是与体内的复杂机制有关。

人体的正常体温是 37℃，但是并非在一天 24 小时内都是恒定的，而是呈节律性"波动"的。大多数健康人在下午 2～4 点钟时体温最高，约 37.5℃，而夜里 2～4 点钟时体温最低，约 36.5℃，一天中相差 1℃，体温的升高与下降影响着体内的许多活动，如晚间体温下降才使人能够入睡，早晨体温升高才使人醒来。不仅体温，人体的各种生理变化都有节律性。其中有一天内变化的，如血压等；还有一月内变化的，如月经等；也有一年内变化的，如身高、体重等。总之，时间结构贯穿于生物体的整个生命周期，从人类的睡眠与觉醒节律、体温节律、血压节律、呼吸节律、心搏节律、脑电波节律以及体重身高节律，进而到人类的生命周期，包括出生、成长、衰老以及死亡，都属于生命节律。

（二）人体自身具有与自然变化规律相适应的能力

1. 机体顺应人体生理、病理的自然规律，顺应天地变化

许多学者证实：人体内某些激素受着昼夜节律变化的影响；自主神经系统与内分泌功能受着气温的影响；人体的热代谢与水钠代谢受着湿度的影响；人体的热代谢与精神神经系统受着风的影响；人体生理、病理更被太阳辐射的生物效应等气候变化及环境变化影响。

2. 季节律

学者证实不同的季节手指血流速度不同，对寒冷引起的皮肤温度反应也不同。即使冬夏保持相同室温，仍表现出反应差异，提示血管运动中枢有四季节律。

3. 月节律

越来越多的资料表明在月节律方面，人体的体液代谢与月球引力的作用密切相关。妇女的月经是体液的一部分，月经的周期变化随月亮圆缺的影响而变化，在月经周期中，体温、激素、代谢、性器官状态等生理也有月节律变动。研究发现人体免疫机能也有月节律；人的出生率也有月节律，月圆时出生率最高，新月前后出生率最低。

（三）生命节律包括内源性和外源性

1. 内源性生命节律

内源性是在外界环境恒定条件下，体内所持续性的节律为自由运行节律，又称为生物钟（或称为体内钟），其不反映外界环境变化。

内源性起着比较重要的作用，如体温的变化仅有30%是外源性节律，而70%是内源性节律。观察表明，如果彻夜工作，到深夜体温仍然下降；如果一直安静卧床到早晨醒来体温也升高。另外有报告表明，因事故意识丧失的人，临死前仍然维持着体温。

2. 外源性生命节律

外源性是外界环境如光线、气温、饮食以及社会等影响，使体内所出现的节律。人类的日节律（或称为24小时节律）具有季节性。如体内的体温到了夏季，约于上午5点钟开始上升，春季约于零点开始上升，由此说明，高温和强光线对人类体温节律周期具有延长作用。

有专家认为，自然运行节律与地球自转周期（24小时）的时间有差异，人类生物钟的内源性周期平均25小时，比地球自转周期长一小时。然而人类生物钟每日按一定的时间复正，因此地球上的生物节律周期也是24小时，这种复正因素称为同步因素。专家认为，尽管体内的生物钟具有24小时不同节律，由于这种同步作用配合了地球自转节律周期，此特征称为"外源性同步"。

3. 顺应自然

顺应自然是道家保健方法的重要内容，老子说："人法地，地法天，天法道，道法自然。"贤人长寿秘诀是按照天地、日月、星辰的自然运行规律，适应阴阳升降变化，"春夏养阳，秋冬养阴"的保健方法，使之健康长寿。大自然是人类活动的场所，自然界存在着人类赖以生存的必要条件，自然界的变化直接或间接地影响着人体，使之发生相应的生理和病理变化。人类的生理病理变化不仅有其自身的规律性，而且与天地自然的变化规律息息相通，如某些生理现象的四季节律、月节律、日节律、气候差异、地理差异等已愈来愈多地被现代科学研究所证实。"人与天地相应。"人的生命过程是遵循自然界的客观规律而进行。历代长寿老人的经验均为起居、饮食规律的生活。

大自然保健方法有很多，包括生物钟保健、负磁场保健、森林浴保健、阴离子保健等，这些保健方法其实都和生态系统有关，并且从内部生态，向外延伸到环境生态、地球生态和宇宙生态。

（四）生命节律的正常运转是健康的保证

1. 不要人为地扰乱机体生物钟正常运转

人类在生存中会有各种干扰因素扰乱生物钟的正常运转。如不规律的生活习惯、环境中的不利因子等，其中包括日常饮食的习惯与结构。人体各种节律如果不能够正常运转，在各种功能中出现一至多种功能的节律紊乱，称失稳态，便会产生疾病，出现早衰甚至死亡。

2. 人类该如何保护机体生物钟的正常运转

由于人体的生、病理活动与自然界的时间过程的周期变化是同步统一的，因此，顺应时间节律进行养生就能够使人体机能与环境协调，也就是顺应自然则健康长寿，逆行自然便会生病、早衰。

（1）季节营养：《素问·厥论》说，"春夏则阳气多而阴气少，秋冬则阴气盛而阳气衰。"并提出饮食应该春多酸，夏多苦，秋多辛，冬多咸，调以滑甘，说明古人已经知道根据四时之变化，调配饮食。

一般掌握：

夏季脾胃薄弱：饮食宜清淡，以少食肥甘厚腻，多进瓜果蔬菜之类为佳；

秋季防凉燥：饮食以温润为宜；

冬季阳衰阴盛：宜多食性温之强壮食品；

春季系生发之时：气候温和，进食宜偏素。

（2）日营养：一日之内，也有"饱食即卧，乃生百病"之说法，从而提倡饮食宜早饱、午好、晚少为好。

现代动物实验发现，晚食高脂类饮食即睡，血中脂肪含量在夜间会猛增，而早餐和午餐进高脂类饮食，对血中脂肪含量影响很小，从而可减少动脉硬化症的发生。说明不同的时间摄取不同的食物可以起到强身健体的作用。"饮食有节、起居有常、不忘劳作"，这是古人行之有效的长寿经验，同时也符合生物钟养生学的观点。时间营养学认为，人类的饮食结构与习惯需要顺四时而适寒暑才能够生存。

二、因时择食保健康

（一）定时进食

按照正常生活的人们，早、午、晚三餐几乎在一定的时间进行，这是为什么呢？因为一项进食动作可以引起体内一系列的连锁反应：

进餐前，神经系统食物中枢兴奋，并指挥消化系统的功能，如胃肠蠕动、消化液分泌等，同时循环系统和呼吸系统的活动增强，加强养料和氧气的供给，以适应消化吸收功能。生物钟学认为，准时进餐可以带动许多节律准时运转，因此，定时进食可以形成许多节律最有效的动力定型。专家认为，人体的消化机能、各种酶的活动以及各种生理功能，都具有时间节律性，因此，只有适应这个规律才能够促进正常代谢，保证健康长寿。

（二）一日饮食

一日气温变化与四季气温变化相似，一日三餐可参照"上午养阳，下午养阴"进行调配。

早餐以阳性食物为主，阳性食物多属阳热的动物性食物，包括畜肉类、禽肉类以及辛热的植物性食物，味以辛甘为主，可以食用些乳类、蛋类等食物加上主食。午餐以阳性与阴性食物互相搭配。晚餐以阴性食物为主，阴性食物多属清滋的植物性食物，包括谷类、蔬菜、水果、水产食物，味以酸咸为主，可以多食用些素食。反之，如果早餐以阴性食物为主，那么人体会感到精神不振，由此影响了工作与学习。如果晚餐以阳性食物为主，那么人体会亢奋不宁，由此影响了睡眠。

一日三餐的数量分配上，应该参照上午主生长、下午主收藏的规律，早餐选择高质量、容易消化的食物；午餐食物的数量应该较多一些；晚餐的食物数量应该较少一些，即"早吃好，午吃饱,晚吃少。"同时应该注意避免阳性食物与阴性食物的极端,不要过于辛热或者过于清凉,味也不要过厚,也就是不要大甘或者大咸。

（三）顺应时令调养生息

《素问四气调神大论篇》提出"春夏养阳,秋冬养阴,以从其根。"这种"顺时摄养"的原则,就是顺应四时阴阳消长节律进行保健,从而使人体生理活动与自然界变化的周期同步,保持机体内外环境的协调统一。

《素问·厥论》说:"春夏则阳气多而阴气少,秋冬则阴气盛而阳气衰。"并提出饮食应该春多酸,夏多苦,秋多辛,冬多咸,调以滑甘,说明古人已经知道根据四时之变化,调配饮食。

自然界的节律变化中,除了以一日为周期的日出日落的明暗交替外,最明显的便是以一年为周期的春夏秋冬的四季变化。天地四时气候变化规律,有着春温、夏热、秋凉、冬寒,及春生、夏长、秋收、冬藏,不论季节交替,日升月落,都与生命的规律有关。这种年复一年井然有序地变化,使自然界的万物都能够按照节律不停地运动着,各种生物随着季节交替而显示出节律周期。

1. 人类顺应阴阳变化是养生的奥秘

人为什么要顺应阴阳变化养生呢? 因为天、地、人是一个整体,人与天、地是相应的。具体是,天下万事万物都是阴阳的运动,养生也要随着自然界的阴阳消长而变化。

阴阳消长的规律是:

一天之中的子时（夜晚23~1点）、一年之中的冬至是阴极;

一天之中的午时（11~13点）、一年之中的夏至是阳极。

阴极则阳生,阳极则阴长。就是说阴到了极点就会开始向阳转化,阳到了极点就会开始向阴转化。阴极之后,进入阳长阴消阶段;阳极之后,则又进入阴长阳消时期。

卯时是一天中的5~7时,是一年之中的春分;

酉时是一天中的17~19时,是一年之中的秋分。

从子到午为阳时,从午到子为阴时。

中医学的经典巨著《黄帝内经》早已指出四季养生的方法,而这些方法也是遵循四季阴阳消长的规律进行的。

2. 顺应时令调养生息

《素问·四气调神大论》篇指出:"所以圣人春夏养阳,秋冬养阴,以从其根……"从理论上说明了顺应时令调养生息的重要性。这种顺应,不应是被动的顺从,而应该主动的因势利导,调摄养生。

（1）春天是气候温暖的季节,阳气初生,万物经过冬眠又开始生发成长并活泼兴旺,春季系生发之时,进食宜偏素。

（2）夏天是气候炎热的季节,阳气旺盛,万物繁茂。夏季脾胃薄弱,饮食宜清淡,以少食肥甘厚腻,多进瓜果蔬菜之类为佳。因此人于春夏阳盛之时应晚睡早起,动多于静,保持形体装束的宽松状态和轻松旷达、无忧无虑、心情愉悦的精神状态,以使人体之气适应阳气生长的时序变化而升发成长。

（3）秋季是天地之气由升转降的清肃收敛的季节,宜早睡早起,安神宁心,以顺应秋天的清降之气。秋季防凉燥,饮食以温润为宜。

（4）冬季是天气寒冷而万物蛰藏的季节,宜早睡晚起,以使神气内守,而不致使阳气受到扰动。冬季阳衰阴盛,宜多食性温之强壮食品。

人的精神意识活动与人体的脏腑功能息息相关,顺应四时调节精神可以影响内脏节律使之与外界节律协调而保持健康的状态。如果违反了正常的时间节律,将使人体的适应能力减弱,出现不同的时令性疾病。

（四）营养学提出"因时择食"的观点

人类需要顺四时而适寒暑。

日常饮食中随着时间的变化,根据个体的生、病理情况,针对性地选择食物,如冬季一般采用热性食物;夏季一般采用凉性食物。

1. 因时择食迎新春

春季是万物生发季节,也是一年之始,大地一片生机勃勃。在这个春暖花开的季节里,人体的生理功能和新陈代谢非常活跃,《黄帝内经》提出:春三月要夜卧早起,披发缓行,广步于庭(到庭院中散步),以使志生(使志气生发)。中医认为:逆之则伤肝,夏为寒变,奉长者少。意思是伤了肝气,春天会生痿病。奉长者少(降低了适应春天的能力)会降低适应夏天的能力。春季人体肝气充足少食辛味食物,如葱、姜、蒜等食物。

多食甘味食物以养脾气,如绿豆、黄瓜、苹果等食物;多食酸味食物,如橙、柚等食物。总之,在阳气升发的季节里,饮食宜清淡,可以多采用甘凉食物,而不宜多食用油腻性食物,防止体内积热。

营养学认为,老年人的春季饮食必须适应自然界的温和气候。

（1）保证平衡膳食的基础上,还需要多补充一些含有维生素B族丰富的食物,如粗杂粮、深色蔬菜、豆类、动物肝脏、蛋类、乳类、坚果类等。

（2）春季常常处于食物的青黄不接,尤其是蔬菜水果类的数量和种类均不足,这样就容易造成维生素C的摄入不足,因此,应该尽量多选择一些含维生素C丰富的食物。

（3）春季也是疾病萌生的季节,因此应该注意在日常饮食中少食用生冷、刺激性等食物。根据各自的身体状况,选择一些有利于健康的食物,如对于胃寒者可以早晚喝些生姜汤;患有哮喘病者可以经常服用些蜂蜜、姜汁水等。

2. 因时择食占三伏

酷暑盛夏,在天为热,在地为炎,炎热的气候使人出现食欲缺乏、头晕眼花、恶心乏力、口渴心烦、同时由于大量出汗还会导致中暑。

古代医家强调,"春夏养阳"也就是春生夏长,因此夏三月保养阳气。夏天是阳长阴消的极期,夏天主长,万物茂盛,心气内应,养生应该以养心为主。要使气得泄,当汗出就汗出,因为夏天属阳,阳主外,所以汗多。逆之则伤心。正如《黄帝内经》所说:夏三月要夜卧早起,无厌于日(不要怕阳光),使志无怒(心情要愉快),使气得泄(不要闭汗),若所爱在外(多到户外活动)。

夏季心脏功能旺盛,心火过旺容易制约肺气,由此夏季不可多食用补心之品。应该增加辛味食品以养肺气。如气管炎患者在夏季的饮食保养可以减少冬季发作;心血管疾病患者的饮食保养可以使其安全度过夏季等。

营养学认为:由于体内为了适应外界环境,从而出现一系列的生理变化。如体内各种营养素的消耗增加;出汗引起的体内水分和矿物质的丧失;代谢增高引起的维生素大量消耗;由于体内电解质紊乱和循环系统的改变,使得消化酶和消化液分泌减少,从而消化系统功能减弱等。

因此,为了保证身体的健康减少疾病的发生,合理的饮食结构十分重要。

(1)出汗可以引起体内失水。如果补水不足则容易引起脱水。夏季不仅需要及时补水,同时还需要定时补水,不要待口渴的时候才补水,此时体内已处于脱水状态。

(2)大量出汗不仅失水,同时还使各种矿物质也随之丢失。如钠盐的丢失容易引起"低渗性脱水"。临床认为:一日出汗 <3L 补充食盐 15g/d;出汗 3～5L 补充食盐 15～20g/d;一般掌握在三餐中稍咸些。大量出汗可以导致体内缺钾,从而产生倦怠无力、精力和体力下降,严重可以引起体内酸碱不平衡,出现代谢性酸中毒,因此,应该多食用些豆类、蔬菜和水果等含钾丰富的食物。大量出汗可以使氯离子随汗排出,而氯离子和氯离子合成盐酸,盐酸又是胃消化液的主要化学成分。因此盐酸的减少使胃酸浓度降低,致使胃的屏障功能削弱而容易感染疾病。因此应该多食用些含氯丰富的食物,一般动植物食物均含氯。

(3)夏季的高温使体内的代谢增高,从而加速蛋白质的分解。汗液中含有多种氨基酸,其中 1/3 为必需氨基酸,因此补充足量的蛋白质十分重要,在日常饮食中适量食用些蛋类、乳类、瘦肉类、豆类等。

(4)夏季由于代谢增高,各种维生素也大量的消耗。因此应该多食用些新鲜蔬菜水果,同时还可以提高耐暑能力。盛夏的水果种类多又香甜,可使人们度过一个充满果香的夏季。

(5)夏季由于基础代谢率提高而增加能量的消耗。因此需要增加 10% 左右的热量,主要是增加些主食量,并且注意粗细粮混合食用。

(6)夏季需要清补。减少脂肪性食物的摄入。

(7)夏天食欲下降,高温又让食物容易腐败,造成腹泻。因此夏季应该注意食品卫生,防止胃肠道疾病,包括急性胃肠炎、细菌性食物中毒、痢疾等症。

(8)中医认为:胃喜暖而恶寒,寒必伤脾胃,因此千万不要贪食凉性食物。凉拌食品、冰冻食品、清凉饮料等要控制食用。据了解,一位冠心病患者在一个伏天的中午,由于热的难受,就一口气吃了 500g 从冰箱里取出的西瓜,10 分钟后突发急性心肌梗死,险些危及生命。有些儿童在夏季多发咳嗽、咳喘、厌食等症,其重要的一个原因就是过多进食冷食。

(9)夏季的防暑降温食物如下:绿豆汤解热毒止烦渴;绿茶清暑热;西瓜性寒消暑除烦止渴生津利尿;冬瓜性寒清热养胃生津解毒;苦瓜除热去暑;黄瓜清热利尿;茄子清热除湿;大蒜杀菌除毒。

3.因时择食防秋燥

秋季到了,秋高气爽万物成熟,此时的气候干燥,早晚凉爽中午烦热。秋天是阴长阳消的时候,所以要养阴为主。秋天主收,万物收敛,肺气内应,养生应以养肺为主。收敛神气,逆之则伤肺,冬为飧泄(完谷不化的腹泻),奉藏者少(降低了适应冬天的能力)。所以《黄帝内经》说:秋三月,要早卧早起,与鸡俱兴(与鸡一起作息),使志安宁,收敛神气。金秋季节,暑气渐欲消退,人们需要补充夏季的消耗,使日常饮食中的各种营养素含量达到均衡。秋季如果不注意饮食调理,容易引起体内代谢紊乱,继而出现疾病。如"秋燥症",其特点为皮肤干燥、体液缺乏、口干鼻燥、咽喉干痛、大便秘结,还常出现干咳少痰、久咳不愈等。

中医认为,秋季为肺气旺盛之时,肺喜清润,而秋燥伤肺,因此秋季需要滋阴润肺。日常饮食中应该注意少辛辣味食品,多酸味食品,因为辛属肺、酸属肝,以平肺气助肝气。我国古代医学提倡:秋季需要多温少寒,多食用温性食物,如绿豆芽、藕、水萝卜、腐竹、蚕豆、山药、鲜蘑菇、银耳、柿子、干红枣、核桃、花生、瘦猪肉、鲫鱼等;少食用寒性食物,如绿豆、冬瓜等。尤其在初秋时分,气候仍然炎热,有些人仍然喜欢食用冷食,这样容易伤害脾胃,因此更应节制食用冷食。

现代营养学认为:

(1)秋季需要多饮白开水、清茶和一些汤水,每日不少于2000~3000mL,补充体内的水分。

(2)秋季多食些滋阴、润肺、补液生津的蔬菜、水果、豆类等食品,如芝麻、乳类、糯米、蜂蜜、番茄、菠菜、梨、西红柿、柑橘、葡萄、大枣、萝卜、芝麻、莲子、银耳、蜂蜜、红豆等等。

(3)少食用辛辣食品,如葱、姜、蒜、辣椒、韭菜等刺激性食物,以改善脏腑功能,增加抗病能力。

(4)秋季各种瓜果成熟上市,老年人尤其需要注意因人而异选择各类水果,避免无目的、无节律地食用水果而损伤身体,更需要注意的是一定要选择新鲜水果,不可以食用腐败变质水果。

4.因时择食度寒冬

冬令节季气温由凉而寒,万物从收而藏,这些均属阴。肾气内应而主藏,养生应以养肾为主,逆之则伤肾。所以《黄帝内经》说,冬三月,万物闭藏,水冰地冻,无扰乎阳(不要耗散阳气),要让神气内守,要避寒就温,少出汗。必待日光(多晒太阳)。

人与自然界密切相关,人体的生理活动同样也有所收敛,因此冬季需要养阴,也就是养收藏之气。中医养阴观点:首先饮食勿贪寒凉,同时可以食用些温热食品,如鸡肉、羊肉、牛奶、大枣等食品。

由于人们体质不同,因此应该根据个体状况而辨证地进补。适当进补,进补量不超过身体需要,同时以缓补为宜。如鲫鱼、鲢鱼、海参、山药、莲子、大枣、桂圆、芝麻、鸡蛋、牛奶、栗子、胡桃、松子等食品,逐渐进大补之品,如人参、枸杞、狗肉、脏器等,尤其肾脏为宜,可以补肾。以平进补,也就是以身体平衡为目的,补阴不忘温阳;壮阳不忘滋阴;补气不忘养血;养血不忘益气。

营养学认为:冬季体内的各种生理功能降低,尤其老年人生理耐寒能力较差,更需要在饮食上加强自我保健意识,才能够促进神经－体液调节,增强自卫能力,保持体内自稳状态,方可安全地度过寒冷的冬季。

(1)在环境温度降低时,体内为了保证各脏器的正常运转,同时也为了适应散热的增加和衣物增加而加大了活动量,从而增加了热量消耗,因此在饮食上应该增加热量。如粮食类和食用油,人们在冬季往往喜欢吃荤食,可能就是这个原因。

(2)冬季体内代谢增加,由此糖原利用减少,血糖升高,因此需要补充外源性糖,主要是粮食类。

(3)各种氨基酸在体内为适应寒冷空气时起到重要作用,因此需要补充蛋类、奶类、瘦肉类、鱼类、豆类等含蛋白质丰富食品。

(4)在冬季往往蔬菜供应困难,品种少数量低,从而容易造成维生素和矿物质在体内的缺乏。随着经济发展,目前人们不仅保持传统的窖藏等储存蔬菜方法,同时也发展了温室、速冻等方法,由此不仅保证了人们在冬季也吃上四季蔬菜,同时还保证了一些营养素不被破坏。

(5)老年人往往在冬季尿频,由此造成体内失水较多,从而需要注意水分的补充。

（6）人们在冬季的户外活动大大减少而缺乏日照，再加上日常饮食中缺乏含钙和维生素D的食物，因此产生的骨质病增多。所以在适当户外活动的同时，还需要补充海产品、奶类、蛋类、芝麻酱等含钙、维生素D丰富的食品。

（7）老年人在冬季容易旧病复发，据国外资料统计，老年病发病率和死亡率在冬季是其它三季总和的四倍多。我国生物学家曾对128例脑出血患者进行研究，发现其中受冷空气影响的有116例，占91%。

人体受冷空气刺激后，交感神经兴奋，毛细血管收缩，血液循环阻力增加，导致血压上升，心血管张力增加，血小板和红细胞增多，硬化脆弱的血管经不起冲击，尤其老年人因脑血管和冠状动脉供血不足，因此容易发生中风或冠心病。另外，研究发现，77%的心肌梗死和54%的冠心病患者，对气候变化感受性有升高；寒冷的空气降低呼吸道抵抗力，破坏其防御能力，由此细菌、病毒容易入侵而引起气管炎发病。关节炎对气候变化更敏感，温度降低可以加重症状。总之，为了使机体内适应冬季的寒冷空气，需要在日常饮食中根据自身的生病理情况因时择食。

（8）冬季饮食原则：

①营养素齐全。主食为五谷杂粮相互搭配；各类果蔬多种多样；饮水要足量；菌藻类也是老年人的佳品；少饮酒不吸烟。冬季宜食富含维生素A的食物如禽蛋、猪肝、芝麻、黄豆、花生等。冬天为增加御寒能力，其营养应以增加热能为主，可适当多摄入含糖、脂肪的食物，多食富含维生素的食物。

②进补适量。冬季人体的外表血管收缩，而胃肠道供血增加，消化液分泌旺盛。人体在寒冷空气中甲状腺功能增强，去甲肾上腺素与肾上腺素分泌增多，从而作为热源的糖、蛋白质、脂肪的分解加速，促使组织细胞生物氧化而产热。因此如果忽略人体自身耐寒功能而热量摄入过多，尤其对缺乏运动、肥胖、心血管功能欠佳者，可能会带来不利因素。冬季需要多食低热量食品，同时注意不要过量进补，否则有害无益。

③对症进补。有的人听说某种补品有益便急于进补，这样有时会适得其反。据报道，某寺庙的和尚上山采药，挖出一棵野人参，回来后煮一大锅参汤，几个和尚同补，当晚都被送到医院进行抢救。因此为了掌握好我国传统习俗"冬令进补"，在进补前首先了解自身体质，根据生病理状况选择进补品。单纯血瘀型冠心病者，不宜进补人参等，因其可促使血液溶解纤维蛋白能力下降而血液凝固。另外还应该注意补品的用量和方法，如人参宜少量蒸服或嚼服；鹿茸宜研末吞服或丸、散剂服；补肾宜淡盐汤下等。

④吃饭接近体温为宜。中国人常说趁热吃，但温度过高不利身体健康，科学发现，经常吞咽太热的食物容易引发食道癌、胃肠疾病等。

三、生物钟

（一）生物钟规律

生物钟保健是指人的一切活动要与生物钟运转"合拍""同步"，是一种适应人体内部规律的生物调理法。值得注意的是，各种不良情绪与压力，会使生物钟的运转受到干扰而发生杂乱，只要违反身体自然的律动，就会造成严重的损害。

依照人体日钟时刻表，各时段生理状况都不相同：

23时：为生理低潮，睡觉的最佳时间；

14时：一天中第二个最低点，反应迟钝，精神困顿；

5时：起床时间，精神饱满；

7时：肾上腺荷尔蒙达到高潮，心跳加快，体温上升，血液加速流动；人体免疫功能特强；

10时：精力充沛，注意力和记忆力处于最佳状态，最适宜工作；

17时：工作效率再次提高；

19时：血压升高，情绪最不稳定；

21时：神经活动正常；晚间记忆力增强。

（二）生物钟老化机制

1. 生物节律振幅减小

生物节律振幅减小，各种组织器官功能减退。如神经组织萎缩导致神经传导速度减慢；消化吸收功能减弱导致肝脏解毒功能减退；心肌萎缩导致心功能减退。老年人醛固酮、睾酮、黄体生成素、昼夜节律振幅明显减小或消失，生物钟处于高潮期，可以抵消这些功能减退，但处于低潮或临界期，则有病变及死亡的危险。

2. 生物节律稳态损害

夜班工人体温、血压夜高于昼，睡眠昼夜颠倒，日积月累到一定程度使生物节律受到损害。

3. 同步因子减弱

同步因子如生活习惯、光照周期、定时进餐作用的减弱；退休后长期生活习惯被改变而不适应；户外接受日光时间减少干扰情绪节律，因此机体衰老与同步因子削弱是有关的。

（三）食物钟

英国剑桥大学营养专家提出的最新健康饮食法则，不仅要关心自己的盘子装的是什么食物，而且更要关心每种食物的最佳进食时间，只有遵从"食物钟"，才能吃得更健康。

1. 晨起一杯蜂蜜水

早上空腹喝一杯温的蜂蜜水是一种很好的保健习惯！不仅能防止便秘，滋养皮肤，还能健康长寿。蜂蜜水在补充水分的同时，也能够很好地补充维生素和矿物质；能够有效稀释早晨人体黏稠的血液，对于患有高血压、高血脂的人更是避免病情的突发；蜂蜜中还含有丰富的碳水化合物，保证身体有效地维持血糖水平，预防低血糖症状，对于晨练习惯的人有一定的功效。

2. 早餐前10分钟吃一个水果

"早上吃水果是金，中午吃是银，晚上吃就变成铜了。"这种说法得到了营养专家的支持。

人在晨起时提供给大脑的肝糖消耗殆尽，此时吃水果可快速补充人体糖分，并且水果中的各种营养素更容易被吸收，水果中的果酸还能起到刺激早餐食欲的作用。如果感觉水果生冷，可以先喝一杯热水。

适合餐前吃的水果最好是酸性不太强、涩味不浓的，像杨梅、橘子、菠萝、杏、李、山楂等可以刺激胃酸分泌，不宜早晨空腹吃。也可以选择在下午4点左右来吃水果，此时人容易饥饿和疲劳，水果的酸甜滋味可以神清气爽，有助于缓解紧张和烦躁的情绪。

3. 白天尽量不喝牛奶

早餐喝果汁比喝奶好，牛奶含催眠物质，早晨喝可能影响人白天的精力。果汁含有多种有机酸、芳香物质和酶类,可以刺激食欲,有助于消化,作为早上的开胃食品最好;一般早餐很少吃蔬菜和水果,所以喝一杯新鲜的果汁,可以补充身体所需的维生素和无机盐。需要注意空腹时不要喝酸度较高的果汁,最好先吃一些主食再喝,避免胃不舒服。同时喝果汁的时候要细酌慢品,不宜过量,除了早餐之外,也可以在两餐之间喝一杯果汁。

4. 早 7～8 点是最佳早餐时间

早餐吃燕麦,上午精力最充沛,不仅如此,美国临床营养学家的研究证实:只要每天吃一碗燕麦糊或燕麦粥,就能将高胆固醇水平降低 10%,并且使心肌梗死病的发病率降低 20%。也可以根据自己的口味加入一些坚果仁、葡萄干等,就会变身为美味健康的早餐了。

5. 选择在上午 10 点吃甜食

此时摄入的脂肪大部分会转化为能量被消耗掉,而不会在身体内囤积起来;此时吃甜点势必会影响午餐的食欲,有利于减肥;也可以选择在去健身房前、洗澡前、疲劳饥饿时、头晕恶心时进食适量的甜食,可以很快提高血糖水平,稳定情绪。总体来说,甜食还是不健康的,少吃为妙。

6. 中午吃辣食

德国医学专家说,人体消化速度在晚上 7 点后开始降低,胃壁细胞的防御能力也没有白天好。所以,如果想吃辣食,不妨放到中午吃,可以避免辛辣味道伤害胃壁黏膜。

7. 午餐半小时后喝黑咖啡

对于喜欢咖啡的人来说,午餐半小时后来一杯黑咖啡帮助消化、促进脂肪燃烧,而且不用担心会刺激胃。黑咖啡是健康的饮料,有分解脂肪、利尿、抗衰老、促进心血管循环的作用,热量也是超低的,一杯 100g 的黑咖啡只有 2.55kcal 的热量。为了不影响睡眠,注意每天 <3 杯,并且安排在晚餐前饮用。

8. 餐后 1 小时喝茶保健

此时喝茶不仅有助于消化,而且茶叶中的鞣酸也不会与食物中的铁结合成不溶性的铁盐,干扰人体对铁的吸收,诱发缺铁性贫血的危险性也就不存在了。实验证明,饭后马上饮用 15g 茶叶冲泡的茶水,可以使食物中铁的吸收量降低 50%,喜欢饮茶的人也尽量不要空腹饮茶,否则茶可以稀释胃液,时间长了容易引起胃炎。

9. 零食放在下午 4 点钟吃

营养专家指出,人在吃东西 4～6 小时后,能量便会耗尽,容易感到疲倦、头痛,甚至无法集中精力来工作。此时适当吃点富含抗氧化物质、低糖、低脂的零食,如低脂乳酪、花生、无花果、海苔、水果、果蔬干片等,不仅热量低,而且对于抵抗疲劳和缓解压力有显著的作用。对于午饭与晚饭间隔时间较长的上班族来说,零食也是这一段时间最好的能量补充。

10. 运动前 30～60 分钟补充食物

美国匹兹堡大学运动医学和营养学系主任莱斯利·伯恩希建议:为了达到最佳的健身效果,最好在运动前 30～60 分钟小吃一顿。健身前吃上一片涂有 2 茶匙花生酱的面包,所含的"好的"单式非饱和脂肪酸就能帮你持续地保持饱腹感,并向身体提供缓慢释放的碳水化合物,以保持良好的体力和状态;也可以选择一碗原谷类食品加脱脂牛奶,或低脂牛奶加一根香蕉,或一些奶酪搭配一个苹果。

11. 饭后 1～2 小时是喝酸奶的最佳时间

酸奶可以帮助消化,改善胃肠功能,但并不是任何时间喝都能有这样的好处。如果空腹喝时,由于人的胃液呈酸性,酸奶中的乳酸菌容易被胃酸杀死,酸奶的保健作用就会大大减弱。

一般来说,饭后1~2小时是喝酸奶的最佳时间,此时胃液被稀释,pH值上升至3~5之间,胃内的酸碱度最适合于乳酸菌生长,喝完酸奶后记得及时漱口或刷牙,否则容易伤害牙齿。

12. 香蕉是夜宵的最佳选择

晚饭吃得早,难免有一些人会感觉饥饿难耐,吃夜宵又担心会发胖。这种情况下,香蕉恐怕是夜宵的最佳选择了,香蕉除富含催眠的复合胺和N-乙-5-甲氧基色胺之外,还富有能使肌肉放松的镁,具有安眠作用。香蕉配合一杯酸奶,算是完美的夜宵。

13. 临睡前半小时饮用牛奶

早餐时来一杯牛奶?这种做法未必妥当。国外的研究发现,牛奶中含有两种催眠物质,如果在早晨饮奶,会影响白天的工作和学习。营养专家们通常建议:临睡之前半小时饮用牛奶,不仅可以避开晚餐消化时间,而且睡前喝杯温奶有助于睡眠,如果喝得太早,容易使人产生困意。

14. 晚餐时喝一杯白酒或者红葡萄酒

健康专家认为,在下午2点之前饮酒是不安全的,上午胃中分解酒精的酶—酒精脱氢酶浓度低,饮用等量的酒,人不仅容易醉酒,而且容易对肝、脑等器官造成较大伤害。最理想的做法是:晚餐时喝一杯白酒或者红葡萄酒,此时人体分解酒的酶相对多一些,有利于乙醇的分解,而且红酒还能帮助睡眠。空腹、睡前、感冒或情绪激动时千万别贪杯。

15. 自助餐顺序有讲究

先吃清爽的水果,然后喝一小碗开胃汤,再吃清淡的蔬菜,把胃充填大半,然后上主食,最后吃鱼肉类菜肴。这样避免了肥胖的麻烦,并且保证摄入足够的膳食纤维。

第六节　大脑营养

营养神经学在先进国家已经诞生。

人们认识到,大脑是一个在环境因素影响下不断变化的器官,食物中的各种营养素每天都在塑造大脑,人们只有通过合理营养才能改善大脑的功能。

人的智能包括观察、记忆、思维、想象、表达、动作、行为等。

美国有关专家曾对爱因斯坦的大脑进行研究,发现这位科学家的大脑容量与普通人一样是1350mL,大脑细胞数量大约140亿个,与普通人差不多,他超群的智力在于神经细胞供给营养的神经胶质细胞比普通人多70%,这项科研成果告诉人们营养对大脑是何等重要。"大脑营养学"在日本就是以如何应用食物营养改善大脑为研究目的的一门学科。

一、大脑的营养结构

人类大脑由三部分组成:脑干、大脑、小脑,最外面的一层厚厚的是大脑皮层。

1936年科学家发现大脑皮层由灰质成分、脂肪、矿物质等组成,其中脂肪含量大约占60%,脂肪中多为高分子脂肪酸——胆固醇;灰质成分主要为蛋白质。

（一）神经元

脑和周围神经的机能构成单位是叫做神经元的细胞。

由于神经元具有明显的独特机能，其代谢也与众不同。神经元最重要的功能是传递信息，除了感觉刺激的传递以及运动神经元的命令传递外，中枢神经的判断与记忆高级功能也是依赖信息传递来完成的。

神经元长的有 1 米，信号从一个神经元的一端传到另一端，以电冲动形成传导，神经元传递冲动是通过钠的细胞内流，钾的细胞外流，及从高浓度到低浓度侧的自由扩散来实现的。

（二）能量供给

维持细胞内外浓度差的能量是以 ATP 的化学能形式供给，对于整个大脑消耗的能量十分可观，大量的葡萄糖被大量氧所氧化以维持 ATP 的合成，于是氧的消耗量也占总耗氧量的 1/4。如果葡萄糖或者氧中有一个环节停止供给，数分钟就会导致神经元不可逆的障碍而失去功能，最终死亡。

（三）能量产生反应中起作用的维生素

表 3 - 1　能量产生反应中起作用的维生素

神经递质	与合成相关的维生素	与分解相关的维生素
乙酰胆碱	维生素 B_6、维生素 B_{12}、叶酸、泛酸	
去甲肾上腺素	维生素 B_2、维生素 B_6、维生素 B_{12}	维生素 B_2、维生素 B_{12}、叶酸
	维生素 C、生物嘌呤、叶酸	
肾上腺素	同上	
多巴胺	生物嘌呤、维生素 B_6	维生素 B_2、维生素 B_{12}、叶酸
5 - 羟色胺	生物嘌呤、维生素 B_6	维生素 B_2、维生素 B_{12}、叶酸

（四）脑细胞的数量与性质

智能高低的决定因素是脑细胞的数量与性质、细胞间的联络情况与分工合作情况。

妊娠 2～11 周胎儿开始脑形成；2～4 月是胎儿脑细胞生长高峰；直到出生后 3 年是脑细胞组织增殖"一次性完成"时期。此时期神经元已经达到成年人的数目，如果这一阶段营养不足或者营养结构与方式不科学，将影响脑细胞的分裂与发育，所以，3 岁以内的儿童脑细胞功能发育的早期对智能影响较大。

大脑的神经细胞分为活动细胞与休眠细胞，有的人先天活动细胞较多而成为天赋较高者；有的人先天休眠细胞较多而是所谓"低智商"者。随着年龄的增长而活动细胞逐渐下降，人的记忆力随之衰退。但是对于智商较低或者智能衰退者，经过提高用脑频率和补充良好营养，也可以唤醒一些休眠细胞而提高大脑的智能。

二、营养素是益智健脑的物质基础

研究表明，人类智商除了遗传、环境、教育等因素外，食物是大脑的物质基础。食物中的营养素支持着大脑的功能，脑细胞对营养素的需要比体细胞更敏感。然而，对于营养素的需要来说，正如美国一名医学专家说的："多年来大脑一直是一个被遗忘的角落。"过去，人们认为大脑在童年后就停止生长发育了。还有的认为在 20 岁以后脑细胞开始进行性地减少。近年,科学家经研究认为:在任何年龄脑细胞都会萌发出新的突触,形成新的联系网络。先天的脑细胞数目并不能限制智力,因为神经元网络和突触连接的数目可在后天建立。科学家的探索发现,人类可以通过营养及其他生活方式来影响大脑的化学过程。

目前发现以下营养素对脑发育起着十分重要的作用:

（一）脑是消耗大量能源的重要器官

虽然脑重量仅占人体总重量的 2% ,但是脑所消耗的能量却占全身消耗的 20% 。糖是大脑活动的能源物质,对大脑功能具有极其重要的意义,而脑内储存葡萄糖与糖原是有限的,因此必须定时通过食物补充。糖类以补充多糖类为主,也就是每日的饮食要达到主食的需要量。

（二）蛋白质是构成脑细胞必不可少的物质基础

蛋白质约占脑干重量的 30% ~35% ,是构成脑细胞组织必不可少的物质基础。

脑垂体分泌的加压素也称为"记忆素",加压素含有 10 种氨基酸,神经激素是多肽结构的蛋白质分子,因此蛋白质是从事复杂智力活动的基本物质,与记忆、思考、分析、理解等具有密切关系。美国学者通过实验证明:如果一个人的饮食中缺乏足够的蛋白质,而且这种状况延续几代,则后代智能严重降低。

有人检测学生考试期间的尿氮排出量,发现具有明显增多现象,尿氮是蛋白质的分解产物,由此说明学生考试期间用脑较多,蛋白质的消耗也增多,此时若不及时补充蛋白质,就会导致体内出现负氮平衡,使身体抵抗力下降,智力也受到影响。

（三）脂类是大脑重要的营养物质

人类大脑约 60% 为脂类,脂类中的类脂质(包括磷脂类)有 40% ~50% 不能由体内自身合成,必须从食物中获取。大脑发育所需要的脂类主要存在于植物油中,为不饱和脂肪酸,包括亚油酸与亚麻酸是合成磷脂的必需物质。

体内的乙酰胆碱是中枢神经细胞突触间传导刺激冲动的化学物质,是连接脑中的神经细胞的神经键,在人类用脑时就会分泌乙酰胆碱向神经细胞传递信号。乙酰胆碱的合成需要胆碱,美国一名博士发现,某些记忆力下降的老年人由于血液中的胆碱含量大为下降,由此循环到脑血管中的乙酰胆碱也减少。胆碱是以卵磷脂的形式存在于食物中,卵磷脂是一种含磷的类脂质,是生命的基础物质,是构成脑神经细胞和脑脊髓的主要成分,具有很强的健脑作用。

据了解,日本一名获得多项专利的发明家,他不仅有思考和毅力,同时十分重视饮食营养,在他的食谱中十分重要的食物之一就是富含卵磷脂的食物,包括鱼类、蛋类、豆类、瘦肉类、玉米、芝麻、胡桃、花生米、糙米、动物内脏等。卵磷脂在体内不能自行合成,只能从食物中获取。在选择脂类食物时,应该以植物性食物为主,动物性食物为辅。过多食用饱和脂肪酸或不饱和脂肪酸都有害于大脑细胞的健康。

（四）维生素是脑细胞代谢不可缺少的物质

专家将同样饮食条件下的毕业班学生与非毕业班学生加以比较,发现毕业班学生患维生素缺乏症较多。由此说明毕业班比非毕业班学生用脑多,从而体内维生素消耗也多。说明了维生素是大脑是重要的营养物质。

1. 维生素 C 具有增强神经细管通透性作用

早在 20 世纪 60 年代,美国专家调查发现:人类体内的血液中维生素 C 含量与智能关系十分密切。维生素 C 具有增强神经细管通透性作用,使神经细管向大脑输送营养物质能力提高,增强大脑含氧能力并激发大脑对氧的利用,从而改善大脑功能提高智能。维生素 C 具有促进铁吸收作用,从而防止贫血,使大脑获得充足的血液供给。维生素 C 还可以防止便秘。国外报道:长期便秘者影响智能,因为大肠中的微生物可以使肠道中未被消化的蛋白质分解为氨、硫化氢、组织氨、吲哚等有毒物质,从而影响智能。

2. 维生素 B_1 的缺乏影响脑细胞的能源供给

有关专家研究证实,维生素 B_1 与智能有关。维生素 B_1 参与体内糖的氧化分解,正常情况下神经系统主要从葡萄糖获得能量,体内如果缺少维生素 B_1,使糖代谢发生障碍,由此造成神经系统能源不足而影响智能。当糖代谢发生障碍时,其中间代谢产物(包括丙酮酸、乳酸)在血液中堆积而直接损害神经系统。糖代谢障碍影响脂质的合成,而脂质是细胞膜的主要成分,由此脑细胞膜也受到影响。体内如果缺少维生素 B_1 便不能够很好地维持髓鞘的完整性,从而导致神经系统的病变。

3. 维生素 B_6 缺乏影响蛋白质的代谢

专家指出,维生素 B_6 参与氨基酸与铁的代谢以及神经递质的合成。机体内如果缺乏维生素 B_6 会影响蛋白质的代谢,由此导致大脑功能损伤。

4. 维生素 A 促进脑细胞的生长发育

维生素 A 是细胞代谢与亚细胞结构必不可少的重要成分。因此注意维生素 A 的摄入可以促进脑细胞的生长发育。

5. 维生素 E 促进脑细胞新陈代谢

维生素 E 促进脑细胞的新陈代谢,由此保持脑的持续活力。维生素 E 是抗氧化剂,可以保护脑细胞中的不饱和脂肪酸不被氧化,从而保护细胞膜免受损害,由此可以延缓思维迟钝以及记忆力减退。

6. 维生素 B_{12} 促进蛋白质与核酸的合成

维生素 B_{12} 与叶酸均促进蛋白质与核酸的合成,因此与脑功能的关系密切。研究人员在临床实验中,给病情严重的先天愚型患儿 $50g/d$ 叶酸,结果表明患儿的一般精神状况立即好转。临床观察发现,体内缺乏叶酸的人可以引起贫血,由此使智能减退并产生记忆力减退。

7. 维生素 PP 促进神经传导

维生素 PP 是机体内电子转移系统起始的传递者。因此体内如果缺乏维生素 PP 可以影响神经传导。

(五)灵活的大脑离不开矿物质

1. 钙保持大脑正常状态

钙抑制大脑神经细胞异常兴奋性而保持大脑处于正常状态。同时钙中和酸性而保持大脑细胞不受损害。

实验证明,大脑缺钙可以引起大脑皮质萎缩,神经发育停滞,从而影响脑功能正常作用,临床出现情绪不安,脾气急躁,注意力不集中等症状。

2. 碘被誉为"智慧之泉"

碘是机体内合成甲状腺素的主要成分。如果孕妇体内缺乏碘而影响甲状腺素的合成,从而影响胎儿的神经系统和长骨的发育。近年来的调查发现,我国的弱智儿童有90%的发病原因是胎儿期缺乏碘,造成呆小症(克汀病)。

3. 铁影响血红蛋白形成

如果机体内缺乏铁影响血红蛋白形成而导致贫血症,由此引起脑慢性缺氧和葡萄糖供给不足,从而影响脑细胞和神经细胞的生长发育。

4. 锌是智慧元素

锌构成与记忆力息息相关的蛋白质与核酸必不可少的微量元素。锌是多种酶的激活剂,可以促进脑细胞组织的生长发育与兴奋性,因此足量的锌可以增强智能。据有关资料介绍,我国约有60%的儿童体内的锌含量低于正常值,这些锌缺乏的儿童智能发育不良,但是如果给予低智能儿童补锌后智商明显提高。

5. 硒保护脑细胞

据研究表明,微量元素硒与维生素 E 有着相同的作用,因此对脑细胞具有保护作用。

三、合理饮食益智健脑

(一)妈妈吃得科学生个聪明宝宝

妊娠期是胎儿脑细胞组织增殖的起点,胎儿脑细胞组织生长发育所需要的营养素必须依赖于母体供给。因此妊娠期不同阶段的饮食营养结构与方式,对胎儿脑细胞组织的生长发育极为重要。所以为了优生优育,未来的母亲们千万要吃得科学。

(二)母乳喂养好

母乳可以提供给婴儿不同时期所需要的各种营养素。据研究表明某些营养素,如某种必需脂肪酸在牛奶中几乎检测不到,而这些营养素对婴儿脑细胞组织生长发育具有十分重要的作用。哺乳期营养在“儿童营养”一节中详述。

(三)合理添加辅助食品

当婴儿从母乳中不能满足体内所需要的营养素时,就应该适时合理地添加谷类、乳类、蛋类、肉类、蔬菜水果类等食物。保证婴儿的脑细胞组织生长发育的需要。添加辅食方法在“儿童营养”一节中详述。

(四)合理饮食

1. 保证大脑的热量来源

每日的主食量根据体内的生理、病理需要而定,避免在日常饮食中出现主食少、副食多的结构不平衡现象。

2. 注意补充脑细胞生长发育所需要的各种营养素

一日三餐需要保证足量的蛋白质,补充含有丰富维生素与矿物质的食物,给以适量的脂肪。避免在日常饮食中动物性食物与植物性食物结构不平衡现象。

3. 注意补充富含抗氧化剂的食物

日常饮食中注意补充富含抗氧化剂的食物,如蔬菜、水果等食物富含维生素 C、维生素 E、胡萝卜素、锌、硒等营养素。

4. 一日三餐合理安排

一日三餐的分配量方面,应该避免晚餐多、午餐少的不合理现象。

（五）节制饮食

长期饱食者使大脑经常处于缺血状态,其原因是体内的血液集中供给消化系统,由于脑细胞组织的缺血使得所需要的营养素与氧气供给不足。同时,由于摄入量过多,造成体内的代谢产物增多而堆积,从而影响大脑细胞组织的生长发育。此外,由于长期饱食所造成的影响而损坏了细胞组织,从而促进了脑动脉硬化而引起大脑早衰。

儿童长期饱食可以导致"肥胖脑","肥胖脑"是由于脂肪在脑细胞组织堆积过多,使大脑的沟回皱褶减少而大脑皮层变得平滑。研究证明,人的智能与大脑的沟回皱褶多少有关,其越多智能越高。另外,"肥胖脑"使神经网络的发育下降,从而引起智能降低。

（六）减少食用酸性食物

正常人血液 pH 值(酸碱度)为 7.35~7.45。如果酸性食物包括精糖类、动物性食物等摄入过多,造成酸性代谢产物丙酮酸、乳酸等在体内堆积过多,从而引起酸性体质,严重者引起酸中毒。

当体内酸碱平衡严重失调时可以损害神经细胞,使其功能减退。尤其对于正处在生长发育时期的儿童影响更大,甚至容易引起脑部疾病。如果由于精糖类摄入过多便会消耗大量的维生素 B_1,同时影响食物的维生素 B_1 的摄入而造成维生素 B_1 的缺乏,导致糖类代谢产物排出障碍,由此损害脑神经细胞。此外也造成机体内钙大量消耗而引起钙不足,致使出现病态性大脑兴奋。

美国有关专家发现,喜欢运动的人在运动前食用高糖食物,在运动中常会影响大脑反应敏感性,出现肢体协调困难和反应迟钝等现象。临床上发现吃精糖过多的孩子容易出现反应迟钝、跌跤等现象。英国著名营养学家提出:"人类吃肉食过多仅能够发展体格,而使大脑体积变小,这种不良的生理变化将妨碍人类高智能发展。"

（七）科学安排进食时间

不少父母望子成龙,刚吃完饭就让孩子急于拿书本,殊不知这样不仅学习效率低,还影响身心健康。其原因是进食后大量血液进入消化系统,大脑血液相对减少,由此大脑思维活动相对迟钝,长此下去会导致神经系统与消化系统产生疾病。动物实验表明,学习后进食记忆力明显增强,正确率提高。

（八）当心伤害脑子的食物

1. 高盐

美国明尼苏达大学医院专家经过动物实验发现:高盐损害动脉血管而切断对脑组织的供血。

2. 铝

世界卫生组织(WHO)提出,过多的铝摄入可以造成运动协调失灵,记忆与思维能力减退,一般成年人安全量小于 60mg/d。

3. 铅

铅的摄入可以伤害大脑,长期大量饮啤酒可以造成血铅升高 30%。

4. 氧化脂质

氧化脂质可以促使老化色素产生破坏神经细胞。当油温 >200 度时和曝晒肉类、鱼类、花生等食物时均容易产生氧化脂质。

5. 糖精与味精

糖精与味精过量食用均可以伤害神经细胞。糖精以苯酐为原料提炼,世界卫生组织（WHO）提出用量 <0.015%。

6. 酒精

酒精可以伤害脑细胞致使脑体积缩小。

第七节　行为营养

在当前工业发达的国家,对饮食营养的着眼点,已经从确保身体健康进一步向确保精神健康迈进,然而精神行为营养学是新的研究领域,对其作用的机制研究则刚刚起步。早在19世纪初,就有人对食物与性情的关系进行过研究,他们选择熊做实验,让平日吃生肉的熊改吃面包,经过一段时间后,熊的凶猛好斗性情温驯下来。不仅熊如此,所有的食动物性食物的虎、狼、豹等动物性情大多是凶猛残暴,而食植物性食物的兔、羊、鸡等动物性情大多是温和驯良。前苏联学者丹尼列夫斯基曾经做了一个动物实验,将鸽子分为四组,分别喂豌豆、小米、熟肉、蛋黄并每周更换一次,经过观察发现,食豌豆的鸽子性格沉静安宁并温和本分;食熟肉的鸽子性格容易受刺激并打架斗殴;食小米的鸽子性格柔顺并胆怯怕事;食蛋黄的鸽子性格勇敢胆大并莽撞无礼,人只要靠近笼子便会猛扑啄人。后来研究发展到人,发现以动物性食物为主的西方人性情较为粗犷外向;以植物性食物为主的亚洲人性情较为柔和内向。还发现喜欢吃马铃薯的爱尔兰人和喜欢吃通心粉的意大利人,有自杀倾向的人要少于爱吃高蛋白质、高脂肪食物的人。美国医学博士图尔特·伯杰等提出:一个人的情绪包括喜怒哀乐与日常饮食密切相关。发现动物蛋白质类使人兴奋;糖类使人镇静;脂肪类使人烦躁等。在我国民间也流传着人们早已熟知的酒壮胆、茶提神、咖啡兴奋等。

近年,有关专家发现吃了香蕉后使人精神愉快,因此被誉为"快乐果",其原因是香蕉使大脑中的 5 - 羟色胺含量增加,由此使人快活。还有许多食物都能够影响或者干扰人的情绪。经过对人类大脑深入研究和对几千例病例的临床分析,脑生理学家和营养学家得出了确凿的结论:人类的精神行为除了与遗传因素和环境因素有关之外,人类的饮食结构也对精神行为具有一定的影响。

一、营养素对人类行为的影响

（一）蛋白质是构成中枢神经系统细胞组织不可缺少的原料

如果机体内摄入的蛋白质所含有的氨基酸比例不平衡,将产生各种情绪反应。如动物蛋白质中的酪氨酸、蛋氨酸使体内容易合成去甲肾上腺素,从而兴奋下丘脑与交感神经系统,经过反馈于大脑皮质而使人兴奋。因此,在日常饮食中应该注意蛋白质的互补作用,经常调换含有各种动物性蛋白质与植物性蛋白质的食物。

（二）人体的能量来源为糖类

1. 糖类摄入量过低

糖类的摄入量需要满足体内的需要,如果摄入量过低可以造成持续性低血糖,使脑细胞不能够获得足够的热量,便会产生种种精神与行为异常,如疲劳、抑郁、注意力不集中、情绪波动、无法自我控制、易怒、缺乏忍耐性，严重者可以发生暴力行为。多糖类可以增加色氨酸，其经过羟化、脱羧等生化反应生成 5 - 羟色胺，此物质可以使人平静。

2. 低聚糖摄入量过多

低聚糖由于糖的纯度提高，容易造成食糖摄入过多，导致热量过剩，会产生精神行为异常。低聚糖类提高肾上腺素水平，由此增加心跳速度、扩张气管、收缩血管，如果摄入过多可以造成颤抖和神经过度敏感并造成活动过度，同时可以丧失许多维生素与矿物质，引起代谢障碍，造成丙酮酸与乳酸在大脑组织中堆积过多，从而产生心理与行为的异常变化。

为了深入研究证实精制糖与精神行为的关系，刑事犯罪学专家进行了一系列研究，对174 名在押青少年犯进行了一次历时两年的调查实验，结果发现限制精糖摄入后，青少年罪犯的反社会行为发生率下降了 48%；攻击性行为发生率下降了 82%。这一调查进一步证实了精制糖对人的精神行为具有相当大的影响。据美国专家研究发现，逃学的孩子一般吃的白糖特别多，这也说明了精制糖摄入过多导致行为异常。总之，在日常饮食中对于糖类的摄入不仅需要满足体内需要，同时还需要避免摄入过多，应该以多糖类为主要供给，包括各种谷类，限制精糖类的摄入包括食用糖和糖类制品。

（三）脑与神经系统的发育和活动都需要维生素

1. 维生素 B_1

机体内缺乏维生素 B_1 可引起末梢神经异常。如多发性神经炎、性情急躁、精神错乱、记忆力减退、精神不集中等，多数人表现为抑郁症。

2. 维生素 B_2

机体内缺乏维生素 B_2 常会产生情感性疾病，如抑郁症、懒散等，如果注意补充后便可以消除症状。

3. 维生素 PP

机体内缺乏维生素 PP 可出现痴呆、烦躁、抑郁、健忘、失眠、感觉异常等。儿童可以出现注意力不集中、时怒时哭、爱发脾气等。严重者可以产生性格改变、狂躁、猜疑、幻想等精神症状。维生素 PP 缺乏常常伴有维生素 B_1、维生素 B_2 的缺乏，而且多发生在以玉米为主食的地区。

4. 维生素 B_{12}

机体内缺乏维生素 B_{12} 可引起知觉障碍、心情变幻、头脑不灵、记忆力降低、焦躁、妄想、幻觉等精神异常症状。

英国医生发现，自杀者的体内缺乏大量的维生素 B_{12}。经过研究确认，不仅有自杀企图的人体内缺乏维生素 B_{12}，在精神抑郁者中每 4 个人就有一个人缺乏维生素 B_{12}，当给予自杀未遂者服用大量维生素 B_{12} 后，这些人的精神状态大为改观，从而证实上述论点。

5. 维生素 B_6

机体内缺乏维生素 B_6 常常产生情感性疾病而出现抑郁症，临床证明，对精神异常者补充维生素 B_6 后具有明显的疗效。

6. 维生素 E

机体内缺乏维生素 E 可引起各种类型的智能障碍或者行为异常。临床观察认为，维生素 E 对近期发生的运动障碍具有治疗作用。

7. 叶酸

机体内缺乏叶酸是多种精神疾病的致病因素。研究表明,如果给患儿补充叶酸可以改善神经系统症状。

8. 泛酸

机体内缺乏泛酸可引起神经变性、表情淡漠、头脑不灵。

9. 维生素 C

机体内缺乏维生素 C 可引起抑郁症、孤僻、性格改变等精神障碍。

(四)各种矿物质对脑与神经系统的正常发育与活动密切相关

1. 钙

机体内缺乏钙可引起焦躁不安、过度兴奋并出现病态性行为异常,即使给以很小的刺激也会十分敏感,甚至产生严重的精神刺激症状。

2. 铁

机体内缺乏铁可引起贫血,而贫血与精神行为有关。20 世纪 70 年代,国内科学家通过实验发现,铁对行为功能紊乱有着重要作用,铁缺乏可能选择性地降低活动阈而引起不安、兴奋、破坏性行为。还发现机体内的铁储存与支持注意力的特殊神经生理过程有关。

国外有关专家经临床观察指出,给情绪波动和注意力不集中的少女补充铁,两个月后大多数少女的疲乏无力、情绪低落等症状消失。

3. 锌

机体内缺乏锌可引起性格行为怪癖,还有的出现异食癖。如专爱吃泥土、纸屑、头发等不能食用的东西。总之,饮食中的各种营养素直接影响人的精神与行为的变化,因此需要合理安排日常饮食,使食物多样化,保证营养素的比例。

二、食品污染对人类精神行为的影响

(一)食品添加剂污染

美国科学家提出,人工合成色素与儿童多动症有关。研究证明,某些人工合成色素作用到神经介质,影响冲动传导而导致多动症,当患儿停止食用含有人工合成色素的食品后,其反常精神与行为就得到改善。因此对于带色彩的食品包括黄色汽水、红色糕点等应该控制食用。专家研究发现,大量食用加入人工调味品、人工防腐剂等食品添加剂的食品,都可以在不同程度和不同方式方面表现出精神行为异常。

(二)金属物与农药污染

研究发现,受到农药或者铅、镉等金属物污染的食品,如果过多进入人体内,破坏支配行为的脑细胞,影响人的精神与行为。

三、饮食调理人类精神行为障碍

(一)当你脾气不好的时候

常烦躁、容易动怒、情绪不稳定等脾气不好的人,多是因为体内缺乏钙或者维生素 B 族。

英国一项有趣的试验证明,在行为不良的少年食物中增加含有钙丰富的食物,他们的攻击性与破坏性得到了改善。因此,在日常饮食中注意补充含有钙与维生素 B 族丰富的食物,包括虾皮、乳类、芝麻酱、海产品、豆类、瘦肉、粗粮等。

（二）当你心慌意乱的时候

在日常生活中，人们经常会出现心慌意乱的时候，此时如果补充含有维生素 C 丰富的食物，包括新鲜蔬菜水果等食物以增加体内的维生素 C 含量，便可以使你心情平静下来。

研究发现，当人体承受强大心理压力的时候，体内消耗的维生素 C 约有平时的 8 倍以上，维生素 C 具有平衡心理压力的效果。

（三）当你爱唠叨的时候

爱唠叨往往是由于大脑缺乏复合维生素 B，因此在日常饮食中注意补充含有丰富复合维生素 B 的食物，包括小麦胚芽、牛奶、花生、粗粮、豆类等，还可以采用蜂蜜调小麦胚芽的配方。

（四）当你胆小怕事的时候

胆小怕事的人往往是由于体内酸碱平衡失调，而且多是体内呈酸性体质。因此在日常饮食中应注意补充碱性食物包括蔬菜、水果、乳类、海产品、豆类等。少食酸性食物包括动物性食物、糖类等。还可以采用蜂蜜加果汁的配方。

（五）当你筋疲力尽的时候

人的精力与体力是有限的，往往在你过累的时候会感到筋疲力尽，此时应该注意补充含有蛋白质、维生素 B 族、维生素 E、钙、铁、植物性脂肪等丰富的食物。另外多食用碱性食物以降低血液与肌肉的酸度。此外花生米、胡桃、杏仁等硬果类以及胚芽等，这些食品对恢复体力具有神奇功效。对于脑力劳动和精神极度紧张而造成疲劳者，摄入适量糖类与蛋白质丰富的食物具有相当的抗疲劳功效。

（六）儿童孤僻症

中国目前有 50 万左右的儿童为孤僻症患儿，表现为智力与语言发育迟缓，缺乏情感反应，性格孤僻离群，常出现刻板重复动作。国外研究表明，孤僻症是一种精神神经性疾病，由于脑细胞之间缺乏传递信息的物质所至，此物质来自食物中的蛋白质。

专家还发现，孤僻症患儿的尿液中含有一种异常的肽，其是由于蛋白质代谢不全所至，因此认为孤僻症与蛋白质的缺乏与代谢有关。国外一项大规模的研究表明，发现酸性体质的儿童容易患孤僻症。从以上看出，对于孤僻症患儿的饮食调理，不仅需要注意补充含有蛋白质丰富的食物，同时还需要适量增加碱性食物，使体内血液 pH 值保持在 7.35 ~ 7.45 的弱碱性。

（七）儿童多动症

儿童多动症在医学上称为"轻微脑功能失调"，患儿表现为注意力不集中；缺乏耐心；情绪变化快；不遵守纪律；好做小动作；喜欢搞恶作剧等。

专家指出，多动症患儿多数为营养过剩，如动物蛋白质摄入过多，增加了体内的分解产物——含氮物质而有害神经细胞；又如精糖类摄入过多，使体内形成酸性环境而影响神经细胞正常生长发育。另外含甲基水杨酸钠类较高的食物，包括番茄、杏等，还有咖啡、酒、浓茶以及刺激性调味品等，以上均影响神经细胞的健康。从以上可以看出合理饮食与减少有害物质的摄入，是儿童多动症的重要治疗措施。总之，科学地饮食结构与良好的饮食习惯有助于精神行为的健康。

第八节　性功能营养

　　家庭是社会的细胞,经常不和睦的夫妻容易导致感情破裂,家庭瓦解。夫妻和睦需要志向、个性的协调,但是千万不能忽视性生活的协调。

　　长期营养不良的人容易引起器官以及内分泌的功能下降,甚至产生某种疾病而影响性生活,久而久之夫妻双方就会失去性生活的兴趣,甚至彼此之间产生厌恶感,由此给夫妻感情和家庭蒙上一层阴影。因此只有科学地安排日常饮食,及时地补充体内所需要的各种营养素,才能够保证性功能的正常,保持性生活的和谐使家庭幸福。

一、性功能的机制

　　性激素包括雄激素与雌激素。雄、雌激素均是由胆固醇转化而来,正常情况下雄、雌激素保持平衡。

　　胆固醇是由肾上腺皮质分泌,肾上腺皮质是在下丘脑(垂体性腺轴)支配下,下丘脑是在中枢神经系统支配下。胆固醇在酶的作用下转变成为盐皮质激素(醛固醇)、糖皮质激素(氢化可的松或抗炎松)、性激素,由胆固醇到激素的中间体或激素的前体－去氢表雄酮(DHEA)又转变成睾酮(男性为主)与雌二醇(女性为主)。女性体内卵巢调节雌二醇与孕激素两种雌激素。各种激素必须与蛋白质结合才能够发挥作用。

二、营养素对性功能的影响

(一)蛋白质

　　机体内蛋白质含量充足可以保证性器官的发育健全,性激素分泌正常,从而保证性功能的正常。充足的蛋白质保证男性精液与精子和女性卵子的正常。蛋白质含量高的食物包括蛋类、豆类、乳类、畜禽肉类等。

(二)维生素

维生素对机体性功能具有重要的作用。

1. 维生素 B_2

维生素 B_2 为细胞中促进氧化还原反应的重要物质,机体内如果缺乏维生素 B_2,可以影响性器官的功能,从而引起性生活障碍,如在房事时产生不快感。维生素 B_2 在蛋黄、牛奶、绿叶蔬菜、腐乳等食物中含量高。

2. 维生素 E

维生素 E 为调整性腺功能并具有增强精子活动的作用。维生素 E 在鱼油、植物油等食物中含量高。

3. 维生素 A 与维生素 C

维生素 A 与维生素 C 对性器官发育和性激素分泌具有重要作用,由此可以保证性功能的正常。维生素 A、C 在动物肝脏、蛋黄、绿叶蔬菜、胡萝卜、红薯、水果等食物中含量高。

4. 维生素 B_{12}

动物实验表明,大鼠体内如果缺乏维生素 B_{12},不仅体重增加受到抑制,而且睾丸萎缩、成熟精子减少,曲细精管萎缩,精原细胞变性。人体内的精液中维生素 B_{12} 含量在无精子症组比正常精子组明显低下。

实验报告证明,维生素 B_{12} 对生精供能的作用,在于提高精子形成过程中合成 DNA 与 RNA 的功能,促进精原细胞的分裂与成熟。维生素 B_{12} 在动物内脏、蛋类、腐乳、鱼类等食物中含量高。

(三)矿物质

1.钙

机体内缺乏钙,房事之后男性可以出现腰痛、手足抽动;女性可以出现腿痛、骨盆痛等症状。钙在虾皮、海产品、鸡蛋、牛奶等食物中含量高。

2.铁

机体内缺乏铁,房事后可以出现疲乏无力、气喘心跳、面色苍白等贫血症状。铁在动物血、瘦肉类、绿叶蔬菜等食物中含量高。

3.锌

锌具有"夫妻和谐"之雅号,锌参与男性生殖、生理过程多个环节的活动,包括睾酮的合成与运载;精子的活动与受精。

据分析,在男性精液与精子中锌的浓度约0.2%,锌对男性生殖系统的正常结构与功能的维持起着十分重要的作用。机体内如果缺乏锌,可引起男性性腺功能低下;睾丸变小质软;精子生成减少或者停滞;睾酮合成减少水平低下,由此性功能产生障碍而影响性生活。锌在牡蛎、动物内脏、豆类、马铃薯、粗粮等食物中含量高。

(四)高脂肪膳食

试验证明,高脂肪膳食可以降低血浆总睾酮与游离睾酮的水平,从而降低男性性功能。

男性肥胖症由于体脂增大而使雄激素较多地转变为雌激素,而较高的雌激素可以抑制垂体促性腺激素的分泌,致使睾酮分泌减少而影响性功能。女性肥胖症对性功能的影响在不同时期有所不同。青春期肥胖症对卵巢功能具有明显的影响,表现为卵泡发育不良等,由此显著影响月经周期与生育,同时由于促性腺激素分泌减少而引起性功能障碍。女性更年期是内分泌改变显著阶段,此时期卵巢雌激素与孕激素分泌逐渐降低以致消失,更年期肥胖症可以使女性提前闭经和出现更年期症状。

(五)饮酒

有人认为饮酒能够使中枢神经系统兴奋而引起性冲动。然而临床观察表明,长期饮酒过量的男性,有50%的人出现性功能障碍。

研究表明,乙醇可以通过多种途径对生殖功能造成损害,同时乙醇抑制性功能,其原因是乙醇对中枢神经系统的抑制,干扰了正常性兴奋的神经通路,使之无法建立正常性反射。另外长期过量饮酒可以导致血睾酮水平降低而引起性欲减退、阳痿等性功能障碍。

有关专家发现,50%~70%酒精中毒的患者有睾丸萎缩和男性不育,还可以使畸形精子的出现率增加,多发现精子的头部与尾部形态异常。女性酒精中毒患者,其月经异常、性欲低下,并由于卵巢功能障碍而不孕症发生率较高。

(六)吸烟

吸烟对人体的健康的危害早有公论,近年,国外有关专家认为吸烟可以导致阴茎供血不足而发生阳痿。

三、性功能的饮食调理

（一）蜜月饮食调理

新婚蜜月生活是甜美的，如果饮食调理不当，不仅影响夫妻的性生活，同时对后代的优生也至关重要。严格地要求从婚前两周开始，每日饮食应该注意补充富含蛋白质尤其优质蛋白质的食物，以提高男性精液与精子的质量；对女性在房事后出现的阴道出血也可以得到补充。同时还需要补充富含维生素与矿物质的食物，包括动物血、动物肝脏、海产品、各类蔬菜等，以减少房事后出现的一些症状。

（二）婚后饮食调理

有的女性婚后出现性淡漠、性交痛等性感觉异常现象。性淡漠是指缺乏性欲，有的女性虽然有性欲，但是每次性交不能够进入持久的高潮期。有的女性虽然激起了高潮却又得不到性快感的满足。性交痛是指在阴茎进入阴道之时感觉疼痛而使性交无法进行。性淡漠与性交痛的原因除了心理障碍和疾病因素以外，营养不良是一个重要因素，因此在日常饮食中需要注意补充富含优质蛋白质、维生素、矿物质丰富的食物。

男性在性交时出现阳痿现象是指阴茎勃起无力或者不能够勃起，由此影响房事的进行。阳痿的病因较多，包括房事不节、用脑过度、长期劳累、病后虚弱、服用某些药物等均可以引起性功能障碍而出现阳痿。阳痿患者多属于肾虚，可以选择以下具有补肾壮阳作用的食物：

1. 羊肉

羊肉温中暖下、益气补虚。

2. 羊肾

羊肾即成熟公羊的睾丸，其含有一定量的雄激素，具有补肾、益精、助阳之功效。

3. 狗肉

狗肉对脾肾虚、性功能减退引起的阳痿、早泄、遗精、不育等病症均有佳效。

4. 麻雀

麻雀肉、蛋、脑，自古被视为壮阳、益精、补肾、强腰的佳品。

5. 虾

虾对肾虚、阳痿具有明显疗效。

6. 韭菜

韭菜别名"壮阳草"或者"起阳草"，顾名思义是一种补肾壮阳的佳蔬。

7. 胡桃肉

胡桃肉即核桃仁，具有补肾固精、强阴起阳的作用，治疗肾虚所至的阳痿、遗精等。

8. 动物内脏

动物内脏其含有较多的胆固醇，适量食用可以增强性功能，同时有利于精液量的增加和促进精子的生成。

9. 滑黏食物

滑黏食物包括鳝鱼、海参、墨鱼、章鱼、木松鱼、泥鳅等均可以增强性功能，促进精子的形成。

10. 其他食物

芝麻、花生、豆类等均含有精氨酸,精氨酸是精子形成的必需成分。

近年,美国一名科研人员认为,每日饮用一杯咖啡可以增强性欲,提高性功能,其原因是咖啡因是中枢神经的性欲激发物质。

在世界各地,促进性功能的饮食方法很多:如西班牙人将芹菜作为"夫妻菜";希腊人将芹菜、辣椒、胡萝卜、羊羔肉、鹌鹑肉等视为两性彼此相爱的"春菜";阿拉伯人将葱头、蛋黄称为"催情物",认为它们可以使人产生性兴奋;中国民间流传着新婚晚餐吃煎鸡蛋的习俗,蛋黄中含有蛋白质、脂肪、钙、锌、铁及多种维生素,可补中益气、养肾益阴;印度人主张在性生活之前多食用鸡蛋、牛奶、蜂蜜煮的大米粥,其含有的多种营养素有利于增强性功能;法国人普遍喜爱喝加芹菜的巧克力汤,认为有助于提高性欲。

第九节　美容营养

中国古代医书《黄帝内经》中提到:心者,其华在面;肺者,其华在皮;肾者,其华在发;肝者,其华在爪;脾胃、大小肠者,其华在唇。现代营养学提倡:调整体内新陈代谢才能够达到健康的美丽,而不是单纯依靠化妆品、健美运动等,人体外形的美包括健壮的骨骼,丰满的肌肉,细嫩的皮肤,乌黑的秀发,这一切都需要科学的饮食调理。

皮肤像外衣,容颜肌肤的不同显示出不同的美。一般西方白种人以黝黑肤色为美,东方黄种人以白皙红润肤色为美。皮肤是表现衰老的最明显部位,随着年龄的增长,皮肤纤维的弹性下降,使皮肤渐渐地松弛,角质层渐渐地干燥,从而失去光泽。皮肤对营养失调最敏感,几乎所有的营养素缺乏症均可以在皮肤上留下症状。

一、营养素对皮肤的影响

(一)维生素对美容影响

1. 维生素 A 被称为"美容维生素"

维生素 A 对于上皮细胞的生长、调节皮肤汗腺、减少体内的酸性代谢物质对表皮的侵蚀,从而防止毛囊角化,使皮肤柔润富有弹性。减少皮肤干燥、粗糙、皱纹。选择食物包括动物肝、蛋黄、绿叶蔬菜、胡萝卜、红薯等。

2. 维生素 B_2 促进细胞生物氧化

维生素 B_2 参与蛋白质、脂肪、糖的代谢,具有保护皮肤的作用,使皮肤光滑润泽,并能够清除痤疮和色斑。机体内如果缺乏维生素 B_2 容易发生脂溢性皮炎、酒糟鼻等病症。选择食物包括动物内脏、蛋类、腐乳、鱼类等。

3. 维生素 B_6 参与代谢

维生素 B_6 参与蛋白质、脂肪、糖的代谢,维护皮肤的正常生理活动,其是抗皮肤炎症的重要因子。另外维生素 B_6 还具有使头发光泽作用。选择食物包括全麦粉、豆类、坚果类、马铃薯、扁豆等。

4. 维生素 E 具有抗氧化物侵蚀作用

维生素 E 能够促进末梢血管的血液循环,调节激素正常分泌,防止皮肤细胞早衰,保护皮肤的弹性使皮肤滋润,防止皮肤色素沉着,延缓老年斑的出现。选择食物包括植物油等。

5. 维生素 C 促进胶原合成

维生素 C 促进胶原合成,改善血液循环以保证对皮肤的血液供给,能够清除体内毒素,降低黑色素的代谢与生成。维生素 C 可以中断黑色素的生成过程,防治黄褐斑和雀斑的生成,使皮肤保持白嫩。选择食物包括新鲜蔬菜、水果等。

6. 维生素 H 参与代谢

维生素 H 参与蛋白质、脂肪、糖的代谢,促进皮肤细胞的生长,保持皮肤光泽,防治发生皮炎和皮肤粗糙,机体内如果缺乏维生素 H 则容易发生皮疹、脱发等病症。选择食物包括畜禽肉类、海鱼、胡萝卜、豌豆、菠菜等。

(二)矿物质对美容影响

1. 锌参与代谢

锌参与蛋白质、糖、维生素 A、核酸的合成与代谢,可以帮助皮肤进行自我修复,维持皮肤组织健康。选择食物包括牡蛎、整粒谷类、豆类、坚果类等。

2. 铜促使黑色素生成

机体内的酪氨酸酶催化酪氨酸转化为黑色素需要铜,机体内如果缺乏铜,会使黑色素生成障碍,从而使毛发脱色。选择食物包括芝麻、豆类、绿叶蔬菜、茄子、茴香、山药等。

(三)蛋白质保持皮肤健康

人体的皮肤与肌肉的营养成分是以蛋白质为中心,足量的蛋白质可保持面容的青春活力,机体内如果缺乏蛋白质可引起皮肤弹性降低,皱纹早生,头发干枯脱落。选择食物包括蛋类、奶类、瘦肉类、鱼类、豆类等。

(四)脂肪保持皮肤弹性

脂肪内含有多种脂肪酸,脂肪酸的适量储存可以增加皮肤的弹性而推迟衰老,机体内如果缺乏脂肪可以使皮肤松弛粗糙。如果摄入过多也可以导致皮肤老化,加重皮脂溢出。选择食物包括植物油、鱼油等。

(五)水分是最好的"天然美容剂"

水分能够帮助皮肤与其他组织进行水合反应,从而使皮肤滋润光泽。

二、不同年龄阶段的营养美容

不同的年龄阶段其生理特点也不同,因此需要针对性地进行饮食调理方可有利于美容。

(一)15~25 岁

此时期为青春发育期,油脂腺分泌旺盛,皮肤光泽无皱纹。但是由于油脂分泌较多,容易产生痤疮之类的毛囊性皮脂腺炎症及慢性炎症性皮肤病等。

饮食调理需要注意补充富含维生素 A、B₂、B₆、锌的食物。限制脂肪类食物、糖类食物、刺激性食物,包括肥肉、奶油、辣椒、大蒜、大葱、胡椒、巧克力、糖、可可、咖啡、油炸食品等,防止促进痤疮发生以及使其恶化而长期不消退。

(二)25~45 岁

此时期为发育成熟的鼎盛期,但是情绪不稳定,容易使面部表情肌过度张弛,逐渐出现皱纹,同时由于皮脂腺分泌减少而容易使皮肤干燥。

饮食调理需要注意补充富含维生素 C、B 族的食物。

（三）45 岁以后

此时期为内分泌和各种生理功能较前阶段逐渐减退期,皮脂腺分泌减少,皮肤容易干燥,肌肉开始松弛,逐渐出现皱纹。

饮食调理需要注意补充富含蛋白质的食物,保证各种氨基酸的供给,适量增加植物油以补充皮脂腺的分泌,同时注意补充富含维生素的食物,以延缓面部肌肉衰老。

三、介绍几种皮肤美容的方法

（一）凉开水美容

凉开水是含有空气很少的"去气水"。研究表明,开水自然冷却至 20℃ ~ 25℃ 时,溶解在其中的气体比煮沸前少 1/2,水的性质也发生了相应的变化,其内聚力增大。

水分子之间更加紧密;表面张力加强,这些性质与生物细胞内的水分接近并有很大的"亲和性",从而使凉开水容易渗透到皮肤内,大量水分的渗入,使皮下脂肪成为"半液态",从而使皮肤柔嫩。

经常饮用凉开水和经常使用凉开水洗浴,可使皮肤保持足够的水分而显得柔软细腻,有光泽并富有弹性。

（二）西瓜美容

古人称西瓜为"天然白虎汤",成分对人体的皮肤具有十分显著的营养保健作用,其中的维生素、胡萝卜素等物质能够促进人体皮肤的新陈代谢;其中的矿物质能够营养滋润肌肤,使皮肤滑润有光泽并防止早生皱纹。不仅食用西瓜对体内的肌肤有益,使用西瓜汁洗面或使用瓜白擦面及贴面等方法均具有皮肤保健美容之功效。

（三）牛奶美容

牛奶中含有丰富的蛋白质、矿物质等营养素,常饮牛奶可以健身与健肤。另外常使用牛奶面浴也起到润肤美容之功效。

（四）食醋美容

常食用醋可以使体内保持维生素 C 的含量,从而起到健身健肤的作用。另外可以在洗脸水中加些食醋洗脸,日久天长也可以使皮肤白皙柔嫩。此外,使用同样的方法洗发,也可以使干枯的头发变得光润柔滑。

（五）大米发酵液美容

近年日本人兴起使用大米发酵提取液美容,其洁肤、防止皱纹产生的效果颇佳。此方法对皮炎等顽症也具有奇特的疗效。

（六）果蔬汁美容

将蔬菜水果碾碎,制作成为面罩敷于面部。也可以使用其汁拌入少量的牛奶中同煮,再滴上几滴蜂蜜,这种自制的纯天然面霜长期使用可以起到润肤、除斑、防皱纹的效果,并且使皮肤细嫩、光泽、红润。

（七）部分美容食物

龙眼、枸杞、蜂蜜、香菇、海参等,常吃可使皮肤润泽光彩。

四、生发乌发的饮食营养

（一）生发乌发的食物

乌发食物包括核桃仁、大豆、麦芽、啤酒、酵母、大麦、大蒜、糙米、向日葵子、南瓜子、带鱼鳞油、黄豆芽等。

（二）食物外用治脱发

（1）生黄瓜片、生马铃薯片、鲜柠檬片等反复涂擦脱发部位的皮肤。

（2）黑胡椒煮水洗发。

（3）生姜、大蒜涂擦脱发部位的皮肤（适应于斑秃）。

（4）尖辣椒 20g 切细丝，用烧酒 50mL 浸泡 10 日，过滤后去渣，涂擦脱发部位的皮肤。

第十节　老年营养

衰老和退化是一个不可避免的自然规律，这是一个不可逆转的过程。

一、衰老学说与类型

根据遗传程序学说，人体的衰老在遗传上已经是"程序化"了的过程，因此衰老是不可抗拒的客观规律。这个衰老过程随着种族、社会环境和个体差异的种种不同而不同。衰老不仅发生在器官上，同时发生在细胞水平上。长期研究衰老的进展中产生了各种衰老学说，大致分为以下几点：

（一）老化程序

生物的寿命与衰老是按照体内规定的程序进行，如基因 DNA 编码程序、基因生物钟、代谢率的差异等。据日本东京老年人综合研究所的一项研究表明，细胞寿命随着年龄的增高而缩短，他们从某 36 岁男性左臂皮肤采取细胞进行培养，观察到有 66.5 次细胞分裂，待他到 47 岁时，取其右臂皮肤细胞进行培养，发现细胞分裂为 66.1 次。由于生物种系不同，一生度过的寿命特点也不同。

（二）机能减退

机体内随着年龄的增加其功能逐渐低下，包括继发于各种影响生物体反应、脏器调节、应激反应。从而产生的内分泌、神经等系统功能低下，遗传因子 DNA 不断受到损害，并且不断得以修复。然而随着损害的次数增多就难以修复为完美的 DNA，体内的免疫功能随之减退。

（三）变性物质

生物体的基本机能是保持分解与排除变性物质的功能，并且补充新合成的物质，这种物质代谢与代谢循环使体内得以保持内环境的稳定。生物体引起衰老不是在同化合成阶段，而是在异化分解阶段的过程中，包括代谢废物在体内蓄积，而体内不能清除或者不能彻底清除，从而使细胞组织遭受损害。

（四）自由基

是具有非配对电子的基因或分子，是正常生化过程中的中间产物。体内多种物质均可以产生 FR,医学中占有重要地位的是氧所产生 FR,称为氧自由基(Oxygen Free Radical,OFR)。

特别是氧化作用强,对核酸、蛋白质、糖均可以进行攻击性破坏,OFR 中以羟自由基(OH)对膜的攻击引起后果严重,可以破坏细胞膜,通透性增强,以至造成细胞死亡,因此OFR 成为衰老的重要因素之一。

从以上观点来看,每个学说都有正确之处,或许体内的老化是以上原因的共同结果,总之,衰老学说是一项尚待进一步研究的学说。

（五）血细胞形态

近年来,科学研究人员通过大量计算机显微血象检测发现:人体的血细胞形态体现了人类衰老表现。青少年人的血红细胞是圆润透亮、大小均匀、分散活跃的。而大多数中老年人的血红细胞是干瘪灰暗的,或结团成串,或变异畸形,呈现衰老病变的复杂状况。这一发现揭示出人体的衰老病变与血红细胞的衰老病变有着密切的关系。

二、人类寿命与质量

人口学一般将人口年龄划分为三种类型:年轻型、成年型、老年型。根据世界卫生组织(WHO)定义,一个国家的老龄化率,65 岁以上人口占全国人口的比率7%～14% 称为老龄化国家。联合国规定:发达国家 >65 岁者,发展中国家 >60 岁者称为老年人(根据人均预期寿命而定)。中国国家统计局在发表老年人口统计数字时,为了兼顾国内问题研究与国际统计数字相匹配的需要,以两种标准同时公布。

对老年期还可以再划分为三个阶段:年轻老人(young old)指 60 岁或 65～70 岁的老人;老老人(old old)指 75～90 岁的老人;非常老的老人(very old)指 90 岁以上的老人。中国划分老年期标准是:45～59 岁为老年前期,60～89 岁为老年期,90 岁以上为长寿期。

世界卫生组织(WHO)认为,每个人的健康与寿命,60% 取决于后天因素,15% 取决于遗传因素,10% 取决于社会因素,8% 取决于医疗条件,7% 取决于气候条件。

据调查,在老龄社会中,最重要的研究课题是老年病中的痴呆症和长期卧床。老年痴呆症多是由于脑血管疾病(高血压、动脉硬化、血栓栓塞等)和铅中毒。高血压是导致脑出血和脑栓塞的危险因子,老年人以单纯收缩期高血压发生率高,糖尿病与糖耐量异常者较正常者脑栓塞发生率高,特别是同时患有高血压,高血脂者。

长期卧床多是由于骨质疏松患者跌倒后引起的,在日本长期卧床者有 10%～20% 是此种情况。跌倒的原因有:肌无力、神经异常、一过性低血压、心律失常、关节疾病、糖尿病及甲状腺功能低下等疾病。

国际老龄联合会提出 21 世纪全球健康与养老新概念:

(1)从满足物质需求向满足精神需求发展。

(2)从古老长寿为目标到现代健康为目标。

(3)从经验养生向科学养生全面营养发展。

三、衰老引发器官功能改变

（一）机体成分改变

细胞的数量下降。突出表现为肌肉组织的重量减少而出现肌肉萎缩;体内水分减少,主要为细胞内液减少;骨组织矿物质减少,尤其是钙减少而出现骨密度降低。

老年体内脏实质细胞减少使脏器萎缩,水分、细胞固体(蛋白质)和骨骼中的无机盐减少等。

人体随着年龄的增长,脂肪细胞增多。体内脂肪的量与分布状态也会发生改变,近年已经认识到体内脂肪组织的分布状态同各种疾病有关,腹部尤其蓄积在腹腔内的脂肪组织,目前称之为上半身肥胖,或内腔脂肪组织型肥胖。此种肥胖型的高血压、糖尿病、缺血性心脏病等病症的发病率高,另外还可以使其原有的高血压、糖尿病等病症加重,也是脑梗死和冠状动脉疾病发病的诱因。

(二)代谢功能改变

老年机体内的基础代谢和氧的消耗率随着年龄的增长而降低,每增长 10 岁老年机体内的基础代谢和氧的消耗率便下降2%。从30岁到90岁以体表面积为单位计算约降低20%,因此老年机体内的基础代谢率较青壮年低 10%～15%左右。老年体内的合成代谢低于分解代谢,由于代谢不平衡而导致细胞的功能下降,从而造成各器官以及免疫功能的下降。

(三)水电解质

老年体内对外环境的适应能力降低,再加上体内各种营养素的代谢不平衡,因此容易造成水电解质平衡失调。

(四)心脏最大耗氧量下降

心脏最大耗氧量每 10 年降低 1%。心脏机能减退,心率减慢,心搏输出量减少,动脉硬化程度增加,血液流动阻力加大,血压升高。

(五)肺活量下降

肺活量下降40%,致使肺功能减退。

(六)脑细胞减少

脑是最先开始衰老的器官,约在 25 岁左右,大脑就开始了退化。脑细胞减少致使脑部脑组织逐渐萎缩。成人的脑重量约 1200～1500g。组成成分约有 77%是水分,10%是脂肪,其余则由蛋白质、氨基酸、糖 等物质所构成。

大脑新皮质位于大脑最外层,下方是大脑边缘系统,掌管感情、本能与短期的记忆等功能;接下来则是间脑,负责维持生命活动;中脑及延髓与意识相关;延髓下方与脊髓相连。中脑、延髓旁是小脑,负责调节动作的平衡与顺畅。大脑衰老所引起的疾病,最常见的就是帕金森症和阿尔茨海默病。

大脑在人老后仍然能够发展变化,持续的脑部刺激可使老化的大脑更为灵活。目前在 65～74 岁的人当中,有 45%的人免费为社会提供自己的技能。美国老龄问题学会第一任会长、现任国际长寿中心主管罗伯特·巴特勒博士说:"老年应当是充满梦想的时期,上年纪的人应当是文明中那些最美妙元素的保管者,应当是积极的向导、顾问、模范和批评。"

(七)肾细胞数量减少

40 岁以后肾脏逐渐萎缩,重量减轻,80～90 岁的时候,重量减少 20%～30%,体积较 20 岁的时候减少 20%～40%。随着年龄增长,各种疾病接踵来临,吃的药越来越多,肾脏的负担越来越重。肾细胞数量减少,肾单位再生力下降,肾小球滤过率减退,糖耐量下降。肾脏衰老以后,造成的困扰就会非常多,其中最典型的症状就是夜尿增多。

临床判断夜尿多标准:每夜 750mL 以上;每夜 2～3 次。或者夜尿超过白天尿。

(八)肌肉降低

肌肉降低22%致使肌纤维逐渐萎缩。

(九)体内脂肪组织变化

体内脂肪组织随年龄增长而增加,脂肪以外的组织则随年龄增长而减少,脂肪多储存在臀部和腹部。

(十)骨骼变化

骨骼出现骨质疏松,骨关节退行性变化。老年性颈椎病、腰椎管狭窄实际上都有骨刺等一系列因素参与,也就是骨关节炎。

(十一)免疫功能下降

病理性衰老主要是由于体内免疫系统功能降低所致。免疫细胞凋亡增加、非特异性和特异性免疫力下降,致使身体在识别和排除"异己"的生理反应下降。

(十二)抗氧化能力下降

致使自由基对人体细胞膜进行损害、导致细胞变异的出现和蓄积,衰老加快。

四、老年机体生理特点

老年人的生理特点主要表现为随着年龄的增加体内呈现出一系列退化过程,包括外表形态、组织结构和各种生理功能均有所变化,这种衰老在医学上称为生理性老化。老年人不可逆的生理功能衰退,自 30 岁起,每年大约丧失 0.8% 功能。

(一)老年机体各系统生理功能

1. 消化系统

消化系统的功能与营养的关系最为密切。

(1)老年舌头味蕾减少而味觉随之减退,齿龈萎缩、牙齿松动脱落而影响咀嚼,因此限制了一些营养素的摄入或者因囫囵吞枣而造成消化不良。

(2)老年体内的胃腺萎缩、肠道黏膜萎缩等生理改变使得胃液、肠液、唾液等消化液分泌减少,因此影响了营养素的消化吸收。老年人胃肠蠕动减慢,容易发生便秘,甚至肠梗阻。老年人各种消化酶,如唾液中淀粉酶、胃蛋白酶、胰蛋白酶、胰脂肪酶、胰淀粉酶等分泌均减少,如胃游离盐酸及总酸度均减低,导致食物的吸收及消化不良。人至老年胃黏膜可出现病变,导致萎缩性胃炎,容易进一步发生癌变。

(3)由于胰、胆功能降低而降低了胰岛素的分泌。

(4)肝血流量减少可达40%～45%,肝合成白蛋白功能减低,致使血清中白蛋白减少,对吸收的营养素在肝脏的转化代谢也产生影响。

肝脏的解毒功能降低,药物代谢速度减慢,容易出现药物中毒反应。

2. 心血管系统

心脏功能以每年 0.5%～1% 的速度降低,50 岁以上的人冠状血流量比 20 岁时减少35%,80 岁老年人心输出量只有 2.5L/min,仅为 25 岁时的 50%。老年体内的心肌弹性降低,心脏收缩力与心率均降低。血液的输出量一般平均每年下降 1% 。60 岁以上的老年人较青年人减少 30% ~40% ,由此影响了各组织器官的供血而造成了营养素运送的限制。

3. 泌尿系统

肾功能随年龄增加而降低,至 80 岁左右肾单位(含肾小球和肾小管)可减少 30% ~40% ,若再有高血压、糖尿病还会加速肾功能减退,至 80 岁时肾功能可能只剩余 1/4 ~1/5。肾血流量较青年人减少 30% ~40% ,肾脏的储备能力只有青年人的一半,80 岁的老年人肾脏重量较 40 岁的人减少 1/5。肾小球滤过能力也减低,因此不能够有效地清除代谢产物,重吸收能力下降,调节酸碱平衡的作用降低,约有 30% 的老年人存在生理性肾功能低下。另外男性老年人多数患有前列腺炎症,由此加重肾功能的恶化。

4. 呼吸系统

自成年以后肺活量以每年 0.6% 的速度降低,即每年减少 20 ~25mL,特别是在 45 岁后加速,至 80 岁时减少 50% 以上。随着增龄呼吸中枢发生变化,肺泡弹性下降,对肺脏的供血减少。换气吸气时间短而呼吸浅快,肺脏储备力减少,肺活量大幅度降低,肺脏的残留气相应增多。

5. 神经系统

由于大脑的老化,80 岁老年人颞上回脑细胞数降低 50% ,神经细胞突触数量减少,脑明显萎缩,脑细胞内脂褐质增多,使机体反应能力明显降低。脑血液循环减慢而脑供血量减少,从而神经传导速度下降而影响了思维、记忆、运动与协调。

6. 内分泌与免疫系统

在衰老过程中,细胞中的酶减少 15% ,激素状况也改变,T 细胞与 B 细胞降低,这些变化既受营养素的影响,又影响营养素的消化吸收。血清白蛋白含量减低,球蛋白含量增高,容易出现自身免疫性疾病。免疫功能老化主要涉及骨髓及胸腺的老化。人的胸腺在出生后两年内发育很快,由 10g 左右增重 40 ~50g,到老年几乎绝大部分被脂肪组织代替,中老年人免疫功能明显下降。随之而来的是 DNA 修复功能也衰退,因而容易发生肿瘤。

7. 其他系统

老年皮肤松弛,听力下降,视力减退等。

(二)老年人检查值特点

老年人存在明显疾病时临床症状出现较晚,然而当临床症状出现时大多已到了病情较严重的程度。同时老年人的疾病涉及多方面,而且常常合并几种疾病。

由于老年人在漫长的人生中有着不同的病史,个体差异较大,加上日常生活的行动能力不同,精神症状也受一定影响,同时由于接受药物的治疗较多,因此检查值有很大的差别。老年人血清中的蛋白质保持较高水平,胆固醇偏高都说明营养状况良好,这类老人长寿。老年人血红蛋白正常,也就是不贫血的老人是长寿老人的一个特征。

(三)老年人食用药物危险

老年人的肠胃功能减弱,然而对药物的吸收却无明显影响,因此在使用药物时应该慎重。老年体内药物与白蛋白结合能力同青壮年相同,但是白蛋白的浓度却低,由此在与药物结合竞争中引起副作用。老年人的肾排泄、肌酐清除率下降,超量使用药物可以增加肾脏的负担。老年人的肝脏代谢随着增龄而下降,因此容易使药物在血液中的浓度增高。老年人的细胞对药物耐受性下降。因此使用药物应该掌握剂量。

五、长寿老人的重要特征

目前,老年人营养不良已成为世界普遍存在的问题。法国,45万老人营养不良;英国,住院老人中60%营养不良;日本,1/3的老人营养不良;中国,60岁以上老人贫血患病率为21.5%。

长寿老人的实践经验告诉我们:缺乏营养的老人是不可能耐老而长寿。曾对城市和山区600例长寿老人(90~105岁)和老年人(60~69岁)进行血液生理值检测分析,发现长寿老人各项血液生理平均值基本都在正常范围内。

(一)人血白蛋白值

人血白蛋白值保持较高水平是长寿的重要特征之一。曾对城市和山区100例长寿老人16年长期追踪观察,1981年时100例长寿老人白蛋白值均为38.4g/L,追踪到第8年时,96例先后死去,剩下4例(后活到100岁以上)的白蛋白值均为41.7g/L,明显高于死去者水平。人血白蛋白偏高,说明肝脏功能尚未衰退,修补组织的蛋白质尚能满足身体要求,为长寿提供基础。

(二)血清胆固醇值

高龄期胆固醇偏正常值上限者,多耐老而长寿。对于肥胖和胆固醇过高的心血管病患者,对于85岁以上的高龄老人,血胆固醇增高者需要适当控制胆固醇摄入,但是应用降胆固醇药物宜慎重。

六、老年慢性病的特点

(一)病种相对集中

来自中国免疫研究中心的大量数据表明:有些老年人长寿不健康,人均患有2~3种疾病,不少人饱受疾病折磨,显然这样的长寿不是人们欢迎的。

(二)隐匿性大

流行病学研究,老年人一些疾病的早期不容易发现。疾病最初是潜在性的。如轻型糖尿病患者未必出现三多一少的临床症状;又如人体的动脉硬化每年1%的进展,血管70%硬化时未必出现症状等。一旦出现症状疾病已经发展严重。

七、老年体内营养需要

(一)热量与糖

1.减少热量的供给

老年人的基础代谢降低,同时活动也比青壮年人大为减少,因此需要相应地减少热量的供给以保持标准体重。如果长期热量过剩可以产生肥胖症,老年肥胖症容易引起许多疾病缩短寿命。热量摄入过低又可能产生营养不足。据统计,在战争年代和灾荒年代老年人的死亡率较高,其原因主要是热量不足而影响体内代谢。因此老年人需要热量的摄入量与消耗量相平衡才能够保证健康,并根据身体状况与病症情况而调整。

表3-2　中国规定了不同性别、年龄的老年人的热量供给量标准　　kJ(kcal)/d

年龄	极轻体力活动	轻体力活动	中等体力活动	重体力活动
男性(岁)				
50~59	9037.44kJ (2160kcal)	9623.2kJ (2300kcal)	11296.8kJ (2700kcal)	13388.3kJ (3200kcal)
60~69	8033.28kJ (1920kcal)	8786.4kJ (2100kcal)		
>70	7029.12kJ (1680kcal)	7531.2kJ (1800kcal)		
女性(岁)				
50~59	8368kJ (2000kcal)	9037.44kJ (2160kcal)	10460kJ (2500kcal)	13388.8kJ (3200kcal)
60~69	7363.84kJ (1760kcal)	7949.6kJ (1900kcal)		
>70	6443.36kJ (1540kcal)	7112.8kJ (1700kcal)		

2.糖的摄入种类应该以多糖类为主

多糖类包括米和面等谷类食物,控制低聚糖类食物,包括食糖和甜糕点等食物,该类食物能够使肝脏合成甘油三酯的作用增强,成为内源性甘油三酯的来源而使血甘油三酯增高。另外,此类食物还可以引起反酸、胀气、龋齿等病症。对于蜂蜜之类食物可以适量食用。糖的摄入量占总热量的60%左右,一般控制在300~400g/d。

（二）蛋白质

1.老年人容易发生负氮平衡

在衰老过程中,蛋白质总的合成与分解速率明显降低5%~10%,蛋白质代谢以分解代谢为主。老年人对食物蛋白质的利用也较差,因此老年人容易发生负氮平衡,出现低蛋白血症、水肿、营养性贫血等。由此蛋白质对于老年人是非常重要。

2.老年人注意补充优质蛋白质

老年人的消化能力减弱,肝、肾脏功能也降低,因此需要摄入优质蛋白质,也就是氨基酸的含量较齐全、生理价值较高的蛋白质,在摄入量上应该占总热量的12%~14%。一般掌握1.0~1.5g/(kg·d),其中优质蛋白质占总蛋白质的50%左右。动物蛋白质的生理价值较高,植物蛋白质尤其大豆蛋白质的氨基酸较齐全,豆制品容易被机体利用。日常饮食中植物性蛋白质(豆类)和动物性蛋白质各占一半为宜。

（三）脂肪

1.老年人体内容易脂肪积聚

人体在成年后去脂组织逐步减少,估计每10年下降6.3%,而这种减少相应地以脂肪组织增加来代偿。老年人对脂类代谢以合成、降解与排泄的能力发生改变,因此往往造成脂类在体内的组织与血液中积累。

2.老年人的脂肪供给量需要适量

过多容易导致热量过剩而在体内积聚,同时还容易造成血胆固醇和甘油三酯升高,使血液循环减慢,红细胞携氧能力降低,从而合并动脉硬化等疾病。脂肪摄入量过少不仅不能满足体内所需,同时又影响脂溶性维生素的吸收。

青年和中年人胆固醇的含量会随年龄增长而增加,70 岁以上的老人,胆固醇及许多抗癌微量元素 含量会随年龄增长而减至最低。因此老年人脂肪供给量占总热量的 20% ~ 25%,可以控制在 40g/d 左右。在摄入脂肪质的方面,饱和脂肪酸∶单不饱和脂肪酸∶多不饱和脂肪酸 = 1∶1∶1。其中动物性食物为饱和脂肪酸,但是鱼类含有较多的不饱和脂肪酸,很适合老年人食用。

日本营养学家提出:人至中年以后应该多吃些鱼,少吃些肉。烹调油宜用豆油、菜油、玉米油等植物油,以植物油为主,动物油为辅。胆固醇的摄取量应该 <300mg/d,由于胆固醇是体内的必需物质,完全忌食将会产生疾病,因此除了控制动物内脏、鱼籽等含有胆固醇高的食物外,需要适量摄入一些肉类、蛋类等食物,如鸡蛋可以每天 1~2 个。

（四）矿物质

根据老年体内的需要以及容易存在的问题,应该注意钙、铁、钠盐的摄入。

1. 钙

40 岁以后的骨骼发生变化,据观察,90 岁时女性的骨骼密度约减少 25%,男性约 12%,这可能与激素的改变有关。同时钙的摄入与吸收随着增龄而降低,故而骨质钙不断丢失,使骨重量逐渐减少,从而发生骨质疏松与骨质增生,容易造成骨折、身材变矮、腰背酸痛,尤其绝经期妇女发病率最高。

有人认为老年人体内钙质多了、有机质少了,因此骨骼变脆易折,这种观点是不对的。20 世纪末美国国立卫生院建议老年人与孕妇的钙摄入量为大于 1.5g/d,因此在日常饮食中应注意补充含钙丰富的食物,包括牛奶、海产品、芝麻酱、豆类及其制品、蛋类等。同时还应注意多做户外活动,以增加体内的维生素 D 含量而促进钙的吸收。

2. 铁

老年人骨髓中铁的储备量低,循环系统机能较差,血液中血红蛋白含量减少,由此老年人容易发生贫血。老年人铁的供给量宜为 12mg/d。在日常饮食中应注意补充富含容易吸收的血红素铁的食物,如动物血、动物肝脏、瘦肉类等。一般植物性食物虽然含有不少铁,但是不容易吸收。另外,维生素 C 提高铁的吸收率,因此还应该注意同时补充含有维生素 C 丰富的食物。

3. 钠盐

钠离子能够使水潴留,从而造成心脏负担加重,并且对肾脏有一定损害,因此摄入过多的钠盐容易引起水肿,心脏和肾脏功能减退。

一般老年人钠盐的摄入量控制为 8g/d 以下,患有高血压、冠心病等病症者一般为 5 ~ 6g/d。

4. 锌

流行病学研究表明,老年人体内缺锌较为普遍。其原因是,老年人的消化吸收功能减退,由此影响了体内对锌的吸收。此外,常见的老年病可以造成体内锌的缺乏。总之,老年人在日常饮食中不能忽视补锌,如粗制的粮食、海产品等均含有丰富的锌。

（五）维生素

国内外许多研究表明,老年人体内缺乏维生素相当普遍,而且是多种维生素同时缺乏。

其原因是,老年人消化吸收功能减退而影响了对维生素的吸收。另外,某些维生素为肠道菌群合成,而老年人的肠道正常菌群生长下降,同时,大部分老年人的进食量减少,从而减少了维生素的摄入。许多老年人多发病的发生与发展常与缺乏维生素有关,由此产生了恶性循环。

1. 维生素 A、C

老年人体内的维生素 A、C 水平降低,维生素 A、C 可以提高体内免疫力,增强上皮细胞黏膜和间质组织的防护功能。老年人由于在日常饮食中注意了控制高胆固醇食物的摄入,与此同时也降低了维生素 A 的摄入,因为富含维生素 A 的食物同时也富含胆固醇。另外,富含胡萝卜素的食物需要与脂肪同食才能够被体内吸收,而老年人对油脂类食物摄入量较少,由此也减少了胡萝卜素的吸收率,由此造成了老年体内缺乏维生素 A。

人到老年血液中维生素 C 含量逐渐下降,其原因是,一方面老年人消化吸收功能减退,另一方面老年人摄入蔬菜水果较少。维生素 C、E 具有抗氧化作用,可以降低血脂和血糖而防治糖尿病和冠心病,另外还具有抗肿瘤和延缓衰老等作用。随着年龄的增长,体内抗氧化活力下降,而老年体内脂质过氧化物增高,细胞内脂褐质沉着增多,因此老年人需要注意补充维生素 C、E。

2. 维生素 B 族

维生素 B 族在体内的代谢过程中起着重要作用,老年体内血液中维生素 B_1 含量不足,其原因是,一方面体内代谢功能下降,另一方面是由于肠胃功能下降而喜欢食用精细食物,从而导致体内缺乏维生素 B_1。总之,各种维生素的充足摄入不仅保证正常的生理功能,而且还具有一系列的保健作用。

（六）膳食纤维

老年人由于咀嚼困难等原因而影响了膳食纤维的摄入,由此容易引起便秘。但是如果摄入纤维素过多容易影响其他营养素的摄入,同时也影响消化功能。一般摄入量掌握在 $10 \sim 15 g/d$ 即可。

（七）水

1. 老年人容易饮水不足

老年体内反射缓慢甚至迟钝,因此口渴感明显减退。实验发现,老年人口渴感的敏感度仅为青年人的 1/2 或 1/3,因此老年人容易饮水不足。

老年人体内的水分随着年龄的增长而减少,水分严重减少可以导致脱水。老年人体内的水分减少影响体内的正常代谢,从而使消化液减少和代谢产物不能及时排除,容易引起血液浓缩而黏滞性增高,继而可以造成心脑血管疾病。糖尿病患者如果严重脱水,可以引起高渗性昏迷。老年人体内水分减少可以影响体温调节功能,还容易引起便秘,因此定时定量饮水有利于排便,同时足量的水分便于肾脏的排泄而防治尿结石的形成。但是水分如果摄入过多,不仅影响其他营养素的吸收,同时还会增加心脏和肾脏的负担而影响健康。

2. 老年人应定时定量饮水

保证老年体内的体液平衡是保证生命活力的先决条件,因此必须定时定量地饮水。一般饮水量为 $1000 \sim 1200 mL/d$,每次饮水量不宜过多,避免增加心脏和肾脏的负担。据国外报道,清晨发生脑卒中和心肌梗死较多,清晨饮水很重要。饮水为温白开水为宜,因其具有较强的生物活性而有益于健康。如果出汗较多,需要相应地增加饮水量。另外,还需要注意体内的需水量与环境、气候、活动强度和疾病有关。

(八)老年人每天需要的营养素

能量 2000kcal,蛋白质 70g,脂肪 40g,钙 1200mg,维生素 D 600IU,维生素 C 60mg,胆固醇 <300mg。

八、老年人日常膳食安排

老年人的合理饮食有两个最基本要求:一是要求饮食中的各种营养素之间必须保持适当的比例;二是在烹调配膳上应当照顾老年人的生理特点。

(一)保证食物多样化

1.营养全面

老年人应该做到科学用膳,食物多样化,不要偏食。各类食物只有互相搭配、取长补短才能够提高食物的营养价值,满足体内的需要。

2.食物种类合理分配

应该以植物性食物为主,动物性食物为辅。可以采取干稀搭配、荤素混合等制作方法。增加蔬菜与水果的摄入,可以将蔬菜制作为带馅食品,如包子、饺子等,水果可以制作为果汁等。

古代医家认为,老年人以食粥养生为佳,因此可以在日常饮食中多食些粥类、汤类等。适量食用胆固醇含量较丰富的食品,如鸡蛋、海鱼、动物内脏等,有利于延年益寿。老年人每天食用 100～150g 动物性食物、1～2 个鸡蛋,约折合胆固醇 200～300mg,约吸收 70mg,与人体内每天要合成 1000mg 胆固醇相比,对血清胆固醇影响不大。关键是在吃含胆固醇的食品时,多搭配一些富含维生素、微量元素和膳食纤维等降血脂食物,如新鲜蔬菜、水果、海藻类、食用菌类、豆类、杂粮、大蒜等食物,注意体育锻炼,有害胆固醇就不易积累。

3.增加富含抗氧化剂的食物

饮食中的抗氧化剂包括维生素 C、E 以及微量元素硒等,这些物质对抗衰老、抗病十分重要,增强机体免疫系统。因此,老年人应该多喝绿茶、菊花茶,多吃新鲜蔬菜、水果。日常饮食中建议老人每日饮三杯奶,获得每日必需的钙。

(二)观察体重及节制饮食

体重可以判断体内的热量摄入是否均衡。如果体重减轻又无病症,就需要考虑热量摄入不足,也就是摄入少而消耗多,此时应该增加热量的摄入。如果体重增加过多,就说明摄入多而消耗少,此时应该减少热量的摄入。

节制饮食对老年人的健康同样也很重要,目前各国专家对节制饮食与寿命的关系十分重视。早在几千年前中国著名医书《黄帝内经·素问》中就记载了"饮食有节"的有关论点,在民间也流传着许多谚语:"少吃多滋味,多吃坏脾胃""若要身体好,吃饭不过饱""每餐留一口,活到九十九""每餐八分饱,保你身体好"。在国外也有报道,美国一位生理学家在《人类长寿秘诀》一文中写道:"必须牢记切勿饮食过量,只要营养素平衡,就足以供给身体需要,使你减缓衰老的速度。"

节制饮食的主要作用是改善了老年体内的代谢,降低了老年病的发病率,有关专家对此认为与以下原因有关:

（1）生长发育推迟。

（2）减少脂肪堆积。

（3）降低代谢率，减少代谢产物。

（4）保持酶有效发挥作用，延缓免疫系统衰老。

（5）减少自由基的产生。

（6）减少垂体分泌促衰老因子，延缓老化症，包括白内障、毛发变白、头脑迟钝、体弱多病等。

（7）促进基因表达，保持基因不受环境损坏。

中国营养界建议热量供给量比青壮年人减少如下：50～59 岁减少 10%；60～69 岁减少 20%；>70 岁减少 30%。按照以上方法将摄入量与消耗量基本保持平衡，使体重保持在理想范围内。

（三）细嚼慢咽，避免一人进餐

长期保持细嚼慢咽的良好饮食习惯，可以增强骨骼、牙齿与结缔组织的健全和活力，延缓衰老，同时帮助食物与唾液充分混合，这样有利于消化吸收和防治癌症等病症。老年人如果经常性地一个人进餐，孤独的情绪将会影响食欲和消化功能。

（四）选择易于消化吸收的食物

为了适应老年体内的生理特点，需要将食物加工细碎软烂，肉可做成肉末，蔬菜应使用鲜嫩之品。在日常饮食中可以选择软饭、半流质或流质，包括牛奶、豆浆、馄饨、面条、稀饭、蛋羹等食物。在制作方法上以蒸、炖、烩、煮等为主。坚硬、油炸以及刺激性食品应加以节制，以减少对肠胃的刺激和脂肪摄入过多，注意少食甜食以避免血糖、血脂升高。老年人尤其要避免暴饮暴食。暴饮暴食不但会发生急性胃扩张、消化不良，还可能诱发急性胰腺炎、胆囊炎或胆结石、胆绞痛以及心肌梗死等。饮酒每次不要超过 50g，每次间隔 3 天以上，这样可以促进血液循环，改善肝脏功能等。

（五）定时定量、少量多餐的进餐方式

老年体内肝糖原的储存量减少，空腹久了容易发生低血糖反应，造成脑细胞受损。过饱饮食不但增加胃肠负担，还容易诱发心绞痛、胰胆疾病等病症。如果一次摄入大量的食物（暴饮暴食），会影响胰岛素分泌的调节，从而影响老年人的血压调节而造成食后低血压。老年人一般可 3 餐正餐和 2 餐加餐，这样既可以满足体内对营养素的需要，又不增加体内各系统的负担。

（六）饮食宜温忌寒

人体的胃肠是喜暖恶寒，尤其老年人多属虚寒体质，生冷的食物伤脾胃。食物的消化需要消化酶的作用，酶的功能与其所在的温度与酸碱度密切相关，老年人由于代谢降低，胃肠温度上升缓慢，从而使酶不能正常地发挥作用。

（七）少食盐多饮水

老年人的肾功能减退，为了使代谢产物充分排除，每日需要有足够的水分摄入。睡前要少饮水，避免小便过多影响睡眠，一般情况下保持尿量 1500mL/d。老年人常有肾动脉硬化，对体内酸碱平衡调节的储备能力较差，若食物搭配不当，容易引起酸碱平衡失调。所以老年人的膳食中应做好荤素搭配,做到酸碱平衡。饮茶水可以补充一些营养素,同时还可以防治一些疾病。摄入食盐量 6g/d,一般掌握食不过咸、菜肴清淡,酱菜类少吃。夏季出汗多可以适量增加食盐量。

（八）保持饮食酸碱平衡

老年人体内血液容易偏酸性,由此可以引起疲劳、神经痛、高血压、动脉硬化等病症,因此饮食必须注意酸性与碱性食物的搭配,尤其控制酸性食物在膳食中的比例。大部分的肉类、鱼类、蛋类、谷类等食物属于酸性食物,大部分的豆类、乳类、蔬菜类、水果类等食物属于碱性食物。

（九）食物宜鲜忌陈

老年人体内免疫功能减退,肝脏解毒功能降低,应避免食用腐败变质或者不新鲜的食物。同时还需要注意不食用焦煳的动物性食物,凡是含有添加剂的食物亦少食用为好,隔夜食物(包括存放在冰箱中的食物)必须加热后方可食用。

（十）"精"要适当,"粗"要适度

老年人多有牙齿松动或缺牙,或者有其他牙病,咀嚼困难。因此老年人常爱吃粗纤维少的和易于嚼细的食物。又由于受到"食不厌精"观念的影响,总认为吃的愈精细,营养愈丰富,愈容易消化。其实这样常常会造成老年人便秘。

所以应当强调老年人的饮食,既要照顾牙齿脱落、不能细嚼给消化造成不良影响的一方面,又要防止过分选用精细食物的偏向。适量吃一些含纤维素的食品。

（十一）少食糖多食酸

对于食用糖及其制品一定要控制,可以适量食用一些酸性食品,如食醋等。

（十二）冬季营养

据有关资料显示,老年人的发病率在冬季要比其他三季的总和高 4 倍多,老年人冬季容易出现四种症状:一是怕冷,小便频数;二是肠燥便闭,肌肤干燥瘙痒;三是视力减弱,迎风流泪;四是易于感冒,咳嗽气喘。冬季容易旧病复发,高血压患者的血压上升,脑卒中的死亡率增加,冠心病、气管炎、关节炎等患者的病情复发也较多。

老年人在冬季的饮食应该根据不同体质和病情选择食物。一般老年人冬季需要适量增加热量,可以增加主食数量。优质蛋白质充足,可以选择蛋类、瘦肉类、乳类等。适量的脂肪,控制油脂类食物。足量的维生素与矿物质,粗制粮食、海产品、食用菌、蔬菜水果等。冬天经常吃些羊肉,鱼、虾是以海鱼、海虾为主,海鱼、海虾的营养价值高,同时污染少。少食用或不食用鸭肉、螺丝、蚌肉、螃蟹等性凉、寒的食物。老年人脾胃虚弱,而生冷寒凉之物易伤脾胃,所以平时老人也应尽量少食或不食。冬季以青菜、大白菜、包菜、土豆、胡萝卜、洋葱、韭菜、南瓜、香菇、平菇、山药等性平及性温的蔬菜为主。

老年人喝茶也要相当注意。冬季可以喝红茶,也可以用红枣 4 粒、桂圆 2 ~ 4 粒泡茶(红枣要放铁锅中炒至表皮发黑,水冲泡时表皮自然开裂,红枣中的营养成分才能得到充分利用);如有上火症状时,可加枸杞子 4 ~ 6 粒,还可以喝姜枣茶(1 ~ 2 片生姜,4 ~ 6 粒红枣)。冬季苦瓜茶、苦丁茶、金银花茶、决明子茶这些寒凉的茶类不要再喝,或少喝。多吃粥类食物,经常用红枣、桂圆、核桃仁、白果、山药、板栗、空心莲子、松子仁转换着煮粥吃。

每天早晨 1~2 片生姜空口吃或就着早饭吃都行,可以祛寒湿,防感冒,止寒咳。

老年人冬季晨练后勿食过烫的食物,因为冬季晨练时体内出现"冷适应"状态,如果立即吞食过烫的食物,消化道毛细血管不能立即承受热刺激便会出现调节功能紊乱,甚至发生消化道出血,因此冬季晨练后先休息一下,喝些温开水再进食。

中国人喜欢"冬令进补",老年人应该因人而异辨证进补,进补前先对自身状况进行了解以便选择适宜的补品。一般老年人多为体质脾虚,宜平补而不宜大补,气虚者可以食用些木耳、海参、莲子、红枣等;血虚者可以食用些动物血、龙眼、猪肝、猪心等;阳虚者可以食用些狗肉、淡菜、核桃、红糖等;阴虚者可以食用些甲鱼、鸭、银耳、蜂蜜、芝麻、梨、海带等。

九、老年人理想膳食构成

一日各类食物的构成:

粮食(粗、细)300g;

蔬菜(绿、黄、红)400~500g;

牛奶250g(或豆浆)250g;

鱼、禽、畜类(取一类)100g;

豆制品100g;

水果100g;

烹调油 10~20g;

坚果类少许。

老人食谱宜丰富多变,各种荤菜每周内轮换着吃,保证各种营养齐全,蔬菜方面以时令菜为主,反季节的蔬菜少吃。在排除三高(高脂、高盐、高糖)饮食前提下,每天都要吃一些适量的蛋、鱼、肉、豆等优质蛋白质及从蔬菜水果中获得多种维生素及微量元素。

老年人的时间充裕,除适度运动外,重点应该放在用饮食调补身体上。根据老年人身体的弱点,饮食注意以下事项:一是,吃些软烂、易消化的食物;二是,水果每天保证一个橘子或橙子,或是一个苹果;三是,每天应喝 1~2 瓶奶、1~2 个鸡蛋,每周内都应保证有猪肉、牛肉、鱼、虾、鸡肉。

黑色食品如黑木耳、海带、紫菜,黑木耳属性微凉。黑木耳有凉血、润燥、利肠的作用,对于脾胃虚弱、大便不成形、腰酸腿疼的老人在冬天还是尽量少吃。海带和紫菜属性偏寒,适合夏天吃。

十、延缓衰老的食品

多吃粗粮、杂粮;常吃杂豆;经常食用大豆与豆制品;养成饮用牛奶的习惯;适当食用畜、禽、鱼、虾;有限度地吃鸡蛋(以每日或隔日食用一只为宜);蔬菜必须要吃够;适量吃坚果类与鲜果类。另外还应注意补充含核酸丰富的食品,如豆类、海产品、鸡肉、牛肉、动物肝脏等。少吃油脂、糖果与食盐;控制酒、咖啡与浓茶的饮入量;不吃带有有害色素的食品。

十一、老年人多尿症患者的饮食

老年人常常出现多尿症,其多是由肾虚所致,在选择食物时可以多食用些核桃、山药、甲鱼肉、鱼鳔、公鸡肉等。总之,长寿的饮食原则应该以平衡膳食为基础,结合个体的生理病理情况,以及所处的环境和个人的饮食习惯作适当的调整。

第十一节　儿童营养

一、儿童营养发育评价

标准身高:年龄×5+75

标准体重:年龄×2+8

正常血压:收缩压为年龄×2+80;舒张压为收缩压的2/3。

颅骨发育:前囟为1~1.5岁开始闭合;后囟为6~8周开始闭合;骨缝为3~4个月开始闭合。

牙齿发育:4~10月开始长乳牙共20颗;6岁开始换恒牙共32颗。

二、儿童营养

(1)热量: <1岁:440~460kj(1050~110kcal)/(kg·d);1岁:每3岁增加42kj(10kcal)/(kg·d);14岁:962~1200kj(2400~2900kcal)/d。

(2)蛋白质:母乳喂养:2g/(kg·d);人工喂养:3.5g/(kg·d);混合喂养:4g/(kg·d);1岁:男35g/d 女35g/d;2岁:40g/d 40g/d;3岁:45g/d 45g/d;5岁:55g/d 50g/d;6岁:55g/d 55g/d。

(3)脂肪: <6岁:4g/(kg·d); >6岁:3g/(kg·d)。

(4)糖: <1岁:12g/(kg·d); >2岁:10g/(kg·d)。

(5)水:10日:125~150mL/(kg·d);3月:140~160mL/(kg·d);6月:130~155mL/(kg·d);1岁:120~135mL/(kg·d);2岁:115~125mL/(kg·d);6岁:90~100mL/(kg·d);10岁:70~85mL/(kg·d)。

(6)钙:学龄前:600mg/d;小学生:800mg/d;中学生:1200mg/d。

三、婴儿时期的合理饮食

(一)母乳喂养

1.母乳喂养好

中国妇幼营养学术会议上专家们再次强调:母乳喂养应该引起社会各界极大关注!专家认为中国主张优生优育,因此婴儿营养应该重视起来。世界卫生组织和联合国儿童基金会也要求中国在2000年能够使纯母乳喂养4个月的婴儿喂养率达到85%,我国将每年5月20日定为"全国母乳喂养日"。中国很早就重视母乳喂养,并有着优良的传统。

中国古代医家就提出婴儿宜早哺乳。现代医学经过调查发现,婴儿哺乳时间越早就越能够提高免疫功能。然而近年来由于某些因素使母乳喂养率出现下降趋势,据统计,在大城市中母乳喂养率只有10%左右;中小城市以及沿海地区中母乳喂养率也逐渐下降。

健康母乳是婴儿健康成长最理想的营养食品。母乳成分最适合婴儿生长发育,其中蛋白质、乳糖等成分最适合婴儿的消化吸收。母乳还具有温度适宜、卫生、方便、经济实惠的优点。母乳喂养可以减少婴儿的疾病发生。据调查发现,6个月的婴儿呼吸道感染发病率在母乳、混合乳、人工乳喂养分别为19.1%、42.2%、30.2%;腹泻发病率是13.2%、19.4%、15.6%,由此说明母乳喂养可以提高婴儿的免疫功能。

2. 乳母的饮食营养

中医认为,乳母健壮其子亦健康。中国古代对乳母健康标准要求较高。明代《育婴家秘》一书中说:"选择乳母必取无病妇人,肌肉丰满性情和平者为之,则其乳汁浓厚甘美莹白温和,于子有益,乳母病寒者而乳寒,病热者而乳热,病疮者而乳毒,贪口腹者则味不纯,喜淫欲者则气不清,何益于子,故宜远之。"由此说明,乳母必须健康无疾病,尤其无传染性疾病方可哺乳。

(1)乳母必须摄入全面平衡的营养素。近年,中国科学家对不同地区的乳母进行的膳食调查结果表明,摄入的动物性食物较高,而含有维生素、矿物质的食物不足,存在着饮食结构不合理现象。

(2)乳母的蛋白质供给除了满足母体正常需要量外,额外还需要供给 20～30g/d 的优质蛋白质。在日常饮食中除了供给蛋类、乳类、瘦肉类等富含优质蛋白质的食物外,还需要多饮用牛奶、豆浆等,以促进乳汁分泌。

(3)脂肪的食物来源应以植物性食物为主、动物性食物为辅。供给量为 $1g/(kg \cdot d)$。

(4)哺乳期母体的维生素摄取量直接影响母乳中维生素含量。

脂溶性维生素与母体中脂质含量成正比,初乳中维生素 A、E、K、C 的浓度较高,以后逐渐减少;维生素 B_1 在初乳后逐渐增加;哺乳期母体中维生素 B_2、生物素含量不变;母乳中维生素 D 含量低,因此仅从母乳中获得是不够的。为了使乳汁中含有足够的以上维生素与矿物质,乳母需要食用鸡蛋每日 1～2 个;猪肝每周 1～2 次,每次 100g 左右。乳母需要多食用粗杂粮和新鲜蔬菜,同时避免"吃水果受凉"的做法。婴儿的颅内出血通常由于维生素 K 不足引起,由此可以推测母体中维生素 K 不足。美国有关专家的调查报告表明,服用过量的维生素 B_6 可以促进多巴转变为多巴胺,多巴胺是抑制催乳素释放的物质,由此使乳汁分泌减少,认为哺乳妇女与其服用维生素的药物,不如调节饮食满足体内所需要的维生素。

(5)乳母避免过多食用精糖类,包括白糖等食用糖。防止由于乳汁含糖过高而引起婴儿的不适(可以出血腹痛、腹泻、呕吐等)。

(6)乳母不宜食用酸梅、酸杏等酸涩的食物,避免乳腺收敛而不通畅。同时乳母也应该减少食用刺激性食物,并且少饮茶,禁饮咖啡、酒以及吸烟,避免影响乳汁的质量。

(7)任何药物的服用都会出现在母乳中,继而给婴儿的健康带来不利的影响,因此乳母应该谨慎用药。

3. 母乳喂养方法

(1)哺乳方式。初乳中含有免疫球蛋白很高,产后第一日比第六日高 17 倍,因此有的乳母将初乳认为是灰奶而挤掉的做法是不可取的。有的乳母在哺乳时,先喂几口左侧乳房又换喂右侧乳房,这种做法使婴儿不能获得全面营养素。一般乳汁在开始分泌时含有多量的矿物质与维生素;继而蛋白质与乳糖增多;到将近终了时脂肪增多,因此应该吃空一侧再吃另外一侧。如果婴儿一次吃不了,可以哺乳一次换一侧乳房。乳母喂奶前洗手、擦奶头,在喂奶时用手指按压乳房,避免妨碍婴儿呼吸以及由于乳汁流得急而造成婴幼儿呛咳。喂奶后将婴儿立起并轻轻拍背,使其吸入到胃内的空气逸出而避免吐奶。

(2)断奶时间。古代医术《大生要旨》中说:"小儿半岁以前只给与母乳吃,6 个月后方与稀粥",现代医学认为,母乳只能够满足 6 个月以内的婴儿体内生长发育所需要。目前一些发展中国家存在着一个习俗,就是延长母乳喂养时间。国外专家经过调查发现:12～24 个月的哺乳婴儿的身高与体重等项检查,正常组为 15.6% ;营养不良组为30.9%,由此说明,哺乳时间过长影响婴儿生长发育。婴儿于 10～12 个月断母乳最适宜,并且注意选择婴儿身体健康、气候合宜的季节断乳。

(3)哺乳时间。出生 4～6 小时的新生儿不喂奶,以利于母婴的休息。每隔 2 小时左右给予少许 5% 的葡萄糖水以保护大脑。出生 1～2d,每隔 3～4 小时喂奶一次,每次喂奶 2～4 分钟,利于乳汁分泌和帮助子宫收缩。出生 3～4d 以后,喂奶时间不用十分严格规定。出生 1～2 个月每隔 3 小时喂奶一次,每次喂奶 15～20 分钟。出生 3～5 个月 每隔 3～4 小时喂奶一次,每次喂奶 15～20 分钟。出生半岁以后每隔 4 小时喂奶一次,每次喂奶 15～20 分钟,力求夜间不喂奶。

(4)喂水时间。一般在白天两次喂奶之间喂温开水:第一周喂水量为每次 30mL。第二周喂水量为每次 45mL。第 1～3 个月喂水量为每次 60～75mL。第 4～6 个月喂水量为每次 90～100mL。8 个月以上喂水量为每次 120mL。水的温度与体温将近。

(二)人工喂养

1.代乳品种类

我国目前代乳品的种类包括牛奶、羊奶、植物性乳品。

表 3-3　配奶比例　　　　　　　　　　　　mL(g)/d

月龄	牛奶(mL)	水或 5% 米汤(mL)	糖类(g)	次数	每次量(mL)
1～2 周	100～200	100～200	15～30	7	30～60
2～4 周	200～350	150～250	15～30	7	50～80
1 个月	400	300	30	6～7	100～120
2 个月	500	250	30	6	125
3～4 个月	600	300	40	6	150
5 个月	700	300	50	5～6	180～200
6 个月	900	0	55	5	180
7～12 个月	800～900	0	60	4	200～220

2.喂奶方法

喂奶与喂水的次数、时间基本与母乳喂养相同;温度与体温将近,并且注意喂奶时奶嘴要充满奶以避免空气吸入胃内。

(三)辅助食品

1.什么是辅助食品

婴儿从以母乳(或者代乳品)为唯一食物供给,到完全依靠乳类以外的食物供给,这个转变时期为断乳过渡时期,在这个时期需要逐渐添加辅助食品。

婴儿到 4 个月左右时体重增加,胃肠道与肝脏等功能相对发达起来,同时对营养素需要量逐渐增加。这个时期婴儿会十分有趣地抓大人手中的东西吃。婴儿 6 个月左右时味觉发达起来,并且有吞食能力。婴儿发生的这一系列变化,如果仍然仅仅依靠母乳供给就远远不能够满足婴儿的需要。

2.添加辅助食品的原则

结合月龄从流质到半流质、到半固体再到固体,食物应该容易消化吸收,以利于婴儿的消化功能不健全的生理特点。喂辅食应该在喂奶之前,使婴儿有了饥饿感而容易接受辅食,同时还应该注意卫生以防止感染。

(1)每添加一种食品从少量开始,待适应后再逐渐加量。

如蛋黄从 1/4 开始,如无不良反应 2~3 天加到 1/3~1/2 个,渐渐吃到一个。

(2)由稀到稠,米汤喝 10 天左右,稀粥喝 10 天左右。

(3)从细到粗,由菜水—菜泥—碎菜。

(4)每次只添加一种食品,待婴幼儿适应后再添加另一种,并且注意各类食物的搭配。

(5)在孩子健康、消化功能正常时添加,出现反应暂停两天,恢复健康再进行。

3.添加辅助食品的内容

(1)新生儿满 1 个月,人工喂养儿 15 天,添加浓鱼肝油滴剂 1~2 滴,到 3 个月时增至 4 滴,每天分 2 次给。

(2)2 个月开始喂菜汁、果汁,先给 1 汤匙,以后逐渐增至 2~3 汤匙,上下午各喂 1 次。

(3)2~3 个月 同上再加乳儿糕或米糕、米糊(开始 1 汤勺,逐渐 3~4 汤勺,一天 2 次,<6 个月给以喂奶后,>6 个月代替 1~2 次喂奶)

(4)4~5 个月,浓鱼肝油滴剂每天渐增至 6 滴,分 2 次给。菜汁、果汁从 3 汤匙逐渐增至 5 汤匙,分 2 次给。4~5 个月,开始吃煮熟的蛋黄,从 1/4 只开始,将其压碎放入米汤或奶中调匀后喂,等适应后逐渐增至 1/2 只。4 个半月起可试喂煮得很烂的无米粒稀粥,每天 1 汤匙,或消化情况良好从 5 个月起每天 2~3 汤匙,粥里可再加半匙菜泥,分 2 次给。

(5)6~12 个月浓鱼肝油滴剂每天保持 6 滴左右,分 2 次给。煮熟的蛋黄增至每天 1 只,过渡到蒸鸡蛋羹,每天半只。稀粥可由稀增至半稠,每天 3 汤匙,分 2 次给,逐步增加至 5~6 汤匙。粥中可加菜泥 1 汤匙,可稍加些调味品,如果断奶食品吃得好,可减去 1 次奶。

(6)7~8 个月过渡到整只蛋羹。每天喂稠粥 2 次,每次 1 小碗(约 6~7 汤匙),加菜泥 2~3 汤匙,逐渐增至 3~4 汤匙。粥里可轮换加少许肉末、鱼肉。给宝宝随意啃馒头片(1/2 片)或饼干,促进牙齿发育。母乳(或其他乳品)每天 2~3 次,必须先喂辅食,然后喂奶。

(7)9~10 个月可参考下列程序进食:

①上午 6 时,喝母奶或配方奶,10 时稠粥 1 碗,菜泥 2~3 汤匙,蛋羹半只。

②下午 2 时喂母奶或配方奶。

③晚上 6 时喂稠粥或烂面条 1 碗,蛋羹半只,除菜泥,还可在粥中加豆腐末、肉末、肝泥等。

④晚上 10 时喂奶。

蛋白不易消化,一般要到 8 个月再喂整蛋的蛋羹,每天 1 个即可。

(8)11~12 个月可以吃接近大人的食品,如软饭、烂菜(指煮得较烂的菜)、水果、碎肉和容易消化的点心。如果处于春秋凉爽季节可以考虑断奶。断奶后,每天要保持喝 1~2 次牛奶。

4.辅食添加时间

(1)4 个月后先从晚餐开始,先加辅食后喂奶,按上述原则进行。

(2)6~7 个月,晚餐逐渐由辅食代替同时,从中餐开始,逐渐添加辅食,到第 9 个月,中餐、晚餐均可由普通食物代替母奶和牛奶,早餐也可增加辅食。孩子可由 5 次喂奶改为 3 次喂奶,早晨5~6点、晚上9~10点、中午1~2点即可。

(3)一周岁可基本过渡到以粮食、豆类、肉蛋、蔬菜水果为主的混合饮食。

5.添加辅食方法

(1)在愉快的气氛中进餐,进餐前保持愉快的情绪,不能训斥、打骂孩子,并先做好准备,如给孩子洗手、围餐巾,使之形成良好的条件反射。

(2)用小勺挑一点食物,轻轻放入宝宝嘴里,待宝宝吞咽后再取出小勺。

(3)观察反应:每次添加辅食时,要观察孩子的大便,有无拉稀或未消化的食物,如孩子加辅食后拉稀或有食物原样排出,应暂停加辅食,过一两天后,孩子状况较好又可进行。孩子不吃不要强迫,下次再喂。不吃某种食物,并不等于以后不吃,应该多试几次。尽可能使食物多样化。

6.辅食添加的注意事项

(1)蛋黄的制作与喂食:将鸡蛋煮到十成熟,然后去皮并剥去蛋白,取1/4蛋黄放在小碗里,用小勺将蛋黄压碎,研磨,再放入少许白开水或奶,慢慢用小勺喂给婴儿吃。也可以将磨得非常碎的蛋黄放入奶瓶与奶一同喂给孩子。

(2)过敏反应:添加辅食后要注意观察,如宝宝皮肤红肿,有湿疹,应该停止添加这种辅食。如大便不正常也应暂停添加这种辅食,待其大便正常,无消化不良症状后,再逐渐添加,但量要小。在6个月以后就可以为宝宝添加鸡蛋羹了,如果发现过敏的话可以只蒸蛋黄部分,把容易引起过敏的蛋清去掉。如果宝宝是天生敏感性体质,并且很爱起湿疹的话,就要尽量推后诸如鱼类、虾类辅食添加的时间。

(3)补铁:苹果泥比较好消化,可以早于4个月添加;4个月后可以添加蛋黄泥。4个月后宝宝从母乳里自带的铁元素基本上消耗完,蛋黄中含铁量较高。值得注意的是,最好把蛋黄和富含维生素C的水果汁放在一起添加,这样有利于铁元素的吸收(如橙子,猕猴桃等)。

(4)米粉的添加最好是4个半月之后,因为调得不当会影响宝宝大便。

(5)缺锌、缺钙是小儿常见的状况,孩子大一些后可以尝试动物的肝脏等,牛奶、虾皮里的含钙量较高。

(6)一般在刚开始添加的时候都是吃什么拉什么(尤其是蔬菜),慢慢就会好的。

(7)由于婴儿的肾脏发育尚不成熟,排钠能力弱,不能像成人那样浓缩尿液以排出大量溶质,如果吃的食物太咸,就会使血液中的溶质含量增加。肾脏为了排出过多的溶质,就要汇集体内的大量水分来增加尿量。这样一来,不仅加重了肾脏的负担,还会导致身体脱水。因此一定要注意辅食应清淡一些。

(四)长牙期的饮食营养

家长都希望孩子长出一口洁白整齐的牙齿,这不仅是为了外表美,更重要的是为了防止疾病。人的一生有两副牙齿,婴儿时期为乳牙,6~7岁时乳牙开始脱落而长出恒牙,长牙期应该注意以下几点:

(1)维生素与矿物质对牙齿影响:牙齿长得好坏起决定性作用的是钙、磷、氟、维生素D、A、C的含量,因此在此时期应该注意补充富含以上营养素的食物。

(2)长牙期的食物:长牙期可以适量给孩子吃些面包干、饼干等食物,以刺激锻炼牙齿的生长。但是在换牙期忌食用过硬食品,包括炒黄豆和蚕豆、骨头、甘蔗、硬果类等,以避免损伤牙齿。

（3）少吃甜食：尤其在睡觉前忌吃甜食，以避免引起龋齿。

（4）养成刷牙的习惯：养成每天刷牙的习惯，保持牙齿的健康。

（五）粪便观察

	母乳喂养	人工喂养
次数	1~6次	1~2次
硬度	软、稠度均匀	硬
酸碱度	酸性	碱性或中性
菌丛	大部分双歧杆菌	大肠杆菌或肠球菌

（六）生理性黄疸

出生后2~3天出现，4~6天达到高峰，7~10天消退。早产儿持续时间较长。除有轻微食欲缺乏外，无其他临床症状。若生后24小时即出现黄疸，2~3周仍不退，甚至继续加深加重，或消退后重复出现，或生后一周至数周内才开始出现黄疸，均为病理性黄疸。

（七）溢奶

引起溢奶的主要原因是宝宝的胃呈水平位置，容量小，胃的发育未完全成熟，与食管连接的贲门肌较松弛，而与小肠连接的幽门括约肌肌力较强。如吸入奶量过多或吞入较多空气，奶水易反流并从口中溢出。因此每次喂奶后应将宝宝竖抱并拍嗝，可有效缓解溢奶发生。随着宝宝逐渐长大，胃的位置由水平变垂直，贲门括约肌肌力变强，溢奶次数会逐渐减少直至消失。

（八）吐奶

吐奶是各种原因引起的较强烈的呕吐奶汁，与溢奶不同，吐奶现象往往是偶发的，是由于喂养不当。

1. 引起宝宝吐奶的常见原因

（1）喂养不当如吞奶过快，喂奶时吞入较多空气，喂奶后过多翻动宝宝等。

（2）各种感染如胃肠型上呼吸道感染引起的呕吐，一般伴有感冒、流涕症状，感冒好了，吐奶消失。

（3）神经系统疾病引起的吐奶，一般呈现喷射性并伴全身明显中毒症状，如发热、抽搐、前囟膨隆等。

（4）外科疾病，如先天性幽门肥厚、先天性肠旋转不良、先天性巨结肠等，一般还有体重不增、消瘦、大便异常等症状。

（5）胃黏膜受刺激，宝宝服用红霉素、磺胺等药物易引起呕吐。

（6）胃食管反流。

2. 怎样防止宝宝吐奶

（1）注意喂奶的姿势，母乳喂养时应让宝宝的嘴唇完全含住乳头和大部分乳晕，不要仅含住乳头，这样小儿吸吮不便且易吞进空气。人工喂养使用奶瓶时，奶瓶的奶应充满奶嘴，尽可能让宝宝吸奶时少吸进空气。

（2）喂奶后将婴儿缓慢竖起抱，头靠母亲肩部，轻轻拍小儿背部，让哺乳时吸入的空气缓缓地排出。

（3）喂奶后不要马上让宝宝躺下，而应该抱起走走，不要过多地翻动宝宝。

（4）一般按摩、抚触、洗澡、喂药等都应放在喂奶前，以防喂奶后过多翻动引起宝宝吐奶。

（5）睡姿以右侧卧位为宜。

（九）断奶

一般母乳喂养婴儿8～12个月就可以停止，喂母乳时间过长，既没有必要也不妥当。8个月以后，乳牙已经萌出，婴儿的咀嚼机能已经具备，再加上活动量加大，对食物和营养素的需求量明显增加。而此时的母乳量已经减少，质也渐差，所以不能满足婴儿的生长发育需要，所以应该予以断奶，否则影响其他食物的摄入。如果正好遇上夏天，最好延迟到秋天再断奶。

世界卫生组织（WHO）与联合国儿童基金会（UNICEF）在大量科学研究的基础上，建议哺乳妈妈坚持哺乳24个月以上。中国营养学会妇幼分会根据中国宝宝身体和消化系统发育状况认为，2岁是宝宝最佳的断奶时间。母乳喂养对于母亲和孩子都是有益无害的最佳方式。即便是6个月之后母乳的营养跟不上孩子的发育速度，在添加其他辅食的同时，母乳仍然是最佳选择。

四、幼儿时期的合理营养

幼儿时期对食物产生明显反应，需要养成良好习惯，避免由于饮食不合理而造成儿童消化与心理功能紊乱，从而引起营养不良而影响生长发育。

（一）防止幼儿时期的不合理饮食

1岁以上的幼儿生长发育虽然较婴儿期慢，但是仍然比较迅速。同时由于断奶时期添加辅食，因此，此时期幼儿容易出现营养不良。临床上所见的营养不良多在2～3岁的时期。在某些发展中国家，5岁以下的幼儿死亡率较发达国家高出30～50倍，其主要原因是营养不良。据有关部门调查发现，目前幼儿饮食结构出现了六多六少的不合理现象，即：脂肪多，淀粉少；辅食多，主食少；动物蛋白质多，植物蛋白质少；动物脂肪多，植物脂肪少；水果多，蔬菜少；晚餐多，午餐少。以上情况造成了幼儿体内的营养素不平衡。

（二）幼儿时期的饮食调理

幼儿时期的饮食原则：食物多样化，每餐干稀齐备荤素搭配；主食数量随着年龄的增长而增加；适量补充乳类、蛋类、肉类、蔬菜类等；避免刺激性食物和油炸质硬的食物；少量多餐，每日正餐3餐，加餐2餐；注意烹调方法，提高幼儿食欲。

五、学龄时期的合理营养

（一）防止学龄时期的不合理饮食

近年来，中国进行学生体质健康调查，结果表明：营养不足者为21.7%～44.44%；营养过剩造成肥胖症者为1.73%～3.06%，同时与营养代谢有关的疾病不断地发生，究其原因主要是学生的饮食结构与习惯不合理而造成的营养不平衡。据了解，学生和家长以及教师的营养知识缺乏，另外家长是双职工的较多，从而无法照顾学生的饮食，同时大多数学校没有良好的供餐条件，致使学生早餐简单甚至不吃；午餐应付；晚餐过饱。

学龄儿童的营养素需要不同于婴幼儿，也不同于成年人。7～12岁的儿童体重增长较平稳,平均每年约增加 2kg,智力发育增强,体力活动增大。13～19 岁的儿童为青春发育期,体重与身高急剧增加,其心理与生理变化很大,思维能力活跃,器官发育逐渐成熟。

(二)学龄时期的饮食调理

主食量根据儿童的年龄、身高、活动量大小而定。肉类、蛋类、豆类、蔬菜类等食物需要合理调配,需求量基本与成年人相同或者略高。养成良好的饮食习惯,定时定量,不偏食,不暴饮暴食。

(三)学生营养餐

1998 年我国政府颁发了《学生营养午餐各类食物的供给量标准》。种类主张 7～9 种;食物来源以自然食物为主,少用加工食品;尽量选择当地、当季或当日的产品,不选择灌肠类、熟肉、午餐肉类;食物加工注意干稀搭配,花样翻新。

六、怎样培养儿童的良好饮食习惯

(一)不要偏食

日本一家杂志介绍,大多数儿童在一定时期内都有不同程度的偏食现象,家长不应该表现不耐烦并采取生硬做法强制儿童进食,这样不仅影响孩子身心健康,而且还会使孩子产生逆反心理,但是家长也不应该采取放任态度,让孩子随意进食。

吃是人类的本能,随着年龄的增长,家长应该对儿童的饮食结构进行合理调配,刺激并提高儿童的味蕾对食物的感觉,使孩子对食物从感性认识到理性认识。同时家长需要做出表率,并且懂得一些基本营养知识,循循善诱地教导孩子认识所吃的食物对身体的重要。另外在制作方面应该经常调换食物的品种与烹调方法,使孩子对各种食物产生食欲。

(二)定时定量进食

为了使儿童养成正常的饮食节律性,应该注意饮食规律与人体的昼夜循环规律相适应。

儿童一般进餐时间:三餐正餐为 7:00、12:00 及 18:00;两餐加餐为 10:00 和 15:00。每餐避免过饱,尤其晚餐不宜多食用高糖、高脂肪的食物。有的儿童不吃早餐是不可取的,时间长了不仅影响营养素的摄入,还容易产生疾病。从生理角度来看,儿童的胃容量较小,一次能够容纳的食物有限,排空的时间短。每次食物进入胃内后 4～5 小时即可排空,同时体内储存糖原的能力又较差。因此儿童的饮食可以采用每日 5～6 次进餐,两餐间隔 4 小时为宜。另外,适量吃些零食有必要,但是如果不断地吃零食而使胃肠不停地工作,久而久之使胃肠受到伤害,同时也会使热量入超而引起疾病。

(三)细嚼慢咽

国外专家指出:儿童的体重与进食的速度有一定的关系,进食快的儿童容易进食过量而导致肥胖症等病症。同时进餐时如果不注意细嚼慢咽,便会减少唾液的解毒作用。有的地区尤其农村地区,家长对幼儿采取"鸟式喂养",也就是将食物在自己的口中嚼烂后再口对口地喂给孩子,这样不仅不卫生容易传染疾病,同时使孩子失去咀嚼的机会而减少唾液的分泌。

(四)定位进食

有的儿童在吃饭时喜欢边吃边走动或者边吃边玩,这样由于分散精力而影响消化功能,因此孩子在进餐时应该固定位置进餐。

（五）进餐情绪

儿童在进餐时应该有一个轻松愉快的进餐气氛，切忌孩子在紧张、恐惧、哭闹等情绪下进餐，避免造成消化功能障碍而产生疾病。

（六）儿童发烧时的饮食处理

儿童发烧时体内的新陈代谢加快，营养素消耗大，从而影响体内的各个功能。因此需要注意以下几点：

（1）补充足量的水分：一方面补充体内所消耗的水分，同时促进体内的毒素排出体外。

（2）补充热量与蛋白质：根据儿童的生理及病理情况，补充热量与蛋白质以补偿发烧的消耗。

（3）不宜吃鸡蛋：鸡蛋在体内产生热量较高，因此不利于降低体温，同时增加肝脏与肾脏的负担。

（4）多食用蔬菜与水果：蔬菜与水果含有丰富的维生素与矿物质，可增加机体的抗病能力。

第十二节　妇女营养

一、月经期的合理饮食

女孩子进入青春期后生理变化很大，除了身高、体重、内脏变化外，还会出现月经。月经周期是月经来的第一天到下一次月经来的第一天，每次月经来为 7 天左右。

（一）初潮的合理饮食

少女首次月经为"初潮"，一般在 13～15 岁。女性体内卵巢调节雌激素（包括雌二醇与孕激素），一般月经初潮早退化也早。如果初潮过迟，中医认为这是肾气不足，因此饮食调理以补肾为主。营养学认为，绝大多数动物性食物均具有补肾功效，其所含有的营养素有助于少女性器官发育成熟和性激素正常分泌。女性雌激素主要存在于脂肪组织中，因此过于瘦弱的体质影响初潮的正常。据了解一些女孩子惧怕肥胖，极力控制饮食，尤其对脂肪类食物不敢问津，这种做法将给身体造成无法弥补的损失。

（二）月经期的合理饮食

1. 饮食调理"经前期综合征"

月经期间由于体内雌激素分泌过多，胰岛素分泌改变，儿茶酚胺代谢减弱等因素的影响，经前期往往出现一系列的症状，如乳房胀疼、腹胀、忧郁、疲劳、易怒、失眠等，医学上称此为"经前期综合征"。"经前期综合征"是月经开始前 10 日左右，黄体期所表现出的各种精神症状和下腹部症状。

有关专家通过对女大学生月经周期血清维生素 B_6 的变化看出，雌激素分泌最多的排卵期维生素 B_6 含量最低，从而发现维生素 B_6 可以改善月经前期综合征中的抑郁症。原因可能是维生素 B_6 与多巴胺、5 - 羟色胺的生成有关的氨基酸脱羧酶的活性有关。维生素 B_6 的低下可以引起 5 - 羟色胺的减少，从而引起抑郁症，此外，发现维生素 E 也具有此效果。

月经来潮前一周饮食宜清淡,此时应该选择容易消化并且富含营养素的食物。具体包括选择鱼类、豆类等含有丰富蛋白质的食物;选择粗粮、硬果类、瘦肉类等含有丰富锌的食物;选择动物肝脏、虾类、蔬菜等含有丰富铜的食物;选择蔬菜水果类含有丰富维生素与矿物质的食物;多饮水以避免盆腔充血,并且保持大便通畅。

近年,有关专家研究发现,糖类可以减轻"经前期综合征"的症状,其原因是糖使大脑中的血管收缩素 5 - 羟色胺增加,从而改变人的情绪,因此当出现症状时适量增加些主食以起到调节作用。

2. 饮食防治缺铁性贫血

缺铁性贫血是女性青春期的多发病,是由于发育期铁的需要量增加和月经期铁的损失,但是又没有补充足量的铁而引起的,因为这种贫血还会引起除了铁以外的营养素不足,所以称为"营养性贫血"。日本专家对女大学生进行了血清维生素 A、E、B_2、B_6 的测定,结果显示出维生素 A 含量随着血红蛋白含量降低而下降。据了解维生素 A 对肝脏中铁的释放起着重要作用。贫血女性的维生素 B_6 降低,维生素 B_6 与红母细胞中血红蛋白的亚铁血红素合成过程有关。维生素 C 可以使非亚铁血红蛋白的吸收量增加到原来的 4 倍以上。月经伴随着妇女较长的人生阶段,一些妇女常常忽视这期间的饮食保健,这样不仅不能够减轻症状,同时还会影响健康。

二、妊娠期的合理饮食

女性生殖系统包括卵巢、输卵管、子宫、阴道等。卵巢发育异常,排卵便会异常,子宫为卵巢的靶器官。9 个月的妊娠期只有母亲才能够为胎儿提供一个良好的生命开端,而且 9 个月的妊娠期也是妇女身体状况的一个转折点,合理饮食能够使妇女顺利度过这个时期。

一个成熟的卵子重量只有 0. 000005g,经过妊娠期长成为重达 3000 ~ 3500g 左右(3 ~ 3.5kg),在 280 日内从一个成熟卵子到一个成熟胎儿体重增加 6 亿倍以上,这巨大的变化是从母体吸收营养的结果。

妊娠是一个复杂的生理过程,为了适应胎儿自母体吸收营养、排泄废物、生长发育,母体需要在生殖、循环、内分泌、新陈代谢等方面都进行一系列的生理调整。

(一)妊娠期的营养不良

1. 足月低体重胎儿多为妊娠期营养不良

据调查,中国某地在 1961 ~ 1962 年经济困难时期,孕妇多为营养不足,这个阶段的出生婴儿总数为 2268 人,其中足月低体重儿(< 2500g)为 206 人,出生婴儿占总数的 9. 1%。1964 ~ 1965 年经济好转后,出生婴儿总数为 1815 人,足月低体重儿 66 人(占 3. 6%)。

足月低体重与胎儿营养不足而造成的生长发育障碍有关,同时脑神经细胞数目减少,中枢神经系统发育受到影响,这种胎儿到学龄期有 30% 出现精神或者智力不正常。从妊娠 3 个月到哺乳期,胎儿或者婴儿生长迅速,是大脑发育关键时刻,如果营养不足便影响了细胞增殖,将为不可逆性损失。

2. 新生儿肥胖多为妊娠后期饮食过剩

近年国内外许多报道认为,除了遗传因素,儿童一生中的肥胖趋势始于妊娠后期至出生后一年之间。这阶段与孕妇、乳母的营养有关。动物实验证明,妊娠后期母体过量饲喂,导致新生仔畜的胰岛素过量释放。

3. 妊娠期高脂肪膳食可诱发后代患癌症

有关专家推测，孕妇的高脂肪膳食可以诱发后代患癌症。高脂肪可以导致胎儿下丘脑发育异常而改编程序，为释放与癌症相联系的激素提供条件。

4. 妊娠期维生素不足可影响新生儿健康

妊娠期由于母体新陈代谢亢进和胎儿的发育，维生素的需要量也随之增加。同时母体、胎儿、胎盘的维生素输送也使妊娠中的维生素代谢复杂化。

（1）维生素 A 在妊娠期大量消耗。特别是母体代谢突然亢进的妊娠初期与后期，孕妇的维生素 A 值下降。动物实验表明，缺乏维生素 A 的孕鼠可以使仔鼠的生长停滞，胚胎发育不全，产生先天性眼睛畸形、脑积水等，同时可能导致流产。然而维生素 A 如果摄入过多也可以致畸，使仔鼠出现巨舌、兔唇、腭裂、眼睛缺陷等。临床观察表明，孕妇如果缺乏维生素 A 可以影响通过胎盘运送给胎儿，分娩出的婴儿就会出现暗适应障碍、夜盲症、角膜软化、发育障碍等维生素 A 缺乏症。如果摄入过量的维生素 A，可以影响胎儿的肝脏等系统正常发育。

（2）妊娠期雌激素与黄体酮等激素大量分泌。雌激素与黄体酮等激素大量分泌阻碍维生素 B_6 与以维生素 B_6 为辅酶的酶蛋白相结合，因此维生素 B_6 的需求量增加。孕妇如果缺乏维生素 B_6，新生儿容易出现抽搐。

（3）肝促凝血酶原激酶试验的测定值能够良好地反应维生素 K 依靠性的凝血因子量，妊娠末期可以增高达到 150% 左右。据日本专家报道此值低者在分娩时出血多。孕妇如果缺乏维生素 K，新生儿容易发生出血性疾病。

（4）妊娠期特别是后半期，叶酸需求量增加，叶酸是细胞分裂、遗传物质合成、红细胞生成不可缺少的物质。孕妇缺乏叶酸婴儿出现神经管闭合不全，造成神经系统缺陷的危险性增高。

（5）动物实验发现，孕鼠缺乏维生素 A_{12} 可以使仔鼠产生脑积水、眼睛变异等病症。近年多数研究发现孕妇如果缺乏维生素 B_{12} 与叶酸，可以造成巨红细胞性贫血，严重贫血可以引起流产、死胎、新生儿死亡、妊娠毒血症、胎盘早期剥离、产后出血等病症。

（6）妊娠时维生素 C 的消耗增多，孕妇血中维生素 C 浓度下降，特别是妊娠后半期非常显著，由此需求量也增加。

（7）妊娠过程中，血中维生素 E 值增高，正常分娩的维生素 E 量随着妊娠各期的进程而增加。但是对于畸胎或者死胎则维生素 E 不增加。

5. 妊娠期矿物质的需求量增加

（1）妊娠期钙的代谢亢进。据报道，多次妊娠的女性随着年龄的增长患骨质疏松症的可能性较大。孕妇如果缺乏维生素 D 与钙，可以造成严重骨质软化症，新生儿易先天性佝偻病以及低血钙抽搐。

（2）有人对唇裂和腭裂的婴儿母亲进行孕期营养调查，发现她们有 40% 患有营养缺乏症，有 60% 患有不同程度的缺铁性贫血，因此孕妇对铁的需求量也有所增加。

（3）山东医科大学的研究发现，孕妇缺乏铜与锌可以造成胎儿神经管缺损性症，包括无脑儿、脑积水等病症。

（4）孕妇如果缺碘，不仅造成孕妇的甲状腺肿大，同时容易使胎儿产生"克汀病"（即呆小症）、先天性甲状腺功能不全。总之，孕妇营养对胎儿及自身的健康关系极大，孕妇应该掌握吃什么和如何吃。

（二）妊娠期的营养需要

1.体重增加

整个妊娠期的胎儿生长、乳房与子宫的增大、胎盘的形成、血容量与羊水的增加等因素必然引起体重增加。但是如果体重增加过快容易造成妊娠毒血症。

2.营养素供给

根据胎儿的生长发育情况分为以下阶段：第一阶段为妊娠1~3个月，是妊娠的早期。大部分孕妇有不同程度的反应，如食欲减退、恶心呕吐等症状。一般在妊娠12周后逐渐消失。此阶段胎儿生长发育较慢，平均每日体重增加1g左右，因此所需要的营养素基本与一般成年人相同，或者略有增加。第二阶段为妊娠4~6个月，是妊娠中期。第三阶段为妊娠7~9个月，是妊娠末期。此阶段胎儿生长发育加快，平均每日体重增加10g左右，因此所需要的营养素应该增加。为了满足孕妇与胎儿的需要，每日需要增加热量1255.2kJ（300kcal），可以增加主食量100g左右。

世界卫生组织（WHO）于1974年建议：

（1）妊娠后半期增加优质蛋白质9g/d。可以供给牛奶300mL，或者鸡蛋2个，或者瘦肉类50g，或者干黄豆40g，或者豆腐200g（豆腐干75g）。我国营养学会在1981年建议，为适应我国以植物性食物为主的饮食习惯，在孕妇的第二阶段增加蛋白质15g/d；第三阶段增加25g/d，优质蛋白质占总蛋白质的2/3。

（2）孕妇对脂肪的摄入量一般占总热量的20%~25%。除了烹调油以外不宜过多摄入脂肪性食物。

（3）孕妇对铁的补充除了满足自身消耗外，还需要在体内储存相当数量的铁，以补偿分娩时失血造成的铁的损失，同时还需要保证胎儿在生长发育时的需要和在肝脏中的储存，以供给出生后6个月内的需要。孕妇对铁的摄入量为18mg/d。

（4）胎儿从母体中夺取钙与磷来满足自身需要，如果补充不足将会给母体和胎儿的骨骼带来不良影响。孕妇对钙的摄入量为1500~2000mg/d。

（5）为了满足孕妇与胎儿对碘的需要，每日需要供给碘115~125μg/d。

（6）世界卫生组织建议孕妇的叶酸供给量为800μg/d；维生素B_{12}供给量为3.0μg/d。

（7）中国暂定妊娠期维生素A的供给量为1000μg/d。此外，维生素B_6、B_1、B_2、C、PP等均需要补充。

（三）妊娠期的饮食安排

1.第一阶段

饮食清淡容易消化，一般掌握主餐3餐、加餐2餐，每餐摄入量不宜过多。为了减少反应症状可以选择烤馒头片、烤面包片、苏打饼干等食品。少喝汤类，忌用刺激性食品。尤其在早晨反应较重时更应该注意早餐的调配。

2.第二阶段与第三阶段

此时期一般早孕反应停止，为了适应胎儿生长发育增快的需要，应该安排好日常饮食的质与量，可以选择以下内容：

鲜牛奶：250~500mL/d；

鸡蛋:1天1~2个;

鱼、禽、畜肉类:50~150g/d(可以交替食用);

动物肝脏:一周1~2次,1次100g;

豆类及其制品:50~100g/d;

蔬菜:400~750g/d,有色蔬菜占50%;

水果:150~200g/d;

海产品:适量;

主食:400~500g/d;

烹调油:40~50g/d。

3. 分娩期

(1)第一产程(宫口开放期)。食物应该清淡容易消化,以淀粉为主,根据情况给予半流质、软饭。

(2)第二产程(胎儿娩出)。食物适当给予果汁、藕粉、蛋花汤、去油肉汤等。

(3)产褥期。经过分娩产妇的身体大量消耗,因此需要合理的饮食促进身体复原和具有充足的乳汁喂养婴儿。有的产妇常常是大鱼大肉的补,其后果不仅造成肥胖症引发疾病,同时还影响乳汁的分泌;有的产妇认为"坐月子"吃鸡蛋多多益善,而实际会造成肝脏与肾脏负担加重、便秘、食欲下降等。该如何调理产褥期饮食?

①正常分娩后选择容易消化的半流质,如糖水煮荷包蛋、挂面卧鸡蛋、蛋羹、蛋花汤、藕粉等,根据身体恢复情况逐渐改为软饭与普通饭。

②会阴撕伤者给予少渣饮食5~6日,避免伤口感染。

③剖宫产者在胃肠功能恢复后采用流质1日,并忌用胀气食品;根据身体恢复情况继而改为半流质1~2日;然后改为普通饮食每日5~6餐。

④分娩丢失大量水分,产妇必须补充足量的水分,每日少量多次地饮水并多喝汤类。

中国民间传统产妇喝红糖水,可以活血化瘀促进恶露排出而有利于子宫复原,同时红糖含有铁与钙,对补血和授乳十分有益,如果服用时间过长不利于子宫复原并增加恶露。另外,在喝红糖水前需要煮沸沉淀方可饮用,以杀菌除杂质。

⑤提供一日食谱内容,供参考:

乳类(或者豆浆):250~500mL;

鸡蛋:3~4个;

鱼、禽、畜肉类(交替食用):150~200g;

动物肝脏等内脏:1~2次/周,50~100g/次;

豆类及其制品:50~100g;

有色蔬菜:250~300g;

其他蔬菜:250~300g;

水果:200~250g;

主食:500~600g;

食糖:50~100g;

烹调油:25g;

全日蛋白质量120~130g。

产妇的食品应该多样化,以达到均衡营养合理膳食的目的。

4. 产妇如何选用滋补食品

(1)红糖与白糖相比含有丰富的钙、铁、锌等矿物质,这些都是产妇必需的。

(2)鸡蛋营养价值很高,因此产妇多吃鸡蛋,有助于体力的恢复和婴儿的生长发育。但是要注意适量不要过多,否则体内蛋白质过剩,增加机体负担,诱发其他营养缺乏,造成机体生理功能失调。同时摄入大量胆固醇,结果也会引起多种疾病。建议产妇每天吃 2 ~ 3 个鸡蛋就足够了。

(3)小米与大米相比,小米中铁、维生素 B_1 和 B_2 要高出一倍至数倍,膳食纤维也高出 2 倍以上,因此产妇适量进食小米粥有助于体力恢复。

(4)芝麻富含蛋白质、脂肪、钙、铁、维生素 E 等营养素,并且黑芝麻明显高于白芝麻。在制作产妇食品时,使用适量芝麻可改善和提高膳食的营养质量。

(5)产妇还需多饮汤类,如鸡汤、鱼汤、肉汤等。刺激胃液分泌,改善食欲,帮助消化,促进乳汁的分泌。

三、哺乳期的合理营养

参见"儿童营养"一节。

四、围绝经期(更年期)的合理营养

(一)围绝经期为生理过渡时期

从生殖期到绝育期的移行期,绝经前 5 ~ 8 年,绝经后 1 ~ 10 年。女人一生中 1/3 的时间为围绝经期。

在卵巢功能充分时期,间脑、垂体、卵巢分泌的激素是协调的,卵巢随着年龄的增长开始萎缩,功能也减退,内分泌紊乱、脑垂体激素的分泌下降。孕激素分泌下降,子宫内膜持续增生,使月经量增多或者时间延长,严重造成贫血等病症。

雌激素分泌下降,出现以下临床表现:

1. 血管收缩

自主神经紊乱,出现血管痉挛疼痛、血压升高、眩晕、眼花、耳鸣、突发性燥热、出汗、潮红等。症状持续几秒或几分钟,发作可稀少或频繁,多在夜间。

2. 精神神经

表现生物学变化,出现烦躁、抑郁、坐立不安、浑身不适、失眠、阵发性啼哭等。

3. 心血管系统

雌激素下降影响脂质代谢,出现脂肪加厚、血胆固醇升高、血管硬化。

4. 骨密度

雌激素下降骨基质、骨框丢失,容易造成骨质疏松、压缩性骨折、身高缩短。

5. 泌尿生殖系统

作为靶器官出现阴道狭窄、泌尿感染。

(二)围绝经期的营养不良

日本有关报道认为,更年期障碍的人多数血清中维生素 E 接近正常值的低界限,同时发现闭经的时间与体内的维生素 B_6 含量可能有关。临床观察发现,闭经后的妇女患糖尿病、高脂血症、胆石症、缺血性心脏病、骨质疏松症、甲状腺功能低下等病症的,机体内维生素 B_6、

E、C、A、B$_2$ 等值较低。

（三）围绝经期的营养需要

1. 蛋白质

补充足量的蛋白质，尤其富含优质蛋白质的食物，补偿体内生理变化的损失。日常饮食中增加些蛋类、乳类、瘦肉类、豆类等食物。

2. 矿物质

（1）补充富含铁、铜的食物，以增强体内血红蛋白与肌红蛋白的合成。日常饮食中增加些动物内脏、瘦肉类、蛋类、海产品、绿叶蔬菜食物等。

（2）少食用钠盐，避免体内钠潴留而引起水肿，甚至加速动脉硬化。每日食盐摄入量＜10g 为宜。

3. 维生素

（1）补充富含维生素 B$_{12}$ 与叶酸的食物，以促进红细胞的发育和成熟。日常饮食中增加些动物内脏、蛋类、乳类、绿叶蔬菜食物等。

（2）补充富含维生素 C 的食物以促进铁吸收。日常饮食中增加些新鲜的蔬菜水果等食物。

（3）补充富含维生素 PP 与维生素 B$_1$ 的食物，以维持神经系统的健康。日常饮食中增加些粗制粮食、动物内脏、硬果类等食物。

4. 膳食纤维

适量补充富含膳食纤维的食物以促进肠蠕动。日常饮食中增加粗制粮食、蔬菜水果等食物。

5. 脂肪

少食用脂肪类食物，以防止心血管疾病的产生。

6. 其他

避免食用刺激性食物和控制饮酒。

五、不孕症的合理营养

人类的生殖功能离不开饮食营养，然而，有些不孕症妇女一味求医问药，却不曾将时间和经济用在调整饮食结构与习惯上。

（一）不宜长期吃素食

英国一家杂志报道，科学家对长跑运动员的饮食进行调查，结果认为吃素食的运动员容易闭经、不孕。其原因是长期吃素食的人减少了有关的激素前体物质－锌等元素的摄入量，由此说明锌等矿物质对生殖系统及其功能具有重要作用。

（二）矿物质补充

不孕症的妇女应该在日常饮食中注意补充富含各种矿物质的食物，包括海产品、食用菌、动物内脏、粗制粮食等。

（三）脂类补充

据美国科学家对严格训练的舞蹈演员进行调查，发现体内脂肪不足的演员容易引起闭经或者没有初潮，其原因是脂肪影响雌激素的含量。不孕症的妇女应该在日常饮食中注意不要为了体型的苗条,而过于限制脂肪类食物。

(四)蛋白质补充

蛋白质是男性精子与精液生成的主要原料,也是女性卵泡成熟、受精、孕育着床以及生长发育的能源,不孕症的妇女应该在日常饮食中注意补充富含蛋白质尤其优质蛋白质的食物,包括蛋类、乳类、瘦肉类、豆类等。

(五)维生素类补充

维生素类尤其维生素 E 等对性激素具有不可估量的作用,对男性精子代谢过程也起着重要作用,不孕症的妇女应该在日常饮食中注意补充富含各种维生素的食物。

叶酸是女人在做母亲前必须补充的一种维生素,因为它有利于婴儿神经系统的健康。男性其实也需要补充叶酸,因为调查结果显示:男性精子含量低也与体内叶酸缺乏有关,因为叶酸可以帮助 DNA 的合成。让人没有想到的是,补充叶酸最简单直接的途径就是多吃粗粮。因为在五谷杂粮中叶酸含量是很高的。

(六)避免刺激性食物

注意补充营养素的同时,还需要避免饮用咖啡和过量饮酒,因为咖啡因与乙醇均影响生育能力。

第四章　各系统病理营养调节

第一节　衰老与疾病

健康是永恒的话题。从古到今,从国内到国外,人们都在探索健康长寿。长寿不是指能够活到人类寿命的极限值者,而是指有生活质量的健康长寿。

人体的各个系统不断地重复"健康—亚健康—疾病—痊愈—健康"的循环,处于一个动态平衡过程。机体的病变从低级到高级,从简单到复杂,从单一病种到多样病种,从一个系统到多个系统,逐步形成复杂的慢性疾病。

一、传染性疾病

在人的一生中,体内发生无数次"战争",人体也会打败仗。1860 年,科学家发现了致病微生物(细菌),人类曾一时认为:致病微生物是一切疾病的元凶。后来当人们研制出抗生素等治疗方法后,那些曾夺取许多人生命的白喉、天花、鼠疫等传染病已经不再是医学难点。

然而前几年 SARS 病毒的大流行,让人们心有余悸。根据 WHO 的数据,目前全球发病率最高的是艾滋病,死亡率最高的是狂犬病,结核病的发病率越发升高。大自然中的致病微生物永远与人类共存,一种病毒被控制还会有新的变异(如 SARS 病毒是冠状病毒的变异),人类防不胜防。原香港卫生署署长陈冯富珍担任 WHO 总干事,在答记者问时说:"非洲的传染病多,需要侧重,但是目前世界上慢性病也很多,需要双管齐下。"

二、代谢性疾病

现代"文明病"是指一组相互联系的代谢综合征,即肥胖、糖尿病、高血压、高血脂和心脑血管病,有人称之为"五病综合征"。这是由于不健康的饮食和生活习惯日积月累所致,过去多发于中老年人,而现在其发病年龄在不断提前,代谢性疾病及其并发症已成为威胁人类健康的主要杀手。代谢综合征与艾滋病、吸毒为当代三大社会问题,并且是一种可预防、控制的社会问题。

三、亚健康状态

人体分三种状态:健康状态,机体各个器官功能正常;疾病状态,机体出现临床症状与病理变化;亚健康状态,又称为"次健康状态""机体第三种状态""灰色状态"及"疾病诱发状态",此状态介于健康与疾病之间,为疾病前期。据 WHO 的一次全球性调查显示,真正健康者仅占 5%,有病者占 20%,而 75% 的人处于一种介于疾病与健康之间的亚健康状态。据调查,我国大众处于健康状态的占 12% ~ 16%;疾病状态的占 15%;亚健康状态的占 70%。处于亚健康状态的上班族占 48%,脑力劳动多于体力,中老年人多于青年人,其中仅有 1/12 的人知道自己是亚健康状态,而其他人认为自己是健康状态。世界卫生组织认为:人类 1/3 的死亡由于无知,很多疾病完全可以提早预防而避免。

亚健康不是疾病,却是现代人身心不健康的一种表现,人体免疫功能下降,容易患疾病。某些人医院用各种检查方法未查出具体疾病,然而总是感到身体乏力、烦躁、失眠、心悸等,不用吃药这些感觉也能自行消失,但症状表现时隐时现不能彻底消除;某些人血脂升高,但未出现冠心病的临床症状与病理变化。以上这些人表面看仅表现为机体能力降低,其实往往是一些慢性疾病如糖尿病、心脑血管病、癌症等的前兆。

现代社会中,人们的精神压力、工作压力、现代工业化带来的环境污染、不合理的饮食结构和不合理的劳逸结合等,造成不良的生活方式,其特点:吃得多,动得少;饮料多,喝水少;荤腥多,蔬菜少;烟酒多,水果少;空调多,阳光少;折腾多,健身少;疲劳多,睡眠少;金钱多,健康少。产生"亚健康状态"的根源之一是对健康没有正确的认识,对威胁健康的各种因素掉以轻心,日久天长身体受到损害。当前,宣传健康知识,使人人都懂得如何获得健康的途径与方法十分重要。预防并消除亚健康为21世纪健康的策略。

四、预防疾病的发生

2012年7月9日,中国卫生部疾病预防控制局在卫生部的新闻发布会上表示:近年来随着工业化、城镇化、老龄化进程加快,慢性病患病及死亡呈现持续快速增长趋势。

(一)造成慢性疾病的环境因素

造成中国目前这种严峻的慢性疾病状况的因素包括环境污染、饮食习惯等一些不健康因素,以及中国目前泛滥的有毒和不安全食品等。

(1)环境污染:空气质量差、重金属含量超标、水污染、植物污染、动物也受到食品的污染中毒。

(2)饮食习惯:膳食三高,即高盐、高油、高糖。

(3)有害物质:黄曲霉毒素、亚硝酸等有害物质,现在严格规定的致癌药物也是造成癌症的一个因素。

(二)使人不生病的医学才是真正的医学

1996年,WHO庄严宣布"21世纪的医学不能继续以疾病为主要研究领域,而应该以人类的健康为主要研究方向"。预防医学继承和发扬了中国的传统医学。中国的养生之道就是一条宽阔的预防保健之路。

中国悠久的食疗文化,在防治各种疾病方面做出了卓越的贡献,根据"药食同源"的原理,各种食物在防治各种疾病方面均具有不同的功效。

人们往往于疾病在体内悄然升起的时候,却毫无感觉,有的人待到疾病出现明显症状时才意识到,即使治疗也已经是亡羊补牢,甚至为时已晚。

人们的疾病最初是潜在性的,在突发前都有一些身体先兆,发出不良信号,最终以各种疾病表现出来。俗话说:"病来如山倒",实际上任何疾病的发生发展都有一个过程,如山倒之前岩石是逐渐地松动,组成岩石的元素也是逐渐变化的。

随着健康意识的增强,人们应该做自己健康的主人。流行病学研究:一些疾病的早期不容易发现,如轻型糖尿病患者未必出现三多一少症状(喝、吃、尿多,体重少),又如,据报道人体血管70%硬化时未必出现症状,然而一旦出现症状疾病已经发展严重。

现在一些医学是"疾病学",对疾病的原因、治疗方法、治病原理都阐述得十分清楚,能够利用影像及检查的数据进行说明。然而,身体是否健康不能仅依靠医疗检查数据加以判断。

医生想知道你是否胆固醇过高,是否患有糖尿病或高血压,应该花时间去帮助患者了解必须如何改变生活方式以保护健康。

(三)注重整体调理

中医学治疗疾病较为整体,但是无法对这种疗效进行科学的阐明。中医五千年保健精华,给后人留下了一个治病五步曲:

第一步:食疗,患者来了以后,先开饮食单子,几个月以后再来复诊;

第二步:中医砭,如果食疗不见效,采用刮痧、拔罐、按摩和推拿;

第三步:如果还不见效,采用针灸;

第四步:如果还不见效,采用药酒,酒为百药之长;

第五步:如果用了以上四种方法病情没有起色,采用药物治疗。

(四)减少医源性疾病的发病率

有些医源性疾病不亚于原发性疾病的发病率,我们在重复先进国家已经纠正的弯路。一些西医在经过许多检查之后,便是开一大堆处方药。药物是暂时的替代作用,一定有效剂量有治疗作用。各种药物尤其人工合成的西药,成分复杂,除了含有防治疾病的成分外,还含有一些无益于健康的成分,如某些杂环化合物、皂甙类物质等均可扰乱体内的物质代谢,导致肝、肾功能损坏,并很有可能引起其他疾病。

长期依赖于药物必将产生耐药性,器官变得懒惰,免疫功能下降。俗话说:是药三分毒。长期超剂量的使用药物可造成肝脏肾脏等损害。距统计全世界每年死于药害者达几十万人,现今药害已经成为仅次于烟害、酒害的第三大公害。

第二节　代谢综合征营养调节

一、代谢综合征

代谢综合征是多种代谢成分异常聚集的病理状态,是一组复杂的代谢紊乱症候群。代谢综合征也叫胰岛素抵抗综合征,这种综合征不是一种单一的疾病,是一系列同时或先后发生的病变。

二、代谢综合征的命名

代谢综合征的定义曾经多次改动。2012 年仍在使用的定义也有好几种。

1920 年,瑞典医师 Kylin 发现高血压、高血糖及痛风常出现在同一患者身上。1947 年,Vague 发现上半身的肥胖常与糖尿病及心血管疾病相关。20 世纪 60 年代,有人将糖耐量异常和高血压称为"富裕综合征"。1988 年,Reaven 提出 Syndrome X 的概念,注意到脂质异常、高血压、高甘油三酯血症常汇集一起,提出了"X - 综合征"的概念,并把胰岛素抗性作为X - 综合征的主要特点,并认为代谢与胰岛素抵抗有密切相关。1989 年,有人又将以高胰岛素血症为基础的内脏性肥胖、糖耐量异常、高甘油三酯血症、高血压作为冠心病的危险因素,概括为"死亡四重奏"。1991 年,又有人将这组代谢性心血管疾病症候群命名为"胰岛素抵抗综合征"。另外也有人称这种现象为"四高一低"(即高血压、高血糖或糖耐量异常、高甘油三酯血症、高密度脂蛋白胆固醇水平降低)等。鉴于本综合征与多种代谢相关疾病有密切的联系,1997 年 Zimmet 等主张将其命名为"代谢综合征"。2005 年 4 月 14 日,国际糖尿病联盟(IDF)在综合了来自世界六大洲糖尿病学、心血管病学、血脂学、公共卫生、流行病学、遗传学、营养和代谢病学专家意见的基础上,颁布了新的代谢综合征工作定义,这是国际学术界第一个关于代谢综合征的全球统一定义。

代谢综合征的防治措施是以针对改善胰岛素抵抗为基础的全面防治心血管危险因素的综合防治。首先以饮食控制及运动疗法作为长期干预的基础措施,降低血糖,纠正血脂紊乱。

三、代谢综合征的发病率

据中华医学会糖尿病学会的调查:目前在中国城市 20 岁以上的人群中,代谢综合征的患病率为 14% ~ 16%。据估计,中国北方居民的患病率高于南方,分别为 23.3% 和 11.5%,城市居民高于农村居民,分别为 23.5% 和 14.7%。代谢综合征随着年龄的增高而增加,在 50 ~ 70 岁人群中达到发病高峰。

WHO 在日内瓦发表公报说:糖尿病患者目前统计数字令人震惊;心脑血管疾病是危害人类生命的第一杀手,痛风症、肥胖症等也成为常见病。据预计,在未来 7 年里,国内城市人口中,每 8 个人就会有 1 人因代谢综合征死亡。发病率逐年上升,呈年轻化。天津的一次义诊中,发现年龄最小的糖尿病患者仅 10 岁。

四、代谢综合征的发病机制

代谢综合征的核心是胰岛素抵抗。产生胰岛素抵抗的原因有遗传性(基因缺陷)和获得性(环境因素)两个方面。

(1)遗传性(基因缺陷):发生在胰岛素受体和受体后信号转导的各个途径。

(2)获得性(环境因素):包括胰岛素、受体、抗体、某些升糖激素、胰岛淀粉样多肽、慢性高血糖、高血脂毒性、生活方式及饮食结构不合理等。

(3)糖代谢障碍:胰腺中的胰岛存在着两种能够对血液中葡萄糖含量水平调节激素产生反应的细胞,α-细胞分泌胰高血糖素,升高血糖水平,β-细胞分泌胰岛素,降低血糖水平。当 β-细胞受损或减少,或胰岛素分泌不足,胰高血糖素分泌增多造成胰岛素抵抗,出现空腹血糖受损、糖耐量异常、Ⅱ型糖尿病。糖代谢紊乱可使蛋白质、脂类代谢紊乱,从而造成心脑血管等疾病。

(4)脂代谢障碍:内脏脂肪堆积是代谢综合征的重要特征。一般认为内脏脂肪含量受遗传背景的影响,亚裔人群就具有脂肪容易堆积在内脏的特点。内脏脂肪堆积的个体中,首先受累的脏器是肝脏。过多游离脂肪酸的沉积即可导致脂肪肝,并会引起肝酶水平升高,甚至肝脏结构的改变,进而影响代谢。血液成分改变产生高血脂(TC、TG),沉积管壁,引起血管病变。血管栓塞:包括血液成分,脱落部位引起的栓塞。血管破裂:管壁内皮细胞受损而破裂,引起斑痕组织,使血管壁粗糙更容易沉积。

(5)蛋白质代谢障碍:嘌呤代谢异常,造成高尿酸血症,引起痛风症。

五、胰岛素抵抗(IR)

(一)胰岛素

胰岛素主要作用于脂肪组织、肌肉组织和肝脏,具有多种生理作用,是人体内唯一的一种降低血糖的激素。代谢紊乱导致靶细胞(骨骼肌、脂肪及肝脏等)对胰岛素的敏感性和/或反应性降低,因而导致正常量的胰岛素不能产生生理效应,而需要超量的胰岛素才能达到生理效应。当β-细胞受损或减少,胰岛素分泌不足,胰高血糖素分泌增多。

胰岛素分子前端具有一组呈规则排列的阳离子,受体细胞的细胞膜上有一组呈规则排列的阴离子,如同一把钥匙与一把锁对应。胰岛素主动向受体细胞聚集,实现规则化的"对接"后,打开一条专门的"葡萄糖通路",血液中的葡萄糖顺畅进入细胞,以维持正常功能。两种离子的属性与排列规则变异,导致葡萄糖通路堵塞,产生胰岛素抵抗。

胰岛素促使血液内的葡萄糖进入细胞中。70%～80%的葡萄糖在氧气作用下产生热量,以供给机体生命活动及各种活动等的需要。多余的葡萄糖在胰岛素的作用下转变为糖原,储存在肝脏、肌肉中,必要时动员出来使用。葡萄糖还富裕,胰岛素就将它转变为脂肪储存在脏器、皮下等部位。当β-细胞减少,胰岛素分泌减少。

(二)胰岛素抵抗(IR)

IR是指靶细胞(如骨骼肌、脂肪及肝脏)对内源性或外源性胰岛素的敏感性和(或)反应性降低,因而导致正常量的胰岛素不能产生正常的生理效应,而需要超正常量的胰岛素才能达到正常的生理效应。

(三)影响胰岛素抵抗发生和发展因素

最重要的因素是肥胖、体力活动少、遗传因素、饮食结构、衰老和激素(特别是糖皮质激素和雄激素)等。

一系列代谢紊乱中,高胰岛素血症及糖耐量异常,使机体周围组织尤其使肌肉组织对糖的利用率减退,胰岛只能分泌更多的胰岛素来代偿性地促进糖的利用,最终血糖相对高于正常水平,即胰岛素抵抗状态。

六、代谢综合征的确诊

(一)1998年WHO对代谢综合征的定义

有以下情况二者及以上者,即为代谢综合征:

(1)肥胖:男性腰围除以臀围比率>0.9,女性>0.85;或身体质量指数在30以上者。

(2)脂质代谢异常:三酸甘油酯≥150mg/dL或高密度脂蛋白胆固醇过低,男性<35mg/dL,女性<45mg/dL。

(3)血压>140/90mmHg。

(4)微白蛋白尿:指白蛋白的尿液排出率>20μg/min。

(二)1999年WHO对代谢综合征的确诊

糖耐量异常或糖尿病胰岛素抵抗,并伴有2种以上下列情况:

(1)BP≥140/90mmHg;

(2)TG>1.7mmol/L,HDL－C降低男<0.9 mmol/L、女<1.0 mmol/L;

(3)BMI>3.0,亚洲>25,腰臀比男>0.9,女>0.857;

(4)微量白蛋白≥20ng/min,或白蛋白/肌苷>30mg/g。

(三)2001年欧洲糖尿病研究学会和美国糖尿病学会(NCEP、ATPⅢ)规定的代谢综合征临床诊断确诊标准

(1)腹型肥胖:腹围:男性>102cm,女性>88cm;腰臀比(WHR)>0.90的男性和>0.85

的女性;腰围:男性 >85cm,女性 >80cm(亚洲人群);被定义为向心性肥胖,向心性肥胖是诊断"代谢综合征"的必要条件。

(2)TG:≥150mg/dL(1.65mmol/L)。

(3)HDL:男 <40mg/dL(1mmol/L),女 <50mg/dL(1.25mmol/L)。

(4)血压:≥130/85mmHg。(5)空腹血糖:≥110mg/dL(6.1mmol/L)。具有以上 5 项中的 3 项以上即可临床诊断为代谢综合征。

（四）中华医学会糖尿病分会提出的代谢综合征定义（即 CDS 标准）

(1)超重或肥胖:BMI≥25kg/m^2。

(2)高血糖:血糖≥6.1mmol/L(110mg/dL)和餐后 2 小时血糖 1.8 mmol/L(140mg/dL)及确诊为糖尿病并治疗者。

(3)高血压:140/90mmHg 和已确诊为高血压治疗者。

(4)血脂紊乱:空腹血脂≥1.7mmol/L(150mg/dL);或 HDL-C 男 <0.9 mmol/L(35mg/dL);女 1.0 mmol/L(39mg/dL)。

具备以上 4 项中的 3 项或全部具备者即可确诊为代谢综合征。

(5)糖化血红蛋白:正常参考值:5.89 ±0.9%(4.99% ~6.79%)。

七、代谢综合征的危险因素

引起代谢综合征的危险因素主要包括高血压、血脂异常、糖尿病、肥胖以及高尿酸与凝血因子不正常等,是导致心脑血管疾病的危险因素,其发生可能与胰岛素抵抗有关。

（一）肥胖

内脏脂肪堆积是代谢综合征的特征,也是导致 IR 的主要原因。过多的游离脂肪数集聚于肝脏,逐步导致脂肪肝、肝酶水平升高,甚至是肝脏结构的改变。同样脂肪在胰腺堆积后可造成 β 细胞功能障碍。

（二）胰岛素拮抗激素水平变化

胰腺是第二消化器官,正常人胰岛细胞 10 万 ~100 万个,α-细胞分泌胰高血糖素,升高血糖水平,β-细胞分泌胰岛素,降低血糖水平,相互具有协同与拮抗作用,维持血糖平衡。胰岛素促进葡萄糖利用能力下降,可带来一系列病理改变,最严重将导致器官损害,胰腺 β 细胞凋亡速度加快。

（三）启动炎性反应

炎症因子标记物如 C 反应蛋白(CRP)、白介素 -66(IL -6)等明显升高,造成内皮细胞功能障碍,导致黏附因子增多,平滑肌细胞增生以及血管扩张功能下降,促进动脉粥样硬化形成,引起纤维蛋白原等水平升高,机体出现高凝状态,极易形成血栓,发生肌肉对葡萄糖的利用障碍。

（四）低出生体重

出生体重越低,代谢综合征的发病率越高,可能是母亲子宫环境的变化使胎儿处于营养不良状态,胎儿的一些基因经后天修饰发生改变,以适应宫内状态。但这使 β-细胞数量减少,容易导致成年期的高血糖。

八、干预每一项代谢危险因素

"代谢综合征"诊断会误导患者以为自己患了一种特殊的疾病,从而妨碍适当的治疗。事实上患者需要的是干预每一项代谢危险因素,而不是综合治疗。综合防治措施是以早期干预,针对改善胰岛素抵抗为基础,全面防治心血管危险因素。

(一)减肥

对于代谢综合征的治疗,减肥是核心,减肥不求速成,每月减 1～2kg。减少脂肪,尤其是内脏脂肪。研究人员指出:腰围增大、腰臀比增大、高 TG 血症、高血压、低 HDL、血糖代谢异常或胰岛素抵抗、高血压和高尿蛋白排泄率,以上各项诊断指标都应该同等地被治疗。

(1)饮食上要每餐只吃七八分饱,以素为主,营养均衡。进餐时先吃青菜,快饱时再吃些主食、肉类。远离西式快餐。

(2)保持标准体重。

$$BMI = \frac{体重(kg)}{身高(m^2)}$$

体重指数 18.5～25.0 为正常;＜18.5 为体重不足;25.0～29.9 为超重;30.0～39.9 为肥胖;＞40 为十分肥胖。

(3)计算一日需要总热量,即不同活动强度每日每千克标准体重所需要热量,热量供给量单位表示是 kcal(kj)/(kg·d),具体要求如下:

极轻体力劳动:25～30(105～126)

轻体力劳动:30～35(126～147)

中等体力劳动:35～40(147～168)

重等体力劳动:40(168)

孕妇、乳母、营养不良、消耗性疾病、体重＜标准体重者,在总热量的基础上增加 10%～15%。肥胖者减重到标准或低于标准体重 5%。

在采取节制饮食的时候,应该基本保持摄入与消耗平衡,避免因活动量少却又无控制摄入量,从而造成体内热量过剩引起肥胖症。

(二)处理危险因素

临床上,注意降压、降脂、降血糖等。

(三)改善机体酸性内环境

1. 机体内酸性的来源

(1)人体细胞在弱碱性(pH 值 7.35～7.45)的体液环境中代谢生存,同时不断产生酸,并且分解成二氧化碳和水,由肺部排出。

(2)人体内酸性的第二来源就是酸性食物,一般人的饮食 75%～90% 都是酸性食物。有些食物不是酸性的,但是残留物是酸性的。

2. 机体内缓冲系统

健康人体所食用的食物(外源性),在机体内依靠肾脏、肺脏、肝脏调节酸碱度。大量的酸性物质必须先经机体内的缓冲系统中和,再由肾排出。这个中和排除过程中,将会消耗大量的矿物质。如果这些酸性不经中和,在经过消化道或排泄系统时就会灼伤敏感组织,如有的人小便时会感到疼痛或灼热等,此时身体必须做出调整,才能满足生命运动的基本需要。机体用来作为缓冲体系中和酸的主要矿物质——钠,不是食盐中的钠,而是蔬菜、水果中的钠。

3. 酸性体质引起疾病

美国医学家、诺贝尔奖获得者雷翁教授认为:酸性体质是百病之源,当酸性物质在体内量变引起质变时,可以引起疾病。机体内 pH 值 <7.2 呈酸性体质,容易患心脑血管疾病、糖尿病、肾脏病、神经衰退等症。机体内 pH 值 > 7.4 呈碱性体质时,容易患胃溃疡、哮喘等症。

(四)药物治疗

单纯的饮食与运动疗法治疗几个月后,仍难以控制高血压、糖尿病、高脂血症、肥胖等疾病,应该在专业医师的指导下进行药物治疗。药物治疗只是起到辅助作用。每天注射一些胰岛素或吃一些药只是对症,以维持机体的运作,同时都有毒副作用,而且用药量会越来越大,最后到无效。

第三节　肿瘤营养调节

一、肿瘤病因

(一)DNA 遗传信息

一个人机体内约有 60 万亿个细胞,细胞的寿命 120 ~ 200 天。一个细胞分裂 55 次,每天大约合成 >100 亿个新细胞。其中可能会有 2 ~ 3 个异常细胞(突变细胞)异常生长和灭亡,就像正常细胞,是身体的运作之一。

1. 癌细胞与正常细胞不同

(1)正常细胞有生长调控基因,不会大量复制。癌细胞破坏了生长基因,会不断分化复制。

(2)正常细胞有寿命周期,到一定的时间会自然死亡。癌细胞破坏了细胞的寿命基因,不会自然死亡。

(3)正常的细胞不会一直分化复制,因为 DNA 内有刹车基因。癌细胞破坏了细胞的刹车基因,会不断复制分化。

(4)正常的细胞会有自动毁灭机制,如果细胞不正常复制,会启动细胞死亡程序。癌细胞破坏了细胞自动死亡机制,会不断增多。

2. 遗传密码改变

20 世纪 50 年代初,发现遗传物质脱氧核糖核酸(DNA)。无论是理化因素还是生物因素致癌,最后都是通过影响 DNA 的遗传信息,使遗传密码发生改变,从而产生肿瘤。

机体内有致肿瘤基因与抑肿瘤基因,正常情况下相互制约,当前者失活而后者激活的时候,体内控制肿瘤的产生,反之容易产生肿瘤。癌细胞的形成,首先身体接近致癌因子,如病毒、辐射线、致癌毒素(如黄曲霉素等)。致癌因子插入正常细胞,破坏细胞的生长调控基因、寿命基因、正常刹车机制及自我死亡机制,使 DNA 产生错误,导致正常细胞转变为癌细胞。因此癌细胞是由正常细胞变化而来的。肿瘤产生的遗传因素占 2%。

（二）免疫系统与肿瘤的战争

当身体的毒素累积增加，超过负荷，造成酸性的体质，正常的细胞就会一直转换变成异常细胞，消化这些毒素，所以异常细胞是机体运作的大功臣。但如果身体的毒素过多，异常细胞的数量便会变多。异常细胞如果不及时消灭就有可能发展为肿瘤细胞。人类体内的免疫系统就担负着监视和消灭这种异常细胞的任务。当异变细胞在体内出现时，被巨噬细胞识别并将此信息传给 T-淋巴细胞与 B-淋巴细胞，从而将肿瘤细胞杀灭。在正常情况下，三种细胞能够很好地配合发挥作用，当体内免疫功能下降时，免疫系统便会失灵，异变细胞就会逃避了免疫系统的监视与杀灭。

1. 人体免疫系统

人体免疫系统在防治肿瘤发生，控制肿瘤发展，抑制肿瘤癌细胞复发转移扩散，并使恶变癌细胞向正常细胞发生逆转等方面起到至关重要的作用。

在人体的基因组中，存在着与肿瘤发生有密切关系的癌基因，由于免疫系统的强大威慑力量，使癌基因受到有效的监控。

免疫防御功能恰如钢铁长城般的国防军，消灭和清除各种致病因素如细菌、病毒及癌细胞和其他有害物质的侵袭，以维护人体的健康。

免疫监视作用就像警察一样保持高度警惕，睁大眼睛，随时发现基因突变细胞的非正常活动及衰老、变异的细胞（如癌细胞），并及时予以清除。

当人体衰老、长期疲劳、情绪长期过度压抑以及环境、食品污染等因素，造成免疫功能损伤，癌基因就有可能躲避免疫监视，纵容变异的细胞迅速恶化并快速增生，产生癌症。

免疫自稳功能，就像改造罪犯的干警，负责修复癌细胞并使其向正常细胞进行转化。

一旦肿瘤发生，只有不断地调节免疫，充分发挥机体自身抗肿瘤的能力，控制复发和转移，使癌细胞逐渐向正常细胞发生逆转，肿瘤患者才能逐渐走向康复。由此可见，免疫系统的三大功能正常与否与肿瘤的发生、发展、预后有密切联系。

2. 免疫系统与肿瘤的相互关系

美国科学家经过长达 30 年的研究，发现成年人体内淋巴细胞一旦显著减少时，在一定时期之内可能会有危及生命的疾病发生。

肿瘤的免疫理论认为，免疫系统与肿瘤的相互关系可以分为三种不同的状态：

（1）第一种称为"清除"状态。这个状态下由于新生的肿瘤具有较强的抗原性，较易被免疫系统识别并将其清除。非特异的天然免疫机制（如吞噬细胞，天然杀伤细胞等）与特异的获得性免疫机制都参与这个肿瘤细胞的清除过程。免疫系统清除肿瘤细胞，如果清除过程彻底，肿瘤细胞被完全排除，免疫过程就此结束。如果一些变异的肿瘤细胞逃过了免疫的"清除"作用而存活下来，就会产生肿瘤，危及生命。

（2）第二种称为"平衡"状态。这种状态下肿瘤细胞的抗原性减弱，因而不会轻易被免疫系统识别和清除，但又处在免疫系统的清除压力下，因而不能过度生长，表现为检查不到可见的肿瘤。免疫系统和肿瘤细胞的这种平衡状态可以维持几年、十几年甚至终身都不发生变化。因此，免疫平衡状态实际上就是一种带瘤生存状态，但这种平衡状态是动态的，肿瘤细胞在免疫系统的压力下，其基因有可能会发生变化，这种基因突变产生的"积累效应"达到一定程度时，就可能打破平稳。

（3）第三种称为"逃逸"状态。这个阶段的肿瘤细胞可以产生一系列恶性表型，T 细胞失去了识别能力,肿瘤逃脱了免疫杀伤。此阶段使免疫细胞诱导的肿瘤细胞凋亡机制失效。同时,肿瘤细胞快速生长,形成肿瘤产生一个抑制免疫细胞的微环境,免疫系统的抗肿瘤机制已全面崩溃,肿瘤生长完全失控并广泛转移,机体死亡。

(三)饮食与肿瘤的病因关系

早在 19 世纪 40 年代,就有人考虑到饮食可能与肿瘤发病有关,但是未受到广泛重视。近年来,随着探索肿瘤病因研究工作的进展,一些国家的专家估计,80% ~ 90% 的肿瘤与外环境因素有关。国内专家对肿瘤发病因素的研究认为,约有 50% 的肿瘤患者与饮食有关。动物实验发现,某些食物刺激大鼠而产生肿瘤。根据对肿瘤的长期研究所得到的材料中认识到,如果在饮食中注意科学合理的安排,把住"癌从口入"这一关,就可以降低多种癌症的发病率。

1. 肿瘤发生的地区性差异研究

各国居民的饮食结构和饮食习惯影响着肿瘤谱的差异,西欧国家居民以动物性食物为主,又大量摄入精制糖类食品,那里的居民以与性激素有关的器官和结肠肿瘤较多。亚非拉地区居民以植物性食物为主,当地居民以上消化道肿瘤为多见。流行病学说明,东南亚地区是肝癌高发区;日本是胃癌高发区;乳腺癌是西方妇女多见;中国以胃癌、食道癌发病率最高。

2. 移民的流行病学研究

据调查,日本移居美国的移民,经过几代以后,由于饮食结构与习惯发生改变,其胃癌发病率下降,而结肠癌的发病率上升,并且逐渐接近当地水平,而这些移民的遗传特征并没有改变。

3. 特殊饮食结构与习惯的人群研究

据调查,某些素食习惯的教徒们,肺癌、结肠癌的发病率较低。由此说明,地理差别实际上是一种环境差别,当然饮食差别是十分重要的因素,专家认为致癌的环境因素学说比遗传学说、病毒学说更具有说服力。

(四)营养素与肿瘤的关系

1. 脂肪与肿瘤的关系

(1)脂肪摄入量与肿瘤有关。

1980 年,美国营养学家豪斯曼博士的一篇综述交给美国科学院的饮食营养与癌委员会(DNC),提出减少脂肪的摄入将会降低乳腺癌与结肠癌的发病率。研究发现,脂肪摄入量过高是美国人饮食中致癌作用的最大问题。在权威人士们的实验报告中获得较一致的结果,即随着对实验动物的饮食中脂肪量增加,动物肿瘤的发病率也相应增加。流行病学调查证明,乳腺癌、卵巢癌、子宫癌、结肠癌、前列腺癌的高发区的脂肪摄入量每人 > 120g/d,中发区的脂肪摄入量每人 60 ~ 120g/d,低发区的脂肪摄入量每人 20 ~ 60g/d。一些研究作为例证:脂肪消费量高的国家乳腺癌的发病率是消费量低的国家的 5 ~ 10 倍。

被称为富贵病的肠癌,发生的地理分布为脂肪摄入量较高的西欧、北美、澳洲等地区,而在脂肪摄入量较少的亚洲、非洲、南美等地区发病率低。然而目前在中国,随着脂肪摄入量的增长,发病率有增加的趋势;有关学者经研究认为,北美洲的男子有很高的前列腺癌死亡率,这与脂肪摄入量有明显的关系。

国内外专家提出,摄入高脂肪饮食容易破坏体内的激素平衡,造成内分泌紊乱。有专家认为,脂肪的长期过高摄入,使血液中的催乳激素增加,由此造成与雌激素之间的比例增高,结果促进了乳腺肿瘤的产生。

(2)一些肿瘤的产生与脂肪酸及其饱和度有关。

实验证明多不饱和脂肪酸诱发癌症的效力大于饱和脂肪酸,20世纪70年代初,西方国家为了降低血脂升高,广泛采用了多不饱和油脂代替饱和油脂,经过随访发现,虽然降低了心血管疾病的发病率和死亡率,但是癌症的发病率和死亡率猛增。

还有报告:脂肪酸的氧化产物,如前列腺素、前列腺环素、凝血恶烷以及各种氢的过氧化物等,是各种具有生物活性的物质,可以促进肿瘤的发生。有人实验证明,在脂肪促进乳腺肿瘤产生的过程中有前列腺素的参与。也有观点认为,饮食中脂肪的总量明显地影响细胞代谢方式,而代谢方式明显影响肿瘤细胞的生长与增殖,如脂肪与糖的比例可以影响糖酵解、脂肪酸氧化以及生物合成等代谢途径,这些改变可能助长肿瘤的发展。

英国学者提出,饮食中脂肪过多可以刺激胆汁分泌增多,同时使大肠内厌氧菌数量大大增多,需氧菌数量减少,胆汁进入肠道后被厌氧菌转化为胆酸、中性胆固醇及其分解产物等,这些物质具有致癌作用。

还有观点认为,高脂肪饮食增加体内镁元素的排出,而镁是抗癌的重要元素之一。

(3)关于胆固醇与癌症的问题。

流行病学调查发现,高胆固醇血症或者动脉粥样硬化发病率高的人群,其结肠癌发病率低,而低胆固醇水平人群结肠癌发病率高。

许多科学家做过一些实验,结论不一,有的认为胆固醇过高促进癌症发生,有的认为两者之间没有任何关系,也有专家认为胆固醇的某些代谢产物可以诱发动物肿瘤。

胆固醇是体内细胞膜的主要成分,国外专家认为,胆固醇是维持噬异变细胞白细胞生存必不可少的物质,如果血胆固醇含量低,该细胞的辨别与吞噬能力明显降低。

总而言之,从预防心血管疾病的角度来看,胆固醇摄入量低为宜,然而从预防癌症的角度来看,胆固醇不宜过低,因此,较为妥善的方法是保持适量摄入。

2. 蛋白质与肿瘤的关系

在日常饮食中,蛋白质含量不足与过量均对肿瘤的发生与发展具有促进作用。

(1)蛋白质摄入不足。蛋白质摄入不足可以影响体内细胞组织的生长发育,从而影响体内的免疫功能。国内外食管癌流行病学研究发现,凡是食管癌高发区的居民一般营养欠佳,蛋白质-热量不足。还有研究证明,长时期饮食中蛋白质含量不足的人,消化功能容易出现早衰,消化酶分泌下降,胃癌发病率可能增加。

(2)蛋白质摄入过量。蛋白质摄入过量可能促进肿瘤发生的问题,目前有关专家有以下看法:蛋白质在体内吸收利用的过程中,可以产生一种副产品—淀粉样蛋白,这种物质积存于结缔组织中,可以引起组织器官变性而造成早衰,从而降低了体内的免疫力。蛋白质摄入过多可降低体内钙、磷、铁、锌、镁的含量,从而影响了代谢功能而降低体内对肿瘤的抑制能力。蛋白质的过多摄入,对体内可以过度激发和刺激,从而诱发异常组织生成。肉类是高蛋白质的主要食物来源之一,其含有的丙醛等物质容易诱发细胞组织变性。

3. 精糖与肿瘤的关系

精糖为低聚糖,其对体内的免疫细胞组织可能直接产生有害作用,尤其对肿瘤患者的免疫功能具有不良作用。

日本一名专家在《怎样防治癌症》一书中提出了糖与肿瘤的关系:肿瘤细胞的生活能源是什么呢? 它们不像正常细胞依靠氧气呼吸,而是主要依靠糖酵解作用,而且分解糖的能力非常强,约是血液的 20 倍,由此可见肿瘤细胞是多么喜欢糖。另外,随着糖摄入的增加,体内的矿物质和维生素也会被大量消耗,由此降低免疫功能,削弱白细胞的吞噬能力而难以消灭肿瘤细胞。

4. 膳食纤维与肿瘤的关系

20 世纪 60 年代发现,就结肠癌的发病率来看,东非人群为高膳食纤维的膳食结构,其发病率低,西方国家为低膳食纤维的膳食结构,其发病率高。据美国的一些地区的调查表明,随着肉类消费量的增加和谷类消费量的减少,大肠癌发病率于 20 年内上升了 35%。第二次世界大战后,日本人的结肠癌患病率提高,对此英国营养学专家提出,日本人结肠癌患者不断增加很可能与米饭的摄入量下降有关,因为米饭的减少无疑就是减少了这部分的膳食纤维摄取量,而这是蔬菜水果难以弥补的。国际癌症研究机构系统地调查了丹麦的哥本哈根与芬兰的库皮奥,结果表明:哥本哈根地区居民食用大量肉类和啤酒,库皮奥地区居民食用大量牛奶和含膳食纤维食物,而前者癌症发病率比后者高 3 倍。

膳食纤维促进肠蠕动,使肠内容物通过肠道的时间缩短,减少有毒物质在肠道的吸收,并且可以稀释有毒物质在结肠中的浓度。膳食纤维可以抑制肠道内厌氧菌的繁殖,这种菌将胆汁或者脂肪酸转变为致癌物或者致癌前体物,这些物质与肠黏膜接触的时间,随着粪便停留时间的延长而延长,从而增加了产生肠癌的机会。

然而,与此相反,膳食纤维过多可以导致胃癌,因其容易损伤胃黏膜而引起炎症,使胃容易受致癌物的作用。河南林县对食管癌的调查中发现,当地居民的食物粗糙,含膳食纤维过高。在山东省对 43 例食管癌患者的饮食调查,同样发现饮食粗糙者占 97.3%。

5. 维生素与肿瘤的关系

(1)维生素 A 与肿瘤的关系。

生物学研究表明,维生素 A 对上皮细胞的分化有相当大的控制作用,可以使上皮细胞的发育导向成熟的非角质化细胞,这是正常的健康状况。然而,当缺乏维生素 A 时,分化作用会转向歧途,将上皮细胞导向角质化,形成鳞状细胞(这叫鳞状组织变形),最终发展为癌。

依赖维生素 A 维持正常生长和正常分化的组织有气管支气管、胃、肠道、肾、膀胱、睾丸、子宫、乳腺、前列腺、胆管、胰管、皮肤等的上皮细胞组织,体内如果缺乏维生素 A,这些重要器官的上皮组织就会异常,甚至可能发生癌变。有关专家认为维生素 A 可以增强体内天然的适应机制,从而修复 DNA 的损伤,阻止肿瘤生长甚至逆转为正常细胞;维生素 A 可以阻止致癌物同 DNA 的紧密结合,可以促进体内的免疫力,拮抗肿瘤的生长因子。

胡萝卜素(维生素 A 前身)是抗氧化剂,可以清除氧自由基,防止链式自由基反应(如脂质过氧化反应)的启动及氧化酶类的自身氧化。美国一名教授在一项关于胡萝卜素有益作用的研究中,发现很少或者不吃富含胡萝卜素食物的男性,发生肺癌的危险增加 48%,而每天摄取 5000IU 胡萝卜素者患肺癌的危险性最低。

据了解,新加波有关专家曾对肺癌患者进行饮食调查,发现患者除了与吸烟有关外,还与少吃富含胡萝卜素的深色叶菜有关。国内外有关学者在芝加哥发现,经常食用富含胡萝卜素的水果与蔬菜的人群中,每 500 人中仅发现有 2 例肺癌患者。而不经常食用的人群中发病率为前者的 7 倍。日本情况也如此,每天食用富含胡萝卜素的食物人群中,肺癌发病率要比少食用的人群中少 30%,胃癌发病率也低。有材料介绍,每天喝牛奶不到一杯的人患癌症的危险性高,因为牛奶是维生素 A 的重要来源之一,因此大量食用奶制品的西方国家胃癌发病率低于中国和日本。

动物实验证明,机体内缺乏维生素 A 对化学致癌物的抵抗能力下降,容易引起皮肤、黏膜、腺体肿瘤。

华北地区食道癌病因研究协作组,于 1974 年进行维生素 A 抑制亚硝胺致癌作用的实验研究,发现维生素 A 对食道癌具有抑制作用。

有学者研究发现,28 位支气管癌症患者,均有吸烟史,其血中维生素 A 的浓度比健康人低,健康人血浆维生素 A 水平为 $68\mu g/100mL$;癌症患者为 $36\mu g/100mL$。

另一项研究发现,60 名健康人血清维生素 A 水平为 $35.2\mu g/100mL$;409 名口咽部癌症患者为 $22.4\mu g/100mL$。

从以上可以看出,维生素 A 是一种抗癌的营养素,当然过量的维生素 A 也会给健康带来麻烦,不仅可以发生中毒,出现一系列症状,同时还可以促进癌症的发生。相比之下胡萝卜素是比较安全的。

(2)维生素 C 与肿瘤的关系。

维生素 C 有助于胶原合成,将细胞团聚在一起而增强细胞间基质的黏度,由此可以防御肿瘤细胞的侵袭。细胞基质包括胶原纤维和极长分子链的氨基葡聚糖,恶性肿瘤释放透明质酸酶,其可以将长分子链的氨基葡聚糖切成小分子从而削弱细胞基质。恶性肿瘤还释放胶原酶,其可以将胶原纤维裂解为小分子,进一步削弱正常细胞组织,由此一来,恶性肿瘤很容易进入基质,因此,为了增强体内正常细胞组织中的间质,就应该抑制使间质分裂的肿瘤酶类。

国外有关专家提出,体内维生素 C 浓度的增加可以使正常细胞合成一种能够与透明质酸酶相结合的物质,从而阻止它对细胞间质的攻击。同时胶原合成也需要维生素 C。由此看来肿瘤细胞就可以被包围而不会扩散,甚至还会被困死在里面。

维生素 C 可以提高体内免疫功能。国外有专家提出:"有许多证据表明,为了免疫系统有效地工作需要维生素 C。免疫球蛋白称为抗体,有能力识别异己细胞并与其结合,大量摄入维生素 C 的人可以制造更多的抗体分子,淋巴细胞是最重要的吞噬细胞,常可见到恶性肿瘤为淋巴细胞所包围,而只有当白细胞含有大量维生素 C 时才具有吞噬功能。"

维生素 C 具有抗氧化作用。专家提出,某些物质只有在被氧化后才会转化为致癌物,维生素 C 抗氧化,可以阻断致癌物的产生,这就是为什么维生素 C 可以抗苯并芘的致癌作用;维生素 C 具有抗辐射作用。动物实验表明,紫外线的作用可以产生鳞状上皮癌,可以被抗氧化剂所抑制;维生素 C 是解毒剂。国外专家提出,维生素 C 同体内中的某些酶类以及分子氧相互协作将毒物转变为无毒的化合物随尿排出体外。目前,关于维生素 C 抗癌的动物实验多与亚硝胺这种强致癌物有密切关系。维生素 C 的作用在于阻断亚硝胺的合成,从而保护体内免受亚硝胺的侵害。

流行病学资料表明:中国河南省林县是食管癌的高发区,占死亡率1/5,有人认为该地区的食品中所含有的硝酸盐以及亚硝酸盐高;还有人认为该地区的食品中由于真菌感染,使亚硝胺的致癌力增强;也有人认为该地区的食品中缺乏维生素 C。总之,增加维生素 C 的摄入可以抑制亚硝酸盐和硝酸盐对体内的危害而防治癌症。

20世纪70年代，人们就研究了伊朗里海沿岸居民食道癌的发生与维生素C的不足有关。有人指出纽约妇女的子宫癌发病率与维生素C的消费量呈负相关。美国一些学者研究发现，水果和蔬菜食用量的增加，胃癌和食道癌的发病率也随之而下降。据调查，在美国南方，大量的柑橘生产使当地居民很少患胃癌。日本人发生胃癌率较高，但是居住在冲绳和夏威夷的日本人，胃癌发病率只是本地日本居民的一半，其原因就是该两个地区居民摄入的蔬菜是本地日本居民的2倍。冰岛是胃癌的高发区，当地居民的日常饮食主要是鱼类和羊肉，谷类依靠输入，蔬菜只有马铃薯，另外，除了利用温泉水或者温室栽培少量水果外，很少能够食用新鲜蔬菜水果。

临床观察发现，食道癌和胃癌高发区的居民尿液中，维生素C的含量仅为低发区居民的$1/9 \sim 1/8$。另外，给晚期癌症患者服用大量维生素C，发现$8\% \sim 10\%$的患者出现了肿瘤消退现象。营养学家们建议，最好在每顿饭中食用至少一种富含维生素C的食物。这并不困难，大多数人都喜欢食用蔬菜水果，而且也容易接受。但是对于维生素C的补充还需要注意一个很重要的问题，维生素C是一种十分敏感的物质，热、光、氧都会受到影响，因此食物中的维生素C受到损失是不可避免的。由此应该注意食物不要储存过久，加工不要过细，不要过于加热和水洗，也不要暴晒等，以减少损失。

（3）维生素E与肿瘤的关系。

维生素E保护生物膜，使其免受过氧化物的损害，同时具有阻断亚硝基化合物的合成能力。

美国研究人员的实验发现，服用维生素E6个月以上者，口腔癌的发病率比未服者低50%。动物实验证明生育酚（维生素E）能够抑制和降低皮肤癌和乳腺癌的发生。

（4）维生素B族与肿瘤的关系。

如维生素B_2、B_6不足的大鼠，产生癌症导致死亡，补充足够的维生素B_2、B_6可以预防肿瘤的进展，还可以使已出现的肿瘤防止扩散。另外体内如果缺乏叶酸、尼克酸等也容易诱发肿瘤。

（5）维生素B_{17}与肿瘤的关系。

维生素B_{17}是防癌的第二道防线。根据美国旧金山的克莱博士控制癌症的理论研究：癌症可以看作是一种多元缺乏症，维生素B_{17}只对癌细胞具有毒性，会选择破坏癌细胞，而对正常的组织则不会造成伤害。

维生素B_{17}的食物来源有：绿豆、皇帝豆、洋扁豆、桃、李、杏、樱桃、苹果等，其他含丰富维生素B_{17}的食物还有：桃子种仁、苹果种籽、李子种仁、樱桃种仁及油桃种仁。

克莱博士建议：成人每日吃杏仁10粒预防癌症，每日$30 \sim 50$粒为癌症患者的营养补充品。

6. 矿物质与肿瘤的关系

（1）碘与肿瘤的关系。碘是组成甲状腺素的重要成分，机体内如果缺乏碘可以引起甲状腺肿大，甲状腺机能减退。专家研究发现，当甲状腺功能低下时，机体内通过反馈机制，使过量的垂体促甲状腺激素不断作用，伴随催乳激素、性激素等不平衡，导致甲状腺组织增生，甚至产生肿瘤。

国外专家调查了美国的五大湖区，那里乳腺癌死亡率最高，同时又是缺碘的甲状腺肿大区。日本食用海产品较多,乳腺癌发病率低。缺碘容易造成子宫内膜癌和卵巢癌的发病增加。过量的碘并不利于健康。

(2)硒与肿瘤的关系。20世纪40年代认为,硒可能加强致癌物质的作用,目前研究证明硒有抗肿瘤作用。将硒加在饲料或者饮水中,多数报告可以降低肿瘤发生率约50%。有实验报告表明,硒使多种化学致癌物质引起的肝癌、皮肤癌、淋巴肉瘤等受到限制。硒是抗氧化剂,具有保护细胞膜作用。同时在不同环节上起到抑制、阻断和消除自由基对体内细胞组织的氧化作用。有专家认为:硒刺激体内的免疫反应,抑制肿瘤细胞中的DNA合成,阻止肿瘤细胞的分裂与生长,甚至使恶性细胞发生逆转。还有专家认为,硒保护染色体,并具有对抗汞、镉、砷等毒性的作用。

1990年美国报道,美国各地癌症死亡率与当地植物中硒含量呈负相关。中国癌症高发区人群血硒含量与癌症发病率呈负相关,低硒是高硒发病率的2~6倍。临床观察发现消化系统和泌尿系统的肿瘤患者的血清硒水平均低于正常者。

(3)钙与肿瘤的关系。有关研究人员发现,对不典型增生的食管炎(食管癌前状态)患者适当补充钙,一年后复查未见到癌症病变的发生。经检查食管上皮基底细胞过度增生受到抑制,一些没有补充钙的患者有可能转变为食管癌。动物实验表明,补充钙可以降低亚硝酸钠和甲基苄胺诱发大鼠食管的癌变率。

(4)钼与肿瘤的关系。钼是植物硝酸还原酶的组成成分,使亚硝酸还原为氨,从而消除致癌的威胁。流行病学调查证明,河南省林县地区是食管癌高发区,该地区的土壤中缺乏钼,从而导致硝酸盐在农作物内聚集。

国外专家在南非的调查发现,凡是饮水中钼含量低的地区,正是食道癌的高发区。

(5)锌与肿瘤的关系。对于锌与肿瘤的关系,目前观点不一致,需要进一步研究,因此需要适量补充锌。据调查居住在中国香港的居民,食管癌患者的血液和头发中均含锌量低。河南进行食管癌调查,发现饮水、食物和患者的血、头发及尿中锌量与发病率为负相关。

(6)铁与肿瘤的关系。有专家认为机体内缺铁会使胃内生长出可以将亚硝酸盐转化为亚硝胺的一些微生物。另外缺铁导致贫血,贫血可以使抵抗力下降。同时,铁参与氧化还原反应,清除氧自由基,提高体内免疫功能。

(7)钠盐与肿瘤的关系。国外专家经研究认为,过多的钠盐可能抑制免疫系统,如白细胞数目减少。另外一个观点就是以钾盐代替钠盐,专家经实验发现,"患者的白细胞数目稳定上升,肿瘤以罕见的速度收缩着。"此外,动物实验发现,铝、镉、砷等物质可以致癌。

7. 乙醇与肿瘤的关系

大量流行病学资料表明,长期大量饮酒增加诱发肝癌的可能性,同时还可能引起口腔癌、咽癌、食管癌、胃癌、乳腺癌、甲状腺癌以及皮肤癌。

目前对酒与肿瘤的关系问题,尽管动物实验表明单纯酒精不能复制出实验性肿瘤,但是多数学者认为酒精有致癌作用。原因是大量饮酒对消化道黏膜有刺激作用,也可以引起营养不良和破坏肝细胞,酒精可以使致癌物活化,抑制体内的免疫功能,由此为细胞癌变提供条件。

(五)食品污染与肿瘤的关系

1. 生物性污染

生物性致癌:起因是病毒(亦称噬菌体)插入正常细胞,导致DNA产生错误,而产生癌细胞。如 B 型肝炎病毒引起的肝癌。

食物在致病菌作用下变质包括：鱼类、肉类、禽类、蛋类的腐臭，粮食类的霉变，蔬菜水果类的溃烂，油脂类的酸败等。人类食用以上食物后，体内便发生病变并容易产生肿瘤。

专家指出，癌症尤其胃癌与细菌感染密切相关，据 WHO 统计，全世界每年 70 万人被胃癌夺去生命，均与细菌感染有关。

黄曲霉菌及毒素至今发现百余种，其中十多种诱发人类体内不同器官的肿瘤发生，黄曲霉毒素的毒性比氰化钾还高，目前是最强的化学致癌物质，该菌及毒素主要损坏肝细胞。

此外，核桃、榛子、动物性食品、乳类及制品、干咸鱼等也发现过污染，家庭自制的发酵品也曾经有过污染报告。

中国医学科学院的研究人员，在新疆哈萨克族食管癌高发区对饮食的分析鉴定，表明了食管癌与饮用了霉变酸奶有关。

1911 年美国科学家经过动物实验发现病毒也是致癌因子，至今发现在 600 多种动物病毒中，约 1/4 的病毒具有致肿瘤特性。病毒在宿主细胞内将自身的遗传物质插入到宿主细胞的遗传物质中，改变宿主细胞的遗传信息成为转化细胞，如果这种转化细胞具有恶性生长的特性，则成为癌细胞。第一个发现人类肿瘤中存在病毒的是苏联科学家，1957 年在一个白血病患者体内发现病毒，目前已经发现人类肿瘤中的鼻咽癌、乳腺癌、白血病、宫颈癌和淋巴瘤等可能与病毒有关。

2. 化学性污染

化学性致癌：抽烟、烧香、农业残留、黄曲毒素等。如尼古丁引起的肺癌。

人们在食用农作物时，如果不彻底清洗掉食物上被污染的化学毒物（如农药），便容易造成肿瘤的发生。食物的包装、运输等过程中如果被化学毒物污染，如果不做妥善处理也容易增加肿瘤发生的危险。

随着食品毒理学研究的不断发展，发现一些食品添加剂存在着致癌的危险。

目前所用的食品添加剂大多数是化学制品，如作为防腐剂的亚硝酸盐、形形色色的人工色素、作为甜味剂的糖精等，在加入食品中时需要确实通过安全性试验，如果使用超过规定用量便可以致癌。

加氯气杀致病菌是消毒饮用水的广泛方法，美国研究人员发现加氯饮用水可以诱发癌症，因其能够产生潜在的有毒产物，在体内积聚后破坏细胞组织，尤其是膀胱和直肠。

3. 放射性污染

物理性致癌：幅射线、日光等。如皮肤癌。

1895 年德国物理学家发现了 X 射线，为医学做出了贡献。X 射线具有很强的穿透能力，长期照射可以引起白血病，若妊娠期间多次用 X 光射线透视骨盆，胎儿患白血病的危险性就会增加。

放射性物质氡、钴、镭等也均有致癌作用，著名科学家居里夫人和她的女儿们都先后死于白血病，推测与长期接触大量射线有关。

第二次世界大战后期，美国在日本广岛、长崎投下两颗原子弹，虽然在一片火海后留下了数万幸存者，但是经过 20 年的调查发现，幸存者中的肿瘤发病率明显增多，白血病尤高。

现已确知射线能够引起人类各种肿瘤，如白血病、骨髓瘤、淋巴瘤、皮肤癌、肺癌、甲状腺癌、乳腺癌、胃癌等。

专家认为射线致癌的机制可能是以下：

(1)射线可以使细胞中的遗传物质 DNA 发生变化；

(2)射线可以使潜伏在细胞内的病毒或者病毒基因释放,破坏 DNA 结构；

(3)射线可以使激素分泌失调,体内平衡遭到破坏,诱发细胞癌变。

放射性污染主要来自生产、军事、生活中的放射物质的应用与排放,特别是一些半衰期比较长的放射性物质,通过食物链各环节进入食物中。另外,长时期进行日光曝晒可能导致皮肤癌,因此,必要时还需要注意保护遮盖。

4. 其他污染

(1)3,4 - 苯并芘属于多环芳烃类物质。

1933 年英国化学家从煤焦油中分离出强致癌剂苯并芘,之后科学家们进行了多方面研究,证明不仅存在于煤焦油和香烟的烟雾中,而且存在于食物中。熏烤的食物容易产生该物质,据调查冰岛是胃癌的高发区,有人认为这与冰岛居民喜欢食用烟熏食品有关。前苏联的一个渔民点的渔民,经常食用熏鱼,消化道癌的发病率比附近农民高 3.2 倍。

(2)N - 亚硝基化合物。

19 世纪 60 年代认识了 N - 亚硝基化合物属于毒性物质,1954 年发现了该物质可使人体发生肝硬化,1956 年发现该物质为大鼠的致癌物,到目前已经研究的 100 多种 N - 亚硝基化合物,约有 80% 以上有致癌性。

N - 亚硝基化合物的前身是硝酸盐和亚硝酸盐,硝酸盐可以还原为亚硝酸盐,该物质进入人体后与胃内的仲胺结合生成亚硝胺,其为 N - 亚硝基化合物。

日常饮食中主要以肉类、鱼类、酒类及发酵食品中污染较多。如盐腌干鱼(粗盐中含有硝酸盐)、酱油、酒类、酸菜(有关人员曾对 276 例食管癌患者调查,食酸菜者占 78.6%)、不新鲜食品甚至隔夜茶等食物中发现含有硝酸盐和亚硝酸盐。又如硝酸盐作为肉类的防腐剂等。

(3)各种药物均含有不同种类的有害物质。

(4)食用添加剂食品。如防腐剂、色素、人工甜味剂等。

（六）不良生活习惯

(1)睡眠不规律,睡眠是细胞 DNA 进行修复。熬夜易使体质变酸。晚睡晚起为最大致命伤。

(2)排便不规律。机体长期存有宿便,尤其早上不排便,使有害物质重吸收。

(3)饮食不规律。暴饮暴食,不吃早餐都可使机体透支。

(4)不当的油脂摄入。烹调尽量少用油,沙拉油为不稳定油,疲倦时不吃油炸物。油炸物、烧烤物、油烟、废气等,产生自由基。

(5)运动不规律。癌细胞一开始的出现,躲在组织深部末端的小血管,如果血液循环较不好,血液中的白细胞无法循环到末端的小血管,癌细胞就会蔓延到大血管吸取更大的养份,不断分裂。每天运动 20～30 分钟,促进身体外围血液的循环,才能在癌细胞还很弱的时候,就被有效歼灭。

（七）低体温

体温降至 35℃时,正是癌细胞最活跃繁殖的时候,反之,当体温达到 39.6℃以上时,癌细胞就全部死掉,高温可治好癌症。

发烧能够提高免疫力,免疫力是白细胞的运作能力,体温上升1℃,免疫力提高5~6倍。体温下降1℃,代谢减少12%,免疫力降低12%。通常人体体温最低的时候,也是死亡率最高的时候,一天当中,凌晨3~5点的体温最低,这时也是最容易引发疾病的时候。

提高体温的方法:

(1)运动肌肉产出的热量大,甚至达到体温的一半。体温上升有助于促进新陈代谢,白细胞的运作也会活跃,促使体内的废物和血液中的多余养分被燃烧,甚至被转换成汗水和尿液排出,通过呼气被排出,等于在体内做一次大扫除,最简单的方式就是走路。

(2)泡澡是水温帮助扩张血管,促进血液循环,使得内脏和肌肉得以补充到氧气和养分,进而促使肾脏和肺排出废物。流体静力平衡会压迫血管和淋巴管,促进血液和淋巴液的循环,尤其位在下半身的肾脏血流也会变好,自然会增加排尿量。

(3)食用温热食物,如乳酪、荞麦面、黑面包、糙米、鱼贝类、根茎类蔬菜、海藻、姜、蒜、葱、味噌、苹果、樱桃、葡萄、黑糖、红茶等。生姜最大的功效就是温热身体,住在寒冷地区的欧洲人习惯喝红茶,藉以温热身体,如将红茶加入生姜,就能发挥更大的效果,使身体热起来。

二、关于肿瘤

(一)良性肿瘤

一般良性肿瘤周围都有一层包膜,不发生扩散和转移。

(二)恶性肿瘤(又称为癌)

该类肿瘤周围没有包膜,与正常组织之间没有明显的界限。

(三)肿瘤细胞的繁殖

因为肿瘤细胞的生长繁殖不是遵循正常细胞的规律,分裂-发育-成熟-衰老,而是异常生长快速分裂。

细胞的形态异常大小不一,多表现为幼稚性,因此肿瘤细胞尤其恶性肿瘤细胞在结构和功能上与正常细胞不同。恶性肿瘤细胞核内染色体组型异常,其细胞表面的各种受体、酶的活性及膜的通透性等也发生变化。

肿瘤细胞在人体内大量繁殖,从而消耗大量的体内营养,破坏正常细胞组织,产生毒素,危害体内。另外,肿瘤细胞能够产生一种化学物质,使体内的微循环聚集而来,夺取了大量的血液而获得营养。

(四)肿瘤的遗传性

专家认为,肿瘤的遗传性是易感性的遗传性,肿瘤基因遗传在人体内,在体内免疫功能高时,肿瘤基因不能表达和发挥作用,反之肿瘤基因就可能受到外界因素影响使正常细胞发生突变。

(五)为什么老年人患肿瘤较多

有人说,人的一生就像在“致癌因子”的大海中游泳,年龄越大,与环境中致癌物质接触的机会也就越多,发生肿瘤的可能性也就越大。同时肿瘤的潜伏期很长,往往需要10年甚至数十年,这就造成了年龄大了以后才发病。另外随着年龄的增长,体内免疫功能逐渐下降,细胞组织对致癌物质的易感性增高,以上就是老年人患肿瘤较多的原因。

三、饮食营养防治肿瘤

1982 年 6 月,DNC(美国科学院饮食营养与癌症委员会)做出了如下结论:"大多数癌症是有可能预防的,大多数癌症看来更可能是由生活习惯和饮食结构所决定,而不是由于遗传上的差异。"他们预测,由于饮食的改善至少可能使美国的癌症发病率下降 35%。

近年来各国致力于"营养与肿瘤"的研究者们,经过大量研究认为:饮食抗癌是减少癌症死亡率最有潜力的措施之一,采用营养干预防治肿瘤,是人类控制肿瘤的重要措施之一,是降低肿瘤发病率的重要手段。

(一)预防肿瘤从生命早期阶段开始

人类防治肿瘤胜于治疗,为了取得预防肿瘤的最大效益,合理的饮食习惯需要从生命的早期阶段开始,因为儿童时期的作用一直延续到中老年,因此,采用合理抗癌饮食的时间越早效果越好。

肿瘤发生分为两个阶段:

第一阶段为起始期。此期由环境致癌物、诱变剂或者体内生成的此类化合物质,损伤细胞内的基因,使基因在结构上发生某种变化,产生基因突变,其中可能出现一些致癌性突变,这是肿瘤形成基础。

第二阶段的促进期。单有突变不一定形成肿瘤,使这些致癌突变真正形成肿瘤还需要经过第二阶段的促进期,就是在各种肿瘤促进剂的作用下促进肿瘤形成。

此阶段的时间是长期的(有的甚至是毕生的时间),同时往往是需要促进剂的反复接触才能够促成肿瘤的形成。

另外促进期的前期变化是可以逆转的。预防肿瘤从生命的早期阶段开始可以阻止肿瘤发生的第一阶段,尽量避免细胞中的遗传基因发生致癌性的变化,未通过起始期的细胞是不可能直接进入促进期的。

即使年纪大了,也千万不要失去信心,早有科学根据表明,即使到了晚年,饮食结构也能够影响某些肿瘤的进程。如从日本移民研究来看,中年以后到美国的日本人未保持在本国的结肠癌发生率较低的情况;相反很快就同美国人一样有较高的发生率,其中重要原因之一就是他们跟随了美国人的饮食习惯。

(二)经常改变饮食结构破坏致癌物质的化学结构

近年美国科学家提出一个全新概念:经常改变饮食结构在相当程度上可以使致癌物失去作用,从而防治肿瘤产生。

肿瘤的整个变化过程犹如一项长期的可逆性"工程",因此只要中断其中一段"工程",就可以延缓甚至阻止肿瘤的发生。

大量事实表明,饮食具有致癌性同时又具有抗癌性。食物中含有抑制肿瘤产生的物质为保护因子;含有促进肿瘤产生的物质为致癌因子。如蔬菜中含有的保护因子多为维生素和矿物质,而致癌因子多为硝酸盐和亚硝酸盐;粮食中含有的保护因子为多糖类,但是缺乏优质蛋白质,而动物性食物含有的保护因子为蛋白质,但是缺乏膳食纤维,因此长期饮食不平衡便会增加肿瘤产生的机会。

人们又该如何解决食物的致癌与抗癌之间的矛盾性?最好的做法就是经常变换食物的种类,使各类食物之间的营养素相互作用,使保护因子作用于致癌因子。在中国,尤其农村居民传统的饮食结构是低蛋白质、高膳食纤维,因此就需要适当增加些动物性食品。西方国家的饮食结构是高蛋白质、高脂肪、低膳食纤维,因此就需要适当增加些植物性食物。总之在日常饮食中食物不要单一,品种多样化才能够获得体内所需要的各种营养素,才能够减少肿瘤的发生与发展。另外,在日常饮食中注意补充含有维生素类及膳食纤维食物。一些能增强免疫力的膳食补充物可以使体内白细胞杀死癌细胞。

（三）限制热量以减少肿瘤的发生与发展

当人们长期过量进食而造成体内热量过剩的时候,不仅影响体内的各种营养素代谢平衡,还会造成脂肪堆积而产生肥胖,在肥胖给人体带来的诸种不利于健康因素中,包括使肿瘤的发病率增高。

许多科学家进行了关于限制热量的摄入可以减少动物肿瘤的发生率、延长肿瘤潜伏期的大量实验,发现限制热量50%,使大鼠的自发性肿瘤的发病率由52%下降到27%,皮肤癌由65%下降到22%。因此在日常饮食中注意每日不要吃的过饱,控制脂肪类食物。

（四）妥善的食物储存才能够减少致病菌的入侵

饮用水和食物避免曝晒,避免在高温和潮湿的环境中储存,以减少致病菌的入侵。当食物发生变质的时候,包括霉变食物,不要再食用或者经过处理后再食用。

（五）避免有毒物质成为肿瘤产生的诱因

中国人喜欢吃腌制食品,尤其北方的冬季蔬菜较少,那些腌制食品如雪里蕻、酸白菜等吃起来别有一番风味。然而由于该类制品存在的一些有毒物质容易成为肿瘤的诱因,人们就不敢问津,从而使日常饮食比较单调。那么该怎么办呢? 维生素 C 是很好的防癌剂,在食用那些腌制食品的同时补充足量的维生素 C,有人建议每千克腌制食品中加入 400mg 维生素 C。

熏烤是古老的肉食加工方法,目前受到越来越多的人们喜爱。为了减少苯并芘的污染,不要直接将食物接触煤火,而且也不要熏烤时间太长,温度控制不要太高,不要使油脂滴入炉火中。另外,使用红外线烤制比较安全。烧焦的动物性食品不要再食用,以减少有毒物质的摄入。被化学或者放射性物质污染的食物,在食用前一定清洗干净,最好还要用清水浸泡20 分钟左右。在食品制作中,严格掌握食品添加剂的使用标准。

（六）保持良好饮食习惯,减少肿瘤产生的诱因

1. 口腔是人体的第一门户

口腔卫生可以防止致病菌和有毒物质进入体内。细嚼慢咽可使食物充分粉碎,并与唾液充分混合而改变食物中有毒物质的化学结构,因为唾液中含有多种酶、维生素、矿物质、有机酸、激素等。另外,进食过快容易损伤上消化道黏膜,久而久之可诱发肿瘤。进食过快还可以造成饮食过量而产生肥胖,由此增加肿瘤患病率。

2. 保持大便通畅

避免由于长期便秘而增加肿瘤患病率。

3. 避免饮用陈水和沸腾时间过长的水

陈水和沸腾时间过长的水均会增加亚硝酸盐等毒物的含量,避免饮用此类的水以减少肿瘤的发生。

4. 避免过烫的食物

有人曾用不同温度的水灌喂大鼠观察对食管的影响,结果表明:60℃～70℃水作用于大鼠食管未见不良反应;75℃水可以引起食管上皮反应;80℃水引起食管黏膜坏死、间质弥散性炎症、上皮增厚甚至呈现不典型增生。

食管上皮细胞的重度增生,就是食管癌的癌前病变,一般经过5～10年就可能演化成为食管癌。

据调查,日本某地区是胃癌和食管癌的高发区,据分析与当地喜食烫嘴的大米粥有关。

5. 其他

(1)少饮酒少食用刺激性食品,以减少对消化道细胞的损害。

(2)糖精做的糖分替代品对身体都是有害的。安全食用蜂蜜等产品一定要控制摄入量。

(3)牛奶促进胃肠道内黏液的分泌,癌细胞赖以生存的环境就是黏液。所以癌症患者适合喝不含糖分的豆浆。

(4)饮食改善酸性环境。常吃碱性食物,防止酸性废物的累积,调整体液酸碱平衡。

每餐80%是由植物性食物如新鲜的蔬菜、坚果和适量水果构成的,20%可以吃些豆制品,为身体营造碱性环境。海带可以说是碱性食物之王,多吃海带能有效调整酸性体质。人们常说喝茶能解乏,茶碱能中和机体内的酸性物质。

(5)新鲜的蔬菜榨汁提供被人体迅速吸收的活性消化酶,并能在短短的15分钟之内到达细胞内,从而促进健康细胞生长的作用。喝点新鲜蔬菜榨汁,每周吃2～3次的生菜也对健康有益。

(6)癌细胞壁被一层厚厚的蛋白质包裹着。减少食用肉类,减少消化酶的消耗,从而使消化酶更集中地攻击癌细胞的蛋白质细胞壁。

(7)增加有氧环境运动。每天适量运动、深呼吸都可以使更多的氧气进入细胞内。"氧气疗法"是另外一种运用在抗癌上的手段。

(8)远离咖啡、茶、巧克力这些咖啡因含量高的产品。含有抗癌物质的绿茶倒是个不错的饮料。

(9)切勿将塑料容器放在微波炉中加热;切勿将塑料瓶装水放在冷藏箱里冷藏;切勿将覆盖有塑料保鲜膜的食品放入微波炉中加热。

(七)不同部位癌症的预防

1. 肺癌预防

肺癌为人造肿瘤,自然界的有害物质都会先跟肺密切接触。

预防方法:远离烟草、常通风、出门戴口罩、少开车、少接触厨房油烟、使用环保装修材料,都可以在第一时间把肺癌拒之门外。

2. 肝癌预防

肝脏本身并没有什么神经,因此常常在肝癌很大了才发现,却为时已晚。肝功能检查:GOT、GPT是肝细胞里最多的酵素,肝脏发炎,细胞坏死,之后GOT、GPT出来,导致血液里面的GOT、GPT数值升高;GOT、GPT指数不高不代表患者没有肝硬化或是肝癌。

肝癌在早期肝指数不会高,因为只有被肝癌压迫侵犯的肝细胞才会坏死,因此,GOT、GPT仍可能是正常的,即使会升高,不会太高。阻击肝癌最为关键的是控制乙肝和限酒。

WHO表示,多吃奶制品可将肝癌患病率降低78%;每天坚持吃新鲜水果也能减少52%

的患癌几率。

3. 胃癌预防

影响因素：三餐不定、压力过大、吃得太烫、三餐不规律、喜食烫食、喜好熏烤、味重、腌制食物；吸烟、睡眠少等。

预防方法：胃是一个习惯遵守"时间表"的器官，不健康、无规律的生活习惯，都给胃癌发病提供"良好"土壤。

4. 乳腺癌预防

影响因素：月经早、停经晚、晚婚晚育、肥胖、好吃高脂肪高蛋白食物、长期服用雌激素、滥用化妆品、滥服保健品、精神压力。

预防方法：早期可以通过观察和触摸，发现两侧乳房有无明显不对称以及不规则肿块。

5. 肾癌预防

成年后的任何年龄均可发病，男性发病率是女性的 2~3 倍。

吸烟占到肾癌发生总数的 50%~60%，烟草中含有的芳香胺类和丙烯醛等有害物质，在肾脏破坏细胞，形成肾癌。

预防方法：戒烟，多饮水促进排尿。

6. 肠癌预防

便秘者发病几率比正常人高出好几倍。多种毒素被肠道反复吸收并刺激肠壁后，就可能导致癌变。便血是它的早期症状之一，自我误诊痔疮掩盖了危险信号。

预防方法：抗击大肠癌重要的是避免长期进食高脂、高热量食物，多吃富含纤维素的食物，保持通畅；有肠息肉，要及早予以切除。

7. 食道癌预防

食道黏膜十分脆弱，滚烫的水、过热的食物都会烫伤食道黏膜，时间久了可能发生癌变；酸菜、霉变食物也是食道癌的重要诱因。

预防方法：不要进食过快，限量饮酒，减轻对食管黏膜的刺激。少吃腌渍食物。

8. 胰腺癌预防

人体中最大的淋巴器官，素有"癌中之王"的称号。

胰腺周围血管丰富，和肝、胆、胃、肠等器官紧密相邻，腹痛、上腹饱胀不适、反复"胃痛"，甚至连带着腰背痛，赶紧验血检查。

预防方法：吃得太多、爱吃甜食都是胰腺病变的催化剂。

9. 淋巴瘤预防

全身各处均有淋巴组织存在，起初多发于颈部。淋巴瘤在任何年龄都有可能发生，早期症状与感冒相似。恶性淋巴瘤已成为发病率增长最快的血液系统恶性肿瘤。装修、染发、熬夜均是淋巴瘤诱因。

预防方法：检查重点包括颈、腋窝、腹股沟等部位，有无不明原因的淋巴结肿大。

10. 膀胱癌预防

憋尿是膀胱癌诱因，膀胱一旦癌变，发现时往往已经是中晚期。间歇性血尿，不久后自行消失，往往是膀胱癌的明显信号。平时多喝水，减少对膀胱黏膜的刺激和损害，每天喝酸奶也能降低膀胱癌发病率。

（八）抗癌饮食疗法食物选择因人而异

1. 正常者

饮食防癌应该以平衡膳食为原则,掌握好动植物食品的合理搭配,食物要多样化,各种营养素配比要适宜,总之保持科学的饮食营养。

2. 癌症前病兆者

前兆是某种癌症之前的一系列危险信号,但是并非最终发生癌症,此时期如果采取了一定的防癌措施,很可能使这种癌症前病变停止发展。

首先,严格戒除已经知道的可能致癌的不良饮食因素,同时增加具有明显抑制癌作用的食物摄入,改变不良饮食习惯。如食管上皮发育不良、黏膜下纤维化、慢性食管炎等症,均被认为是食管癌的癌前病兆,因此在日常饮食中就需要注意一些问题:不要食用霉变食品;不要经常食用刺激性食品和饮酒;不要快速进食;不要食用粗糙、过硬和过烫的食品;应当选择海藻类、食用菌、生姜、绿叶蔬菜、黑色食品、大枣、猕猴桃等具有抗癌作用的食物。

3. 癌症患者

美国一名专家在《营养抗癌》一书中指出:"如果不幸你已经是一名癌症患者,那么你的饮食该怎么办呢? 应该毅然坚持抗癌摄生法。"

（九）癌症患者的饮食营养主要遵循原则

1. 代谢机能亢进需要增加营养素

（1）癌症患者的代谢特点与饥饿引起的蛋白质 - 热量营养不良不同,有专家认为在某些方面与创伤后的代谢相似,但是并非完全相同。

癌症患者的基础代谢率约增加 10%,热能代谢高,糖代谢的特点是葡萄糖异生与周转快,而利用受损,因此对糖的补充应该根据体内的需要。

（2）脂肪代谢的特点是脂类动用加快,而合成下降,结果表现为高血脂和脂类储存下降,甘油与游离脂肪酸周转率加快,不能正常地氧化内源性脂肪酸。

专家认为,一些短链脂肪酸具有特殊的抗癌效应,因此脂肪的供给量应该为所需要热量的 40% ~ 50%。

（3）蛋白质代谢的特点是周转率加快,合成与分解加强,肌肉重量减低。然而癌症患者往往出现厌食,从而造成营养素摄入量减少,因此需要防止出现分解代谢过程的状态,保持患者良好的营养状态。

这个原则是基础疗法,针对癌症的一般性全身反应,包括厌食、超高代谢状态、负氮平衡和病理变化而确定饮食原则。

2. 减轻症状

国外专家研究发现,每 100g 重的癌组织每分钟消耗 40mg 分子的葡萄糖,癌组织消耗的能量可以占全身消耗能量的 40%。大量能量的消耗导致体内动用蛋白质,开始的时候消耗周围组织,后来造成低蛋白血症。有报道,癌症患者的血白蛋白为 29g/ L,正常人 40g/L。

当肿瘤为人体重 0.01% 时,摄入食物量开始下降,当肿瘤为人体重 3% ~ 5% 时,明显体重下降,也可由于肿瘤直接阻塞消化道或者是手术、放射和化学疗法后影响了消化功能,从而出现负氮平衡。

由于营养摄入不足和代谢率增加而引起体内消耗过多两方面因素,造成体内恶病质。

恶病质的主要表现是蛋白质-热量营养不良,营养不良的标准血白蛋白<3.0g/dL;体重下降>10%。当出现恶病质时,患者的体温、血压均下降,各器官功能障碍,免疫缺陷,从而继发感染,导致死亡。

由此看来,癌症患者的营养治疗极其重要,尤其在癌症的后期,营养支持是不可缺少的,据近年来的统计数字显示,在癌症患者中有40%不是死于癌症扩散,而是死于营养不良所致的并发症。

(十)癌症患者的饮食疗法

当人们认为癌症是可怕的恶魔时,令人兴奋的发现表明,最有效的抗癌武器就是大自然赋于人类的抗癌食物。

经过长期的研究发现,人们日常所必需的蔬菜、水果、粮食等食物中均存在着广泛的抗癌因子,在最普通的108种食物中,有98种具有抑制致癌物质的诱导细胞基因突变的作用。

下面列举几种食物的抗癌作用:

1. 每日食用深色绿叶蔬菜

每日食用深色蔬菜者肿瘤发病率降低30%~50%。

美国研究人员发现,中国和日本妇女的乳腺癌发病率之所以比西方妇女低得多,其原因与吃大白菜多有关。大白菜不仅含有较多的维生素和矿物质,有人还发现其含有吲哚-3-甲醇化合物,实验表明,其物质可以使体内中的芳烃羟化酶的活性提高几十倍,由此可以提高抗癌力,也可以帮助分解同乳腺癌相联系的雌激素。

卷心菜和菜花等甘蓝族蔬菜也具有阻止致癌物质的作用。

2. 茶叶具有抗氧化能力

茶叶尤其绿茶含有的儿茶素具有很强的抗氧化能力,具有明显地抑制致癌物的诱导突变、染色体损伤和细胞转化作用。有人将茶叶拌于饲料中喂给患有癌症的白鼠,3周后癌细胞受到抑制并有所减少。据报道,茶叶中的某些物质经血液循环可以抑制全身各部位的癌细胞。有关专家认为每日2次饮用3g茶叶沏茶(每次150mL),能够有效地阻断体内亚硝胺的形成。

3. 食用海藻类有利于防治肿瘤

大海是无私的,向人类提供了多种抗癌食物。海带及其藻类的营养素十分丰富,含有碘、胡萝卜素、钙、膳食纤维等。

日本一名教授的动物实验,将实验组与对照组均接种癌细胞,24小时后又给实验组注射海带提取物,而给对照组注射生理盐水,每日1次,连续36日,结果表明,对照组在接种癌细胞后的22日内全部死于肿瘤,而实验组则有60%存活。

据调查日本人食用海藻类的食用量是世界之首,平均每人每日4.9~7.3g,有25%的日本食品含有海藻类,如在面条中掺入海藻粉等。日本人的乳腺癌患病率也低于欧美,这与长年食用海藻类食品有很大的关系。

日本研究人员发现海带和裙带菜等褐藻类,含有诱导癌细胞"自杀"的物质,将从海带等褐藻中提炼出一种纯度很高的V-岩藻多糖类物质,注入人工培养的骨髓性白血病细胞和胃癌细胞后,细胞内的染色体就会以自身拥有的酶将自己分解。

4. 食用菌类有利于防治肿瘤

"山珍海味"常被誉为食品中的佳肴,其中山珍就是指食用菌。

蘑菇抗癌已是人所众知。据报道,有一位医务工作者不幸6年前患了胃癌,当外科医生打开他的腹腔拟行胃切除术时,发现癌症已经转移而不得不缝合上,并且认为他的生命只能维持最多6个月,然而该患者没有丧失信心,他坚持食用蘑菇(与豆腐或者少量瘦肉同煮,熟后加油、盐等调味,每次小半碗,每日两次)。并且自己栽培,6年已过去,他仍健在。

日本国立癌中心研究所的专家进行了许多实验,表明香菇、冬菇均有抗癌作用。我国有关专家的动物实验发现,给大鼠注射香菇提取物,抑癌率达42%以上。银耳、木耳、金针菇也可增强体内的免疫系统,起到抑制肿瘤的作用。

5. 大蒜有利于防治肿瘤

大蒜含有硫和硒,因此大蒜在抗癌食谱中占有牢固的位置。另外大蒜中的蒜素等物质也具有抗癌作用。经研究表明,大蒜液能够阻断霉菌使硝酸盐还原为亚硝酸盐的过程,从而预防肿瘤的发生。

动物实验表明,大蒜提取物对大鼠癌细胞的有丝分裂有拮抗作用,因此抑制肿瘤的发生。流行病学调查,发现朝鲜人癌症发生率较低,原因可能与他们常食用大蒜有关。

6. 生姜有利于防治肿瘤

日本研究人员实验发现,生姜提取液对人体子宫颈癌细胞具有明显的抑制作用,同时也发现,对大鼠癌细胞的抑制率为82.2%。

7. 萝卜有利于防治肿瘤

秋末冬初是萝卜的收获季节。萝卜含有的多种酶可以促使亚硝胺分解,从而消除致癌作用。萝卜还含有一定量的膳食纤维,可以减少粪便在肠内的停留时间,从而减少了致癌物与肠黏膜接触的机会。萝卜含有的木质素可以使体内的巨噬细胞活力提高2~3倍,由此增强吞噬癌细胞的能力。

据统计,非洲农村的结肠癌发病率每年3.5/10万,欧美州的农村发病率为51.8/10万,其中一个很重要的原因是非洲人吃萝卜大约是欧美人的6倍。

8. 葱头有利于防治肿瘤

葱头中含有谷胱甘肽酶,其与致癌物结合具有解毒作用。葱头中还含有维生素A、维生素C等,均在抗癌中起着巨大作用。

9. 大枣有利于防治肿瘤

大枣的防癌作用与其含有大量的维生素C有关。另外可能与其含有大量的环式-磷酸腺苷有关。

10. 鱼类有利于防治肿瘤

专家认为鱼脂中的主要成分不饱和脂肪酸与植物油中的不饱和脂肪酸成分不同,鱼脂具有抑制癌细胞的作用。

据调查,爱斯基摩和日本妇女的乳腺癌发病率比欧美低,其中一个主要因素就是该地区居民摄入鱼类较多。

11. 畜禽血有利于防治肿瘤

研究发现畜禽血可以清除坏死和损伤细胞,为创伤部位提供新的血蛋白。法国科学家以此治疗白血病,有50%的患者减轻症状。

12. 乳汁尤其初乳有利于防治肿瘤

乳汁可以增强体内免疫功能而达到防癌作用。

另外,酸奶为抗癌开辟了新天地,欧洲有报道将酸奶中的乳酸菌给预先已植入了癌细胞的大鼠,结果有半数大鼠不仅保持不长癌,还能够阻止再度植入的癌细胞。

13. 甘薯有利于防治肿瘤

甘薯富含甾类化合物,有人认为甘薯的抗癌作用超过人参。

研究表明:对癌症的抑制率熟甘薯为98.7%;生甘薯为94.4%;人参为60.8%。日本研究人员将甘薯提取物给移植癌细胞的大鼠注射,结果大鼠的癌细胞均消失,而且寿命延长了30%。

14. 魔芋有利于防治肿瘤

实验发现魔芋对白血病细胞具有抑制作用。动物实验发现魔芋提取物对大鼠肿瘤抑制率达49.8%。魔芋加热成为凝块,在体内形成半透明膜衣,具有保护胃肠道壁,从而防止致癌物侵入。

15. 黑色食品有利于防治肿瘤

黑色食品包括黑米、黑豆、芝麻、黑木耳等。该类物质含有丰富的硒等元素,因此具有抗癌作用。

16. 米糠有利于防治肿瘤

日本研究人员从米糠中提取了一种"RBS"物质,给患有肺癌、皮肤癌的大鼠食用,发现疗效比现有的抗癌剂还高。

17. 菜花减少患癌率

长吃菜花增加肝脏的解毒能力,并提高机体的免疫力,防止感冒和坏血病的发生。菜花中含有多种吲哚衍生物,能增强机体对苯并芘的抵抗能力,菜花还含有能分解亚硝胺的酶和"二硫酚硫酮",中和毒物并促进机体排泄,所以多食菜花可减少患癌症的机会。

18. 治癌食物芦笋

芦笋又名龙须菜。据有关专家研究证明:芦笋具有防止癌细胞扩散的功能。科学家认为:芦笋可以治癌,由于含有组织蛋白等营养物质,可以使细胞生长正常化,而维生素 C 和纤维素可增强细胞间质,成为阻止癌细胞生长的第一道障碍,还可以促进肠蠕动,减少肠壁对食物中胆固醇的吸收,促进致癌物质排出体外。

19. 常吃玉米可防癌

据研究证明,玉米中含有丰富的钙、镁、硒等微量元量和多种维生素。硒是一种抗癌物质,它在体内起到一个清道夫的作用。常吃新鲜玉米为最好。

20. 常喝酸奶可防癌

酸牛奶不仅含有天然的抗菌物质,还可以抑制肿瘤,因为酸奶中的乳酸菌,能把癌分解成乳酸。乳酸能抑制大肠杆菌等有害细菌的生长,并吞噬致癌物质。

21. 红薯

含有较多的胡萝卜素、赖氨酸、植物纤维、去氢表雄酮,能够预防肠癌和乳腺癌。

22. 杏防癌

杏仁是一种高热量食品,每 100g 杏仁中含 514kcal 能量。南太平洋有一个由 322 个岛屿组成的国家斐济,全国 85 万人中至今无一人患癌,是现今世界上唯一没有癌症的国家。

原来，居民们在饮食上有一个特殊的习惯，就是人人都吃杏。斐济产杏，大大小小的岛屿上长满了杏树。居民们将杏加工成杏肉干为日常食品。科学家研究发现，斐济人不患癌与吃杏息息相关。

23. 生食蔬菜有利于防治癌症

有实验报告指出，体内的白细胞对摄入的熟食如同细菌入侵一样，其数量急剧增加而严阵以待，这样如此地日复一日，一旦遇到真正的入侵者——癌细胞，免疫系统的应变力便不产生反应了。

生蔬菜的生物活性与人体接近，进入体内后没有上述情况，免疫系统也就不会受到干扰，因此有利于防治癌症的产生。

据报道，美国一名癌症患者，在医生回天无术处于绝望的时候，他采用了生食蔬菜疗法，每日3餐咀嚼吞咽生蔬菜等植物性食物和发芽的种子，15年来不烧饭菜，后来，在既没有服用任何药物也没有接受放射和化学治疗的情况下，她的癌症竟然不翼而飞了。

以后，这位绝路逢生者运用此种疗法治愈了上千名癌症患者，她说："未经加热的新鲜植物含有特殊的营养成分，可以净化血液，促进体内的康复。"

24. 八大癌症适宜食物

胃癌——大蒜；肝癌——蘑菇；胰腺癌——花耶菜；肺癌——菠菜；肠癌——茭白笋；乳腺癌——海带；皮肤癌——芦笋；子宫颈癌——黄豆。

第四节　免疫系统疾病营养调节

人体与生俱来就拥有一个世界上最好的医生——免疫系统。免疫是指机体的一种生理性保护功能，也就是人体自身免除疾病的能力，俗话说抵抗力。免疫系统是一支精密的军队，保护着机体，当免疫系统正常运作的时候，会扮演一个强大的防线，有效抵抗大多数的疾病。人体通过免疫这一复杂的生物学过程，将各种侵入体内的异物或体内产生的"异性组织"识别出来并加以破坏、消灭、清除，以维持体内环境的纯洁与稳定。

在人的一生中，体内的免疫系统为防治疾病与体内外的异物进行过无数次战斗，人体也会打败仗，如历史上记载的天花、鼠疫、伤寒、白喉等夺走了成千上万人的生命。诸多情况都说明，在同样的环境中，免疫功能强的人就可以幸免被疾病折磨。

人们经常想的是如何保护自己的心脏、皮肤和其他器官，很少考虑到免疫器官是否健康，只有当免疫系统出现问题或生病后，才会注意到免疫系统的存在。

一、免疫系统结构

人体的免疫系统需要人体多个器官一起共同协调运作。

（一）免疫组织（又称免疫屏障）

免疫组织包括皮肤黏膜屏障、心脑屏障、胎盘屏障等，这是第一道防线。

（二）免疫器官

免疫器官指实现免疫功能的器官和组织，因为这些器官的主要成分是淋巴组织，故也称淋巴器官。免疫器官是免疫细胞生成、成熟或集中分布的场所。免疫器官按功能不同分为两类：中枢淋巴器官,主要是淋巴细胞的发生、分化、成熟的场所,并具有调控免疫应答的功能;周围淋巴器官,成熟免疫细胞在这些部位执行应答功能。骨髓就像制造士兵的工厂一样,负责产生免疫细胞,如红细胞和白细胞的制造。胸腺是训练各种兵种的训练厂,胸腺指派T细胞负责战斗工作。脾脏是血液的仓库,肩负着过滤血液,除去死亡的细胞,并吞噬病毒和细菌,它还能激活B细胞使其产生大量的抗体。淋巴结均为周围淋巴器官。淋巴结是一个拥有数十亿个白细胞的小型战场,当因感染而需开始作战时,外来的入侵者和免疫细胞都聚集在这里,淋巴结就会肿大,甚至能够摸到。

（三）免疫细胞

免疫细胞指发挥免疫作用的细胞。其免疫细胞是泛指所有参与免疫反应的细胞及其前身,包括造血干细胞、淋巴细胞、单核巨噬细胞、树突状细胞和粒细胞等。免疫细胞是一组英勇善战的战士,每秒钟就有八百万个血球细胞死亡。

（1）白细胞如同野战军吞噬细菌病毒等异物这些敌人,其中嗜中性粒细胞主要是细菌感染可引起增高,嗜酸性粒细胞主要是寄生虫感染可引起增高,嗜碱性粒细胞主要是一些特异性感染可引起增高,在战斗中自己也受到损伤。

（2）巨噬细胞如同边防军,驻守在身体各个部位,只要看见不属于身体本身物质就将其吞噬掉,包括体内的叛徒——瘤细胞,更有趣的是巨噬细胞在女性子宫里看到受精卵,立即将其包围,经过侦察辨认出不是敌人便不吞噬掉。

（3）淋巴细胞是现代化军队,迁徙至胸腺的干细胞在胸腺激素影响下逐步发育成成熟的T细胞（胸腺依赖细胞）,其中1%左右被输送至周围循环,T细胞分为不同的功能亚群,即效应性T细胞、杀伤性T细胞、调节性T细胞。

T淋巴细胞有雷达设备,不仅自己可吞噬异物,还可发现敌情并发出信号,大脑接到信号后便调动部队消灭敌人。T细胞的细胞膜上产生一种特殊的构造—受体。受体如同巡逻兵,在体内流动,发挥监控免疫作用,巡逻查找细菌、病毒、药物、突变细胞及癌细胞等"异己分子"。受体一旦发现这些"异己分子",便予以"俘虏"并与之结合。结合后,通过细胞产生信息传递给T细胞质,做出一系列反应,最终杀灭"异己"。杀伤T细胞如果发现突变或癌变的细胞,便经过上述过程加以消灭。T细胞在杀死突变"异己"或癌细胞后,可以来个"金蝉脱壳",解脱出来,再巡逻。如果血胆固醇明显降低,就会过早地破坏细胞膜,削弱免疫细胞细胞膜的功能和作用,不能发挥免疫监控作用。早期的少数癌细胞就会得发展和扩散。

（4）B细胞在外周淋巴组织或脾脏内发育成熟,B细胞在激活后即转变为B淋巴母细胞或浆细胞,并产生特异性抗体,这些过程需要T细胞的辅助。

（5）NK细胞为天然杀伤细胞,K细胞为杀伤细胞。

（6）人体内具有专门对付病毒的干扰素,是一种特殊的蛋白质。

（四）免疫活性物质

免疫活性物质指由免疫细胞或其他细胞产生的发挥免疫作用的物质,分为膜型和分泌型两类:膜型包括BCR（B细胞识别抗原的受体）、TCR（T细胞识别抗原的受体）、MHC分子（主要组织相容性抗原）、CD分子（白细胞分化抗原）等;分泌型包括抗体、补体和细胞因子等。

二、人体免疫功能

人体的免疫功能主要表现为以下三个方面:

（一）免疫防御

人体抵御病原体及其毒性产物侵犯,使人体免患感染性疾病,如同国家的军队抵御外来侵略者,在正常情况下机体防御病原微生物等的侵害和中和毒素。如果反应过低或者缺如,可以出现免疫缺陷病,如艾滋病、各种传染病感染等。如果反应过于亢进,可以引起变态反应,也就是超高免疫反应、超敏反应。

（二）免疫自稳

人体组织细胞时刻不停地新陈代谢,随时有大量新生细胞代替衰老和受损伤的细胞。免疫系统能及时地把衰老和死亡的细胞识别出来,并把它从体内清除出去,从而保持人体的稳定,如同环卫部门清理环境,在正常情况下体内经常不断地清除损伤或者衰老的自身细胞,以维护体内生理平衡。该功能异常时,死亡的细胞积存在体内,造成自身稳定功能失调,容易导致自身免疫病的发生,如红斑狼疮、肾病综合征、类风湿等。

（三）免疫监视

免疫系统具有识别、杀伤并及时清除体内突变细胞,防止肿瘤发生的功能。免疫监视是免疫系统最基本的功能之一。如同国家的公检法清除犯罪分子,免疫系统这支"武装部队"在消灭异物的同时还要消灭内部的"叛徒"肿瘤细胞,没有被消灭的肿瘤细胞被包围住,不让其扩散到健康组织中。预防接种就用抗原体刺激人体使人体产生抗体,提高机体抗御能力。清除突变或畸变的细胞,清除肿瘤细胞,破坏已被病毒感染的细胞。若该功能发生异常,突变细胞不能得到及时遏制,持续感染不能得到及时清除,就会形成肿瘤。

三、抗原与抗体

（一）抗原

抗原有两个特性,一是免疫原性,能够激发体内产生致敏淋巴细胞或抗体;二是免疫反应性,能够与已经形成的致敏淋巴细胞或抗体发生特异性结合。医学上一些重要的抗原包括:

(1)微生物抗原:包括细菌、病毒等。

(2)同种异型抗原:包括红细胞,至少有 15 个血型系统,近 300 种,以 ABO、RH 系统较为重要;白细胞,有 7 个系列,124 个;还有血小板等。

(3)自身抗原:与自身免疫性疾病有关的抗原,包括甲状腺球蛋白、促甲状腺素受体、胰岛细胞、肾上腺皮质微粒体、核蛋白、内因子等。

(4)肿瘤抗原:主要是恶性肿瘤。

（二）抗体

抗体是由浆细胞合成并分泌的一类能够与抗原呈高度特异性结合的体液免疫成分,是具有活性的蛋白质,是含有糖基的球蛋白。抗体分布于体液(血液、淋巴液、组织液及黏膜的外分泌液)中,主要存在于血清内。抗体的种类极多,基本结构是免疫球蛋白(Ig)、补体等。

四、免疫系统的保护作用

免疫防线的构成有三道防线:

（一）第一道防线

免疫的第一道防线:非特异性(非专一性)。

非特异性免疫由免疫组织包括皮肤黏膜、心脑、胎盘等免疫屏障构成。非特异性免疫是生物在种系发展过程中不断与病原微生物斗争中形成的,并遗传给后代的一种免疫功能。非特异性免疫与人体的组织结构和生理机能密切相关,对所有体内外的异物都可以产生免疫反应,包括皮肤黏膜屏障作用、白细胞吞噬作用、血管扩张作用、炎症反应作用等。非特异性免疫能够阻挡病原体侵入人体及其分泌物,如乳酸、脂肪酸、胃酸和酶等;还有杀菌的作用。呼吸道黏膜上有纤毛,可以清除异物。如当上呼吸道黏膜受到异物的刺激后,临床上出现卡他症状,如打喷嚏、流鼻涕、咳嗽等症状。又如皮肤及排汗系统的黏液组织,在有害成分进入人体之前便能充分将其捕获,汗液和抗菌物质会捉住细菌,眼泪和黏膜液会分泌出酵素以分解侵入者的细胞壁。日常身体出现一些情况时,都是非特异性免疫功能在发挥作用。

1. 打喷嚏、流鼻涕和喉咙有痰

打喷嚏、流鼻涕和喉咙有痰都是身体以自身的方式告诉人们,免疫系统正在将病毒喷出体外,鼻水和痰液中也有许多被捕获的病毒。当服用感冒药时,止住的不是感冒,只是暂时抑制了这些症状。用药物止住打喷嚏的同时,也阻止了将入侵病毒排出体外的过程。

2. 发烧

许多专家将人体温度达到37.7℃以上就定义为发烧。即使是轻微的发烧都会使人感到不舒服,尤其还伴随着浑身酸痛、眼睛刺痛和其他症状,这时就会很急切地希望通过吃药来缓解这些症状。美国玛约医学教育研究基金会及约翰霍普金斯儿科部的研究员们都建议,除非年幼的儿童需要快速抑制发烧症状,一般人在不了解病因的前提下服药抑制发烧可能对人体更加有害。

人们不会无缘无故地发烧,发烧是免疫系统在努力工作的信号。

一些如引起感冒的病毒入侵时,需要较凉的环境滋生繁殖,在感染期间,免疫系统会分泌特殊物质使人体体温升高,这样能减缓入侵者繁殖的速度和能力,当出现轻微发烧时,很可能身体正在竭尽全力消灭入侵者,而此时如果使用退烧药,就可能使免疫系统在战胜入侵者的任务上带来更大的困难。体温升高,还能增加免疫细胞的生产和活动,当然,体温过高也会对身体带来损害。

3. 咳嗽

咳嗽帮助排出病毒,通常咳嗽被认为是普通的免疫反应,就像打喷嚏时把鼻子中的病毒喷出一样,咳嗽主要是将肺和喉咙中的病毒排出,咳嗽还能有效清除呼吸过程中的疼痛或阻塞物体,排痰性咳嗽能够从喉咙排出大量的痰液和微黄的脓液,从而帮助我们除去体内感染的物质。美国国家卫生研究所建议排痰性咳嗽不应用咳嗽药来抑制,而且滥用咳嗽药还会导致上瘾的结果。不过专家建议如果咳嗽连续超过两个星期或发生在儿童身上时,应该前往医院,询求专业医师的诊治。

(二)第二道防线

第二道防线指体液中的杀菌物质和吞噬细胞,这两道防线是人类在进化过程中逐渐建立起来的天然防御功能。第二道防线的特点是不针对某一种特定的病原体,对多种病原体都有防御作用,因此叫做非特异性免疫,多数情况下,这两道防线可以防止病原体对机体的侵袭。

当免疫组织抵挡不住时,淋巴细胞如同现代化军队,除了本身具有吞噬功能,还可转变为T淋巴细胞,T淋巴细胞有雷达设备,发现敌情并发出信号,中枢神经系统接到信号后便调动免疫细胞上阵作战。如咽喉的守卫者扁桃体,对经由口鼻进入人体的入侵者保持着高度的警戒,那些割除扁桃体的人患上链球菌咽喉炎和霍奇金病的概率明显较高,这就证明了扁桃体在保护上呼吸道方面具有非常重要的作用。又如免疫助手盲肠能够帮助 B 细胞成熟发展以及抗体(IgA)的生产,也扮演着交通指挥员的角色,指挥白细胞到身体的各个部位,盲肠还能帮助抑制抗体潜在的有害反应。

1. 第一步

指挥如同野战军的白细胞,它们吞噬细菌病毒等异物,在战斗中自己也受到损伤,比如扁桃体化脓,就是死亡的白细胞。

2. 第二步

指挥驻守在身体各个部位,如同边防军的——巨噬细胞,只要看见异物就将其吞噬掉,包括体内的叛徒——肿瘤细胞。

3. 第三步

指挥 NK 细胞、K 细胞等,使机体产生发热反应,抵抗异物。

以上属于先天性的免疫,为非特异性(非专一性)。这些名词大家并不陌生,在医院的化验单上经常出现,通过这项检查,医生一方面可了解体内是否有异物的侵害,另一方面可了解体内免疫反应的情况。

4. 第四步

是获得性免疫,为特异性(专一性)。特异性免疫不能遗传,分为细胞免疫与体液免疫两类。一般是在机体受到抗原刺激后形成免疫球蛋白、免疫淋巴细胞,并能与该抗原起特异性结合,生成抗原抗体复合体的蛋白——抗体,从而阻断病原体等异物对机体的致病作用,如同打入敌人内部,将异物溶解吞噬。

5. 第五步

免疫系统与某种病原体接触后产生免疫应答,也就是 B 淋巴细胞在 T 淋巴细胞的辅助下,记住了该异物,产生特异性抗体,使机体获得终生免疫。

(三)第三道防线

免疫的第三道防线:特异性免疫(专一性免疫、后天性免疫)。

特异性免疫主要由免疫器官,包括胸腺、淋巴结和脾脏及免疫细胞如淋巴细胞组成。其中,淋巴 B 细胞"负责"体液免疫;淋巴 T 细胞"负责"细胞免疫。细胞免疫最后往往也需要体液免疫来善后。特异性免疫是机体出生以后逐渐建立起来的后天防御功能。特异性免疫是受到内外环境因素的刺激,识别再次接触的相同抗原,并做出相应的反应,需要在高度分化的组织和细胞的参与下才能完成。

后天性的特异性免疫系统,是一个专一性的免疫机制,针对一种抗原所生成的免疫淋巴细胞(浆细胞)分泌的抗体,只能对同一种抗原发挥免疫功能,对变异或其他抗原毫无作用。如各种传染病的疫苗,这种严格的专一性是体内的免疫细胞对该异物进行识别后生成的。特异性免疫的形成与作用必须有非特异性免疫的参与,因此后者是前者发挥免疫功能的基础,而前者是后者进化的结果,是作用更强、更专一的免疫功能。

第一、二道防线,就好比杀毒软件本体;第三道防线就好比病毒/木马专杀软件。只有三道防线同时、完整、完好发挥免疫作用,我们的身体健康才能更充分地得到保证。人类自合成青霉素后,到目前仅研制出上百种抗生素,而人类机体自身的免疫系统可产生上亿种杀菌抗病物质。如感冒大部分是由病毒所引起,目前市面上的感冒药只能治疗症状,却无法消灭病毒,当机体处于休息状态时,免疫系统运作功能较强,容易毁灭入侵的病毒,而不是感冒药将感冒治好。

五、变态反应

正常情况下体内对抗原的反应称为免疫反应,也就是指体内识别、中和、排出、消灭异物的一种能力,但是当体内被某些抗原性物质致敏后,若再次与同一抗原接触或反应过强时便可以产生不同于正常的强烈免疫反应,也就是抗原进入体内与网状内皮细胞产生 IgE 抗体,破坏肥大细胞膜,释放大量炎性介质,导致体内抗体生理功能紊乱,甚至组织遭受损害,这种对体内不利的反应称为变态反应(过敏反应或超敏反应),也可以说变态反应是异常升高的免疫反应,又称为过敏反应,超免疫反应。

已知外界环境有许多物质可以引起过敏,其中包括食物。食物变态反应是一个复杂的问题。

(一)变态反应

变态反应的发生主要涉及两方面因素:一是抗原物质的刺激;二是机体对抗原的反应性。凡能诱发超敏反应的抗原均称为过敏原或变应原。免疫功能下降,免疫系统对异物识别能力下降产生变态反应。

(二)变态反应产生阶段

第一阶段:过敏原记忆阶段,过敏原:花粉,食物,如海鲜、果仁、小麦、牛奶、鸡蛋等,小分子蛋白质没有经过分解为多肽,分解为氨基酸,直接进入血液,产生异体蛋白的过敏反应。

尘螨、蟑螂、霉菌、冷空气、紫外线等过敏原首次进入体内,敏感体质的免疫系统对该过敏原产生记忆。

第二阶段:细胞膜破坏阶段,过敏原再次进入体内,敏感体质的免疫系统认出后发生强烈反应,释放能够破坏细胞膜的免疫物质。自由基升高,肥大细胞、嗜碱细胞膜破裂,并合成与释放组胺、5 - 羟色胺、前列腺素、白三烯等炎症因子。

第三阶段:过敏爆发阶段,肥大细胞、嗜碱细胞膜破裂,释放组胺等过敏物质与支气管黏膜、鼻黏膜、皮肤血管相结合导致过敏性鼻炎、过敏性哮喘(这种过敏反应导致气管收缩并产生大量黏液)、过敏性皮炎等。

(三)变态反应的分型

变态反应可以根据过敏反应表现的器官不同而分型,包括消化道变态反应(结肠过敏多见)、非消化道变态反应(荨麻疹、支气管哮喘、治疗等)、混合型变态反应(可以交替或同时出现)。

根据过敏反应与进食时间长短分型,包括速发型(进食半小时之内出现症状,甚至休克、死亡)、缓(迟)发型一般为速发后再次反应等(进食数小时或数日出现症状)。

根据过敏反应发作的特点分型,包括长期型(症状长年不愈)、周期型(每日或每周周期性出现症状)、间歇型(又称为偏发型,每年或数年出现症状 1～2 次)、季节型(根据季节出现症状)。

根据过敏反应的发病机制不同分型:

(1)第一型变态反应:简称过敏反应,接触过敏源如异种血清、动物皮毛、植物花粉、药物半抗原后,通过对 B 细胞的刺激,产生 IgE 类亲同种细胞抗体(即反应素),其与皮肤、黏膜、毛细血管周围的肥大细胞、血液中的嗜碱粒细胞的表面受体结合,使体内处于致敏状态。

(2)第二型变态反应(溶细胞型):又称为细胞毒或细胞溶解反应,属于该型过敏反应的临床疾病包括血型不符的输血、新生儿溶血病、自身免疫性溶血性贫血等红细胞溶解、药物(磺胺药、奎尼丁、氯丙嗪等)过敏引起的溶血性贫血、粒细胞或血小板减少、肺出血肾炎综合征等。

(3)第三型变态反应(抗原抗体复合物型):又称为免疫复合物反应,典型的局部免疫复合物反应为 Arthus 反应,全身免疫复合物反应为慢性扁桃体炎、血清病、链球菌感染后肾小球性肾炎、风湿热、类风湿关节炎、过敏性肠炎等。

(4)第四型变态反应(延续型或迟发型):该类过敏反应是细胞参与的延迟过敏反应,这一型过敏反应参与的疾病包括接触性皮炎、溃疡性结肠炎、多发性脊髓硬化症、感染后脑脊髓炎、感染后多发性神经炎以及病毒、真菌、寄生虫、结核、麻风等感染。

(5)第五型变态反应:又称为刺激性过敏反应,该型过敏反应是在甲状腺功能亢进的研究中获证的。

(6)第六型变态反应:第六型变态反应是一种抗体依赖性细胞参与的细胞毒反应,是从第二型过敏反应中分出来的独特反应。目前有人认为肿瘤细胞受特异性免疫作用的清除等可能与该型过敏反应有关。

(四)变态反应的病理变化

(1)毛细血管扩大,通透性提高:可绕地球一周的毛细血管在正常情况下有效循环只开放 20%,有效血循环量 5000mL。如果出现变态反应毛细血管则开放增多,甚至全部开放,此时血液都集中在外周循环上,大的动脉及心脏就会缺血,严重可出现心脏停止跳动。

(2)分泌物增加。

(3)平滑肌痉挛。

(4)嗜酸性细胞发生变化:嗜酸性细胞增高、扩大,产生大量 ECP(嗜酸性细胞阳离子蛋白)。

(5)弥散性血管内凝血。

(6)血管炎症。

前四种是可逆的,后两种是不可逆的。

(五)食物变态反应

食物变态反应也称为消化系统变态反应或过敏性胃肠炎、食物过敏等。食物变态反应是指体内进入无害的食物后,产生了过敏反应,是由于某种食物或食品添加剂等引起的 IgE 介导和非 IgE 介导的免疫反应,而导致消化系统内或全身性的变态反应。

儿童食物过敏反应的患病率约 6% ~8%,而牛乳是最常见的过敏食物,占其中的 3% ~7.5%,以 1 岁以内的婴幼儿多见。随着年龄的增长,食物过敏症的发病率明显下降。有食物过敏的患者常伴有支气管哮喘,发病率约 6.8% ~17%。而对牛奶过敏的儿童,哮喘的发病率则可高达 26%。

食物是人类营养的来源,但是有些食物在少数人体上出现特殊的不良反应,在国医学中早有"忌口"的论述,其中指出一些"发物"可以引发疾病,以现代科学的观点认为这些"发物"可以引起体内过敏。公元前460年在古希腊的希波格拉底医师发现,头痛患者应该忌用牛奶,这可能是西方有关食物过敏的最早记录。引起过敏的食物较多,临床症状也较复杂,据估计,60%左右的人存在食物变态反应的问题,但是只有5%的人能够意识到。

1. 食物变态反应的原因

食物变应原多是蛋白质,大多数为水溶性糖蛋白,分子量10万~60万。

(1)引起变态反应的食物。不同的国家与地区对食物的适应性有着相应的差异,从而致敏的食物也不同,根据西方资料表明,容易引起过敏的食物包括牛奶、鸡蛋、巧克力、小麦、玉米、坚果类、花生、橘子、柠檬、草莓、葱头、大蒜、猪肉、某些海产品、鱼类、贝类、鸡、火鸡等。中国容易引起过敏的食物包括牛奶、鸡蛋、海产品、鱼虾类、贝类、酒类、豆类、菇类、某些调味品等。

在食物变态反应中抗原(又称为过敏原、变态原)多为糖蛋白,并只构成食物中蛋白质的小部分,如鸡蛋清中的类卵黏蛋白、牛奶中的乳球蛋白等是致敏成分,食物中的致敏成分又受一些物理化学因素的影响,如番茄成熟时致敏性增强,牛奶烧沸后致敏性减弱,另外有些过敏原是食物在消化过程中的中间产物。摄入食物量与致敏量一般不突出,但是食物变态反应症状的轻重与摄入量呈正比。

(2)体内抗过敏原入侵能力降低。

①婴幼儿的胃肠道免疫功能不够完善,因此容易产生食物变态反应。

②体内局部免疫功能缺陷,因此抗原就可能大量侵入体内。

③体内黏膜通透性改变,过量饮酒、长时间操作不严格的管饲及静脉输液、炎症、溃疡等均可能导致黏膜损伤而增加其通透性,因此促进抗原侵入体内。此外,胃酸减少、胰腺分泌不足、蛋白酶缺乏、严重营养不良等均可以增加抗原侵入体内。

④体内敏感程度较高,抗体生成反应过度,此类体内受抗原刺激后,血清IgE大幅度增高,超过正常人的数倍甚至数十倍,因此容易发生食物变态反应。

2. 食物变态反应的诊断

(1)询问病史:采集详尽的食物变态反应史、发病与进食关系。

(2)食物过敏原特异性皮肤试验:确定致敏食物有各种方法,包括胃肠道激发试验、嗜酸细胞增多试验、白细胞减少指数试验、皮肤激发试验等,目前临床应用最广泛的是皮肤试验,此方法简单易行,可以同时测24种食物变态反应。

皮肤试验方法:在上臂外侧皮肤注入食物抗原1/10~1/100浓度0.01~0.02mL,观察15~20分钟,当皮肤出现充血、水肿、渗出、形成血疹,并在其周围形成红斑情况时为皮肤试验阳性。判定标准如下:

-:皮疹小于5mm,无红斑反应;

+:皮疹5~10mm,红斑反应;

++:皮疹10~15mm,红斑大于10mm;

+++:皮疹大于15mm,红斑大于10mm,有伪促;

++++:皮疹小于15mm,红斑大于10mm,有很多伪促、皮肤潮红、气喘等。

3. 食物变态反应的临床症状

临床症状出现较快,可在进食后几分钟至2小时。有时极微量就可引起十分严重的过敏症状。就症状出现的次序而言,最早出现的常是皮肤、黏膜症状。临床表现的严重程度,与食物中变应原性的强弱和宿主的易感性有关。

(1)消化系统食物变态反应:主要表现为唇与舌部的麻胀、血管神经性水肿、疼痛,数分钟到数小时内多自行消退;复发性口腔溃疡,多为女性,有的病程较长;胃肠道过敏,出现胃痛、恶性、呕吐、厌食、腹胀、腹痛、腹泻、排黏液便等。

(2)非消化系统食物变态反应:80%表现为皮肤症状,出现荨麻疹、血管神经性水肿、慢性湿疹、瘙痒症、过敏性紫癜等;20%在神经系统表现为偏头痛、全头痛,在呼吸系统表现为支气管哮喘;另外极少数人出现过敏性休克。

(3)消化系统与非消化系统混合食物变态反应:较常见的有腹型荨麻疹,出现腹痛、腹泻与荨麻疹同时发生;腹型与关节型过敏性紫癜,出现腹部绞痛、关节红肿疼痛,同时出现紫癜;食物过敏综合征,出现慢性腹泻、腹痛、缺铁性贫血、消瘦、湿疹、慢性间质性肺炎等,多见于儿童。

4. 饮食营养防治食物变态反应

(1)避免食物疗法。当明确找出过敏原后,应该完全停止食用该种食物。在避免几年适应后可以进行试食,有些患者的体内原有的食物过敏原的抗体逐渐降解,这样患者食用该种食物后便不会再出现食物变态反应,因此这种避免疗法也是脱敏疗法。

(2)加工食物疗法。将一些引起过敏的食物可以采用煮沸法,这样可以将过敏原破坏。还可以采用相应的酶,如糜蛋白酶、凝乳酶、乳糖酶、胰蛋白酶、胃蛋白酶等对食物进行处理后再食用。

(3)代用食物疗法。对引起过敏反应的食物可以采用其他食物代替,如对牛奶过敏可以采用羊奶代替,也可以采用乳制品代替,甚至可以采用豆制品(豆浆等)代替。

(4)食物脱敏疗法。一些引起过敏反应的食物,其营养价值较高需要食用,可以采用口服脱敏疗法,如对鸡蛋过敏,将一个鸡蛋稀释至1 000~10 000倍,食用其中一份,如果无症状出现再每日或每周逐渐增加食用量,直到无过敏反应时可以达到正常量。

(5)孕期与哺乳期采取的措施。有的学者认为,因为母体与母乳中含有的各种酶、免疫球蛋白、蛋白质的种类等均符合胎儿与婴儿的生长发育,因此对某些食物过敏的孕妇与乳母,其在孕期与哺乳期就应该限制该种食物,以使胎儿与婴儿减少过敏症;也有的学者认为孕期与哺乳期应该食物多样化不要偏食,使胎儿与婴儿在早期还不会识别"自体"与"异体"时即接触多种食物也可能更为有利。

六、营养与免疫系统

免疫系统需要健康的饮食和适量的休息才能维持正常的运作。

(一)营养不良使免疫功能下降

研究证明,严重营养不良的胸腺、脾脏、淋巴结的大小、重量、组织结构、细胞密度与成分都有明显的退行性改变,吞噬细胞相对增多,而杀菌作用受到抑制。临床观察,在胎儿期到出生7个月的营养不良儿童,其免疫球蛋白的正常成熟期可能有明显的延迟。流行病学说明,生活在热带与亚热带的人群,由于感染和营养不良的协同作用而损害免疫功能。死于营养不良的东非洲儿童的胸腺萎缩,亚洲住院的营养不良儿童80%炎症反应低下。

热量-蛋白质不足(PCM)是未开发国家的儿童常见的营养问题之一,近来对非洲儿童的研究显示,早年的营养不良会造成免疫系统的不健全,容易导致以呼吸道及胃肠为主的重复感染,患儿细胞内杀菌作用受到抑制。澳大利亚生长发育迟缓的土著儿童对流感疫苗抗体反应明显低于对照组儿童。成年男子囚犯中,进食低蛋白质膳食对伤寒、破伤风抗原的特异性抗体产生明显低于进食高蛋白质膳食。

临床观察,感染患者可出现食欲减退,肾脏排泄氮明显丢失,从而免疫反应下降。营养失调及感染的恶性循环极难破除,营养失调的母亲产下婴儿时,如果母亲喂食母乳,婴儿的生长及发育将可维持,但婴儿断奶后,如果食用受到污染的水调配的稀饭或牛奶,婴儿将会出现连续性的腹泻及感染性疾病,而且历时较长,此种重复感染会削弱免疫系统功能,造成其他严重的感染,同时也会妨碍婴儿生长。由此可见营养失调严重影响免疫系统。

（二）科学饮食可有效促进免疫系统健康

身体从日常饮食中获得营养,如水、蛋白质、脂类、碳水化合物、矿物质、维生素、膳食纤维,这些物质为身体提供了正常运转所需的营养,身体的各个系统对各类营养的需求量各不相同,从大脑思维活动到疾病的预防,人体处处需要营养,如果没有营养,生命就无法维持。人体所摄取的营养与免疫系统的反应有明确的相关性,食物是免疫系统的能源。

1. 平衡膳食

营养不足、营养过剩均造成营养不良,从而引起机体代谢改变,使人血白蛋白、转铁蛋白、血浆氨基酸均下降,而甘油三酯、血中游离脂肪酸升高,糖耐量下降,糖原异生作用增加等,致使免疫功能下降。

现代人在饮食中摄取过多的脂肪,误认为营养的意思就是要摄取很多肉类或乳制品,吸收超乎身体所需的卡路里,而对日常的身体锻炼及对蔬菜、水果及绿色食品的摄取都过少,这样会加重肾脏负担,导致血脂质过高、心血管疾病,同时免疫功能下降。

机体内各种营养素的平衡,能够保证免疫细胞的正常生长发育与代谢,因此在日常饮食中不能够偏食,每日五大类食物不可少。科学家们指出,人体每天食用 10 种以上的植物,能有效地强化人体的免疫能力。

（1）蛋白质在人体内的各项生理活动占有重要地位,只有摄取适量、适当的蛋白质才能增强免疫系统的健康与功能。蛋白质合成抗体及其免疫系统的组成成分,饮食中蛋白质不适当时,可抑制体内蛋白质的合成,使抗体浓度减低。

（2）抗氧化物提高免疫功能。引起化学或者代谢产生自由基的内外条件称之为氧化应激。产生氧化应激的原因很多,包括营养不平衡（抗氧化物不足、氧化物过多）、环境污染（化学因素、环境因素）、遗传疾病、过度劳累、损伤等。

细胞的抗氧化作用通过各种方式完成,包括直接与氧化物和自由基作用;防止活性氧生成;转变活性氧为毒性较小的物质;将活性氧从组织分离;修补损伤等。膳食为人体提供了抗氧化物,增强细胞的抗氧化功能。富含抗氧化物的食物有海产品、食用菌、新鲜蔬菜等。

（3）维生素与矿物质是免疫功能的重要因子。维生素与免疫作用的研究是从本世纪前半叶开始的,在感染预防的机制方面,一个重要的内容就是能够击退细菌及其毒素的抗体产生。

动物实验已经证实:维生素 B_6 缺乏可使细胞、体液免疫均受到损害;维生素 C 为抗氧化剂,并与免疫球蛋白、补体等含量呈正相关;维生素 A 缺乏可使免疫功能遭受损害;维生素 E 为抗氧化物,缺乏会导致免疫功能低下。矿物质铁制造红细胞中的血红蛋白,体内缺乏可以引起贫血,造成特异性免疫与非特异性免疫功能不全。锌是体内生长发育与功能不可缺少的物质。碘是甲状腺素的主要成分,缺乏均可影响免疫系统的功能。硒是抗氧化剂,为谷胱甘肽过氧化物酶的重要成分,可以防止过氧化物对免疫系统的损害。粗制粮食、新鲜蔬菜、海产品、食用菌等均富含维生素与矿物质。

(4)控制单糖类,如食糖及其制品;控制脂肪类,如油腻食品等。

2. 纯天然植物性食品易于人体吸收

分子专家指出:"食物中的各种元素或成分在自然界中不是单独存在的,自然界中不存在纯粹完完全全的蛋白质、脂肪或是碳水化合物,它们的分子以三面立体的复杂形式混合交杂在一起,维生素、矿物质也都不单一的存在,而是复杂地组合在一起的。"

营养免疫学研究的是未经化学萃取的纯天然植物性食品,易于人吸收,如天然维生素与矿物质和其他营养素结合在一起时,要比合成的维生素与矿物质容易被人体所吸收。物质的分离或抽取往往会改变物质的完整性,有科学家提出理论,有些分离出的物质会变成亲氧化剂,从而生产数十亿的有害自由基。例如当维生素 C 在橘子中时为抗氧化剂,一旦离开橘子后,即会制造对身体有所伤害的自由基。

第五节　遗传疾病营养调节

基因原称为遗传因子,是细胞染色体 DNA 分子上具有遗传效应的片段。

一、营养素与进化和遗传

在漫长的进化过程中,器官的功能和物质代谢的形成与遗传有关,如地球上的生物逐渐摆脱了水中的生活,这就说明遗传影响了水的代谢。又如食草动物的胃肠道比人类发达,因为草中的糖为多分子结构,而人类长期食用经加工的淀粉类。基因的变化可引起相应酶的变化而导致代谢的变化。

二、遗传疾病的营养治疗

(一)酶缺乏的营养治疗

指机体内缺乏某种酶,致使相应的营养素不能进行代谢,使血液中含有的浓度升高而发生毒性作用所引起的遗传性疾病。如苯丙酮尿症等一些氨基酸代谢异常的遗传疾病,常伴有智能低下、癫痫、侏儒症等。治疗原则应从婴儿开始,限制含有氨基酸的食物。又如血色病给以低铁饮食;肝豆状核性变给以低铜饮食等。

(二)营养素缺乏的营养治疗

指机体内缺乏某种营养素所引起的遗传性疾病。如遗传性肠病性肢皮炎患者缺锌,给以补锌。肾性尿崩症患者给以补充大量水分。遗传性甲状旁腺功能减退症患者给以补钙等。

(三)食物不耐受的营养治疗

不耐受者应严格掌握摄入食物。如葡萄糖-6-磷酸脱氢酶缺乏的儿童吃蚕豆容易发生溶血性贫血(蚕豆黄),因此不要吃蚕豆。蔗糖酶缺乏症是常染色体隐性遗传性疾病,因此不要吃蔗糖。

（四）遗传性病的营养治疗

遗传性肾炎患者如有尿毒症和水肿,应给予低蛋白、低盐饮食。胱氨酸尿症患者容易发生结石,应该多喝水。意大利营养学家奉劝人们,选择食物应考虑自己的遗传因素,如果你的亲人中有肠胃癌患者,你就应多吃些胡萝卜、冬油菜、南瓜,起到"对抗"的作用。

第六节　消化系统疾病营养调节

人体慢性疾病的发病顺序简称为"肠胃中心论",消化系统是人体的首要系统,当消化系统出现病变时,会引发其他系统的病变。

人体新陈代谢,需要不断地从外界摄取营养物质,消化系统是营养的工厂。

消化系统的功能是将食物摄取、消化、吸收,然后将吸收的营养物质经循环系统输送到全身,同时将废物排除。消化过程犹如一个高度自动化工厂的传送带,通过一系列的消化过程,将摄入食物中的各种营养素转变为简单容易吸收的小分子物质,然后被肠道吸收转变为体内的物质,供给全身组织利用,其中无营养价值的残渣和未被吸收的部分,构成粪便排出体外。

一、消化系统的消化吸收

古代医家认为"美饮食,养胃气",现代医学认为胃肠道可以因为饮食结构的不合理或者饮食习惯的不规律而患病,也可以因为合理的饮食结构与良好的饮食习惯而缓解乃至治愈。

食物首先在口腔内进行咀嚼,经食道传至胃经过初步的消化后,依靠胃窦(胃中连接胃出口幽门部分)蠕动将食物磨碎输送到小肠。在这个过程中胆、胰分泌的胆汁与胰液中的消化酶进一步消化食物,最后将营养素被小肠吸收,水分被大肠吸收,糟粕变成粪便排出体外。

另外消化系统有一定的消除有毒物质或致病微生物的能力,并且参与体内的免疫功能。此外消化系统分泌多种激素并参与本系统和全身生理功能的调节。消化过程的完成依靠消化系统的物理作用与化学作用及两者之间的协调,这些均通过神经与体液的调节而实现。

二、营养防治食道炎

（一）食道炎

食道炎是指食管黏膜充血、水肿脆而易出血。急性食道炎时黏膜上皮坏死脱落,形成糜烂和浅表溃疡,严重者整个上皮层均可脱落,但是一般不超过黏膜肌层;慢性食道炎时黏膜溃烂后发生纤维化,并且溃疡越过黏膜肌层而累及整个食管壁。食管黏膜溃烂、溃疡、纤维化的反复形成可以发生食管瘢痕性狭窄,并且伴有血管增生。引起食道炎的因素如下:

(1)化学性:烟草、烈酒、浓茶、咖啡、香料、调味品、药物等。

(2)物理性:过烫、过冷、过于粗糙、放射线等。

(3)机械性:机械性等刺激引起炎症性病变。

(4)细菌及其毒素:细菌及其毒素的感染如口、鼻、咽喉的慢性病灶等损伤。

(5)胃液反流:胃液反流所致的反流性食道炎最多见。

（二）食道炎的饮食调理

1. 急性食道炎饮食调理

(1)急性食道炎初期或者慢性食道炎急性期不能经口进食者,可以通过鼻胃管实施肠内营养或者静脉营养。

（2）逐渐治疗期以流质和半流质清淡饮食为主，包括脱脂牛奶、非柠檬类果汁以及微热的汤等。禁食酸性食物如橙汁、番茄汁等，以及刺激性食物如辣椒和胡椒等，巧克力、咖啡、碳酸饮料和茶。

（3）愈合期营养治疗持续 1 周至数月，在此过程中逐渐增加食物的供给量，直至正常饮食。

2.慢性食道炎饮食调理

（1）注重膳食平衡，采用干稀搭配的进餐方法，避免能量摄入不足，采用清淡饮食是慢性食道炎饮食治疗的关键，尤其是反流性食道炎患者，避免食道反流，减少对食道的刺激。

（2）脂肪能够刺激胆囊收缩素的分泌，引起食道下端括约肌张力降低，促使胃食管反流，同时使胃、十二指肠压力差颠倒，造成十二指肠内容物反流入胃。

进食过多的脂肪可延缓胃的排空，增加上腹部不适感，使胃膨胀，避免选用含脂肪较高的肥肉、奶油、烹调油、全脂牛奶等，因为该类食物可以降低括约肌压力。

（3）蛋白质可以刺激胃酸分泌，刺激胃泌素的分泌，胃泌素可以使食管下端括约肌张力增加，抑制胃食管反流，在饮食中可适当增加蛋白质，如瘦肉、牛奶、豆制品、鸡蛋清等。

（4）饮食中食用容易消化、细软的食品，以煮、炖、氽、烩、蒸为主。

（5）日常饮食中应避免刺激性食品，如咖喱、胡椒粉、薄荷、辣椒、酒类，少吃或不吃油炸食品等。

食管清除酸性食物能力下降，对食道炎的治疗起不良的作用，应该避免进食如巧克力、橘子汁、番茄汁、鲜柠檬汁、浓茶、咖啡、可可等酸味饮料。避免食用损伤食管的食物，如粗糙坚硬、过热过冷、油腻食品、过甜过咸、过辣等食物刺激。

（6）晚餐不要吃得过多，防止加重症状。

（7）维持正常的体重，肥胖可使腹内压力增加，促使食物的反流，使病情及症状加重。

（8）加强咀嚼，宜少食多餐，不宜过饱，避免增加胃部压力，防止进食过快，减少食道黏膜损伤。

（9）睡前 2~3 小时禁止进食，餐后不要立即躺平，睡眠时把床头抬高，减少胃酸反流的机会。

（10）禁用一切含酒精的饮料和食物，烟酒可引起食管下端括约肌张力下降，尤其是烈性酒可使食管蠕动收缩波的频率下降，长期酗酒可导致食道炎持续加重，并最终导致不可逆转的瘢痕狭窄，须戒酒及辛辣之物。

三、营养防治胃炎

胃是消化道最大器官，成人的胃容量是 300mL，胃的消化功能包括机械性、化学性消化，胃的完全排空需 4~6 小时，胃的化学性消化由胃液完成。当胃肠道受到体内外因素而使生理功能发生失调的时候，其消化功能便产生紊乱，长久如此便形成疾病，从而影响食物的消化吸收，久而久之造成体内的营养不良。

胃炎是指由于各种原因引起的胃黏膜炎症，可以是弥漫性胃炎，也可以是局限性胃炎，其局限于胃底、胃体、胃窦部。中国是胃癌的高发国家，胃癌患者多数有漫长的胃病史。

饮食入口，首先影响的就是胃，胃黏膜血管丰富，具有对食品的贮存、消化和运送功能，饮食不调是引起胃病的重要因素。胃的疾病种类很多，症状也很复杂，因此饮食营养的治疗也不同。

（一）急性胃炎饮食调理

急性胃炎是胃黏膜的一种自限性疾病,病变是可逆性的,病程一般较短。化学性因素如烟草、烈酒、浓茶、咖啡、香料、调味品、药物等,物理性因素如过烫、过冷、过于粗糙、放射线等,这些均可诱发急性胃炎。

急性胃炎治疗可以根据病因和临床症状作针对性处理。

（1）急性期患者常有呕吐、腹泻等症状,因失水较多,在饮食上应注意补充液体。大量饮水,一方面可以缓解脱水症状,同时还可以加速毒素的排出。

（2）在日常饮食中开始以流质为主。首先是清流质,包括米汤、藕粉、杏仁茶、鲜果汁、鸡蛋汤等流质食物,逐渐增加牛奶、蛋羹等。病情缓解后可以给少渣半流食,逐渐过渡到少渣软饭。

（3）伴有肠炎者应该减少脂肪量,同时禁食胀气食物,包括牛奶、豆浆、蔗糖等。

（4）少量多餐细嚼慢咽,以减少胃的负担而促进痊愈。

（5）饮食内容应该无刺激,少膳食纤维如大米粥,面汤,并且可以适量选用馒头干等。

（6）减轻胃肠负担,应该少食多餐,一日进餐 5 ~ 6 次较为适宜。

（二）慢性胃炎饮食调理

慢性胃炎是一种常见病,随着年龄的增长其发病率增高。发病的病因包括原发性与继发性两种,继发性胃炎是指继发于胃的疾病（如手术后胃炎）。慢性胃炎的实质是胃黏膜的上皮遭到反复损害后,由于黏膜特异的再生能力以致黏膜发生了改建,并且最终导致不可逆的固有胃腺体的萎缩,甚至消失。

由于在慢性胃炎发病中饮食因素占有重要地位,可以因为不良饮食而患病,也可以因为良好饮食而防治患病,总的来说进食时做到以下几点,慢性胃炎就治愈了一半。

（1）消除诱发因素。如治疗慢性胃炎,治疗口腔及咽喉部慢性感染等。避免精神紧张;不服用对胃有刺激的药物;忌食过硬、过辣、过咸、过热、过分粗糙和刺激性强的食物等。

（2）饮食规律。勿过饥过饱,以少食多餐为原则,尤其是年老体弱,胃肠功能减退者,每日以 4 ~ 5 餐为佳。正餐中采用干稀搭配的方法,加餐中可以选择煮鸡蛋、牛奶、饼干等食物以补充足量的热量与营养素。每次以六七成饱为好。细嚼慢咽可以减少粗糙食物对胃黏膜的刺激,对食物充分咀嚼次数愈多,随之分泌的唾液也愈多,对胃黏膜有保护作用。

（3）食物中注意糖、脂肪、蛋白质的比例,注意维生素、矿物质等含量。多吃些高蛋白食物及高维生素食物,保证机体的各种营养素充足,防止贫血和营养不良。贫血和营养不良者,应该在饮食中增加富含蛋白质和血红素铁的食物,如瘦肉、鸡、鱼、肝、腰等内脏。多食用高维生素的食物,如深色的新鲜蔬菜及水果,保护胃部和增强胃的抗病能力。

（4）胃酸分泌过多时,禁食浓鸡汤等浓缩鲜汤、酸性食品、大量蛋白质等,避免引起胃酸分泌增加,宜进食豆奶、菜泥、牛奶、豆浆、馒头或面包,以中和胃酸。胃酸分泌减少时,可用浓缩的肉汤、鸡汤、带酸味的水果或果汁,刺激胃液的分泌,帮助消化。

（5）日常饮食中以少渣软饭为主。食物制作需要细、碎、软、烂为宜,烹制方法以蒸、煮、炖、烩、等为主。

（6）避免食用生、冷、酸、辣、坚硬等食物。过凉的食物和饮料可以导致胃痉挛,胃内黏膜血管收缩,不利于炎症消退;过热的食品和饮料直接烫伤或刺激胃内黏膜。避免引起腹部胀气和含膳食纤维较多的食物:如豆类、豆制品、蔗糖、芹菜、韭菜等。食物应软硬适度,过于坚硬粗糙的食品加重胃的机械消化负担,使黏膜受到磨擦而损伤,加重黏膜的炎性病变。

(7)患有萎缩性胃炎适宜饮酸奶,因酸奶中的磷脂类物质会紧紧地吸附在胃壁上,对胃黏膜起保护作用,使已经受伤的胃黏膜得到修复。

酸奶中特有的成分,乳糖分解代谢所产生的乳酸和葡萄糖醛酸增加胃内的酸度,抑制有害菌分解蛋白质产生毒素,同时使胃免遭毒素的侵蚀。

(8)避免机械性、化学性刺激。如酒的乙醇溶解胃黏膜上皮的脂蛋白层,对胃黏膜有较大的损害;烟雾中的尼古丁等有害物质溶解并附着在口腔、咽喉部,随吞咽进入胃内,对胃黏膜也有很大损害,因此急、慢性胃炎患者一定要戒除烟酒,以免加重病情,甚至造成恶性病变。

(9)忌不洁饮食。胃炎患者要特别注意饮食卫生,尤其是夏季,生吃瓜果要洗净,不要吃变质食品,因为被污染变质的食品中含有大量的细菌和细菌毒素,对胃黏膜有直接破坏作用。

放在冰箱内的食物,一定要烧熟煮透后再吃,如发现变质,要坚决扔掉,禁止食用。

(10)饮水要择时。最佳的饮水时间是晨起空腹时及每次进餐前1小时,餐后立即饮水会稀释胃液,用汤泡饭也会影响食物的消化。

四、营养防治消化性溃疡

消化性溃疡是一种常见病,因为溃疡的形成和发展与胃液中胃酸和胃蛋白酶的消化作用有关。消化性溃疡可以发生在酸性胃液接触到的任何部位,包括十二指肠、胃、食管下端、胃空肠吻合术后的空肠等,由于胃肠黏膜经常受到胃酸和食物的刺激而损害,使局部营养不良而使血液循环不通畅,从而造成免疫功能下降引起溃疡或者糜烂。溃疡有约98%发生在十二指肠与胃,故又称为胃、十二指肠溃疡。

一般与下列因素有关:遗传因素、环境因素、精神因素、化学品(包括药物)因素、吸烟因素、饮食因素。消化性溃疡的发生与发展,以及症状的轻重都与饮食有密切的关系,因此消化性溃疡的饮食治疗较之药物治疗更为重要。胃和十二脂肠溃疡发生部位和症状有所不同,但饮食治疗原则基本相同,最终目的是促进溃疡愈合,并防止复发。饮食调理:

1. 提倡平衡饮食

营养素比例:

半流质期为碳水化合物55%,蛋白质15%,脂肪30%;流质期为碳水化合物60%,蛋白质20%,脂肪20%。

(1)在正常情况下,由于胃黏膜的屏障作用,胃黏膜的覆盖以及胃壁细胞的更新等自我保护作用,胃酸与胃蛋白酶不会产生"自我消化"现象。但是对于溃疡病患者多余的胃酸与胃蛋白酶可以破坏自身的黏膜,由此出现"自我消化"现象而加重病情或者促进发病。蛋白质在胃内消化又可促进胃酸分泌,供给足够蛋白质以维持机体需要。

在日常饮食中适量增加含优质蛋白的食物,包括动物性食物尤其鱼虾类,使其和胃酸与胃蛋白酶相结合而中和以及消耗胃酸与胃蛋白酶,从而使之失去"自我消耗"能力。

(3)不须严格限制脂肪,适量脂肪对胃肠黏膜没有刺激,但过高可促进胆囊收缩素分泌增加,抑制胃肠蠕动,胃内食物不容易进入十二指肠,引起胃胀痛。应该选择易消化吸收乳酪状脂肪,如牛奶、奶油、蛋黄、奶酪等,及适量植物油。适量的脂肪进入小肠可以刺激小肠黏膜产生抑胃素,从而抑制胃酸的分泌和减慢胃的蠕动,使胃的排空时间延长而有利于溃疡创面的愈合。研究证明,消化性溃疡患者以食用植物油为主,植物油中的亚油酸合成前列腺素,其可以抑制胃酸分泌,扩张血管,刺激胃黏膜合成,从而保护胃黏膜。

(4)适量增加摄入碳水化合物:既无刺激胃酸分泌作用,也不抑制胃酸分泌,每天可供给300～350g。选择易消化食物,如厚粥、面条、馄饨等,蔗糖不宜过多,因为会使胃酸分泌增加,而且容易胀气。有人认为含糖较少的饼干、烤馒头片经过口腔咀嚼进入胃内,可以中和胃酸而减轻对溃疡创面的刺激和腐蚀作用。国内外专家研究发现,经常食用马铃薯可以防治溃疡病,一般连续食用六周以上的熟马铃薯可以使溃疡创面逐渐缩小并愈合。日本科学家发现,大米汁液可以防治溃疡病。以上观察专家认为可能是与增加前列腺素有关。

(5)临床资料表明,维生素 A、B 族、C 等维生素能够增强体内免疫功能,从而促进溃疡愈合。维生素 E 具有抗脂肪过氧化作用,可以维持胃肠黏膜细胞的完整性及其正常功能,同时可以成为胃与十二指肠调节细胞与血管抵抗力的调节剂,增加胃肠黏膜的蛋白合成。

(6)研究证明,锌可以促进溃疡黏膜的痊愈。因此在日常饮食中需要注意补充富含锌的食物,包括海产品以及一些动物性食品。

2. 发作期饮食调理

发作期宜少食多餐,以软食为主,如软饭、稀饭、面条、面食、稀粥、藕粉、豆浆、牛奶等偏碱性食物为宜。出血时应禁食,血止住后摄入流质饮食,主食以面食为主。

3. 胃酸过多者饮食调理

胃酸过多不宜食过酸的食物,如醋、话梅、柠檬、酸苹果、辣椒、芥末、胡椒等,刺激性食物也不宜食用,该类食物可刺激溃疡病,引起上腹痛。

4. 并发症饮食调理

(1)出血:表现为呕血及黑便,除呕血者外,一般不禁食,可给予冷米汤、冷牛奶等温凉的流质食物,以中和胃酸,抑制胃饥饿性收缩,对止血有利。

(2)幽门梗阻:当食物通过幽门部受阻时,发生恶心、呕吐、疼痛等症状。幽门梗阻初期经胃肠减压治疗后有所改善,或不完全梗阻可进清流质,凡有渣及牛奶等易产气的流质均不可食用,待梗阻缓解后可逐渐调整进食的质和量,完全梗阻时应该禁食。

(3)急性穿孔:急性穿孔是溃疡病的严重并发症,此时均应禁食。

(4)关于消化性溃疡的治疗饮食,近年来有所改变,发现食用过多牛奶,刺激胃酸分泌作用大于中和胃酸的功能,同时有些人不能耐受牛奶;故主张适量用牛奶,无须长期大量饮牛奶。

过去强调溃疡病要长期甚至终生食用无机械性及化学性刺激较温和饮食,目前饮食供给是溃疡活动期用少量多餐,选细软易消化食物,病情稳定后 1 天 3 餐,可给予正常普食,保证各种营养素平衡。

5. 烹调方法

溃疡病患者所吃食物必须切碎煮烂,可选用蒸、煮、氽、软烧、烩、焖等烹调方法,不宜采用油煎、炸、爆炒、醋溜、凉拌等方法加工食物。

6. 戒酒、戒烟

消化性溃疡患者戒酒及戒烟是很重要的。

7. 溃疡病患者禁忌食物

饮食上适宜选用营养丰富、清淡、易消化的食物,避免机械性和化学性刺激过强的食物。

机械性刺激增加对黏膜损伤,破坏黏膜屏障,如粗粮、芹菜、韭菜、雪菜、竹笋及干果类等;

化学性刺激会增加胃酸分泌,对溃疡愈合不利,如咖啡、浓茶、烈酒、浓肉汤等;

(1)禁忌饮咖啡、汽水、酒类等,以上饮料影响溃疡创面的愈合,同时容易引起出血、穿孔等。另外大量浓茶水可以刺激胃酸分泌而不利于溃疡创面的愈合,因此适当控制饮用茶水。

(2)禁忌食用糯米制品,因其黏性大而容易滞留胃内刺激胃酸分泌,从而加重疼痛并容易诱发溃疡创面的出血、穿孔。

(3)控制含粗膳食纤维的食物,以避免增加胃肠负担和刺激溃疡创面而加重病情。

(4)控制产气食物,包括生葱、生蒜、生萝卜、糖类等,避免由于胃肠扩张而增加胃肠负担和不利于溃疡创面的愈合。

(5)控制产酸食物,如地瓜、土豆、过甜点心、糖类及制品和大量食醋,减少胃内酸度的刺激而不利于溃疡创面的愈合。

(6)日本动物实验表明,高浓度的食盐水可以引起动物胃黏膜的病变。胃液中盐酸成分的含量取决于血钠浓度,溃疡病患者体内的钠代谢减低而造成钠潴留,从而增加胃液分泌而不利于溃疡创面的愈合。

(7)禁忌食用肉汤、鱼汤、鸡汤、油炸食品、凉拌食品、熏制食品、腌制食品以及刺激性调味品,以减少对胃肠的刺激而不利于溃疡创面的愈合。

(8)禁忌食用坚硬、粗糙、生冷食物,如大量冷饮、凉拌菜、腊肉、火腿、香肠、蚌肉等食品,避免增加对胃肠的负担和对溃疡创面的刺激。

8. 保持良好的饮食习惯

(1)定时定量可以使胃肠活动有规律,由此保证胃肠的正常功能。

少量多餐定时定量,每天5~6餐,少量多餐可中和胃酸,减少胃酸对溃疡面的刺激,又可以供给营养,有利于溃疡面愈合,对急性消化性溃疡更为适宜。睡前加餐,对十二指肠溃疡尤为适宜,可减少饥饿性疼痛,有利于睡眠。进餐时细嚼慢咽,不宜过快、过饱、过饥。切忌暴饮暴食,避免胃腔过度扩张和胃酸增加。

目前有学者对溃疡病患者的餐次有了新的见解,过去长期认为少食多餐是溃疡病患者的饮食重要原则,经研究发现,这种方法尽管在进食时得到了暂时的疼痛缓解,但是食物又强烈地刺激胃酸分泌,而且这种作用能够持续三个小时左右,由此,少量多餐造成了不断刺激胃酸分泌而不利于溃疡创面的愈合。因此,专家主张坚持有规律地进食为宜。

(2)溃疡病患者的饮食温度需要适宜,过冷的饮食可以刺激胃肠不规律地收缩,由此直接或者间接损伤溃疡创面,同时容易引起消化液分泌下降以及腹痛和腹泻等。过热的饮食可以刺激黏膜,使血管扩张充血,并且容易引起出血穿孔。一般溃疡病患者的饮食温度以40℃~45℃为宜。

(3)食物制作方面注意切细煮烂,烹调方法以煮、烩、炖、蒸等为主。但是需要注意的是不能长期食用过于细软的食物,以避免消化功能减弱。

(4)进食需要时间充足,细嚼慢咽可以使食物与唾液充分混合而有助于消化。

(5)进食时需要心情舒畅,以避免由于神经活动失调而影响消化功能。

（6）不食腐败变质的食物,减少各种食品污染,以避免加重溃疡炎症。

（7）注意口腔卫生,以避免细菌感染溃疡创面。

（8）当溃疡病出现大出血时需要适量进食,因为这样不仅可以补充体内所需要的营养素而增强体内抗病能力,而且还可以迅速缓解因饥饿造成胃肠过度蠕动,同时,食物具有稀释胃酸保护溃疡创面的作用。相反,出血时如完全禁食,会增加溃疡创面出血处的负荷,由此加重出血。

五、营养防治腹泻

小肠是消化吸收的重要场所,全长 5～7m。大肠是消化道最后一段,长约 1.5m。腹泻是肠内容物在肠道内运行加快,排便次数增多,粪质稀薄或有黏液、脓血、脂肪等。如果只有排便次数增多,而粪质成形者称为假性腹泻。腹泻可以分为急性与慢性两种。发病原因前者主要是急性肠道传染病、食物中毒、饮食不当等。后者主要是肠道感染,炎症性肠病,胃、肝、胆、胰腺疾病,吸收不良综合征,肠道运动与分泌功能紊乱等。总之腹泻可以因为肠道的消化吸收和分泌功能障碍而引起,其中主要的是水和电解质的紊乱,由此看来腹泻与饮食的关系十分密切。

对于腹泻的治疗,一方面采用必要的药物治疗,更重要的是需要饮食调理,减轻胃肠负担,恢复其功能。

预防并纠正水及电解质平衡失调,供给充足营养而改善营养状况,避免机械性及化学性刺激,使肠道得到适当休息,有利于病情早日恢复。

1. 急性腹泻饮食调理

急性水泻期需暂时禁食,使肠道完全休息,必要时由静脉输液,以防失水过多而脱水。

（1）发病初期不需禁食者,饮食应该以能保证营养而又不加重胃肠道病变部位的损伤为原则,一般宜选择清淡流质饮食,如蛋白水、果汁、米汤、面汤等,以咸为主。早期禁食牛奶、蔗糖等易产气的流质饮食,有些患者对牛奶不适应,服牛奶后常加重腹泻。

（2）缓解期排便次数减少,症状减轻后改为低脂流质饮食,或低脂少渣、细软易消化的半流质饮食,如大米粥、藕粉、烂面条、面片等。

（3）腹泻基本停止后,可供给低脂少渣半流质饮食或软食,少量多餐,以利于消化,如面条、粥、馒头、烂米饭、瘦肉泥等,仍要适当限制含粗纤维多的蔬菜水果等,以后逐渐过渡到普食。注意补充维生素 B 族和维生素 C,如鲜桔汁、果汁、番茄汁、菜汤等。禁酒,忌肥肉及含粗纤维多的蔬菜、生冷瓜果,油脂多的点心、冷饮等。

（4）恢复期腹泻完全停止时,食物应以细、软、烂、少渣、易消化为宜。如食欲旺盛,就少食多餐。少吃甜食,因糖类易发酵和胀气。肠道发酵作用很强时,可吃些淀粉类食物。每天都应该吃些维生素 C 含量丰富的食物,还可以饮用强化维生素 C 的果汁,以保证足够的维生素 C 供应。

2. 慢性腹泻饮食调理

慢性腹泻病程长,反复发作,影响食物消化吸收,并造成体内热能过度消耗,患有腹泻症状以后,人体内的水分会随着排便的时候流失,腹泻可引起严重营养缺乏及水、电解质平衡失调,并造成体内贮存的热能消耗。

（1）改善营养状况,应给予高蛋白高热量饮食,可采用逐渐加量的方法,否则营养素不能完全吸收,反而加重了胃肠的负担。

（2）食用低渣饮食，目的是尽量减少食物在消化后给肠胃消化道留下的残渣量，从而减少粪便量，并排除机械性的刺激及任何刺激物质，以减少肠胃道的蠕动，使肠胃道获得休息，患者早日康复。

（3）注意烹调方法，以蒸、煮、汆、烩、烧等为主，禁用油煎炸、爆炒、滑溜等。可以用的食物有瘦肉、鸡、虾、鱼、豆制品等。当腹泻次数多时可给予鲜果汁、番茄汁以补充维生素，进食细挂面、粥、烂饭等，隔夜食物要煮沸消毒后再吃。

（4）一些粗质通便的蔬菜和易使肠胀气的豆类不宜吃。许多人腹泻时，认为吃油腻食物会加重消化系统的负担而加重病情，于是就想方设法多吃一些新鲜蔬菜，以为这样对病情有利，其实对疾病恢复不利。一些新鲜蔬菜如小白菜、韭菜、菠菜、卷心菜等均含有亚硝酸盐或硝酸盐，一般情况下这些蔬菜对身体没有不良影响，但是腹泻、消化功能失调，或胃酸过低时，肠内硝酸盐还原菌大量繁殖，此时食入上述蔬菜，即使蔬菜非常新鲜也会导致中毒而引起肠原性紫绀。

（5）禁食粗粮、生冷瓜果、凉拌菜等，含粗纤维多的韭菜、芹菜、榨菜等；禁食坚硬不易消化的肉类如火腿、香肠、腌肉等；禁食刺激性食物如辣椒、烈酒、芥末、辣椒粉，以及肥肉、油酥点心等高脂肪食物。

3. 腹泻时需要避免的误区

（1）腹泻患者不需要采用"饥饿疗法"，腹泻期间也应该坚持进食，因为及时补充营养有利于肠胃道恢复正常。防止体内营养不良。据报道，孟加拉国腹泻研究中心的资料提示：因为腹泻而死亡的病儿中，大约有 25% 为死于低血糖，尤其是营养不良的小儿容易发生。

（2）饮食应该清淡、容易消化，避免食用油腻食品、生冷食品。同时注意避免滥用进补食品，如牛奶、芝麻、胡桃等。

（3）腹泻时也会伴随着腹痛，吃止痛片能暂时缓解腹痛，但由于阑尾炎和腹泻的初期症状很相似，容易掩盖病情。人体只有在感染时才能服用消炎药，如果用消炎药来治疗腹泻，容易发生药物不良反应，可以产生损害肝肾功能、过敏、加重腹泻等副作用。过早服用止泻药会打破人体排泄平衡，使毒素无法排出，破坏肠胃道功能，不但不能治病反而耽误病情。

（4）引起腹泻的一个重要原因是食物中的细菌，如果随意停药会让肠胃道中的细菌继续存活，从而导致人体"耐药"以及多次腹泻，一般腹泻症状缓解 3、4 天后才能完全停药。

4. 不同病因腹泻处理

（1）细菌性痢疾。腹泻患者，特别是出现脓血便者要及时化验大便，一旦确诊要及时用抗生素治疗。痉挛性腹痛者，不可随意使用解痉剂或抑制肠蠕动的药，避免导致大量毒素和细菌滞留在肠道而加重中毒症状。

（2）消化不良腹泻。应该节制饮食，并且服用含有消化酶的制剂。这种腹泻并非肠道细菌感染所致，如果服用抗生素不仅无效，还会破坏原来肠道菌群的平衡，甚至可能继发真菌性肠炎、伪膜性肠炎等。

（3）病毒性腹泻。在医生的指导下服用抗病毒的药物，同时要补充水分和电解质，服用口服补液盐，此外，要给患者吃些容易消化吸收的清淡食物，如面条、米粥、肉汤等。不能乱用抗生素，抗生素不会杀死病毒，还会把对人体有益的细菌杀死，导致菌群失调，那些对抗生素不敏感的葡萄球菌、条件致病性大肠杆菌等会失去制约，乘机大肆繁殖，引起菌群失调性腹泻。

（4）寒冷引起腹泻。腹泻由于肠道受到寒冷刺激后蠕动加快，进食的水分来不及吸收，形成稀便排出体外。预防的关键是注意腹部保暖，进食冰箱冷食要有节制，疼痛厉害时可以用些解痉药或收敛药，如水泻次数较多，可以口服补液，补充水、盐，不必使用抗生素。

（5）不洁食物引起腹泻。该类腹泻服用止泻药后，表面看来大便次数减少，腹泻缓解，但这样会使病原微生物滞留在肠道内不被排出，导致细菌等产生的大量毒素被肠黏膜吸收，引起严重后果。应该在医生指导下用抑制肠道细菌的药止泻。

（6）水土不服腹泻。多喝水，补充电解质，检查尿液颜色，如果尿液颜色过深则表示水分不足。使用以天然纤维为主成分的通便剂，可以有效减少如厕次数。遵照医嘱服用抗生素。旅行时避免未煮熟的蔬菜、肉类、海鲜及不洁的饮料。确保餐具清洁，将水煮沸 3～5 分钟后再饮用。多喝可乐、橙汁等酸性饮料，有助于抵制大肠杆菌的数量。

六、营养防治便秘

俗话说"若要长生，肠中常清，若要不死，肠中无屎"。据调查，长寿者很少有便秘现象。便秘不算大病，但是给人们带来较大的痛苦。便秘是肠道内容物在肠道内运行缓慢，排便次数减少，粪质干结而排便困难。一般超过 2 日无粪便排出者称为便秘，但是由于正常人排便习惯差异较大，因此应该注意结合个体的排便习惯明确诊断。饮食营养治疗根据不同的便秘类型，给予适当的饮食，养成定时排便的习惯，避免经常服用泻药和灌肠。

便秘的发病原因包括以下：饮食因素；化学因素（包括药物）；横膈、腹壁、盆底肌肉松弛无力；肠蠕动活力不足；肛门括约肌异常；神经因素、代谢疾病等。长期便秘可以使有毒物质在肠道内积聚而出现中毒症状，如头晕、乏力、食欲减退、心烦易怒等。另外，长期便秘还会诱发心绞痛、脑溢血、痔疮、肛裂等，也容易引起营养不良与贫血，甚至可能出现尿频和尿失禁以及导致肠道肿瘤。

1. 痉挛性便秘饮食调理

无粗纤维低渣饮食：先食低渣半流质饮食，禁食蔬菜及水果，后改为低渣软食，适当增加脂肪，脂肪润肠，脂肪酸促进肠蠕动，有利于排便，但不宜过多。

多饮水及饮料，保持肠道粪便中水分，以利于通便，如早晨饮蜂蜜水等；进食琼脂制品，琼脂在肠道吸收水分，使粪便软滑，有利排泄。禁食刺激性食物如酒、浓茶、咖啡、辣椒、咖喱等。

2. 梗阻性便秘饮食调理

若是器质性病变引起的，应该首先治疗疾病，去除病因，如直肠癌、结肠癌等。如果是不完全性梗阻，可考虑给予清流质，饮食仅限于提供部分热能，并最低限度控制食物残渣，以胃肠外营养作为供给热能的主要方式。

3. 无力性便秘饮食调理

以增加体内的膳食纤维含量来促进肠道蠕动，并且提高巨噬细胞吞噬有毒物质的能力。供给膳食纤维丰富的食物：膳食纤维本身不被吸收，能吸附肠腔水分从而增加粪便容量，刺激结肠，增强动力。

饮食中有一定比例的粗杂粮和蔬菜与水果，如麦麸或糙米、含果胶丰富的水果芒果、香蕉等，但注意未熟的水果含鞣酸反会加重便秘。

供给足量 B 族维生素及叶酸：用含 B 族维生素丰富食物，可促进消化液分泌，维持和促进肠管蠕动，有利于排便。如粗粮、酵母、豆类及其制品等。在蔬菜中，菠菜、包心菜等，内含有大量叶酸，具有良好的通便作用。

4.有效防止便秘

(1)清晨必须空腹饮一杯水,并且在一日内定时定量地饮水,一般饮水量为6~8杯/d,200mL/杯。使肠道保持足够的水分,有利于粪便排出。

(2)每日食用适量的流质,包括牛奶、豆浆、果汁、蜂蜜等。补充植物油、芝麻、核桃、牛奶、奶油等,不仅可以滋润肠道,同时还可以促进肠道蠕动。

(3)适量食用些产气食物以刺激肠道蠕动,如洋葱、萝卜、蒜苗等。禁食一些具有收敛作用的食物,包括柿子、山药等,避免排便困难。适当增加高脂肪食物,植物油能直接润肠,而且分解产物脂肪酸有刺激肠蠕动作用,如花生、芝麻、核桃及花生油、芝麻油、豆油等,每天脂肪总量可达100g。

(4)纠正饮食习惯不良或过分偏食。

七、营养防治胰腺疾病

胰腺炎是胰腺较为常见的疾病,由于多种原因引起的胰腺内酶原群激活,导致胰腺自身消化与坏死。胰腺炎的致病因素包括胆石症、肠道寄生虫、感染、酗酒、代谢性疾病、遗传、外伤等。另外,胰腺患有疾病时胰岛受到损害而容易发生糖尿病,可以有腺体的广泛纤维化、腺泡与胰岛细胞萎缩和消失,从而造成不同程度的胰腺内外分泌功能不足,并且出现胰腺钙化,假囊肿形成。

1.急性胰腺炎饮食调理

(1)水肿型:病情较轻,需要在发病2~3日禁食观察,给以肠胃外营养。待症状缓解后从低脂肪流质饮食逐渐增加饮食量,包括低脂肪半流质、软饭等。

(2)出血坏死型:病情较重,需要在发病3~4日禁食观察,给经肠胃外营养,待症状消失后从低脂肪流质饮食逐渐增加饮食量,包括低脂肪半流质、软饭等。

营养支持:立即禁食禁水,主要靠完全肠外营养(TPN),除了高脂血症患者外,采用脂肪乳剂作为热源。经静脉补充液体、电解质和热量,维持循环稳定和水电解质平衡,防治休克。持续胃肠减压,防止呕吐和误吸,给全胃肠动力药可减轻腹胀。

(3)病情控制后。当腹痛、压痛和肠梗阻症状减轻后可以恢复饮食。急性发作以后2星期到1个月禁止吃油腻的食品,蛋白质的量也要控制,如一天最多吃一个鸡蛋,将蛋黄去掉,再逐步恢复正常饮食;给予无脂肪高碳水化合物流质,如果汁、果冻、藕粉、米汤、菜汁、蛋白水、绿豆汤等食物;禁食浓鸡汤、浓鱼汤、肉汤、牛奶、豆浆、蛋黄等食物;此期膳食营养成分不平衡,热能及各种营养素含量低,不宜长期使用。

(4)病情逐渐稳定后膳食量可增加,改为低脂肪半流质,蛋白质摄入不宜过多,供给充足的碳水化合物。禁食含脂肪多的和有刺激性的食物,如辣椒、咖啡、浓茶等,绝对禁酒。禁食后常出现电解质紊乱,如钾、镁、钠、钙等矿物质不能达到正常水平,膳食要结合临床电解质的变化适时加以补充。

(5)少量多餐,每天5~6餐,每餐给予1~2种食物;注意选用软而易消化食物,切忌暴饮暴食、忌酒。

(6)烹调方法采用烧、煮、烩、卤等方法,烹调时不用或少用植物油,全天脂肪摄入总量为5g左右。

2.慢性胰腺炎饮食调理

(1)慢性胰腺炎的急性发作期的饮食治疗同急性胰腺炎。

（2）慢性期根据病情确定采用低脂肪半流质、低脂肪软饭等。

（3）开始时一般脂肪的供给量为20g/d，慢性胰腺炎患者多伴有胆道疾病或胰腺动脉硬化，胆固醇供给量以＜300mg/d为宜；蛋白质的供给量为40～50g/d，以后根据病情逐渐增加供给量。注意选用高生物价蛋白质食物，如鸡蛋清、鸡肉、虾、鱼、豆腐、瘦牛肉等；需要的热能以碳水化合物补充为主，每天可供给＞300g，供给谷类、蔗糖、红糖、蜂蜜等食物；供给充足维生素，多选用富含维生素A、B族维生素和维生素C的食物，特别是维生素C每天供给300mg以上，必要时给予片剂口服。

（4）少量多餐以减轻胰腺的负担，5～6餐/日，避免暴饮暴食和酗酒以减少对胰腺的损害。

3.恢复正常后的饮食调理

（1）低脂的食品为主，如豆制品、鱼、虾、蛋以及一些瘦肉。

（2）饮食中宜控制煎炒，多吃蒸炖，以利消化吸收。

（3）以富含维生素、矿物质及膳食纤维的粮食和薯类为主要糖源。

（4）盐不宜多，多则增加胰腺充血水肿。

（5）蔬菜可以多吃菠菜、花椰菜、萝卜，但需要煮熟吃，将纤维煮软，防止增加腹泻。

（6）调味品不宜太酸、太辣，避免增加胃液分泌，加重胰腺负担。

（7）水果适当少吃，可选桃子、香蕉等没有酸味的水果。

（8）容易产气使腹胀的食物不宜吃，如炒黄豆、蚕豆、豌豆、红薯等。

（9）长时间控制脂肪会造成脂溶性维生素A、维生素D、维生素E、维生素K的不足，黄绿色蔬菜中含有丰富的脂溶性维生素，因此每天食用的黄绿色蔬菜应以150g左右为好，在医生的指导下服用一些维生素补充剂。

4.伴有其他疾病时的处理

（1）伴糖尿病者应根据医嘱控制饮食，并在医师指导下应用降糖药物。

（2）腹泻者应采用高糖、高蛋白、低脂肪饮食，或加用胰酶片等药物，不要滥用抗菌药物。

（3）胆道疾病要积极治疗，必要时作外科手术治疗，以利胰腺疾病的康复。

（4）肥胖者应控制体重，适当参加体育锻炼。

八、营养防治胆道疾病

由肝脏分泌的胆汁（每日分泌600～800mL）不断流入胆囊储存。胆汁主要成分包括：水、胆色素、胆盐、胆酸、胆固醇、卵磷脂及血浆中无机盐。

近年，中国的胆道疾病发病率有所增加，专家认为这与中国居民的饮食结构发生的变化有很大的关系。胆道疾病包括急慢性胆囊炎、胆管炎、胆石症、胆道蛔虫症。

（一）胆囊炎

肝胆本身具有很强的自我清洗能力，能够按照生理节律将每天的代谢废弃物排出体外。

由于大气和水污染、农药残留、长期服药、快节奏生活、饮酒、应酬、高蛋白高脂肪摄入过多、熬夜、工作和生活压力等因素，影响肝脏自我清洗的能力，胆囊炎患者由于胆囊收缩能力下降，就更加重了废弃物的残留，由此应该加强胆囊的防护。

急性胆囊炎发生于胆囊结石多达90％以上，也可以继发于胆管结石和胆道蛔虫症等症。胆道阻塞、细菌感染、胰液向胆道反流、创伤和烧伤等，都可以是急性胆囊炎的发病因素。

人在进餐后,脂肪及胃酸刺激小肠黏膜产生胆囊收缩素引起胆囊收缩,把胆汁排进小肠,参与脂肪的消化与吸收。如果胆囊胆管黏膜发炎,胆管阻塞,胆汁排出不畅,脂肪、脂溶性维生素的吸收就会受影响,同时胆汁中胆固醇与胆酸盐的比例发生改变,胆固醇浓度升高,容易发生胆囊胆管结石。

1. 胆囊炎急性发作饮食调理

(1)急性发作胆绞痛时应予禁食,使胆囊得到充分休息,由静脉补给各种营养素。多饮水,在饮料中注意补充钠和钾盐,有利于治疗疾病。

(2)疼痛缓解后,根据病情循序渐进地调配饮食。当能进食时,应禁食脂肪和刺激性食物,脂肪促使病变的胆囊收缩而引起剧烈疼痛,通过控制脂肪的摄入量,减轻或解除患者的疼痛和预防结石的发生。,短期可食用含高碳水化合物的流质饮食。

(3)急性发作缓解后,可以食用清淡流质饮食或低脂、低胆固醇、高碳水化合物半流质或低脂少渣软饭,每日脂肪摄入量应限制在45g以内,主要限制动物性脂肪,可补充适量植物油,具有利胆作用,胆固醇应限制在每日<300mg,蛋白质应适量,过多可刺激胆汁分泌,过少不利于组织修复,给予如米汤、藕粉、豆浆等食物,病情好转后可给予低脂半流质饮食或低脂少渣软食。

2. 慢性胆囊炎饮食调理

给予充足热量的高蛋白质、高碳水化合物和适量限制脂肪的饮食,同时要有丰富的维生素。

(1)慢性期供给正常或稍低于正常量热能,约2000kcal/d,肥胖者宜限制热能。

(2)胆囊炎时胆汁分泌障碍,脂肪消化吸收也受到影响,脂肪多可能诱发胆囊疼痛,需要严格限制脂肪摄入量,每天<20g,可逐渐增加到<40g,主要应严格限制动物性脂肪,植物油脂有助于胆汁排泄,可以适量选用,均匀分布于3餐饮食中。过多胆固醇大部分重新分泌于胆汁中,使胆汁胆固醇浓度增高,每天摄入量以<300mg为宜,重度高胆固醇血症应控制在<200mg,禁止食用含胆固醇高的食物如肥肉、动物肝、肾、脑等内脏、鱼籽、蟹黄、蛋黄等食物。

(3)为了保持慢性胆囊炎患者身体健康、增进食欲、促进胆囊收缩利于胆囊排空,应该尽可能提高饮食中蛋白质比例,蛋白质每天供给50~70g,过多的蛋白质摄入会增加胆汁分泌,影响病变组织的恢复,摄入过少同样不利于受损胆道组织的修复。适量给予高生物价蛋白质,如豆制品、鱼虾类、瘦肉、蛋清等食物。

(4)碳水化合物每天300~350g,以达到补充热能、增加肝糖原、保护肝细胞的目的,应该供给复合碳水化合物为主的食物,适当限制单糖,如砂糖、葡萄糖的摄入,对合并高脂血症、冠心病、肥胖者更应该限制。

(5)供给丰富的多种维生素,提供丰富的水溶性维生素C及B族维生素,脂溶性维生素A、E、K、类胡萝卜素等需要胆汁分泌参与吸收,所以要根据患者恢复情况适量进补,必要时补充脂溶性维生素可以采取静脉注射的方式适量补充。维生素A有防止胆结石作用,有助于胆管上皮生长和保持完整性,帮助病变的胆道修复,适量补充对胆道疾患恢复有利。

(6)膳食纤维增加胆盐排泄,抑制胆固醇吸收,降低血脂,使胆固醇代谢正常,减少形成胆结石的机会。膳食纤维不但有利胆作用,且能刺激肠蠕动,有利通便,促使肠内产生的吲哚、粪臭素等有害物质尽快排出,防止胆囊炎发作。可以选含膳食纤维高的食物如绿叶蔬菜、萝卜、豆类、水果、粗粮、香菇、木耳等有降低胆固醇作用的食物。

3. 规律的进食

一日三餐是最好方法。因为未进食时胆囊中充满了胆汁，胆囊黏膜吸收水分使胆汁变浓，当食物进入十二指肠时反应性地分泌胆囊收缩激素，使胆囊收缩，这时大量黏稠的和含有胆泥的胆汁被排出到达肠道内。

少量进食可以减少消化系统负担，多餐能刺激胆道分泌胆汁，保持胆道畅通，有利于胆道内炎性物质引流，减少胆囊中胆汁淤滞浓缩。

4. 饮食以清淡、少渣、易消化为宜

忌用刺激性食物如辣椒、洋葱、萝卜等刺激性强、含粗纤维的食物；忌食产气和带气味的果菜豆类，以免加重腹胀；忌烟酒类。

5. 合理烹调

宜采用煮、软烧、卤、蒸、氽、烩、炖、焖等烹调方法，忌用炸、煎等方法。高温油脂中，含有丙烯醛等裂解产物可以刺激胆道，引起胆道痉挛急性发作。

（二）胆结石

1. 胆结石病因

胆汁中某些成分比例过高，沉积下来再以纤维蛋白原、脱落的上皮细胞、细菌、蛔虫卵等为核心聚集起来可形成形形色色的结石。

胆石症是胆道系统包括胆囊与胆管的任何部位发生结石的疾病，是一种常见病。在中国的出土古尸中发现过胆结石，在西方国家尸检中发现有胆石症者有5%～25%，女性患者较男性患者多2倍以上。

（1）过多食用富含胆固醇食物。英国医学杂志提出，吃肥肉多的妇女患胆石症的几率比吃素食者高。原因是胆固醇合成增多可以使胆汁酸形成减少，产生肝肠循环障碍，由此随粪便丢失的胆汁酸和胆盐增多，而肝细胞合成数量不能弥补其损失，致使胆固醇从胆汁中析出、沉淀、融合，集结为结石。

（2）过多食用植物性食物。饮食中的蛋白质、脂肪低下时，非结合胆红素增多，非结合胆红素与钙结合形成胆红素钙，进而沉淀积聚形成结石。长期食用植物性食品而过低食用动物性食物，可以引起胆色素结石。

（3）胆系感染。胆囊黏膜因为浓缩的胆汁或反流的胰液化学刺激而产生炎性变化。在此基础上又极容易引起继发感染。感染性胆汁中的细菌多为大肠杆菌，由此容易产生结石。此外寄生虫残体、虫卵、胆囊脱落的上皮细胞和黏液等常常构成结石的核心，并且有助于胆固醇结晶不断沉积而形成结石或者结沙。

（4）胆汁淤积。长期活动量少、精神抑郁或者紧张、过度禁食、不吃早餐（英国学者发现在胆石症患者中有90%的人不吃早餐）等情况下均使胆汁分泌减少，从而造成胆汁排空延缓而淤积在胆囊，增加水分重吸收致使胆汁浓缩，胆盐溶解胆固醇能力降低，造成胆汁成分比例失调，致使胆汁中的胆固醇在胆囊中沉积形成结石。

（5）缺乏膳食纤维。实验证明，膳食纤维与胆酸结合可以使胆汁中的胆固醇溶解度增加。据了解非洲有些地区居民的饮食中含有足量的膳食纤维，而精制糖食用较少，胆石症发病率最低。

（6）过多精制糖。过量的精制糖刺激胰岛素分泌而使胆固醇增加，造成胆汁中的胆固

醇、胆汁酸、卵磷脂的三者比例失调,致使过多的胆固醇沉积形成结石。

美国奥克亚医科大学的研究人员发现,50 岁左右的妇女爱吃甜食会导致结石的发生。他们曾在一次抽样调查中发现,90% 以上胆石症患者几乎都是清一色的较为肥胖的中老年妇女,并且都有吃甜食的习惯。研究者认为,过量的糖分会增加胰岛素的分泌,加速胆固醇的积累,造成胆汁内胆固醇、胆汁酸、卵磷脂三者之间的比例失调。过量的糖分还会自动转化为脂肪,促使人体发胖,进而引起胆固醇合成及分泌增加,从而促使胆结石的发生。

(7)其他:雌激素影响肝脏酶系统而使甘油三酯增高,抑制胆汁酸合成,由此使胆固醇浓度增高而促进胆石的形成。美国学者调查显示,妇女体重超重 7 ~ 9kg 者患胆石症的危险比正常体重者大 1 倍;超重 23 ~ 34kg 者比正常体重者大 6 倍。高年龄、遗传因素以及某些疾病包括糖尿病、肾炎、甲状腺功能低下、胆囊功能障碍、肝脏功能障碍、溶血反应等均为胆石症的致病因素。

2. 胆结石分类

现代医学分析表明,组成结石的主要成分为胆固醇、胆红素钙、碳酸钙等物质。胆结石根据化学成分分为两大类:

(1)胆固醇结石。胆固醇结石又可以按照其胆固醇成分的多少分为黑色素性结石、胆色素钙两种类型。胆固醇结石的发生与代谢因素关系密切,主要是类脂质代谢障碍,因此又称为代谢性结石,与长期过量食用动物性食物有关。

(2)胆色素结石。胆色素结石的主要成分为胆红素,为非结合胆红素,因此不溶于水,与长期过量食用植物性食物有关。

3. 胆石症饮食调理

大多数胆囊炎患者会合并肝胆结石,切除胆囊后,肝内结石依然存在,会引起手术残端结石的复发,如果继发胆总管结石,还可引发急性胰腺炎。

饮食控制是发作期治疗措施之一,也是平时保持胆汁排泄通畅,减少急性发作的重要手段。

(1)供给足够热量。增加食品中的蛋白质和碳水化合物的比例,以保证热量需要和利于肝糖原的生成。为了使胆囊充分收缩,每日至少排空一次。因此在日常饮食中需要供给足够热量,同时,在防止热量入超的同时还需要防止过分限制热量。体内需要的热量从谷类食物中获取,控制精制糖(蔗糖、果糖)类包括糖果、甜点心等食品。

(2)饮食宜清淡。少吃高脂肪、高胆固醇食物如蛋黄、鱼籽、动物肝、脑、肠等,胆汁中胆固醇增高易于形成胆固醇结石,植物油既可降低胆固醇,又可促使胆固醇转变成胆汁酸防止胆石形成,故宜以植物油为主。烹调上尽量清淡、少油,宜蒸、煮,忌煎、炸。食物要易消化,减轻对胆囊等消化器官的负担,可给予的食物有面片、玉米粥、豆浆、蛋类、菠菜、小白菜等。急性期禁食脂肪性食物,可以采用高碳水化合物流质或半流质,使胆囊休息。待症状缓解并炎症消失后,可以进食低脂肪清淡饮食,一般脂肪供给量为 20 ~ 30g/d,根据病情逐渐增加。在质量上可以选用植物性油,同时限制含胆固醇的食物。

(3)供给蛋白质以补偿消耗,维护氮平衡。蛋白质食物可适量,肝胆相连,为防止肝组织受损,适当摄入蛋白质是必要的。因此,可吃瘦肉、鱼、蛋、豆制品。那种认为吃低脂肪食品即是吃素的说法不妥。一般蛋白质供给量为 80 ~ 100g/d。蛋白质是维持我们身体健康所必需的一种营养物质,蛋白质摄入量的长期不足,与胆色素结石的形成有关。

多吃富含维生素 A 的食物,如胡萝卜、番茄等黄红色的水果蔬菜,维生素 A 能保持胆囊内壁上皮的健全,减少胆固醇结石的形成。萝卜、水果汁、荸荠、山楂等有利胆疏肝作用,蔬菜水果类、食用菌类等吸附肠道内的胆汁酸,抑制胆固醇的吸收减少结石的形成,同时减轻炎症,缓解胆管痉挛和胆石症引起的疼痛。

(4)讲究卫生,防止肠道蛔虫的感染。饭前便后要洗手,生吃瓜果必须洗净,积极治疗肠蛔虫症和胆道蛔虫症。发现肠蛔虫症后,应该及时服用驱虫药,避免蛔虫钻入胆道日久发生胆色素结石。

(5)多饮水,据统计,70%胆囊炎患者易并发胆囊结石。大量饮水稀释胆汁促使胆汁排出,预防胆汁淤滞,使胆汁不易形成胆石;胆石形成初期将胆石前期物质或小胆石冲刷入胃肠而排泄掉,防止了胆结石的发生;同时促进细菌和毒物的排出。每天以 1000～1500mL 为宜。

九、营养防治肝脏疾病

肝脏是参与物质代谢最活跃的器官,机体内许多物质的转变、运输、储存都与肝脏有关。机体内的物质包括摄入的食物,在肝脏内进行重要的化学变化,有的物质经受化学结构的改造,有的物质在肝脏内被加工,有的物质经转变而排泄体外,有的物质如蛋白质、胆固醇等在肝脏内合成。肝脏能够将许多激素进行分解,使其失去活性,称为"灭活",由此避免激素在体内积蓄而引起病变。如雌激素的积蓄可以引起性特征的改变(男性乳房发育等)、小动脉的扩张(肝脏疾病出现的蜘蛛痣、手掌红斑等);又如醛固酮与抗利尿激素的积蓄可以引起水钠在体内的储留而造成水肿等。

肝脏是人体的主要解毒器官,包括外源性与内源性的有毒物质均需要经过肝脏处理。

(1)肝脏促使一些有毒物质的分解,再排泄体外,从而起到解毒作用。

(2)寄生在肠道内的细菌,如腐败分解时可释放出氨气,肝脏将氨转变为尿素排泄,避免了中毒。

(3)饮酒后酒精到体内产生乙醛,与体内物质结合,产生毒性反应,出现醉酒的症状,肝脏又可将乙醛氧化为醋酸而排泄体外。如果酗酒过度,超出肝脏的解毒能力,便产生酒精中毒,严重危及生命。

(4)药物进入人体后往往具有一定毒性,肝脏可以将药物分解,变为水溶性物质,从尿或粪中排除。

(一)饮食营养与肝脏疾病病因的关系

造成肝脏疾病的因素除了遗传缺陷而引起的代谢异常,及有毒物质和病菌侵害引起的肝脏损伤以外,饮食营养是一个十分重要的因素。

营养缺乏影响肝脏的生长发育和新陈代谢。机体内缺乏蛋白质使肝细胞发生不同程度的损坏。蛋白质的轻度缺乏使肝细胞中的蛋白质和核蛋白减少,由此造成肝内酶的活力降低,从而使体内的代谢产生紊乱,严重缺乏蛋白质可以导致肝细胞坏死。

营养缺乏也可以为中毒或者感染性物质侵袭肝脏而创造条件,据统计,在缺乏蛋白质的人群中病毒性肝炎的发病率较高。营养过剩影响肝脏的生长发育和新陈代谢。机体内营养过剩使热量入超,从而导致肥胖而诱发脂肪肝。在临床上这种病例不少见,机体内摄入维生素 A 过多可以引起慢性中毒而损害肝脏;长期或者间断性地饮大量酒的人,容易引起乙醇性肝损伤,包括乙醇性肝炎、乙醇性脂肪肝,少数患者发展为肝硬化。总之,当肝脏营养不良时,肝细胞受损,抵抗力下降,造成新陈代谢紊乱。新陈代谢紊乱又促进肝脏疾病的恶化。因此,对肝脏疾病的营养治疗不仅影响肝脏的痊愈,同时还会影响全身的物质代谢。

1. 蛋白质

肝脏不仅需要合成自身的蛋白质,还需要合成大量的血浆蛋白质,血浆凝血酶元是在肝脏中合成,在血红蛋白代谢中肝脏起到重要作用。

2. 脂类

肝脏中的类脂质代谢十分活跃。将进入肝脏中的各种脂肪转变为血浆中的磷脂、胆固醇、胆固醇酯、脂蛋白。肝脏能够氧化脂肪酸而产生酮体再运送到其他组织中,尤其是在肌肉中氧化产生能量。肝脏将多余的胆固醇进行分解而造成胆汁。肝脏能够将糖与蛋白质代谢的中间产物转化为脂肪,形成体酯在体内储存。

3. 糖类

肝脏能够将血液中的葡萄糖等合成糖原,将蛋白质与脂肪分解进行糖异生作用合成糖原。当血糖减少时肝脏将肝糖原分解为葡萄糖进入血液,供给各个组织细胞的利用。

4. 维生素

肝脏不仅能够储存多种维生素,而且参与维生素的代谢过程。肝脏所分泌的胆盐促进脂溶性维生素的吸收;肝脏中的胡萝卜素酶能够使胡萝卜素转变为维生素 A;B 族维生素在肝脏中形成辅酶,参与各种物质代谢;维生素 C 促进肝糖原的形成而防止产生肝脂肪性变,同时维生素 C 保护肝脏内酶系统,增加肝细胞免疫力及促进肝细胞再生。

（二）肝炎饮食调理

营养治疗目的是减轻肝脏负担,促进肝脏组织再生与肝功能恢复。肝炎注意营养均衡。

1. 优质蛋白质

足量优质蛋白质可改善肌体免疫功能,增加肝糖原贮存,有利于肝细胞的修复和肝功能的恢复。由于饮食中蛋白质增加会使血氨增高,因此要多吃产氨低的蛋白质食物,如奶类。大豆蛋白质与动物蛋白混用更能发挥其互补作用和减少氨的来源。蛋类蛋白质对于保护肝脏、促进肝细胞的修复和再生具有很重要意义。奶及奶制品牛奶中蛋白质和无机盐都很丰富,营养价值也高,并且容易消化吸收。禽及肉类瘦肉和内脏提供丰富的优质蛋白质。动物肝脏含铁元素丰富,还含有叶酸、维生素 B_{12},是很好的补血保肝食品。水产品各种淡水鱼、虾以及海鱼,营养价值与禽肉类相似,脂肪含量比禽肉类少。豆制品含有丰富的植物蛋白质,并且可以使食物品种多样化。

2. 脂肪摄入适量

饮食中的脂肪不应该过分限制,避免影响肌体热能供给和降低食欲,但应该避免油腻的食物,特别是黄疸尚未消退者要注意。肝炎患者的脂肪供给过多会出现脂肪泻,供给量太少则影响食欲和脂溶性维生素的吸收,因此需要适量供给,以植物油为主。

3. 碳水化合物摄入适量

碳水化合物超过机体需要时会转化为脂肪贮存在体内,引起肥胖、高血脂、脂肪肝等并发症。碳水化合物的供给量应占总热能的 60% ~65%,一天主食量为 350g 左右,并配以新鲜蔬菜和水果。

过去主张肝炎患者要多吃纯糖类食品包括蔗糖、麦芽糖、蜂蜜等,认为纯糖对肝脏有保护作用,事实上过多的糖在肠道内会发酵产气,影响食欲,另外还可以使血脂增高,加速肝脏中脂肪的贮存,产生脂肪肝,所以肝炎患者多吃纯糖对病情不利。

4.维生素类的供给充足

肝病严重时,因维生素吸收障碍而引起维生素 C、B$_1$、B$_2$ 等缺乏,因此增加维生素的供给量,有利于肝细胞的修复,增强解毒功能,提高机体免疫力。维生素 C、E 和 K 联合使用治疗肝炎,可以改善症状和促进肝功能好转。因此肝炎患者可选用维生素含量丰富的食物,新鲜蔬菜和水果这类食物是维生素 C 的重要来源,无机盐和膳食纤维素含量也多,每天都应该有足够的摄入量。

(三)急性肝炎的初期与慢性肝炎的发展恶化期饮食调理

1.脂肪吸收障碍

患者体内的脂肪吸收障碍临床上出现倦怠、厌食等症状,此时不能强迫患者进食。

应该给予清淡、容易消化、量少质精的食物。可以在烹调制作上下功夫,采用少量多餐以增加营养素的摄入。

2.静脉营养

经口营养障碍可给予静脉营养。如果患者拒绝进食或者摄入过少,不能满足体内所需要的营养素,可以给静脉营养以维持体内的基本营养和保持水电解质平衡。

3.控制产气食物

患者出现腹胀时则需要控制产气食物。有些食物在消化道内由于产生气体,可加重腹胀现象,如甜食、牛奶、豆类、山芋等,因此应该控制该类食物。

(四)急性肝炎的稳定期与慢性肝炎饮食调理

1.饮食结构

过去主张高热量饮食。近年国内外有关专家发现,多数患者因此而发生脂肪肝、糖尿病等合并症,不利于肝组织的修复与再生。因此热量的摄入需要根据患者的生理状况与活动情况而定,注意保持理想体重。

2.保证蛋白质的数量及质量

有人认为肝炎患者应该采用高蛋白质饮食治疗,临床观察发现由此便增加了肝、肾脏的负担,因为肝脏是蛋白质分解与合成的主要场所。过多的蛋白质摄入造成代谢产物的增多,当过多的蛋白质代谢产物超过肝脏的解毒能力时,使血氨升高而成为肝昏迷的潜在因素。因此不但需要保证体内所需要蛋白质的数量,还需要保证蛋白质的质量,也就是摄入的氨基酸比例适宜,一般肝炎患者的蛋白质供给量为 80~100g/d。

3.保证足量的糖

肝炎患者只有保证足量的糖,才能够促进肝脏对氨基酸的利用和增加肝糖原的储存。饮食应该以谷类为主食,控制精糖类以避免合并糖尿病等疾病,一般肝炎患者糖的供给量为 300~400g/d。

4.适量摄入脂肪

肝炎患者脂肪代谢障碍,临床上常出现对油腻反感等症状,因此不适宜摄入脂肪过多。

由于患者血中的亚油酸浓度下降,胆固醇酯化作用减弱,而且油脂过少而影响食欲,因此也不能够过分限制脂肪。一般肝炎患者脂肪供给量小于 60g/d,占全日总热量的 25% 左右。

5. 多种维生素补充

维生素对肝细胞的解毒、再生以及提高免疫功能等方面具有重要作用。临床上建议肝炎患者采用多种维生素的补充,包括维生素 C、E、K 等,以促进肝细胞的活力增强,激发肝细胞对营养素的吸收,加速肝功能的支持,并且使血清胆红素及胆固醇的浓度下降。

6. 补充矿物质

各种矿物质是肝细胞功能正常运转必不可少的物质,因此需要选择富含各种矿物质的食物,促进肝脏痊愈。

7. 饮食习惯

少量多餐可以减轻肝脏的负担,一般每日 4～5 餐。注意饮食卫生以保护肝脏,包括不食用霉变和有毒的食物。控制刺激性食物,包括辣椒、大蒜、生姜等,并且忌酒,以减少对肝脏的不良刺激。

(五)脂肪肝饮食调理

肝脏是脂类合成、运转和利用的场所,但是并不是大量储存脂类的场所,正常人肝脏中脂类的总量约占肝脏的 3%～5%。当肝脏内脂肪分解与合成失去平衡或者运出发生障碍时,脂肪就会在肝实质细胞内过量积聚,如果脂类的积聚超过 5% 时便称为脂肪肝。

国外资料表明,肥胖症、糖尿病、高脂血症、肝炎等引起脂肪肝的可能性较大。促进脂肪肝形成的因素多种,包括脂肪或糖摄入过多等均可以引起脂肪代谢紊乱。脂肪肝是一个多种疾病的病理表现,如果及时发现早期可以痊愈,但是如果不采用有效的措施,也可以发展为不可逆的严重病变,在对脂肪肝的治疗方面饮食营养占有十分重要的地位。

1. 控制热量

保持标准体重。对于超重者需要减重,使肝脏的脂肪浸润减少,肝功能与血脂和糖耐量也随之改善。但是控制热量不能过急,避免引起低血糖和体质衰弱等不良现象。

2. 适当提高蛋白质的摄入量

为避免体内蛋白质的耗损量,适当提高蛋白质的摄入量,有利于肝细胞的修复与再生和纠正低蛋白血症,同时还需要保持摄入的必要氨基酸平衡。

3. 减少糖(尤其精糖类)的摄入

日常饮食中以谷类为主食,忌食甜食,包括食糖及制品,因为过多的糖类可以转化为脂肪而导致脂肪肝加重。有专家认为控制糖的摄入,尤其精制糖的摄入比降低脂肪的摄入更有利于防治脂肪肝。

4. 控制脂肪和胆固醇的摄入

全日食物和烹调油中所供给的脂类的总量应该小于 40g/d,可以适当提高植物油的摄入比例,这样有利于体内的驱脂作用。

5. 注意维生素、矿物质、膳食纤维的补充

日常饮食中注意补充富含维生素、矿物质、膳食纤维的食物,减少脂肪在肝脏中的堆积,同时还可以促进与维持体内正常代谢。对于腹水与浮肿的患者必须限制钠盐的摄入。

6. 食物多样化

粗细粮搭配食用,多食用海产品、食用菌和蔬菜水果。

7. 酗酒是造成脂肪肝的原因之一

乙醇影响肝细胞制造脂蛋白,由此影响脂肪的运送而造成脂肪在肝脏中的堆积。同时

乙醇抑制脂肪酸的氧化分解同样促进脂肪的形成。

8. 饮食规律

避免暴饮暴食或经常夜宵。

9. 适宜与控制食用的食物

脂肪肝的患者可以食用菊花茶、黄豆芽、银耳、木耳等食物有利于治疗。控制食用罐头食品，因其食品含有较高的糖，容易使酶类活动失常，从而糖代谢紊乱。另外罐头食品均含有一些不利健康的添加剂，由此增加肝脏的负担。

（六）肝硬变饮食调理

肝硬变又称为肝硬化，是一种肝细胞变性、坏死与再生并伴有纤维组织增生弥漫性炎症，最后导致肝小叶结构破坏与肝脏硬化变形的慢性进行性疾病。常见的病因是由病毒性肝炎、乙醇或者药物中毒、营养不良、代谢障碍、肝脏循环阻滞、胆道阻塞、充血性心力衰竭以及多种感染等反复或者持续损害肝脏而造成。肝硬化使体内代谢障碍，包括蛋白质合成障碍、血液凝固障碍、血管收缩不良、葡萄糖激酶活力下降、肝细胞摄取血糖反应抑制等。肝硬变可以使血浆胆固醇浓度降低，胆汁酸合成与排泄障碍，从而影响脂类和脂溶性维生素的吸收与代谢，体内电解质紊乱等。如果肝硬变治疗不及时，可以引起上消化道出血（食道、胃底静脉曲张破裂出血）、感染，发生肝肾综合征、肝性脑病等，甚至危及生命。

对于肝硬变的饮食营养治疗是一项十分重要的措施。

1. 肝硬变患者需要高热量高蛋白质饮食

血浆蛋白过低并伴有浮肿及腹水者更应该补充适量热量、蛋白质，维护氨平衡以及促进肝细胞的再生。

当病情趋向衰竭时就需要限制蛋白质的摄入，因为蛋白质分解产生氨被吸收通过血液循环达到肝脏，在肝功能受到障碍时便失去代偿能力，氨就不能及时排出体外而堆积在血液中，这种情况对中枢神经系统有毒性作用，由此可引起肝性脑病与肝昏迷。

蛋白质的供给量在开始的时候为 50g/d 左右；如果一周内无不良反应可以增加 10～15g/d；一直增加到 850～100g/d。如果出现肝昏迷先兆时，蛋白质供给量应该降低到 25～35g/d；如果出现肝昏迷时暂时不供给蛋白质，可以采用无蛋白质流质或营养支持措施。

2. 肝硬变患者应满足糖的供给

糖的供给量一般为 300～450g/d，有利于保护肝脏与解毒。如果摄入的主食量不足补充蜂蜜之类的食物。

3. 控制脂肪摄入

肝硬变患者的脂肪供给量一般为 40～50g/d。

4. 注意补充含有可溶性膳食纤维的食物

可溶性膳食纤维的食物包括含有果胶、藻胶等类，此类食物既不粗糙又可以利胆通便。

5. 保证维生素与矿物质的补充

有关专家经临床观察发现，肝硬变患者尿液中锌排出量增多，而肝脏内的锌含量低。还发现血液中的铁含量低。

6. 低钠饮食

钠总量 <500mg/d。

肝硬变患者的钠盐摄入量应该控制，临床上的钠盐限制有以下几种：

少盐饮食：食盐 5g/d 或者酱油 25mL/d。

低盐饮食：食盐 2～3g/d 或者酱油 10～14mL/d。

无盐饮食：饮食中不含有食盐或酱油。

此外，还需要禁用一切盐渍、酱制、腌制以及含有盐、钠或者苏打的食品。当肝硬变患者的尿量小于 1000mL/d 时，需要控制钾的摄入。另外，肝硬变患者血液中的维生素 K、C、A 等比正常人低，因此需要注意补充此类食物。

（七）肝炎患者适宜与禁用的食物

（1）适宜食用食物：谷类、肉类、蛋类、乳类、豆类、水果蔬菜类。另外介绍几种保肝食物：红枣素有"维生素丸"之称，增强肝解毒功能；韭菜益肝、散滞；茶叶使肝炎病毒在碱性环境中降低活性，并且有利尿作用；香菇改善肝炎临床症状，降低肝功能指数。

（2）忌大量饮酒。酒对肝脏来说是一种毒品。急性肝炎潜伏期的患者，由于大量饮酒，可突然发生急性肝功能衰竭；慢性肝炎患者一次大量饮酒可引起慢性肝炎活动，激发黄疸。尽管啤酒中酒精含量较低，但其 90% 以上需要经肝脏代谢、解毒，乙醇和乙酸代谢生成的醛，对肝细胞具有直接毒性。同时也影响肝脏对蛋白质、糖原、脂质、胆红素、激素、药物等代谢及解毒功能，长期嗜酒者，乙醇、乙醛的毒性影响肝脏，导致严重肝损伤和酒精性肝硬化，并使肝细胞发生变性、坏死。恢复期肝炎、慢性肝炎等患者肝功能已有损伤，肝脏完全恢复正常还需半年以上的时间，饮啤酒可使各种对乙醇代谢的酶类活性减低，肝脏解毒功能降低，因此即使少量饮酒，也会使本来就有实质损伤的肝脏再次受到打击，从而导致疾病的复发加重。肝功能恢复正常的人，在半年以内对于啤酒也应该少饮或不饮为宜。

（3）切忌暴饮暴食。肝脏是人体重要的代谢和解毒器官，饮食过量往往会造成消化不良，加重肝脏的负担。长期饱餐加上习惯性便秘的肝病患者，更容易诱发早期肝硬化，因为过剩的食物变成粪便后，在肠道中滞留时间延长，有害物质产生较多，又未及时排泄而累积，被大肠重吸收，长期如此会超过肝脏的解毒能力，促使肝脏从量变到质变，进而硬变。过剩的毒物还可以透过血脑屏障，损害中枢神经系统，肝功能不良是促发肝性昏迷、肝脑综合征的重要的诱因。

（4）少吃油腻煎炸之品。肝炎患者如果多吃油腻煎炸等高脂肪食物，可以引起消化功能减弱，过剩的脂肪沉积于肝脏，形成脂肪肝，导致肝功能不良。

如果长期吃油腻煎炸食品，体重剧增，出现肥胖，加上煎炸断裂的脂肪链可产生致癌的化学物质，可以导致肝硬化。

（5）不宜大量吃糖。有的患者过量吃糖对肝炎患者不但无益，反而有害。过多葡萄糖在体内可转变为磷酸丙糖，并在肝内合成低密度脂类物质，促使血流减慢及血黏度增加，使心、脑、肝及肾对氧的利用减少，从而造成器质性病变。另外，肝炎患者由于休息较多，体力活动减少，补充营养过剩，体内脂肪沉积，身体发胖，如果再大量补充糖类营养，促使体内脂肪类物质增多，引起高血脂和脂肪肝，使原有肝炎病变加重。肝炎患者不管是早期、慢性期或恢复期都不宜大量吃糖。

第七节 神经系统疾病营养调节

神经系统是机体内起主导作用的系统,是信息的使者。神经系统具有支配和协调各系统器官活动的功能,通过感受各种刺激,引起各种反应。机体的内、外环境的各种信息,由感受器接受后,通过周围神经传递到脑和脊髓的各级中枢神经进行整合,再经周围神经控制和调节机体各系统器官的活动,维持机体与内、外界环境的相对平衡。

一、营养防治阿尔茨海默病(老年痴呆症)

阿尔茨海默病是一组病因未明的一种持续性高级神经功能活动障碍,原发性退行性脑变性疾病。

多数研究者认为老年痴呆症与各种梗塞性痴呆均属于一种疾病过程,而不属于老年人正常的精神老化,痴呆症患者的预期寿命较同龄非痴呆症者短,说明痴呆症有一定的病程。

阿尔茨海默病在任何年龄都能出现,但是通常在 60~70 岁之间出现,潜隐起病,病程缓慢而且不可逆,临床上以智能损害为主。

专家估计,21 世纪末老年痴呆症死亡率继心脏病、肿瘤、脑血管意外之后居第四位,这是一个值得人们高度重视的严重的社会问题。

(一)阿尔茨海默病(老年痴呆症)分型

1. 血管型痴呆

多发梗塞性痴呆,由于脑血流量低于正常而引起脑缺血,如果长期大脑半球缺血,可以产生细胞障碍甚至组织坏死,继而表现出某种神经症状。

当人类进入老年期后,动脉血管逐渐发生硬化病变,由此造成脑部的营养供应不足,影响脑细胞的正常功能活动。由于大脑功能衰退,进而引起高级神经活动障碍。

宾斯万格病为伴有高血压病的进行性痴呆,由大脑皮质进入深部的髓内动脉硬化,引起大脑白质持续缺血而导致大脑功能减退。

2. 变性型痴呆

阿尔茨海默氏型痴呆(ATD)的生化研究约有 10 年历史,有关专家发现老年斑的中心有淀粉样蛋白,其周围被变性的神经突起包围着。

1984 年 Glenner 从淀粉样血管患者的脑中提取出淀粉样蛋白,认为该物质为异常蛋白。还有专家认为,大部分患者为散发病例,而且已知有些病例是染色体显性遗传的家族性。也有专家认为,在 ATD 患者剖检脑的许多部位发现葡萄糖产生的乙酰辅酶 A 浓度下降,同时乙酰胆碱转移酶(Chat)活性降低,然而乙酰胆碱是重要的神经递质。

(二)阿尔茨海默病饮食调理

科学合理的阿尔茨海默病(老年痴呆症)的饮食调养能够使患者恢复生活自理能力。

1. 限制热量的摄入

每日的摄入量与消耗量相等,在日常饮食中需要注意主食的摄入量不能低于机体的需要量,以满足机体所需要糖类,体重不宜过重。

2. 蛋白质的需求量

一般 $1g/(kg \cdot d)$ 左右，如果供应不足，机体各组织细胞包括大脑细胞将会迅速衰老。

蛋白质的数量固然重要，质量同样也很重要，其氨基酸的比例要齐全，卵磷脂的含量要丰富，这样才能够有益脑的代谢，有益于构成神经组织。

鸡蛋是最佳蛋白质之一，同时含有大量卵磷脂，老年人 1～2 个每天便可以满足机体需要。乳类、鱼类以及瘦肉类均含有丰富的优质蛋白质，豆类及其制品含有优质蛋白质达 40%，含有 1.64% 的卵磷脂。适量补充些鱼类有利于脑细胞的健康，因为鱼类中含有的 DHA 等物质是脑神经传导和突触生长发育所需要的重要物质。

3. 以植物油为主，动物油为辅

老年人在食用油脂方面应该以植物油为主，动物油为辅。

(1)小鼠研究表明，吃过多的脂肪和胆固醇能促进阿尔茨海默病的发生，中年肥胖具有阿尔茨海默病的风险。过多食用动物油便使机体摄入过多的饱和脂肪酸，造成血脂升高，血管壁硬化，由此影响了营养物质向大脑的输送。植物油中的不饱和脂肪酸具有提高血高密度脂蛋白的作用，因此有助于延缓脑衰老。加拿大的科研人员对 70 名多伦多老人，其中 1/4 患有老年性痴呆症研究发现，健康的老人血液中欧米伽 3 脂肪酸（尤其是二十二碳六烯酸 DHA）的含量远远高于痴呆的老人，这种脂肪酸在鱼油中含量丰富，还能预防心脏病的发生。因此多吃鱼，尤其是高油脂的鱼，如鲑鱼、鳟鱼和鱿鱼等，可有效预防痴呆症和心脏病。

临床上曾对两位老年人进行观察，一位老年人在平日里喜食动物性食物，而不注意对植物性食物的补充，当他刚刚进入七旬之时便已经呆呆傻傻，而另外一位老年人与前者相反，在平日里的饮食是以植物性食物为主，动物性食物为辅，直到他八旬时仍然才思敏捷。

(2)纽约州立发育障碍基础研究所完成的实验鼠研究发现，坚果类食物可极大改善实验鼠的学习和记忆能力。各类坚果如花生、核桃、松子、榛子、葵花籽也含丰富的亚油酸，对神经细胞有保护作用。

4. 矿物质与老年痴呆症关系密切

老年医学研究发现，饮食中含有的一些矿物质与老年痴呆症关系密切。如钙可以调节神经肌肉的兴奋性，维持心功能的正常活动，改善老年人的认识能力。锌可以阻止铅和其他有毒金属沉淀而防止疾病的发生。镁是各种酶反应的辅助因子，与钾、钙等元素协同维护心肌和防治动脉硬化，从而增强脑的血流量，有利于防治老年痴呆症的发生。总之，在日常饮食中注意补充海产品、食用菌、豆类及其制品、鱼类、乳类、芝麻酱、各种蔬菜和水果等食物，可以使机体获得足量的矿物质。

5. 维生素与老年痴呆症关系密切

现代医学发现维生素与老年痴呆症关系十分密切。临床观察，老年痴呆症患者的血清硫胺素、尼克酸、抗坏血酸、核黄素、叶酸、维生素 A 和维生素 B_{12} 等均低。

(1)当机体出现严重缺乏维生素 B_{12} 时可以引起恶性贫血，由此神经系统缺乏充足的营养素供给，如果不及时补充维生素 B_{12}，很可能发展为一种典型的进行性神经病变，最终导致记忆力丧失，如果及时补充维生素 B_{12} 便明显好转，瘦肉类、蛋类、乳类、鱼虾类等均含有丰富的维生素 B_{12}，经过发酵后制成的臭豆腐每 100g 含有维生素 B_{12} 有 1～10g。

欧洲一些医院对数百名已确诊为老年痴呆症的患者进行血液测定时发现，这些患者血液中高半胱氨酸的含量特别高,由于叶酸与维生素 B$_{12}$可以降低体内高半胱氨酸含量,因此补充叶酸及维生素 B$_{12}$有助于防止老年性痴呆症的发生。

(2)维生素 E、维生素 C 具有清除自由基、延缓衰老的作用。

(3)英国埃克塞特大学科学家完成的一项涉及 3300 名 65 岁以上老人的新研究发现,缺少维生素 D 的老人患阿尔茨海默病的危险增加 5 倍。

研究人员建议,为了保证充足的维生素 D,老人除了常吃富含维生素 D 的鸡蛋等,更重要的是经常晒太阳。近年,对 3700 多名老年人研究发现:吃大量蔬菜与蔬菜不足者相比,减慢记忆能力下降 40%。

6. 大豆含有丰富的异黄酮、皂甙、低聚糖等活性物质

美国科学家研究发现,大豆异黄酮具有一定的脑保健作用,化学物质极为稳定,无论炒、煮、炖均不会破坏其结构,也不影响其效果。所以常食大豆不仅可以摄取充分的植物蛋白,预防血脂异常症、动脉硬化,还有抗癌及预防老年性痴呆症等功效。

7. 乙酰胆碱的缺乏是老年痴呆症的主要原因

日本科学家研究发现,乙酰胆碱的缺乏是老年痴呆症的主要原因。卵磷脂是脑内转化为乙酰胆碱的原料,人们可以从食物中摄取卵磷脂来预防老年性痴呆症。蛋黄、大豆及其制品、鱼脑、蛋黄、猪肝、芝麻、山药、蘑菇、花生等都是富含卵磷脂的天然食品,摄入人体后可为大脑提供有益的营养,提高智力,延缓脑力衰退。

8. 日常饮食宜多样化

需要摄取高蛋白、高维生素、高膳食纤维的食物如谷类,特别是燕麦,低胆固醇,低脂肪,低糖,低盐饮食。日常饮食宜多样化,不宜过饱。

9. 一日三餐应定量、定时

保持患者平时的饮食习惯,老年痴呆患者多数因缺乏食欲而少食甚至拒食,影响营养的摄入。患者选择营养丰富、清淡宜口的食品,荤素搭配,食物温度适中,无刺、无骨,易于消化。对吞咽有困难者应给以缓慢进食,不可催促,以防噎食及呛咳。对少数食欲亢进、暴饮暴食者,要适当限制食量,防止因消化吸收不良而出现呕吐、腹泻。

10. 茶与咖啡

英国报道,科学家最新发现,"喝茶＋喝咖啡＋吃核桃＋常锻炼＋晒太阳"是预防阿尔茨海默病的完美组合。夏威夷国际老年痴呆症的大会上宣布的一项研究表明,每天喝一杯茶或咖啡,有助预防阿尔茨海默病,因为这两种饮料都可以使记忆丧失危险下降 40%。美国加州大学学者表示,与不喝茶或咖啡的老人相比,经常喝茶或咖啡的 65 岁以上老人,阿尔茨海默病症状分别减少 37% 和 20%。

11. 阿尔茨海默病患者饮食原则

(1)"三定、三高、三低和两戒":即定时、定量、定质;高蛋白、高不饱和脂肪酸、高维生素;低脂肪、低热量、低盐;戒烟、戒酒。

(2)避免使用铝制饮具及餐具。

(3)补充有益的矿物质食物。

12. 有利于防治痴呆症的食物

枸杞子、莲子、黄芪、山药、核桃、紫菜、海带、山芋等。

二、营养防治帕金森病

(一)帕金森病

帕金森病是一种中老年人常见的中枢神经系统变性疾病,是老年人第四位最常见的神经变性疾病,又称震颤麻痹,是一种以肌张力增高和震颤为特征的椎体外系病变。发病原因主要有铝、锰中毒、药物中毒、脑梗塞、颅内肿瘤等所引起。多在 50 岁以后发病,帕金森病一旦发生,一般不会自动缓解,病情大多发展缓慢,药物治疗需要长期,但是药物的调整必须在医师指导下进行。

人们对帕金森病进行了更加细致的观察,发现除了震颤外,尚有肌肉僵直、写字越写越小等其他症状,但四肢的肌肉的力量并没有受损,认为称麻痹并不合适,所以将该病命名为"帕金森病"。

(二)帕金森病的饮食调理

帕金森病主要见于老年人,同时合并植物神经功能紊乱,消化功能多有减退胃肠蠕动乏力、痉挛,容易出现便秘及皮肤油脂分泌过多等。帕金森病肌张力明显增高,肢体震颤,能量消耗相对增加,还有些患者存在不同程度的痴呆、食欲减退、不知饥饱等。营养对于帕金森病患者的健康状况起了非常重要的作用。饮食治疗是帕金森病的辅助治疗方法之一,目的在于维持患者较佳的营养和身体状况,并通过调整饮食,使药物治疗达到更好的效果。

患者在营养方面应注意调理,日常饮食宜多样化,不宜过饱,膳食为高蛋白,高维生素,高纤维,低胆固醇,低脂肪,低糖,低盐饮食。

1. 热量

根据年龄、活动量给予足够的总热量。

2. 蛋白质的充分供应

盲目地给予过高蛋白质饮食可以降低左旋多巴的疗效,因为蛋白质消化中产生的大量中性氨基酸,可以与左旋多巴竞争入脑,从而影响其疗效。

膳食中适当给予蛋、奶、鱼、肉等食品,保证蛋白质的供应,每日需要量为 0.8 ~ 1.2g/kg 体重。如有发热、褥疮等情况应增加蛋白质的供给量。

3. 脂类以植物油为主,少进动物脂肪

膳食应包括富含卵磷脂的食物,如大豆类制品、蘑菇。卵磷脂是神经细胞代谢修复的重要物质,能够提供优质蛋白质和不饱和脂肪酸,有利于防止动脉粥样硬化。

每天摄入大约 50g 的肉类,选择精瘦的畜肉、禽肉或鱼肉,1 个鸡蛋所含的蛋白质相当于 25g 精瘦肉类。对于一些患者,为了使白天的药效更佳,也可以尝试一天中只在晚餐安排蛋白质丰富食物。

用植物油烹调食物,不吃肥肉、荤油和动物内脏,有助于防止由于饱和脂肪酸和胆固醇摄入过多的不良影响,饮食中过高的脂肪也会延迟左旋多巴药物的吸收,影响药效。各类坚果:花生、核桃、松子、榛子、葵花籽也含丰富的不饱和脂肪酸的亚油酸,对神经细胞有保护作用。

4. 满足碳水化合物供给

碳水化合物通常不影响左旋多巴的药效,谷类中含有充足的碳水化合物。

5. 补充维生素、矿物质与膳食纤维

每天约吃300g的蔬菜或瓜类，1～2个中等大小的水果，从中获得维生素、矿物质与膳食纤维。

新鲜蔬菜和水果，如芹菜、黄花菜都有益于大脑的健康保护，苹果等水果也是被推荐的食品，能够提供多种维生素与矿物质、膳食富含膳食纤维的食物，如谷类、麦类，特别是含有丰富膳食纤维的燕麦，能够促进肠蠕动，防治大便秘结。

6. 足够水分

水分能够使身体排出较多的尿量，减少膀胱和尿道细菌感染的机会。充足的水分也能使粪便软化、易排，防止便秘的发生，患者出汗多，应注意补充水分。饮水不足和用药的原因使患者会出现口干、口渴、眼干的症状，可以尝试每天比前一天多喝半杯水的方法，逐渐增加饮水量至每天6～8杯。

7. 钙质补充

对容易发生骨质疏松和骨折的老年帕金森病患者来说，每天喝1杯牛奶或酸奶是补充身体钙质的极好方法，但是由于牛奶中的蛋白质成分可能对左旋多巴药物疗效有一定的影响作用，为了避免影响用药效果，建议与服药时间错开。豆腐、豆腐干等豆制品也可以补充钙。

8. 咀嚼、吞咽功能障碍者的进食

对咀嚼、吞咽功能障碍者，进食时以坐位为宜，应该选择容易咀嚼、吞咽的高营养的食物。进餐时让其将口腔多余的唾液咽下，咀嚼时用舌头四处移动食物，一次进食要少，并缓慢进食，进餐后喝水，将残存食物咽下，防止吸入性肺炎。

9. 伴有糖尿病患者的进食

对于伴有糖尿病的患者，应给予糖尿病饮食；伴有冠心病及高血压的患者，以高糖、高维生素、适量蛋白质饮食为宜，限制动物脂肪和食盐的摄入。

10. 食物多样化

结合患者情况、饮食喜好，注意食品的配比结构，副食、荤素以及食物多样的搭配，多吃新鲜蔬菜、水果、瓜子、杏仁、芝麻、脱脂牛奶等可促进脑内多巴胺的合成。

11. 进食与服药效果

帕金森病患者一般都会服用左旋多巴类药物，这种药会与食物中的蛋白质相结合影响吸收，所以服药必须与进食肉类的时间隔开，建议在晚上睡觉前喝牛奶。

植物油烹调食物，谷类、蔬菜和瓜果等食物，对左旋多巴的影响较小，可以放心食用。

12. 咖啡降低帕金森病发病率

美国医学会会刊研究报告显示，喝咖啡成习惯的人似乎受益最大，每天喝3大杯咖啡也许能明显减少患帕金森病的危险。

调查人员对夏威夷州瓦胡岛上的8004名男性进行了跟踪调查，他们询问了这些男性的饮食习惯，研究人员在控制了年龄和吸烟等其他因素之后发现，每天至少喝28盎司（约750g）咖啡的人患帕金森病的可能性是一般人的1/5，巧克力，含咖啡因的饮料和可乐也有助于帕金森病的预防。

第八节　呼吸系统疾病营养调节

人体细胞需要不断氧化营养物质产生能量,维持其正常生理功能,成年人体内氧气的储存量为 1500mL 左右,仅够几分钟的消耗,因此需要不断地从外界摄取氧气,在氧化代谢的过程中产生二氧化碳,每日约产量为 300～400L 排出体外。人体通过呼吸系统完成吸收氧气与呼出二氧化碳这一气体交换。呼吸系统在完成这一功能时与循环系统密切联系。

机体呼吸器官的共同特点是壁薄,面积大,湿润,有着丰富的毛细血管分布。进入呼吸器官的血管含静脉血,离开呼吸器官的血管含动脉血。呼吸道在结构上的特点是具有骨性或软骨性支架,保持空气出入通畅,如鼻腔就是由骨和软骨围成;喉的支架全部由软骨构成;气管和支气管的壁上有软骨。由于有软骨的支撑,呼吸道的每一部分都使气体得以畅通无阻。呼吸道内壁有由纤毛上皮覆盖的黏膜,纤毛的运动可以排除吸入的异物和黏膜的分泌物。呼吸系统由鼻、咽、喉、气管、支气管、肺泡、胸膜、胸廓、膈肌组成,喉以上称为上呼吸道,以下称为下呼吸道。

一、营养防治气管支气管炎

(一)气管支气管炎

气管支气管炎是由于感染或非感染因素所致,多数是由细菌或病毒感染引起的。根据流行病学的调查,主要为鼻病毒、合胞病毒、流感病毒及风疹病毒等。较常见的细菌为肺炎球菌、溶血性链球菌、葡萄球菌、流感杆菌、沙门氏菌属和白喉杆菌等。此外气温突变、粉尘、烟雾和刺激性气体也能引起支气管炎。引起的气管、支气管黏膜及周围组织的慢性炎性变化,为非特异性炎症。

(二)饮食调理

气管支气管炎给予营养丰富易消化吸收的食物,进食要规律有节制,少食多餐,忌暴饮暴食。

1. 补充足够的蛋白质

蛋白质的质和量对防治慢性支气管炎的作用很大,慢性支气管炎患者反复发作,蛋白质丢失较多,饮食中应供给充足的蛋白质食物,满足机体细胞组织的修补,制造抗体与免疫细胞及新陈代谢的需要。

每日一般蛋白质的供给量为 1.2～1.5g/(kg·d),70～100g 为宜,其中优质蛋白质不少于 1/3。适时补充必要的蛋白质,如鸡蛋、鸡肉、瘦肉、牛奶、动物肝、鱼类、豆制品等。

寒冷季节应该补充一些含热量高的肉类暖性食品以增强御寒能力,适量进食羊肉、狗肉、牛奶、动物肝、鱼类、豆制品等。黄豆及豆制品含人体需要的优质蛋白,补充慢性气管炎对机体造成的营养损失。

2. 维生素丰富食物

(1)维生素 A 具有增强气管支气管上皮细胞的作用。如果体内缺乏维生素 A 将影响上皮细胞的免疫功能,并且抑制黏液的分泌和损害支气管纤毛,从而容易造成感染。因此在日常饮食中需要补充含有维生素 A 与胡萝卜素丰富的食物,如动物肝脏、蛋类、瘦肉类、胡萝卜以及绿色蔬菜等。

（2）维生素 C 具有保护气管支气管上皮细胞的作用，并且促进黏液分泌和纤毛活动，减少毛细血管通透性，参与抗体形成和白细胞的吞噬作用，增强机体免疫功能，促进炎症好转，减轻呼吸道感染症状。因此在日常饮食中需要补充新鲜蔬菜、水果等含有丰富维生素 C 的食物，每日食用的新鲜蔬菜需要占食物的 1/3 ~ 1/2。

3. 矿物质丰富食物

（1）近年来经研究发现硒能够防治哮喘等症，通过观察人群硒的摄入量发现与哮喘发病率呈负相关，其原因是硒参与体内多种酶的生理活性，增加谷胱甘肽过氧化物酶的活性，从而起到保护细胞的作用，同时硒能够提高体内免疫功能以及抗体的形成。因此在日常饮食中需要注意补充粗制谷类、海产品、肉类以及动物内脏等食物。

（2）国内外专家认为，哮喘病患者应该采用低盐饮食，经研究发现盐负荷降低了最大呼气流量。

4. 食物宜清淡

避免刺激气管支气管而导致平滑肌痉挛，从而加重病情，在日常饮食中一方面减少脂肪类的食物摄入，另一方面忌用刺激性食物。

避免过油、过咸、过甜的食物；忌寒凉食物、忌油炸及辛辣刺激食物；忌食海腥、辣椒、芥茉、生姜、生蒜等食物。

5. 避免食用含有组织胺高的食物

过敏性哮喘患者避免食用含有组织胺较高的食物，包括鱼类、虾类等食物。组织胺为小分子的胺类物质，可以使平滑肌收缩，毛细血管扩张，血管通透性增高以及腺体分泌增多，由此可以诱发多种过敏反应性疾病，包括鼻炎、荨麻疹、支气管哮喘等。

戒烟忌酒，据统计 90% ~95% 的慢性支气管炎直接源于抽烟，戒烟后支气管炎会逐渐改善。注意消除或避免烟雾和刺激性气体对呼吸道的影响。

6. 多饮水

大量饮水有利于痰液稀释，保持呼吸道通畅。多喝果汁、菜汁对慢性支气管炎有较好疗效，不仅能止咳化痰，而且还能补充维生素与矿物质，对疾病的康复非常有益。慢性支气管炎的热咳、燥咳者可以将生萝卜、鲜藕、梨子切碎绞汁，加蜂蜜调匀服用疗效显著。

7. 适量限制奶类制品

奶制品容易使痰液变稠，感染加重，应该避免食用。奶制品是钙的主要来源，不食用奶制品应该注意每天补充其他含有优质钙丰富的食物。

8. 中医治疗

慢性气管炎患者适宜平补，控制鱼类、肉类等食物，避免人参类补品。咳嗽痰多者忌用油腻和黏滞的食物，包括肥肉、奶油、油炸食品、花生、糯米等食物。

选择以下食物既可以缓解症状，又可以作为辅助治疗：

（1）减轻症状：枇杷、橘子、梨、百合、大枣、莲子、杏仁、核桃、蜂蜜、动物肺脏等。

（2）增强肺功能：母鸡、猪肺、牛肉、羊肉、胎盘、黄芪等。

（3）肺热痰火重：萝卜、荸荠、海蜇、海带、紫菜、生梨、绿茶等。

（4）胸闷气短：杏仁、丝瓜、藕、火腿、佛手等。

（5）肺燥干咳：芝麻、蜂蜜、黑白木耳、香蕉、米醋等。

二、营养防治支气管哮喘

(一)支气管哮喘

哮喘俗称"吼病",祖国医学称"哮证"。每当春暖花开的季节,哮喘患者常紧张痛苦,因为这个季节是哮喘病高发期。支气管哮喘是一种由于变态反应,属于非特异性炎症反应,引起的广泛性、可逆性小支气管痉挛。

哮喘病可分类为:慢性支气管炎哮喘、过敏性哮喘、药物性哮喘、老年性哮喘、咳嗽变异性哮喘、运动性哮喘、儿童性哮喘等十几类。包括实喘与虚喘。实喘发病较急,病程较短,呼吸深长粗,有痰鸣声,以呼出为快。实喘包括寒喘、热喘、痰喘;虚喘发病较缓慢,病程较长,呼吸短促低微,以深吸为快。虚喘包括肺虚、肾虚。

支气管哮喘是由多种细胞特别是肥大细胞、嗜酸性粒细胞和 T 淋巴细胞参与的慢性气道炎症。在易感者中此种炎症可以引起反复发作的喘息、气促、胸闷和咳嗽等症状,多在夜间或凌晨发生。此类症状常伴有广泛而多变的呼气流速受限,但可以部分地自然缓解或经治疗缓解。此种症状还伴有气道对多种刺激因子反应性增高。

(二)支气管哮喘饮食调理

由于支气管哮喘发病机制复杂,所以应避免各种激发因素,在生活和饮食中预防哮喘的发生。

1. 保证营养素的充足平衡

不能过分限制饮食,过分限制进食会失去应有的营养素,使机体免疫力降低,容易患上呼吸道感染,反而提高支气管哮喘的发病率。

(1)充足的热能。热能以碳水化合物为主,由于哮喘状态的消耗期需求量较常态增加,临床可根据体力劳动等级而增加热量供给标准。

(2)过敏性体质者避免进食异性蛋白类食物,宜多食植物性大豆蛋白,如豆类及豆制品等。

(3)脂肪的供给量应适当限制,以植物脂肪为宜。

(4)增加抗氧化营养素。抗氧化营养素可以清除氧自由基,减少氧自由基对组织的损伤。β-胡萝卜素、维生素 C、E 及微量元素硒等,在新鲜蔬菜及水果中含量丰富。

(5)适量增加维生素与矿物质含量丰富的食物,如维生素 B_6、B_{12}、C 及镁等营养素,日常饮食中选择新鲜蔬菜、水果,尤其西瓜对热性哮喘效果明显。

2. 增加液体摄入量

哮喘发作特别是严重发作时,因张口呼吸、出汗多、饮食少,可以导致体内水分的丢失,痰液黏稠不易咳出。

及时补充水分,对于纠正或防止失水具有十分重要的意义,鼓励患者多饮水,危重患者不能进食时,可以静脉补液。

3. 常吃食用菌类调节免疫功能

如香菇、蘑菇含香菇多糖、蘑菇多糖,增强人体抵抗力,减少支气管哮喘的发作。

4. 少量多餐

少量多餐有利于减轻哮喘患者的呼吸困难,及避免哮喘时咳嗽、呕吐而导致呕吐物吸入呼吸道。根据自己的实际情况,合理地忌口。

5. 食物选择原则

发作期可给予软食或半流质饮食;痰多者可多吃杏仁露、丝瓜、西瓜、梨等食物。少吃易生痰的食物,如牛奶、禽蛋、肥肉等。忌食致敏性的异性蛋白食物(俗称发物),包括海鲜、虾蟹、牛奶、毛笋等。

6. 婴儿提倡母乳喂养

母乳中含分泌型免疫球蛋白、抗体增加呼吸道的抵抗力。尤其是遗传过敏体质家族中的婴儿,存在暂时或较持久性的分泌型 IgA 抗体的缺乏,由于母乳中含有大量的分泌型 IgA 抗体,因此婴儿应该母乳喂养,添加副食时,注意对禽蛋类食物的适应程度。

7. 支气管哮喘患者的饮食宜清淡少刺激

少食盐,减少过甜、过咸、过油腻的食物,包括肥肉、奶油、冷饮、巧克力、咸菜等。不宜过饱、过咸、过甜,忌生冷、酒、辛辣等刺激性食物;减少产气食物的摄入。

三、营养防治慢性阻塞性肺疾病

(一)慢性阻塞性肺疾病

慢性阻塞性肺疾病患者经常存在着不同程度的营养不良,其原因机体能量消耗增加,胃肠道消化吸收功能障碍,机体分解代谢的增加。

营养缺乏和不良,可以构成慢性阻塞性肺疾病的并发症,降低机体抵抗力,导致病情进展及影响疾病康复。如蛋白质摄入不足,特别是优质蛋白质的缺乏,使体内蛋白质分解增加,而蛋白质分解又会直接影响呼吸肌动能,降低呼吸机能。又如维生素 A 的体内缺乏,引起呼吸道黏膜抵抗力降低,容易被细菌、病毒侵犯诱发感染,加重肺部病变,因此慢性肺病患者除了坚持用药外,还要十分重视防止营养缺乏及不良的发生。

(二)慢性阻塞性肺疾病饮食调理

慢阻肺患者应该遵循健康的饮食原则,保持理想的体重,可以辅助治疗慢阻肺,缓解症状,同时可提高抵抗力,预防感染。

1. 总热量

慢性阻塞性肺疾病对总热量的需求约高于正常人的 15%～20%。慢性阻塞性肺疾病总体上为消耗性疾病,患者应该提高饮食的热量比,饮食结构应以高蛋白、高脂肪、低碳水化合物为宜,其供能比例应分别为 15%、35%、50%,适当增加每日膳食中的脂类比例,限制碳水化合物比例。

2. 增加优质蛋白质的比例

优质蛋白质的比例促进体内蛋白质合成,抑制蛋白质分解和增强免疫功能。优质蛋白质富含于豆类和动物食物中,因此应增加这些食物的供给,满足机体需要。

3. 适当增加不饱和脂肪酸

不饱和脂肪酸的缺乏将阻碍组织细胞的重新构建,鱼类食品、某些油料作物、蔬菜含有丰富的不饱和脂肪酸。

4. 维生素含量甚微但作用甚大

维生素 A 有提高机体抗病能力,特别是呼吸道抗感染能力的作用。维生素 B 和 C 可提高机体内各有关代谢过程,增进食欲,健全肺部和血管等组织功能。

维生素在蔬菜、水果、谷类和动物食品中普遍存在,慢性阻塞性肺疾病患者体内存在维生素不足现象,一方面是疾病本身使需要量增加,另一方面是患者的食欲和消化功能往往下降,因而引起机体缺乏。

5. 补充足量矿物质

机体必需的矿物质铁、锌、硒等缺乏,将影响病情并可能导致某些并发症。促进食欲和调整膳食结构。适当增加海产品,鱼虾、淡菜等富含微量元素的食物。

6. 多饮水

慢性阻塞性肺病患者多饮水可以稀释痰液、减轻咳嗽,每天需要饮水 1250mL 左右。慢性阻塞性肺病患者不宜饮用含有咖啡因的饮料或碳酸饮料,同时不要饮酒,因为饮用后可干扰慢性阻塞性肺病的治疗,同时可减慢呼吸,增加痰液量。

7. 限制盐的摄入量

慢性阻塞性肺病患者摄入过多的盐可导致水钠潴留,加重患者水肿。患者可以使用无盐香料进行调味。

8. 避免产气的食物或饮品

食用或饮用产气的食物或饮品会导致腹胀,加重患者的呼吸困难。所以慢性阻塞性肺病患者要避免以下食物或饮品:豆类制品、花椰菜、甘蓝、萝卜、香蕉、全麦食品、碳酸饮料及油炸、辛辣、油腻、膨化食品如薯片、虾条等食物。

四、营养防治肺心病

(一)肺心病

慢性肺源性心脏病,又称阻塞性肺气肿性心脏病,简称肺心病。肺心病病程长,消耗大,同时由于右心功能不全致胃肠道淤血,影响消化与吸收,食欲减退。

(二)肺心病饮食调理

应该给患者提供营养丰富、易消化吸收的饮食,合理补充营养,适当节制饮食,注意饮食禁忌,对于不同的患者,饮食疗法既有共同的原则,又有特殊的要求。

1. 蛋白质摄入充足

慢性肺心病患者应有足够的蛋白质摄入,如鱼、禽、瘦肉、蛋、奶及豆类食品,做到每餐荤素搭配,粮、豆、菜混食。

2. 保证维生素及无机盐

蔬菜及水果不可少,特别是绿色叶菜类含丰富的维生素及无机盐,对提高细胞免疫力有重要作用。

3. 多饮水

鼓励患者多饮水,有助于排痰。

4. 严重肺心病或急性感染使病情加重

严重肺心病或急性感染使病情加重时的饮食,可给清淡、易消化、低脂、低盐饮食,伴浮肿时应限制水的摄入。

5. 注意五味调和

饮食有酸、甜、苦、辣、咸五味之分。不同的疾病对五味有不同的禁忌,如呼吸困难、咳嗽者应忌食辣品;伴有心功能不全者宜低盐饮食;有高血压、动脉硬化的患者进低脂饮食。

中医讲,过食肥甘厚味,易助湿、生痰、化热;过食生冷食物,易损伤脾胃阳气,以致寒从内生;偏食辛辣等刺激性食物,又能使肠胃积热,内生火热毒邪。烹调也要讲究五味调和,使饮食饭菜美味适口,以增加患者的食欲,决不能单纯按个人嗜好而偏食。

6.饮食要与病情寒热相适应

肺心病缓解期多为肺、脾、肾阳气虚弱虚寒证候,适宜吃温热饮食,忌食生冷咸寒饮食。急性发作期多有痰热之邪,应该忌辛温燥热和肥甘厚味之品。

中医历来主张素食保健,百姓常说"鱼生火,肉生痰,青菜萝卜保平安",肺心病患者体力差,活动少,容易发生便秘,又由于消化功能障碍,食肉食容易不消化,因此多吃蔬菜、水果等富含营养且易消化的食物。

7.注意少食多餐

少食多餐既保证了营养供给,又不致加重胃肠负担。

五、营养防治结核病

(一)结核病

结核病是由结核杆菌侵入人体后引起的一种慢性传染性疾病,结核杆菌可以侵入人体任何器官。

(二)结核病饮食调理

1.高热能

结核病是慢性消耗性疾病,热能需要超过正常人,一般要求达到每千克体重供给30kcal,全日总摄入量为2000kcal左右,轻体力劳动者每千克体重40kcal,全日2400kcal左右。

2.高蛋白质

患者蛋白质消耗多,蛋白质是修补组织的重要营养素,有益病灶愈合,病体康复,结核病患者每日蛋白质摄入量应为每千克体重1.2~1.5g,每天的总进量为80~100g,其中优质蛋白质如肉、禽、水产品、蛋、乳及大豆制品应占总蛋白质摄入量的50%以上。

3.高维生素

维生素A能增强机体免疫力;维生素D能促进钙吸收;维生素C有利于病灶愈合和血红蛋白合成;B族维生素有改善食欲的作用,其中维生素B_6可对抗由于使用异烟肼治疗而引起的副作用。

新鲜蔬菜水果也是维生素的主要来源;乳、蛋、内脏等食品含维生素A丰富;酵母、花生、豆类、瘦肉等富含维生素B_6。

4.注意钙和铁的补充

钙是结核病灶钙化的原料,牛奶中所含的钙量多质优,患者每日应饮奶250~500g;铁是制造血红蛋白的必备原料,咯血、便血者更要注意补充。

5.饮食应以清淡为主

饮食需要营养丰富,富含多种维生素和适量的蛋白质,少进食刺激性强的食物。

6."忌口"问题需要具体分析

牧民本来就以牛、羊肉为主食,渔民本来就以鱼虾为主食,这些人机体形成单胺氧化酶的能力就较强,患结核病后吃这些食物并不一定会促发或加重炎症反应。

7. 禁吸烟和饮酒

吸烟会增加对呼吸道和消化道的刺激；饮酒能使血管扩张，加重患者咳嗽、咯血等症状。

第九节　循环系统疾病营养调节

在神经系统调节下，血液沿着动脉、毛细血管、静脉形成的管道循环于周身。心脏有节律地搏动，推动血液不断循环。动脉是离心管道，将心脏的血液输送到周身，动脉血是氧和血红蛋白。

毛细血管是由动脉反复分支而形成，为网状分布，全身毛细血管铺平为体表面积的3000倍，长度加起来可绕地球一周，横切面积的和等于主动脉横切面积的150倍。这些毛细血管使血液与细胞组织间进行物质交换。

静脉是向心管道，由小静脉逐渐合成大静脉，最后将血液运回心脏，静脉血是碳酸血红蛋白。供给心肌血液的动脉形状为冠状，因此称为冠状动脉。

一、营养影响心脑血管健康

（一）营养对心脑血管疾病认识的发展

近代，尤其西方国家的生活方式和饮食结构发生了很大变化，对于动物脂肪、精糖、酒和食盐消耗很大，而一些维生素、矿物质和膳食纤维摄取很少，因此造成了体内代谢不平衡而产生疾病，曾有人说：人类正在用自己的牙齿挖掘自己的坟墓。

中国心脑血管疾病的发病率和类型与西方国家的区别：

	中国	西方
脑卒中：冠心病	5：1	1：3
出血型脑卒中	30%～50%	20%
饮食结构特点	高盐、低钙、低脂、低蛋白质	高糖、高脂、低膳食纤维
临床症状特点	血压偏高	血脂偏高

从以上看出，发病的差别与饮食结构的不同密切相关。实际上在两千多年前，中国第一部医学经典著作《黄帝内经素问》中已充分得到体现，指出：人们的合理膳食应该是"五谷为养、五畜为益、五果为助、五菜为充"。这种观点辩证地指出食物之间的主次关系（即养、益、助、充）。

几千年来，祖国劳动人民早就利用各种食物来养生保健和预防疾病，奠定我们民族优良的膳食特点，保障人民健康、预防疾病。

现代营养学在各种营养素对心脑血管疾病的防治方面又做出了进一步的研究，开始的时候注重研究食物胆固醇在心脑血管疾病中的作用，后来又注意到脂肪的量和质的问题，近些年对碳水化合物和蛋白质的种类，以及对膳食纤维和微量元素等也引起了充分的重视。

（二）营养维持心血管系统的结构和功能

任何机械功都需要能量，心脏担负着极其繁重而复杂的任务，心脏不停地有节律跳动有赖于心肌能量保证过程不间断地进行,心肌能量保证过程主要由能量产生和能量利用两大过程组成,在正常情况下这两大过程之间存在精细的平衡。能量产生的物质基础为氧和底物(营养物质)。

因此,它必须将食物中的化学能转化为机械能。正常心肌细胞自血液中摄取的营养物质,最主要的是游离脂肪酸(FFA)(约占67%),其次是葡萄糖和乳酸(各占17%左右),此外还有氨基酸、酮体和丙酮酸等。

若按体重计,正常人心脏每天约需18g脂肪酸、11g葡萄糖、10g乳酸和0.6g丙酮酸。可见其摄取的营养物质数量是相当可观的。

心肌细胞对营养物质的摄取和利用受到各种因素的影响和调节。其中最主要的是营养物质在血中的绝对浓度,浓度越高,则摄取的数量越大。如,空腹时,血中葡萄糖和胰岛素水平低下,脂肪组织释放大量的FFA,造成其在血中的浓度增高。因此,空腹时心肌细胞对FFA的摄取和利用也显著增高。相反地,餐后血中葡萄糖和胰岛素水平增高,而FFA的含量则降低,故心肌主要摄取和利用葡萄糖。

另一方面,当剧烈运动时,血中乳酸含量显著增高,此时它便成为主要的供能物质。可见,正常心肌细胞对各种营养物质的摄取和利用具有很强的适应性。

然而,在病理情况下,如急性心肌梗死时,缺血心肌细胞对营养物质的适应能力显著减弱。此时,FFA对它是有害的物质,而葡萄糖则成为良好的底物。因此,在急性心肌梗死时,滴注葡萄糖和极化液(葡萄糖加胰岛素和钾)是有好处的。

和心肌组织一样,动脉壁也需要不断地从血液中获得各种营养物质,包括蛋白质、糖脂肪和胆固醇等。其中胆固醇(包括部分甘油三酯和磷脂)以脂蛋白形式(主要是LDL)进入动脉壁后,便通过细胞表面受体途径进入细胞内,作为细胞的结构成分加以利用。这可能也是食物胆固醇被清除的途径之一。

营养素参与心血管系统中重要生理生化过程。心肌的舒缩除了需要一定的能量外,还需要某些金属离子,如钾、钠、钙等的参与。食物中的一些维生素以及微量元素还是心肌组织和动脉壁代谢中若干重要酶系统的辅基。

(三)心脑血管疾病的营养发病因素

通常包括冠状动脉粥样硬化性心脏病、高血压、脑血管病等症。动脉粥样硬化是冠心病的病理基础,高血压是冠心病的主要危险因素之一,高血压加速动脉粥样硬化的过程。心血管疾病发病因素很多,其中饮食因素与其密切相关。营养缺乏或过剩均可使心血管系统正常的结构和功能遭受破坏,从而导致心血管疾患。

1. 营养缺乏

营养不足可由于某些营养素不足而造成疾病。如维生素B_1缺乏引起的脚气性心脏疾病,早为人们所熟知。维生素B_6和维生素C缺乏可影响动脉壁结构的完整性。

近年来一些动物实验表明,膳食中钾、镁、氯缺乏,增加心肌细胞对致病因素的易感性,从而诱发原发性坏死性心肌病。

虽然不少人认为食素可以健康一些,但香港中文大学的研究发现,长期素食者患有血管疾病如心脏病及中风的,较一般非素食者高出达30%。

自1998年起,香港中文大学开始进行118个纯素食者,即连鸡蛋及牛奶都不吃者,与一般非素食者的健康比较。结果发现,素食者的血管内中膜较一般非素食者厚达15%,血压也平均高出5度,显示素食者5年后患心血管病几率高出非素食者达30%。

2.营养过剩

营养过剩对心血管系统所造成的危害较之营养缺乏更为严重和普遍。总热量、饱和脂肪酸、胆固醇和精炼蔗糖等摄入过剩易于诱发肥胖、高血脂和动脉粥样硬化,已如上述。钠盐摄入过多与高血压病的发病有关。除此之外,近年来还发现某些特殊的食物成分,如,过量的芥酸(22碳-烯酸)可引起动物心肌损害。个别植物油中尚含有某些毒性物质可抑制动脉壁中胆固醇酯水解酶的活力,因而可诱发动脉粥样硬化。

二、营养防治高脂血症

(一)血脂与脂蛋白

1.血脂

(1)正常成年人空腹总胆固醇参考值为2.8~5.7mmol/L(110~220mg/dL)。胆固醇>6.2为高胆固醇血症。高胆固醇饮食,糖尿病,肾病综合征,甲状腺功能减退可以增高总胆固醇。严重肝脏疾患,如重症肝炎、急性肝坏死、肝硬化,重营养不良,严重贫血者如再生障碍性贫血、溶血性贫血等会降低总胆固醇。

(2)正常成年人空腹甘油三酯参考值为0.56~1.70mmol/L(50~150mg/dL)。动脉粥样硬化、肾病综合征、原发性高脂血症、糖尿病、胰腺炎、脂肪肝、阻塞性黄疸、妊娠和口服避孕药可以增高甘油三酯。

2.脂蛋白

脂质不溶或微溶于水,必须与蛋白质结合以脂蛋白形式存在才能在血液循环中运转。血液中脂质(甘油三酯、胆固醇、磷脂等)+特异性蛋白质(载脂蛋白)结合形成脂蛋白进行运转脂质。因此高脂血症常为高脂蛋白血症。

(1)CLM(乳糜微粒)。来源于食物中的脂肪颗粒,乳糜微粒是最大的脂蛋白。主要功能是运输外源性甘油三酯。正常空腹12小时后血浆不应该有CM。

(2)VLDL[极低密度(前-β)脂蛋白]。来源于肝脏,为内源性甘油三酯,是富含甘油三酯的脂蛋白。主要作用是运输肝脏中合成的内源性甘油三酯到外周血液。参考值:0.21~0.78mmol/L。增高:极低密度脂蛋白是致动脉粥样硬化的因子。

(3)LDL-C[低密度(β-)脂蛋白]。来源于肝脏,为内源性胆固醇,是富含胆固醇的脂蛋白。主要作用是运输肝脏中合成的内源性胆固醇到外周血液。参考值1.68~4.53mmol/L(64~174mg/dL)。增高:低密度脂蛋白是致动脉粥样硬化的因子。

(4)HDL-C[高密度(α-)脂蛋白]。来源于身体细胞组织,含有蛋白质及胆固醇、磷脂,是血清中颗粒密度最大的一组脂蛋白。主要作用是将肝脏以外组织中的胆固醇转运到肝脏进行分解代谢,防止LDL氧化,并可通过竞争机制抑制LDL与血管内皮细胞受体结合而减少其摄取。临床观察,尽管LDL在体内具有重要的作用,但是过量会造成动脉壁细胞中胆固醇蓄积而导致硬化,HDL可将多余的胆固醇运到肝脏制造胆汁,起到对抗LDL的作用而减少血管阻塞。

3.血浆纤维蛋白原

正常值为2~4g/L。升高见于糖尿病、急性心肌梗死、急性传染病、结缔组织病、急性肾炎、灼伤、多发性骨髓瘤、休克、大手术后、妊高征、急性感染、恶性肿瘤及血栓前状态。减低见于 DIC、原发性纤溶、重型肝炎和肝硬化。

（二）高脂血症饮食调理

血脂异常首先进行饮食治疗。服用调整血脂的药物，也以饮食治疗为基础，否则药物的疗效也将被无严格节制饮食所降低。长期坚持饮食疗法可以使血脂下降 10%～20%，轻度血脂异常者不服药仅采用饮食疗法可以使血脂降至适宜水平。调节血流的关键恢复血管的弹性。降低血黏度，将血管中造成血液黏稠度增加的物质如胆固醇、甘油三酯降低下来。饮食中获得的各种营养素，应该种类齐全，比例适当，防治方法必须平衡饮食，所吃的食物需要超过 20 个品种。因此一些人完全素食、偏食对身体不利。

1. 适当控制总热量

以谷类食物为主食，粗细搭配。中国营养学家推荐玉米、燕麦，可与大米、面粉等配合食用。超重和肥胖者控制好每天的进食量，控制饮食应逐渐进行。每周降低体重 0.5～1kg 合适。

2. 保证足够的蛋白质摄入量

（1）充分利用蛋白质的互补作用。动物蛋白质的氨基酸组成与人体接近，植物蛋白质的氨基酸中缺乏赖氨酸、蛋氨酸等必需氨基酸。动物性食物又含有饱和脂肪酸，因此应该充分利用蛋白质的互补作用，以植物蛋白质为主，植物性蛋白质应该占总蛋白质的 50% 以上。除了主食是我国蛋白质的主要来源外，适量增加豆类蛋白质，其不仅是氨基酸含量较齐全，还可以有效地降低血胆固醇水平，其原因是大豆蛋白可以降低低密度脂蛋白。调查表明，日本本土人群比美国夏威夷移民人群患脑卒中的比率高 3 倍，两组人群血压水平无显著差异，但夏威夷人群动物蛋白摄入显著高于日本本土人群，发现动物蛋白与脑卒中呈负相关，动物蛋白可以抑制脑卒中的发生。

（2）过多蛋白质摄入也导致过量脂肪摄入，并且加重肾脏负担。老年人每天每千克体重摄入蛋白质 1.2～1.5g 为宜，其中至少有 1/3 为优质蛋白质，如鱼、蛋、奶类、瘦肉、豆制品。食用鱼类蛋白、大豆蛋白可使脑卒中发病率降低，大豆里面富含多种人体所必须的磷脂，常吃豆腐、豆芽、豆腐干、豆油等豆制品有益于预防心脑血管疾病。

3. 控制脂肪摄入的质与量

（1）机体内胆固醇过量的影响：饱和脂肪酸含量增多明显升高血总胆固醇水平，特别是血浆胆固醇升高者，更严格控制。血清中胆固醇的含量就会超出正常范围，日久天长就会诱发动脉硬化，高胆固醇血症患者冠心病的发病率比正常人高 5 倍。医学解剖发现，人体动脉粥样硬化斑块中含有胆固醇及酯类。高胆固醇食物如动物内脏及肉皮、羊油、牛油、猪油、蛋类，海产食品中墨鱼、干贝、鱿鱼、蟹黄、皮蛋等均含胆固醇很多，应该加以必要限制。

（2）机体内胆固醇不足的影响：血胆固醇含量过低影响体内组织细胞的发育，孩子在 4、5 个月时添加辅食，最重要的是鸡蛋，其含有大量的胆固醇。成年人体内缺乏胆固醇容易造成脑出血的危险。性激素与维生素 D 的合成均需要胆固醇，如果摄入过少将影响性功能和骨骼的发育。体内在外源性脂肪摄入过少的情况下，便"反馈调节"使内源性脂肪增加，这样将加速体内的脂肪分解，并且糖也转变为脂肪，结果便容易出现继发性高脂血症。由于过多地限制了动物性食物，容易导致体内摄入优质蛋白质不足。由于过多地控制了动物脂肪，由此增加了植物脂肪的摄入。植物油中虽然含有大量的亚油酸，有助于降低人体血液中的胆固醇含量。植物油是不饱和脂肪,如果过多摄入容易被氧化为脂质过氧化物,使红细胞膜与线粒体膜遭受破坏,而造成体内器官的损害。形成的过氧化酯,如果积存在机体,也能引起血栓和心肌梗死等疾病,甚至可能诱发癌症。

(3)影响血胆固醇含量因素:食物中胆固醇含量高能使血胆固醇升高,但其作用并不太大。因为胆固醇吸收不一定多,而且从食物中来的胆固醇能抑制体内胆固醇合成。然而,平时还是少吃高胆固醇食物为宜。蔗糖吃多了使血中甘油三酯和胆固醇增加,这种作用远比葡萄糖或淀粉大。因为果糖在肝内很快变成丙酮酸,再转化成甘油三酯或胆固醇,由低密度脂蛋白运载进入血循环中。某些植物性食物含有植物固醇,植物固醇可以与胆汁酸结合将血中部分胆固醇形成粪固醇而排出体外,由此减少血胆固醇的浓度,因此不必过多地限制胆固醇的摄入。酸奶因子或牛奶因子能降低血胆固醇。在胆固醇转化为胆汁酸时有维生素 C参加,维生素 C 有降低血胆固醇的效应。食物中不饱和脂肪酸多时,大便中排出的胆盐和胆固醇也多。因此不能完全拒绝胆固醇或脂肪含量高的食品。如禽蛋的胆固醇含量虽高,但是含有的卵磷脂是组成细胞或帮助骨骼愈合的重要物质。香港中文大学早年曾对 100 位食素者,甚至鸡蛋、牛奶也不吃,超过 10 年的人进行跟踪研究,结果发现 40% 被访者颈血管内膜比正常饮食者厚,血压亦较高。虽然机体内胆固醇水平偏低,但血管硬化病变的发生率,却比非素食者要高。当然,过多地摄入脂肪与胆固醇也将引起体内代谢紊乱,体内的"反馈调节"毕竟有一定的限度,长期过多地摄入可以使这种机制遭受破坏。

(4)血中甘油三酯受饮食结构与习惯影响较大。由于低聚糖(双糖类)分子量低,在机体内容易被分解而吸收,从而引起血中甘油三酯升高。因此在日常饮食中限制糖类食品,如糖块、甜点等。

(5)评价食物脂肪对心血管的影响,不仅需要对胆固醇含量的评价,更重要的是评价脂肪的量与质。食物中的脂肪含量比胆固醇大得多,前者以克为单位,后者以毫克为单位。因此在日常饮食中往往摄入的饱和脂肪酸食物比较多,而过多的饱和脂肪酸可以使血胆固醇含量增高,同时饱和脂肪酸与胆固醇形成酯,容易在动脉内膜沉积形成斑块,从而促进动脉硬化。同时由于不能够重返血流运回肝脏而容易形成血栓。有关专家的实验研究,观察不同的食用油对体内血脂水平及心血管组织细胞形态的影响,他们将一些雄性大鼠分为四组,分别喂四种食用油,即豆油、花生油、菜子油、猪油,结果是猪油对血脂影响最大,而豆油影响最小,原因是猪油含有饱和脂肪酸,豆油含有不饱和脂肪酸,因此应该食用植物油为主。有关人员对一些鱼类进行分析,发现鱼类尤其海鱼的脂肪中,除了含有优质蛋白质以外,还含有不饱和脂肪酸。据流行病学调查,心血管疾病的发病率在牧区大于渔区,每日吃鱼的人与较少或者不吃鱼的人相比,发生脑卒中的危险性小。不饱和脂肪酸不仅可以降低血胆固醇,其中亚油酸还可以延长血小板凝集时间,从而抑制血栓形成。专家认为正确的方法应该是改善动物性食物的摄入结构,具体的就是减少猪肉的摄入,适量增加些鱼类、禽类等。

(6)脂类应该控制在占总热量的 10% ~15%;提倡进食不饱和脂肪酸(P)/饱和脂肪酸(S)比值高,P/S 值 =1 ~1.5;胆固醇的摄入量应该根据个体的血胆固醇浓度加以调整,一般摄入量为 300mg/d 为宜(相当于 1 个鸡蛋的胆固醇含量),高胆固醇血症的患者 150 ~200mg/d。脂肪的摄入量应该控制在占总热量的 30%。在日常饮食中采用动物油:植物油=0.5 ~1:2 为宜。日本营养学家提出鱼和肉的摄入量 2:1 为宜。国内推荐的血清胆固醇标准为 4.16 ~6.0mmol/L(160 ~230mg/dL);有报道认为"对于老年人来说,最佳血清胆固醇标准为 5.2 ~ 5.6 mmol/L(200 ~ 219mg/dL)。高胆固醇血症治疗的目标使血总胆固醇降低到 <5.7mmol/L,如有冠心病应该为 <4.7 mmol/ L。

（7）降低血脂的食物:①蛋黄中的卵磷脂是一种强有力的乳化剂,能促使血液中的胆固醇窗脂肪颗粒变得极细小,并保持悬浮状态,阻止胆固醇和脂肪颗粒在血管壁上沉积,防止动脉粥样硬化。鸡蛋中还含有能够清除血管壁上胆固醇的高密度脂蛋白。蛋黄中含有丰富的锌、硒等微量元素,不仅防治动脉硬化,还具有防癌作用。②奶类是天然钙质的极好来源。奶类含有丰富的优质蛋白质和维生素,同时含钙量较高,而且利用率也很高。高血脂患者奶类以低脂或脱脂类为宜,长期饮用脱脂牛奶、酸奶,其血中胆固醇含量比一般患者少 50% 以上。③大豆及其制品具有降胆固醇作用。豆类含丰富的蛋白质、不饱和脂肪酸、钙及维生素 B_1、维生素 B_2、烟酸及豆类中的可溶性及不可溶性膳食纤维,因此具有降胆固醇作用。④海鱼类具有降低胆固醇作用。多吃水产尤其是深海鱼,海鱼类含有大量多不饱和脂肪酸,具有降低胆固醇作用,争取每周食用 2 次以上。⑤其他。燕麦、葱头、苹果、鲑鱼、豆类、大蒜、橄榄油等食物有降低胆固醇效果。大蒜中的含硫化合物可以直接抑制肝脏中胆固醇的合成,达到降胆固醇的功效。葱头煮得越久降低胆固醇的效果就越差。橄榄油对心血管系统产生最佳的保护作用,选择用冷压方式萃取出的橄榄油最佳,以高温加热抽取的橄榄油,易使油质变性致癌。每天吃酪梨或苹果一个,其含有丰富的果胶,有降低胆固醇的功效。鲑鱼含脂肪酸的量高,采用烤及油炸的方式容易造成脂肪酸变质,最健康的吃法是清蒸。姜汤中的成分"生姜醇"及"姜烯酚"可使高血脂病患中甘油三脂的浓度下降 27%,而且使胆固醇的浓度下降 33%。不能片面强调限制高脂肪的摄入,适量摄入含较多的不饱和脂肪酸的饮食。食用油应以植物油为主,每人每天用量以 25 ~ 30g 为宜。

4. 限制低聚糖的摄入

1845 年人类发现膳食脂肪不是机体内脂肪唯一来源。机体内代谢过程中,糖可以转变为脂肪,因此如果摄入过多的糖,尤其单糖或者双糖类(均为低聚糖),如白糖及甜食等制品,在肝脏中转化为甘油三脂,成为血脂的来源。所以,精糖类比脂肪类的摄入更容易引起高甘油三脂血症。

据调查,一些靠动物性食物生活的地区居民,人群中没有发现产生高脂血症患者,而一些大量食用精制糖的地区居民,却有较高的高脂血症发病率。在美国,人们的饮食习惯是在餐后上一道甜食,同时喜欢饮甜饮料,由此美国人中的高血脂较多。对于肥胖者更需要限制此类食品,肥大的脂肪细胞对胰岛素反应缺乏敏感性,影响葡萄糖吸收和利用,由此增加胰脏分泌胰岛素,从而促进肝脏合成内源性甘油三脂。如果过多摄入该糖类,便造成高甘油三脂血症。

对于心血管疾病患者,如果继续摄入过多的该糖类食品,便可以加重病情。临床上观察发现:冠心病患者如摄入过量的糖,也易使血中的甘油三酯升高。充血性心衰患者摄入过量的糖,易造成室性早搏。在日常饮食中,糖的摄入量占总热量的 60% ~ 70%,应该以多糖类作为机体内所需要的供能来源,具体的食物是谷类,尤其多食用粗杂粮。

5. 补充多种维生素

（1）维生素 C 能够促进体内胆固醇降解为胆汁酸,从而降低血胆固醇浓度,同时可以清除动脉内膜组织间的脂质,从而避免脂质的积聚而形成硬化。维生素 C 参与动脉壁胶原的合成,使血管壁富有弹性,保持完整性。机体如果缺乏维生素 C,可以引起动脉壁脆性和通透性的增加。维生素 C 是抗氧化剂（自由基清除剂），可以抑制体内细胞组织（包括血管内皮细胞）的氧化作用，驱除损害细胞的游离基，从而延缓细胞的衰老。

（2）维生素 PP 是糖原分解、组织呼吸、脂肪合成过程中若干主要酶的辅酶。维生素 B_1 和维生素 PP 能够增加胆固醇转变为胆酸的速度，使已经增高的胆固醇水平下降。同时可以使高密度脂蛋白的含量有所增高，从而可以降低血脂。食物来源有动物内脏、花生、酵母、谷类等。

（3）WHO 主持的一项研究表明：血浆中维生素 E 浓度低，是患心脑血管疾病的重要因素之一。研究组认为，维生素 E 可以阻止低密度脂蛋白胆固醇的氧化，从而防止或者减少胆固醇在血管壁的沉着，这一项研究显示了抗氧化剂，包括维生素 E 和胡萝卜素是保护心血管健康的重要物质。

（4）经研究表明，动物蛋白质含有较多的甲硫氨基酸，其代谢需要以维生素 B_6 为辅酶的酶参与，因此体内缺乏维生素 B_6 时，甲硫氨基酸就会在代谢中产生较多的同型半胱氨酸，致使动脉壁细胞坏死脱落，血液中的胆固醇、甘油三脂等脂质便容易滞留和堆积在动脉壁的微孔内，形成粥样硬化。维生素 B_6 与亚油酸、花生四烯酸（前列腺素合成前体）的转化过程及动脉壁基质成分（酸性黏多糖的合成）有关，如缺乏可造成脂质代谢失常及动脉粥样硬化。食物来源有酵母、麦胚、猪肉、全谷类、豆类、马铃薯、燕麦、香蕉等。

6. 矿物质的补充

（1）德国科学家提出体内缺硒是患心血管疾病的重要因素之一。他们对数百名患者检查，发现患者体内的硒含量比正常人少得多。美国一份调查资料表明，食物中缺硒的地区，死于心血管疾病的人数比富含硒的地区约高三倍。以上报道说明，体内硒的含量与心血管疾病发病率呈负相关。硒是谷胱甘肽过氧化物酶的重要成分，体内如果缺乏此酶，可以使过氧化物积聚而破坏细胞膜，从而导致心血管受损。

（2）世界卫生组织有关资料显示，铜/锌比例过低是心血管疾病产生因素之一。据调查，以吃鹅肝和饮葡萄酒而著称的法国人，心血管疾病死亡率为倒数第二。其原因是动物肝脏是铜的最佳来源，体内缺乏铜可以使血胆固醇和尿酸增高。

（3）国外科学家的动物实验表明，食用高胆固醇低镁食物的兔子，其动脉不久便积聚脂质，这是动脉硬化的征兆，而食用高胆固醇高镁食物的兔子，其动脉内的脂质较少，其原因是镁与体内的脂质代谢密切相关。

（4）国内外报道，沿海地区居民的心血管疾病发病率低。其原因是与食用含碘丰富的海产品有关。碘可能通过甲状腺激素影响脂质代谢，抑制胆固醇在肠道的吸收，减少胆固醇在动脉壁的沉着，并且能够破坏钙盐在血管壁的沉积，因此足量的碘有利于防治心血管疾病。

（5）研究发现动脉粥样硬化损伤处发生钙沉积，同时表明各种衍生的生长因子、内皮素、血管紧张素 2 等都可以刺激 VSMC（血管平滑肌细胞）的增殖，它们共同途径是细胞内钙动员，而 VSMC 的增殖、迁移以及表型转变，是动脉粥样硬化发生发展的重要标志之一。钙代谢异常与动脉粥样硬化密切相关，体内钙处于动态平衡，如果摄入钙＜排除钙时血清钙下降，在正常情况下体内通过甲状旁腺素促进破骨细胞活性增加，使钙从骨中溶出以维持血钙浓度，然而如果缺钙长期不能纠正就会使血清钙自稳系统出现偏差，持续分泌甲状旁腺素进入亢进状态，造成骨钙减少而血钙和软组织钙增加，这种"钙迁徙"作用致使动脉硬化的产生。

（6）钼是多种酶的激活剂,如缺乏可使糖、脂质等代谢功能异常。

（7）铬是葡萄糖耐量因子的主要组成成分,对糖代谢具有重要调节作用。可防止脂质代谢失常、动脉粥样硬化。在日常饮食中多食用些粗制粮食、豆类及其制品、食用菌类、海产品等以补充各种矿物质。

7. 膳食纤维不可忽视

膳食纤维具有较强的结合胆酸的作用,因此减少肠黏膜对胆固醇的吸收,增加类固醇和胆酸的排出,从而有利于防治心血管疾病。

美国学者曾经对 30 681 名美国健康男性调查 4 年,综合所有营养因素分析发现,膳食纤维与高血压呈负相关,即增加膳食纤维摄入可预防高血压。

植物性食物可以保证膳食纤维的摄入需要,膳食纤维含量丰富的食物主要是粗杂粮、米糠、麦麸、干豆类、海带、蔬菜、水果、葱头、大蒜、香菇、木耳、芹菜等。

8. 食盐摄入量

摄入盐过多容易引起高血压,高血压为心血管病第一危险因素。在中国高血压患病率,北方高于南方,北方居民口味"重",对高血压的预防非常不利。高血压和食盐摄入量关系密切,摄入量越高,人群收缩压、舒张压水平就越高,与每天食盐摄入量 <6g 者相比,每天吃盐 ≥12g 的人患高血压的风险增高 14％, ≥18g 的人患高血压的风险增高 27％。中国居民每天食盐摄入量普遍较大,平均在 15～16g。食盐摄入量应控制在每日 <6g,对血压较高或合并心衰者,每日用盐量以 1～2g 为宜。从心血管病预防角度来说,人们的饮食尽量清淡,逐渐减少食盐用量。

9. 适量饮酒

适量饮酒使血中的高密度脂蛋白升高,加强防治高胆固醇血症的作用。饮酒量以每日摄入白酒 <50g 为宜,葡萄酒较合适。如有高血压、糖尿病与肝胆疾病等则宜戒酒。酗酒或长期饮酒,可以刺激肝脏合成更多的内源性甘油三酯,使血液中低密度脂蛋白的浓度增高引起高胆固醇血症。

10. 少食多餐

切忌暴饮暴食,晚餐不宜吃得过饱,避免诱发急性心肌梗死。饮食不要过饱、过咸、过甜。烹调中少放油,绝对避免油炸,较适宜的方法是蒸、煮等方法。

11. 戒烟

吸烟可升高血浆胆固醇和三酰甘油水平,降低高密度脂蛋白（HDL－胆固醇）水平。停止吸烟 1 年,血浆 HDL－胆固醇可上升至不吸烟者的水平,冠心病的危险程度可降低 50％,甚至接近于不吸烟者。

12. 注意饮用水的数量与质量

近些年,一些国家的专家十分注重研究饮用水的水质对心血管的影响,提出不仅要注意饮用水的量,同时需要注意饮用水的硬度等质量,饮用水中含有一定量的钙、镁元素有利于防治心血管疾病。另外,还需要注意饮用水中所含有的钾、钠、铁等其他一些元素。

西方有关学者认为,防治高血压病高峰期内发作的关键,在于每日清晨补充水分,可以减少血液浓缩,避免血流速度减慢,从而形成高血压和血栓等症。

每日定时饮水,注意饮水的质量可降低血黏稠度,改善血液循环。天然矿泉水和茶水（尤其绿茶）具有改善微血管壁的渗透性能,有效地增强心肌和血管壁的弹性,降低血胆固醇和甘油三脂的含量。咖啡因会增加体内的胆固醇注意尽量少喝咖啡。

三、营养防治动脉粥样硬化

（一）动脉粥样硬化病因病理

血管富有弹性，为了使血液流动顺畅，血管内壁光滑、柔软。不良的生活习惯可造成代谢紊乱，使血液中的一些物质沉积在血管壁上，管腔变小。如糖类的不当摄取、脂肪的沉积、钙质沉积等均可以造成动脉粥样硬化灶，形成动脉硬化的血管变得增厚和变硬，血管内壁出现粥状硬化巢。血小板最容易沉积在上面，因为粗糙的管壁可使血小板释放出凝血因子，该物质起到止血作用，但同时可使血液变得黏稠。接下来低密度脂蛋白带着胆固醇也沉积在管壁，随着多种物质都来了，如纤维蛋白原是参与凝血的免疫物质，可像网子一样将沉积物质网住，更不容易被疏导。久而久之血管内膜细胞首先受损，使管壁粗糙出现增生，乃至粥样硬化。此时血液中的物质更加容易沉积在管壁，越积越厚的沉积物容易从管壁脱落到血液中，脱落物仍然在血液中形成血栓，越来越大地影响血液循环造成梗塞。

吃药输液只能使血液暂时稀释，不能将血栓清除出体外。由于血液循环受到影响，全身出现供血不足，大脑最敏感，由于缺少了营养素与氧气而嗜睡、记忆力下降等。动脉粥样硬化使受累的动脉血管内膜先后有多种病变合并存在，包括脂质和酸性黏多糖积聚、纤维组织增生、钙沉着、出血和血栓形成，并有动脉中层病变。由于以上这种灶性变呈乳白色，乃至黄色，形如粥状，故称为动脉粥样硬化。按照病变程度分为以下过程：

（1）脂质条纹。常见青年人，通过动物实验，发现患有动脉粥样硬化的动物其 VSMC（血管平滑肌细胞）的组织学变化，包括血脂在通过动脉内膜时不能顺利回到血液中，而脂质在内膜下沉积，使平滑肌和结缔组织围绕脂质积聚处增生，造成 VSMC 的增生和肥大，从而使血管壁增厚，严重时引起管腔狭窄。

（2）纤维斑块。此类型为进展性，可能继发于内皮损伤，血小板黏附并且释放血小板，能够结合低密度脂蛋白（LDL）的氨基葡聚糖，最终形成纤维性覆盖。

（3）复合病变。包括出血、血栓、钙化、坏死。

（4）冠心病。这种病变发生在心脏的冠状动脉而造成动脉管腔狭窄或者阻塞，从而使心肌供血不足或缺如，使心肌缺血而导致坏死，并出现严重的临床症状，此种现象为冠状动脉粥样硬化性心脏病，简称冠心病。冠心病容易出现心绞痛，表现心前区并向肩背部、手指放射性疼痛，发展可出现心律失常、休克、心衰等引起心肌梗死。英国著名的心血管及炎症研究中心研究学会提出，动脉粥样硬化是冠心病等心血管疾病的病理学基础。经研究证明：以治疗冠脉病变所造成的后果为目的的方法，降低了心肌梗死、充血性心衰和猝死的致病率和致死率。

（二）动脉粥样硬化饮食调理

一次美国心脏病学会的年会上，有三位心血管专家宣称："在一定条件下动脉硬化是可以逆转的，因为合理饮食具有这样的潜力。"有关专家倡导的"人类回归自然"，对防治心脑血管疾病具有极为重要的生物学意义。对于心脑血管疾病的防治，只有持之以恒地注重自然疗法，科学地调整饮食结构和习惯，就可以达到良好的效果。

现在一些 10 多岁的孩子血管壁上就有了动脉粥样硬化的斑块，到了 40 岁后就很容易发生心脑血管病。因此，提倡控制饮食、多锻炼等健康的生活方式。饮食因素是主要的相关因素,流行病学也表明:居民的饮食组成不同可以影响动脉硬化性疾病发病率,饮食调养是预防动脉硬化的主要措施。

1. 摄入的热量必须与消耗的能量相平衡

热量平衡保持在标准体重范围内,如果超重就不仅要减少热量摄入,还应该增强体力活动,加强能量消耗。

2. 严格控制肉类食物

即使是最瘦的肉也含 10% ~20% 的动物脂肪,把脂肪摄入量减少到最低限度。不要吃鸡皮,因为鸡皮所含脂肪比例高。控制食用猪、牛肉,因为此类食物含有饱和脂肪酸,适量食用鸡、鱼类食物。

3. 降低胆固醇的摄入量

控制食用肝、肾和其他内脏,内脏中含有大量的胆固醇和脂肪。控制食用奶油、蛋黄酱,采用植物油烹饪。

4. 少吃甜食

不食或少食糖果、酸味饮料、精制糖、精制粉,此类食物是低聚糖类,容易增高血脂。多吃标准粉,降低热量摄入。

5. 补充维生素与矿物质

蔬菜、水果中含有大量维生素与矿物质,可供给人体代谢需要,并且可以控制血液胆固醇。蔬菜每天摄入 400 ~500g,不仅补充维生素、矿物质,还补充膳食纤维。

目前是认为钾盐可保护心血管,而钠盐会增加心脏负担。含钾丰富的食物,如蘑菇、豆类、菠菜、紫菜、莲子、苋菜等。碘能降低血中胆固醇,对防治动脉硬化有好处,含碘丰富的食物,如海鱼、海参、海虾、海带、海菜等应该多吃。经常食用含铬较高的食物,如豆类、鸡肉、贝类等,具有防治动脉硬化的作用。

6. 定时定量,少量多餐

进食次数多,有利于降低机体的低密度脂蛋白,在保证每天进食总量不变的情况,可安排一天 4 ~5 餐。

7. 戒烟限酒多饮茶

烟影响心脑血管系统功能,动脉粥样硬化硬化患者应该戒烟。饮酒量以每日摄入白酒 <50g 为宜,适量饮用红葡萄酒使血中的高密度脂蛋白升高加强防治高胆固醇血症,防治动脉硬化,如有高血压、糖尿病与肝胆疾病等应该戒酒。

经常喝茶是可以预防血管硬化的,因为茶叶中含有的茶多酚,减轻血清胆固醇浓度和胆固醇与磷脂的比值,有增加血管柔韧性、弹性和渗透性的作用,能够预防血管硬化。

8. 烹调方法

避免油炸,较适宜的方法是蒸、煮等方法,吃清淡少盐的膳食。

四、营养防治高血压

血压指心室收缩将血液射入动脉,并推动血液向前流动,血液在血管内向前流动时对血管壁造成的侧压力(即压强)叫做血压。一般说的血压是指体循环的动脉血压,可以用血压计在上臂肱动脉处测到。心脏收缩时动脉血压所达到的最高数值叫做收缩压;心脏舒张时动脉血压下降到的最低数值叫做舒张压。

正常血压应该是在不同日的同一时间多次测量安静状态下的血压。机体血压在 24 小时内有周期性的节律变化,每天早晨血压升高,下午血压比较平稳,到夜间睡眠时血压会自行降低。

(一)高血压诊断分级标准

理想血压:收缩压 120 mmHg,舒张压 80 mmHg;

正常血压:收缩压 <130 mmHg,舒张压 <85 mmHg;

正常高限:收缩压 130~139 mmHg,舒张压 85~89 mmHg;

1 级高血压:收缩压 140~159 mmHg,舒张压 90~99 mmHg;

2 级高血压:收缩压 160~179 mmHg,舒张压 100~109 mmHg;

3 级高血压:收缩压 ≥180 mmHg,舒张压 ≥110 mmHg;

单纯收缩期高血压收缩压 ≥140 mmHg,舒张压 <90 mmHg

当收缩压和舒张压分属于不同分级时,以较高的级别作为标准。

一般正常人每日血压波动在 20~30mmHg 范围内,血压最高点一般在上午 9~10 时及下午 16 时至晚上 20 时,血压最低点在午夜 1~3 时。收缩压与舒张压之间为脉压(压差) <30mmHg 有休克危险。

(二)高血压饮食调理

高血压患者服用药物降压,往往需要终生服用。而长期使用药物降压只能是缓解病情,同时还可产生耐药性,更重要的是药物的毒副作用有害健康。目前,将高血压的"非药物疗法"之词改为"自然疗法",或者为"改进生活习惯"有效地控制高血压,可以降低心脑血管疾病的发病。据了解,西方国家的高血压患者约占人口总数的 20%,其中有一半患者完全不需要药物的帮助而自愈。国内外专家一再告诫患者应该慎用药物,他们指出,蔬菜、水果、鱼类等食物是控制血压的最好食谱。

1. 节制饮食

采取节制饮食的时候,应该基本保持摄入与消耗平衡,避免因活动量少却又无控制摄入量,从而造成体内热量过剩引起肥胖症。有人观察体重增加 25kg,收缩压可以上升 10mmHg;舒张压可以上升 7mmHg。如果体内热量摄入过多容易引起肥胖症,从而增加心血管负担而导致高血压。许多研究证实,注意节制饮食的患者可以使血压自然下降而无其他不适。体重超重者每周减重 1~1.5kg,血压可以下降。但是在节制饮食的时候,需要根据个体的生病理状况,制定合理的食谱。

2. 控制热能的摄入

提倡食用复合碳水化合物,如淀粉、标准面粉、玉米、小米、燕麦等植物纤维较多的食物,促进肠道蠕动,有利于胆固醇的排泄。

3. 膳食限制动物脂肪的摄入

脂肪占总热量 30% 以下,限制动物性油脂,适量增加植物性油脂。P/S 比值 =1~1.5,胆固醇 <300mg/d。不同来源的脂肪酸对血压的影响不同,鱼类和植物性脂肪所含有的不饱和脂肪酸,有利于维持血压的正常。适量增加鱼类、豆类蛋白质。合并慢性肾功能不全者需要控制脂肪。烹调时多采用植物油,多吃鱼类,海鱼含有不饱和脂肪酸,可以促使胆固醇氧化,降低血浆胆固醇,预防中风。

4. 膳食适量蛋白质摄入

高血压患者的蛋白质供给量以每千克体重 1g 为宜,其中植物蛋白占 50%,大豆蛋白能防止脑卒中的发生。每周还应吃 2～3 次鱼类蛋白质,可以改善血管弹性和通透性,增加尿钠排出,降低血压。

5. 注意矿物质的合理补充

（1）钠盐。钠盐为蓄水物质。人体在正常情况下,钠离子几乎全部吸收,钠盐少量超高体内需要,钠盐可以随着尿液、汗液排出体外,然而钠量过多可以引起细胞外液扩张,心排出量增加,组织过分灌注,造成周围血管阻力增加,从引起血压升高。高血压的防治措施很重要的一点就是控制钠盐的摄入量,一般控制在 6g(10g)/d。对已经患有高血压者,应该控制更低一些,少盐饮食有助于减少体内的钠水潴留,降低血压,每日食盐的摄入量应 <5g。另外动物内脏、贝类、一些绿叶蔬菜含钠量较高。平时少用味精。

（2）钾。控制钠盐摄入的同时还需要注意补钾,钾在机体内有排水作用。流行病学调查表明,钾摄入量与血压呈负相关。日本调查发现,一个盛产苹果的地区居民,高血压发病率比其他地区低,其原因是与苹果富含钾有关。钾盐能促使胆固醇的排泄,增加血管弹性,有利尿作用,有利于改善心肌收缩能力。

（3）钙。一些治疗表明:单纯限制钠的摄入对降低血压的效果不明显,在限制钠的同时补充钙,以达到钾、钠、钙、镁的平衡而维持心肌的正常功能,对抗钠的升压效应,才能够达到降压的明显效果。

（4）镁。临床观察表明,高血压患者的血清镁较低。在补充钙摄入的同时还需要注意补充镁,这样方可达到良好的效果。一些研究证实,在软水中单纯加入钙,无助于改善血管外周阻力,同时加入镁则出现显著效应,由此说明,镁的摄入量与血压呈负相关。

（5）锌。多食用锌含量高的食物,及锌铜比值高的食物有利于降低血压,如坚果类、豆类、茶叶、粗粮、矿泉水等。

6. 补充维生素含量高的食物

维生素有利于心肌代谢,改善心肌能力和血液循环,促使胆固醇的排泄,防止高血压病的发展。维生素 C 可以避免动脉持续收缩,从而防治高血压。茶叶不仅含有多种维生素,同时含有多种矿物质、茶碱、黄嘌呤等具有降低血压、利尿作用的物质。高血压患者多吃绿色蔬菜和新鲜水果,对身体健康有益。

7. 饮水

西方有关学者认为,防治高血压病高峰期内发作的关键,在于每日清晨补充水分,可以减少血液浓缩,避免血流速度减慢,从而形成高血压和血栓等症。同时需要每日定时饮水,以及确保饮水的质量。

8. 饮酒

长期大量饮酒（大于 50g/d）是导致高血压的危险因素之一。有关专家认为,每日少量饮酒可舒筋活血、扩张血管、提高血液中高密度脂蛋白。如饮酒过量还可对心脏、血管有害,尤其对肥胖症、高甘油三酯血症、心功能不全者禁忌。

9. 食物与药物

服用单胺氧化酶抑制剂（优降宁等）时不宜进食含酪氨高的食物,如干酪、酸奶、扁豆、蘑菇、腌肉、鱼、啤酒、红葡萄、香蕉、葡萄干等,因为酪氨促使节后交感神经末梢释放去甲肾上腺素,从而使血压升高。又如还有一般降压药物不宜与甘草同服,否则可引起低钾血症,钠潴留。另外利尿剂可引起电解质紊乱,因此需要调整钾、钠、镁元素在膳食中的含量。

10. 忌食食物

忌食兴奋神经系统的食物,如酒、浓茶、咖啡、辛辣食品等。

11. 养成良好生活习惯

注意劳逸结合,适当运动,许多研究显示有氧运动对高血压的防治有益,运动可以使血管舒张,从而降低血压。保持大便畅通,忌烟。

12. 保持标准体重

按照标准体重计算出热量供给量,根据个体的状况和病情变化给以合理的饮食。有人观察体重增加 25kg,收缩压可以上升 10mmHg;舒张压可以上升 7mmHg,如果体内热量摄入过多容易引起肥胖症,从而增加心血管负担而导致高血压。

许多研究证实,注意节制饮食的患者可以使血压自然下降而无其他不适。体重超重者每周减重 1~1.5kg,血压可以下降。但是在节制饮食的时候,需要根据个体的生病理状况,制定合理的食谱。

五、营养防治冠状动脉硬化性心脏病(冠心病)

血液黏度提高或血管硬化而使血管变窄,使心脏的供氧量不足被迫加强工作,增加心脏的负担,当供应心肌氧气与营养成分的冠状动脉受阻时,容易发生心脏病或心肌梗死,导致心肌受损。

心肌需要不断地供给血液,100g 心肌需要血 60~80mL/分。当冠状动脉堵塞时,心肌的收缩舒张受到障碍,抢救不及时,将会出现心源性猝死。目前心源性猝死严重威胁人类的健康与生命,一般发病 6 小时可造成死亡。

(一)冠心病类型

(1)心绞痛型:因疲劳、激动、受寒、饱食、吸烟等而增加心肌耗氧情况下发作的称为劳力性心绞痛,发生胸骨后重压、闷胀、窒息、紧缩感或压榨性疼痛,并可放射至左肩或右上肢,历时 1~5 分钟,休息或口含硝酸甘油 1~2 分钟后缓解。疼痛常发散到左侧臂部、肩部、下颌、咽喉部、背部,也可放射到右臂,有时可累及这些部位而不影响胸骨后区。有时候心绞痛不典型,患者可表现为气紧、晕厥、虚弱、嗳气,尤其是老年人。根据发作的频率和严重程度分为稳定型和不稳定型心绞痛。

(2)心肌梗死型:心肌梗死为冠心病最严重的类型。冠状动脉闭塞,血流中断造成心肌严重持久缺血,使部分心肌坏死,95% 冠状动脉粥样硬化出现心肌梗死。随着梗塞面积的大小、部位的不同,病变发展的速度、原来心脏的功能等均有不同症状。

(3)无症状性心肌缺血型(隐性冠心病):很多患者有广泛的冠状动脉阻塞却没有感到过心绞痛,甚至有些患者在心肌梗死时也没感到心绞痛。部分患者在发生了心脏性猝死,或常规体检时发现心肌梗死后才被发现。部分患者由于心电图有缺血表现,发生了心律失常,或因为运动试验阳性经冠脉造影才发现。这类患者发生心脏性猝死和心肌梗死的机会和有心绞痛的患者一样,所以应该注意平时的心脏保健。

(4)心力衰竭和心律失常型:部分患者原有心绞痛发作,以后由于病变广泛,心肌广泛纤维化,心绞痛逐渐减少到消失,却出现心力衰竭的表现,如气紧、水肿、乏力等,还有各种心律失常,表现为心悸。还有部分患者从来没有心绞痛,而直接表现为心脏扩大、心力衰竭和心律失常。

（5）猝死型：由于患者的冠心病引起的不可预测的突然死亡，在急性症状出现以后6小时内发生心脏骤停所致，可瞬间或在24小时内死亡。主要是由于缺血造成心肌细胞电生理活动异常，而发生严重心律失常导致突然死亡。

（二）冠心病饮食调理

营养的改善、膳食的调整可以有效地修复血管，从而改善血管弹性和减低血栓的形成及减少血液的黏度，迅速改善心脏负担，并开始恢复健康。

1. 饮食结构

以植物性食物为主动物性食物为辅。控制总热量，维持正常的体重。

（1）充分利用蛋白质的互补作用。蛋白质是维持心脏必需的营养物质，蛋白质能够增强抵抗力。蛋白质不容易消化，加快新陈代谢，增加心脏的负担。有学者观察，过多摄入动物蛋白，反而会增加冠心病的发病率，所以蛋白质应该适量。每日食物中蛋白质的含量以每千克体重 <1g 为宜，选用牛奶、酸奶、鱼类和豆制品，对防治冠心病有益。动物蛋白质的氨基酸组成与人体接近，植物蛋白质的氨基酸中缺乏赖氨酸、蛋氨酸等必需氨基酸，但是动物性食物又含有饱和脂肪酸，因此应该充分利用蛋白质的互补作用。患者以植物蛋白质为主，适量增加豆类蛋白质，不仅是氨基酸含量较齐全，还可以有效地降低血胆固醇水平，其原因是大豆蛋白可以降低低密度脂蛋白。

（2）对食物脂肪要控制。日常饮食中摄入过多的饱和脂肪酸，可以使血胆固醇含量增高，饱和脂肪酸与胆固醇形成酯，容易在动脉内膜沉积形成斑块，从而促进动脉硬化，同时由于不能够重返血流运回肝脏而容易形成血栓。

（3）食用瘦肉并非多多益善。有关专家经研究表明，造成动脉粥样硬化的重要因素之一是同型半胱氨酸，此物质直接损害动脉腔内皮细胞，致使动脉壁发生病变，使血中胆固醇和甘油三脂沉积于动脉壁，从而形成粥样硬化斑块。同型半胱氨酸是蛋氨酸在体内经生化作用形成的，在动物的瘦肉中蛋氨酸含量较高，因此并非是食用瘦肉多多益善。但是肉类含有维生素 B_{12}，清除同型半胱氨酸毒素。

（4）限制低聚糖的摄入。蔗糖吃多了使血中甘油三酯和胆固醇增加，这种作用远比葡萄糖或淀粉大。

因为果糖在体内代谢过程中，在肝内很快变成丙酮酸，再转化成甘油三酯或胆固醇，由低密度脂蛋白运载进入血循环中。结果便容易出现继发性高脂血症。对于肥胖者更需要限制此类食品，肥大的脂肪细胞对胰岛素反应缺乏敏感性，影响葡萄糖吸收和利用，由此增加胰脏分泌胰岛素，从而促进肝脏合成内源性甘油三酯，如果过多摄入该糖类，便造成高甘油三酯血症。对于心血管疾病患者，如果继续摄入过多的该糖类食品，便可以加重病情。临床上观察发现：冠心病患者如摄入过量的糖，也易使血中的甘油三酯升高。充血性心衰患者摄入过量的糖，容易造成室性早搏。

（5）补充丰富的维生素。多吃蔬菜水果、少量坚果类和乳制品等，可以像许多药物一样有效降低血压和坏胆固醇，因为这些食物中含有丰富的维生素。

（6）膳食纤维具有较强的结合胆酸的作用。因此减少肠黏膜对胆固醇的吸收，增加类固醇和胆酸的排出，从而有利于防治心血管疾病。植物性食物可以保证膳食纤维的摄入需要，在日常饮食中适量增加含膳食纤维丰富的食物，如粗杂粮、新鲜蔬菜水果等。

（7）戒烟限酒。冠心病患者应该当戒烟，减少饮酒量，合并高脂血症时避免饮酒。

2.饮食调整需要针对性

（1）保持标准体重。按照标准体重计算出热量供给量，根据个体的状况和病情变化给以合理的饮食。日本这个长寿国家的饮食习惯值得学习，少量多餐，每餐种类多、数量少，都是一小碗、一小碟、一小口……但可有二三十种，每餐吃七八分饱。

（2）增加富含抗氧化剂类食物。抗氧化剂保护细胞组织免受损害，从而防治心血管疾病。维生素 C、维生素 E、硒、碘等抗氧化剂存在于自然界的多种食物中，如粗制粮食、海产品、食用菌、蔬菜、水果等。

（3）饮食宜清淡。在日常饮食中控制食盐的摄入，建议摄入量小于 6g/d，尤其是合并高血压者。

（4）合理饮水。多饮水可以降低血黏稠度，改善血液循环。天然矿泉水和茶水（尤其绿茶）具有改善微血管壁的渗透性能，有效地增强心肌和血管壁的弹性，降低血胆固醇和甘油三脂的含量。每日少量饮酒（葡萄酒、白酒）可以提高血中高密度脂蛋白水平，防止低密度脂蛋白胆固醇氧化，从而防止胆固醇在动脉壁聚积。少量饮酒可以促进体内血液循环，并促进体内吸收食物中所含有的铜，从而保护心血管。绝经期妇女如果少量饮酒，可以增加体内雌激素含量，从而有益于心血管健康。然而长期大量饮酒，发展的趋势就不乐观了，反而有害于降低血脂和保护心血管。

（5）食物对冠心病的影响

葱头、大蒜可分离烷基二硫化物、三硫化物、含硫氨基酸，这些成分可降低血胆固醇，抗凝血。香菇、木耳可分离水溶性有效成分，这些成分可降低血胆固醇，抗凝血。牛奶中 3－羟、3－甲戊二酸等具有抑制胆固醇合成作用。

3.心肌梗死饮食调理

（1）营养治疗方法：

①发病后 2~3 天：流质为主，少量多餐。内容：豆浆、藕粉、米汤、菜汁、肉汤、牛奶、淡茶水等。摄取量：1000~1500mL/d，热量 500~800kcal/d。禁忌：过冷、过热、浓茶、咖啡及易引起腹胀的饮料与食物，避免膈肌抬高而加重心脏的负担，诱发心率失常。禁止吸烟。

②病情好转时：增加半流质，热量逐步增加到 1000~1200kcal/d。营养均衡、清淡、易消化、少量多餐。

③3~4 周后：开始活动，饮食适量放松。

④恢复期：按照冠心病治疗方法。

（2）营养治疗原则：限制热量。减轻心脏负担。低脂＜30%，低胆固醇＜300mg。

（3）镁对缺血心肌具有保护作用，可帮助心肌细胞解除心脏的毒物，维持正常节律。临床上用镁盐治疗心肌梗死，减少疼痛与死亡。

六、营养防治心力衰竭

（一）心力衰竭

心力衰竭为心功能改变。心排出量不能满足组织代谢需要的病理状态。心力衰竭包括急性和慢性。慢性心力衰竭又称为充血性心力衰竭。由于心力衰竭，机体发生异常循环充血，从而出现一系列临床症状。病情发展缓慢，伴水钠潴留。心力衰竭的饮食调理如下所述。

（二）心力衰竭饮食调理

1. 矿物质

（1）钠盐：

①轻度限制。适应证：轻度、无水肿或心衰已控制，水肿已消失。实施：2g/餐食盐，禁食任何含钠高的食品。

②中度限制。适应证：中度、水肿不退者，采用轻度限制后无效者。实施：1～2g/d食盐，避免咸味或含钠高的食品。

③重度限制。适应证：重度，采用中度限制与药物治疗后，水肿或肺充血仍未控制者。实施：500mg/d钠（相当于<1.3g食盐），禁吃含钠高食物。

④举例：早餐豆浆或牛奶250mL；大米粥250mL，可加适量糖、青菜，用烹调油炒，不加食盐、酱油、味精。中晚餐大米饭一中碗，豆腐、鲜肉、淡水鱼30～60g，青菜用少许素油炒，适量水果、维生素C、B各一片。

⑤注意点：禁用味精，代盐品（氯化钾）少用或不用。肾脏功能不全，长期使用代盐品可引起高钾血症，故只能间隙使用。

（2）钾盐：充血性心力衰竭常见的电解质紊乱之一是缺钾。缺钾原因包括摄入不足或吸收下降；肾脏外丢失，包括呕吐、腹泻；肾脏丢失，包括肾病、肾上腺功能亢进、代谢性碱中毒、使用利尿剂等；其他有胃肠外营养、透析等。缺钾可引起肠麻痹，严重可心律失常、呼吸麻痹，并易于诱发洋地黄中毒等。但钾排泄量低于摄入量时，可引起高钾血症（多见于严重心衰、伴有心功损害、使用保钾利尿剂不慎重等）。营养治疗：低血钾时增加含有丰富钾、镁高的食物；高血钾时轻度可控制食物钾、钠含量，停用保钾利尿剂。

（3）钙：高钙可使心肌收缩性加强，并引起期外收缩和室性异位节律。洋地黄可使这些反应加重。低钙可使心肌收缩性减弱，S－T段延长。此外钙与脂肪吸收关系密切。（4）镁：充血性心力衰竭可伴有镁缺乏。可能与尿镁升高、利尿剂（利尿酸、速尿等）的应用、胃肠道充血有关。此外组织氧代谢升高、醛固酮升高，以及强心甙应用也可使镁下降，镁的浓度下降可加强心衰，并诱发洋地黄中毒。

（5）碘：一般成年人摄入量为100～300μg/d，由于碘存在于食盐中及含钠高的食物（尤其海产品）中，故长期低钠饮食者，碘的摄入也低。

2. 维生素

维生素B长期缺乏可引起脚气性心脏病，并诱发高排血量型心力衰竭（粗制粮食等可补充）。叶酸长期缺乏可引起心脏扩大，并伴有充血性心力衰竭（新鲜水果可补充）。

3. 水

一般摄入量为1000～1500mL/d，夏季为2000～3000mL/d。重度尤其肾脏功能损害者，排水能力下降，水摄入500～1000mL/d。在采用低钠饮食时，必须控制水分摄入，否则可造成稀释性低钠血症，其为顽固性心力衰竭主要诱因之一。同时采用药物治疗。

4. 蛋白质

摄入0.8g/（kg·d），摄入过多加重心脏的能量要求。可采用高生物价蛋白质，如蛋类、奶类、瘦肉类、河鱼、禽类、豆浆等。

5. 热量

采用低热量，维持标准体重或略低于标准体重，以减轻心脏负担。

6. 酒

含有较高的热量,可使心脏排血下降,动脉压下降,左室工作效能下降。

7. 茶叶、咖啡

可造成失眠、心悸,所以禁用。

8. 吸烟

可造成心律失常、血压升高,诱发、加重充血性心力衰竭,特别对咳嗽、气急、左心衰尤其不利,所以应戒烟。

七、营养防治脑血管疾病

脑血管疾病是指由于各种脑血管病变所引起的脑部病变。脑血管病是导致人类死亡的三大疾病之一,在全球范围内,每年约 460 万人死亡,其中 1/3 在工业化国家,其余发生在发展中国家,患病和死亡主要在中年以上人群的急性发作。日本是脑卒中发病率、死亡率最高的国家之一,脑血管病死亡率一直居死因之首。

我国也是脑卒中死亡率高发地区,据报道居民现患脑血管病 600 万,每年新发生脑血管病 130 万人,死亡近 100 万人,在幸存者中约 3/4 的人留下偏瘫等后遗症状,部分患者丧失劳动能力和生活能力。由于脑血管疾病造成人的精神、肢体功能障碍,降低人的生存质量,因此如何防治脑血管疾病是一个世人瞩目的问题。

(一)脑血管疾病分类

高血压脑病、脑动脉硬化是一对孪生姐妹,高血压加重动脉硬化,动脉硬化又促进高血压,发展下去容易出现脑意外,又称脑卒中。脑血管病分类可以从疾病性质和进展进行划分。

1. 脑血管疾病按照性质分类

(1)缺血性脑血管病。①短暂性脑缺血发作:又称为小中风或一过性脑缺血,其病因与脑动脉硬化有关,是脑组织短暂性、缺血性、局灶性损害所致的功能障碍。②脑血栓形成:多由动脉粥样硬化、各种动脉炎、外伤及其他物理因素、血液病引起脑血管局部病变形成的血凝栓块堵塞而发病。③脑栓塞:可有多种疾病所产生的栓子进入血液,阻塞脑部血管而诱发。临床上以心脏疾病为最常见的原因;其次是骨折;外伤后脂肪入血;虫卵或细菌感染;气胸等空气入血;静脉炎形成的栓子等栓塞了脑血管所致。

(2)出血性脑血管病。①脑出血:指脑实质血管破裂出血,不包括外伤性脑出血。多由高血压、脑动脉硬化、肿瘤等引起。②蛛网膜下腔出血:由于脑表面和脑底部的血管破裂出血,血液直接流入蛛网膜下腔所致。常见原因有动脉瘤破裂、血管畸形、高血压、动脉硬化、血液病等。

据国外统计资料,脑血管病以缺血性为多见,脑梗死占 59.2% ~ 85%,脑出血除日本外,一般在 20% 以下。

2. 脑血管疾病按照进程分类

(1)急性脑血管病。包括短暂性脑缺血发作、脑血栓形成、脑栓塞、高血压脑病、脑出血和蛛网膜下腔出血等。

(2)慢性脑血管病。包括脑动脉硬化、脑血管性痴呆、脑动脉盗血综合征、帕金森病等。通常所说的脑血管病,一般指的是急性脑血管病,发病急,常危及人的生命,因此,也容易引起人们的重视,慢性脑血管病的病程长,容易被人忽视。

（二）脑血管病饮食调理

脑血管疾病患者除了进行必要的药物治疗外,更重要的是需要注意休息以及心理调整。脑血管患者多伴有高血压、高脂血病以及肥胖症等,因此脑血管病的饮食治疗对于病情的稳定和恢复是一项重要的措施。

1. 适当控制饮食的总热量

达到或维持理想体重,对全身各内脏的生理功能有益。脑血管患者一般体型肥胖的较多,再加上活动量少,因此饮食要有节制,每餐饭菜量不宜吃得过多过饱,以八九成饱为宜,保持热量摄入平衡。

2. 限制脂肪的摄入

脑血管病患者多数血脂偏高,对脂肪的摄入尤其是饱和脂肪的摄入严格限制,控制肥肉、动物油脂、内脏、奶油、黄油等摄入,避免加重病情。使用植物油时也要注意不宜过多,P/S 比值达到 1.8 以上。

减少肝脏合成内源性胆固醇,豆油、花生油、玉米油等用量每人每日 25g;限制食物的胆固醇,每日每人应 <300mg,也就是说,每周可吃 3 个蛋黄。

3. 高维生素、矿物质、膳食纤维饮食

维生素 C、胡萝卜素和矿物质钙、磷、钾、镁及膳食纤维有降脂作用,对改善脑血管病有良好作用。

多吃新鲜蔬菜、粗粮等,摄入足够的润肠食物,如葱头、大蒜、香菇、木耳、海带、山楂、紫菜、淡茶、魔芋等食品。

4. 食物要多样化

注意荤素搭配、粗细混吃,补充奶类、豆制品类的蛋白质,增强患者的抵抗力。

5. 饮食宜清淡

低盐饮食,每日盐摄入量控制在 6g 以下。

糖转化为脂肪造成肥胖使血脂升高,加重病情,少吃精制糖、蜂蜜、水果糖、糕点等。不可吃刺激性强的葱、辣椒、咖啡等。

6. 少食多餐

可以一日 4~5 餐,避免饮食不节、暴饮暴食。

7. 烹调方法

宜采用蒸、煮、炖、熬、清炒、余、熘、温拌等烹调方法。不适宜煎、炸、爆炒、油淋、烤等方法。

8. 戒烟酒

吸烟进一步损害心脏功能,增加血液黏稠度,增高血脂,极容易诱发中风。吸烟不仅是脑血管病的危险因素,流行病学研究显示,吸烟者比不吸烟者的脑血管病发病率高,每日吸烟量和吸烟持续时间长短也与脑血管病发病率成正比。酒精对血管起扩张作用使血流加快,脑血量增加,酒后容易出现急性脑溢血发作,尤其酗酒对脑血管有害。

国内外许多报道证明,大量饮酒与出血型脑卒中的发生有关。近年,国内外有关病例提示,饮酒也是触发脑栓塞的因素,其原因是有可能因为大量饮酒而增加心率,从而促使血栓进入脑部而致。因此少量饮酒有一定益处。

（三）重症患者营养饮食调理

（1）重症或昏迷患者：在起病时如有呕吐、消化管出血应该禁食，并给予静脉补充营养。

（2）三天后开始鼻饲：起初以米汤、蔗糖为主，每次不超过 250mL，每天 4～5 次；在耐受的情况下可以给予混合奶，增加热能、蛋白质和脂肪，如牛奶、米汤、蔗糖、鸡蛋、少量植物油。

（3）昏迷时间较长，又有并发症者：应该供给高热量、高脂肪的混合奶，鼻饲速度要慢些，防止返流进入气管内。

第十节　血液系统疾病营养调节

一、血液系统

造血系统是指机体内制造血液的整个系统，由造血器官和造血细胞组成。造血系统主要由血液、骨髓、肝脏、脾脏、胸腺、淋巴结及身体其他部位的网状内皮组织所组成，造血系统疾病即血液病。造血器官指生成血细胞的器官，正常机体血细胞是在骨髓及淋巴组织内生成。造血系统器官主要包括骨髓（又称淋巴器官）、肝脏、脾脏（又称淋巴器官）、胸腺（又称淋巴器官）、淋巴结（又称淋巴器官）。血液由血细胞和血浆组成，合称全血。血细胞悬浮于血浆中，血液的有形成分为血球细胞，包括红细胞、白细胞、血小板等。

二、营养防治缺铁性贫血

（一）缺铁性贫血病因

缺铁性贫血是指体内储存的备用铁量不足，也就是造血原料不足，影响红细胞内的血红蛋白合成，引起的红细胞体积变小，血色素含量降低的一种贫血。该病是世界范围内的常见疾病。

（二）缺铁性贫血饮食调理

在长期对贫血的治疗过程中，专家发现，女性贫血的原因大多是营养不良导致，只要辅以适当的饮食调养，贫血的治疗效果可以令人满意。

1. 饮食营养要合理

食物必须多样化，营养素要齐全，不应偏食，食物不宜过于精细、过多含糖、过于油腻、调味品过于浓烈以及带有刺激性。

2. 补充富含矿物质食物

（1）铁是构成血液的主要成分。铁是使氧气连结在血红素上的重要元素，在肺部吸入的氧气同红细胞相结合，然后通过血管输送到各个器官，作为供氧媒介的重要组织部分，一旦供应量达不到需求，就会直接导致血液运氧能力的降低甚至消失。

①补充含铁量丰富的食物，如动物的肝脏、肾脏、蛋黄、芝麻、大枣，花生衣、藕、黄豆、黑豆、黑木耳、海带、紫菜、发菜、香菇、绿叶蔬菜等，黑色食物含铁尤为丰富，吸收率较高。一些深绿色蔬菜（如菠菜、芹菜、油菜）、水果（红果、葡萄）、海带等植物性食物，含铁量也较高，亦可以经常食用，但是吸收率不如动物性食物。

②烹调炊具采用铁制品。实验证明，铁制品制作出来的饮食含有较高的铁量。

（2）铜的生理功能是参与造血，铜缺乏也能引起铁的吸收障碍和血红蛋白合成减少。含铜较多的食物有牡蛎、虾类、螃蟹、动物肝脏与肾脏、猪肉、绿叶蔬菜、豆类、坚果类等。

3. 补充富含维生素食物

（1）叶酸重要的功能就是制造红细胞和白细胞。一旦缺乏叶酸，会发生严重贫血，因此叶酸又被称为"造血维生素"。含叶酸较多的食物有绿色新鲜蔬菜、水果、酵母（经发酵的食品）、蘑菇及动物的肝、肾。注意食物加热时间过长可以造成叶酸的破坏。

（2）维生素 C 具有参与造血、促进铁吸收利用的功能。富含维生素 C 的食物有新鲜的水果和绿色蔬菜等。

（3）维生素 B_2、B_{12}、叶酸缺乏可造成细胞分裂迟缓。富含维生素 B_2、B_{12} 食物包括瘦肉类、奶类、绿叶蔬菜等。

4. 蛋白质是合成血红蛋白的重要原料

补充高蛋白质的食物，一方面可以促进铁的吸收，同时也是合成血红蛋白的必需物质。对慢性消耗性疾病和恶性疾病患者，应该加强蛋白质的补充。含蛋白质丰富的食物有肉类、奶类、蛋类、豆类等。国外专家指出，红色肉类是铁的丰富来源，素食容易造成贫血。

5. 婴儿提倡母乳喂养

母乳中铁的生物利用率和吸收率均高于牛奶。4 个月后婴儿应添加蛋黄、肝泥、肉末、豆粉、煮烂的菜叶等为含铁的辅食。牛奶喂养的小儿应提早于 2~3 个月添加含铁的辅食。

6. 纠正一些不良的进食习惯

不良的进食习惯包括强迫、引诱进食、挑食、偏食。

7. 祛除病因

彻底治疗各种慢性失血性疾病。牛奶及其他碱性物质也可影响铁的吸收，应该避免同时服用或尽量少食用。

8. 补充动物血

据调查居住在北极寒冷地区的民族饮用捕猎的野兽的血液来补血，专家认为，动物血液中所含有的营养素十分丰富，人体对其的利用率也较高，祖国医学的观点认为"以血补血"。

9. 不宜食用的食物

忌饮茶和咖啡，菠菜不要食用过量。该类食物含有的磷酸盐、鞣酸盐与铁结合形成不溶解的复合物，影响铁的吸收。

10. 其他措施

避免接触有害射线；不可滥用药物；积极治疗相关疾病，如胃酸过少等。

三、营养防治再生障碍性贫血

（一）再生障碍性贫血

再生障碍性贫血是由于多种原因引起的骨髓干细胞、造血微环境损伤及免疫机制改变，导致骨髓造血功能衰竭，出现以全血细胞包括红细胞、粒细胞、血小板减少为主要表现的疾病。该病原发性者以青壮年多发，据国内统计其发病率为 25%~47%，可分为急性与慢性两类；继发性者其发病率为 53%~75%，可以因为药物、放射、感染等因素引起。

（二）再生障碍性贫血饮食调理

1. 供给高蛋白质的饮食

高蛋白质饮食可保证血细胞的增殖、分化、再生。因此再生障碍性贫血患者应在日常饮食中注意补充优质蛋白质，包括蛋类、乳类、瘦肉类、豆类等。

2. 补充造血的物质

造血物质包括含有丰富铁质、维生素 B_{12}、B_1、B_6、C、K、叶酸的食物，可以增加体内血细胞。

3. 急性发病并有感染者的饮食

此时应选择容易消化，具有清热解毒的食物，如绿豆、冬瓜等。

4. 出血严重者的饮食

此时应选择具有止血作用的食物，如藕粉等。

5. 不宜食用的食物

禁用刺激性食物，包括辣椒、芥末等食物。

四、营养防治溶血性贫血

（一）溶血性贫血

溶血性贫血是良性疾病，是由于先天性或获得性因素使红细胞寿命缩短，过早、过多的破坏，超过骨髓造血代偿能力不足的一类贫血。该类贫血较少见，常伴有黄疸，称为"溶血性黄疸"。

（二）溶血性贫血饮食调理

（1）补充富含优质蛋白质的食物，如蛋类、乳类、鱼类、瘦肉类、虾及豆类等。

（2）补充富含维生素 C 的食物，如新鲜的水果和绿色蔬菜，如酸枣、杏、橘子、山楂、西红柿、苦瓜、青柿椒、生菜、青笋等。维生素 C 有参与造血、促进铁吸收利用的功能。

（3）补充富含铁的食物，如鸡肝、猪肝等动物肝。

五、营养防治巨幼红细胞性贫血

（一）巨幼红细胞性贫血

巨幼细胞贫血是指骨髓中出现大量巨幼细胞的一类贫血。机体内缺乏红细胞成熟因素而引起的贫血，包括缺乏叶酸或维生素 B_{12} 引起的巨幼红细胞性贫血，多见于婴儿和孕妇长期营养不良。

（二）巨幼红细胞性贫血饮食调理

同"溶血性贫血"的饮食调理。

六、营养防治白细胞减少症

（一）白细胞减少症

人体内的外周血白细胞计数持续低于正常值（$4 \times 10^9/L$），白细胞 $< 4000/mm^3$ 时称为白细胞减少症。

（二）白细胞减少症饮食调理

（1）补充高蛋白质的饮食。体内保持足够的蛋白质才能够为恢复正常提供物质基础，才能够提高体内的免疫功能。

（2）供给多种维生素。各种维生素是促进白细胞生长发育的重要物质。

（3）合并高热、感染、败血症时补充足够的水分和适量的无机盐,防止水电解质平衡失调。

（4）注意饮食卫生,避免食用不洁及变质的食物。

第十一节 运动系统疾病营养调节

一、运动系统结构

骨骼是活性的器官,有一定的形态与功能,由若干种组织组成,包括骨细胞、胶原纤维、骨基质构成,骨骼坚硬并有弹性,有丰富的血管、淋巴管、神经,具有新陈代谢与生长发育的功能,同时具有破坏、改建、创伤、愈合、修复、再生的功能。成年人的骨与肌肉占体重的大部分,构成人体的基本轮廓。骨由骨连结构成骨骼,骨与骨之间的连结大部分形成关节,肌肉附着于骨,并越过关节,骨骼肌收缩以关节为枢纽,牵动骨改变位置产生运动,骨在运动中起杠杆作用,关节是运动的枢纽,骨骼肌是运动的动力。

二、营养防治骨质疏松症

（一）骨质疏松症

骨质疏松症是一种系统性骨病,是一种多因素所致的慢性疾病。骨质疏松症是老年人中的常见病,多发病。有资料统计,45岁以上的妇女,近1/3患有轻重不同的骨质疏松;75岁以上的妇女,骨质疏松症的患病率高达90%以上。该病女性多于男性,常见于绝经后妇女和老年人。骨质疏松症以白人,尤其是北欧人种多见,其次为亚洲人,而黑人少见。随着我国老年人口的增加,骨质疏松症发病率处于上升趋势,在中国乃至全球都是一个值得关注的健康问题。

（二）骨质疏松症饮食调理

1.纠正钙负平衡

人体几乎99%的钙存在于骨骼中,钙的新陈代谢与骨质疏松的关系十分密切。实验证明,当人体血液内的钙呈负平衡时,骨骼内的钙以每日25mg的速度向血液释出,久而久之骨骼明显脱钙,造成骨质疏松。中国目前钙的摄入量普遍偏低,达不到供给量标准的50%,这是造成骨质疏松的主要原因。

妨碍钙吸收和利用有多种因素,如磷、钙比例不当;膳食中存在较多的植酸、草酸等干扰钙的摄入量。补钙"食补"比"药补"健康,而且能有效防止钙质"外逃"。

（1）醋可补钙。烹调荤菜时,只需借助少许醋便可实现钙质的最完好保存。糖醋鱼、糖醋排骨等是最利于钙吸收的菜肴。醋不仅可以祛除异味,还能使鱼骨、排骨中的钙溶出。鱼、排骨中的蛋白质和钙的含量较高,在酸性环境中,钙与蛋白质在一起最容易被吸收。烹饪时,可用小火长时间焖煮,较利于鱼、排骨中钙的溶出。煲骨头汤时也可放少许醋,它能使骨头中的钙质完好溶出,0.5L高汤里的钙量相当于1L牛奶里的钙量。

（2）补充含钙的菜肴。①豆腐加河鱼:鱼肉中含有维生素D,可促进豆腐中钙的吸收,使钙的生物利用率大大提高。②番茄与蛋:西红柿富含维生素C,鸡蛋、鸭蛋含钙高,维生素C能促进钙的吸收。③雪里蕻炒黄豆:雪里蕻对于黄豆中钙的吸收利用也很有效果。④菠菜和苋菜:菠菜、苋菜这类含草酸、植酸过高,影响钙的吸收。烹调时应该尽量祛除,把菠菜、苋菜等焯一下再烹调,可以去掉草酸。

(3)睡前服用钙质最易被吸收,并能帮助睡眠,如牛奶等。

(4)其他含钙丰富的食物。海产品是理想的补钙生物,如100g的虾皮含钙量2000mg。芝麻酱、牛奶及其制品、蛋类、大豆制品、坚果类、深颜色蔬菜等均含有丰富的钙。饮用水为硬水,含钙量丰富。容易被吸收的钙质来源包括荞麦、酸奶、酸乳酪、鱼类、海带、种子、燕麦、海苔、豆腐等,大部分的蔬菜、小麦胚芽、全麦、绿花椰菜、甘蓝、萝卜叶等没有含高量的草酸,避免抑制钙质的吸收。豆类富含钙质,大豆中的植物雌激素异黄酮与女性雌激素的结构非常相似,绝经期女性如果大量吃富含异黄酮的食物,如豆腐,煮黄豆和豆奶等,骨骼就会明显比吃这类食物少的妇女要强壮,发生腰痛和关节痛的可能性也比较少,有助于预防骨质疏松。

(5)老年人经常缺乏胃酸,饮食中应补充乳酸钙或磷酸钙。酸乳中包含丰富的钙质,同时含有动物性蛋白、乳糖、动物生长素以及脂肪和胆固醇。

2. 维生素D

维生素D又称抗佝偻病维生素。维生素D可调节钙、磷的代谢,促进骨骼的形成,维生素D的缺乏会导致骨基质的矿化受损,可出现骨质软化症。维生素D进入肝脏后,经过一系列羟化酶促反应,生成$1,25(OH_2)D$等活性代谢产物参与骨代谢。人体所需要的维生素D为400国际单位(IU)/日,一部分来自太阳,有些食物也含维生素D。富含维生素D的食物主要有动物肝脏、蛋黄、乳类、奶油及鱼肝油,另外,时常吃鱼的人不容易患佝偻病。1杯250mL的牛奶中约有125国际单位的维生素D,一般不推荐服用维生素D补充物,因为剂量过高时对人体有害。

3. 蛋白质

长期蛋白质缺乏会造成骨基质蛋白合成不足,导致新骨生成落后,如同时有钙缺乏,骨质疏松则会加快出现。身体蛋白质太多会造成酸性体质,人体一旦酸化,身体为了维持平衡,就会从骨骼中提取钙质中和酸性,长时间会造成骨骼中的钙质流失而造成骨质疏松症。

4. 维生素C

维生素C是骨基质羟脯氨酸合成中不可缺少,保持骨基质正常生长和维持骨细胞产生足量碱性磷酸酶的物质,缺乏维生素C可使骨基质合成减少。胶原是构成骨质的重要物质,足够的维生素C对胶原合成时所需的一种重要酶的活性是必要的,因此维生素C不足可能会导致骨质疏松症。

5. 镁与硼

镁与硼是维持正常骨骼健康的非常重要的矿物质,两者都可减少钙的流失,硼还可以升高血液中雌激素的含量,避免钙流失。镁的良好食物来源包括香蕉、杏、桃、谷物、坚果类、海产品、香菇和绿叶蔬菜等。

6. 胆固醇

胆固醇是合成维生素D的主要成分,钙在体内运输过程必须有维生素D的协作,促进骨骼的形成。

7. 饮食禁忌

（1）少吃盐：钠盐促进钙质流向肾脏。

（2）避免咖啡因：咖啡因的利尿作用造成水分透过肾脏流失，连带钙质流失。

（3）吸烟：吸烟者会流失钙质，并降低女性荷尔蒙的含量，将增加女性患骨质疏松症的概率。

（4）酗酒：酒精会减少骨质的形成，研究显示酗酒者尤其容易流失骨质，喝酒应适可而止。

（5）少吃糖：糖类容易造成钙质流失。

（6）膳食纤维：注意不要过多摄取膳食纤维，过多膳食纤维与胃中的钙质结合，限制钙质的吸收量。

三、营养防治关节炎

（一）关节炎

关节炎泛指发生在人体关节及其周围组织的炎性疾病。不同类型关节炎患者的饮食原则不同。营养缺乏可能导致关节炎加重，而营养过剩、肥胖则可诱发或加重关节炎。由于全身的炎症反应，会出现贫血、消瘦等营养不良的表现。其他感染性关节炎也可由于急性期炎症导致机体消耗，不利于关节炎的恢复。患者应尽可能补足每日所需的营养物质，必要时给予胃肠营养，改善机体的抗病能力。相反，骨关节炎及痛风患者多存在体重超重，尤其是痛风患者，常存在高血糖等。

（二）关节炎饮食调理

1. 选择完全高蛋白、高维生素与矿物质等易消化食物

（1）增加多种维生素与矿物质的摄入：有助于强化胶原合成及修复结缔组织，保护关节防止骨性关节炎进展，对细胞有抗氧化作用，中和自由基的损伤分子。维生素 C、D、E、A 和 B 族，以及建造骨质必要的钙、镁、硒、锌应适当增加摄入量，多食用该类含量多的食物。

（2）进食高钙食品以确保骨质代谢的正常需要：老年人钙的摄取量应较一般成年人增加 50% 左右，每日钙不少于 1200mg，多食牛奶、蛋类、豆制品、蔬菜和水果，必要时要补充钙剂。

（3）适量多食动物血、蛋、鱼、虾、豆类制品等富含组氨酸、精氨酸、核酸和胶原的食物等。

2. 保证营养全面合理

关节炎患者处于长时间的慢性消耗中，因此，要注意改善患者的营养摄入，保证营养全面、合理。如果患者的饮食营养及能量不能满足机体需要，不仅所服药物起不到治疗作用，而且病情会进一步恶化。类风湿性关节炎患者常年疾病缠身，导致身体虚弱无力，患者更需要饮食的调养，既要做到饮食的营养全面，还不能饮食过量或者偏食，进食要按时、适量，食物以清淡为主等。

3. 促进患者食欲

注意菜的色香味，促进患者的食欲，也可以增加餐饮量或次数，以供给足够的热能。

4. 明显诱发和加重病情的食物避免食用

（1）不要过多食用高动物脂肪和高胆固醇食物，脂类食物可使血脂胆固醇升高，造成心脏、大脑的血管硬化及对脾、胃功能的损害，同时产生的酮体、酸类、花生四烯酸代谢产物和炎症介质等，会抑制 T 淋巴细胞功能，容易引起和加重关节疼痛、肿胀、骨质脱钙疏松与关节破坏。

（2）避免刺激性强的食物，如辣椒、芥末等。

（3）关节炎患者的食盐用量应比正常人少，盐摄入过多会造成钠盐潴留，应避免过酸、过咸的食物。

（4）治疗关节炎常选用糖皮质激素，糖类摄入过多可导致糖代谢障碍，血糖增高，加重关节滑膜炎的发展，易引起关节肿胀和疼痛加重，因此应少食用糖类。

（5）少食牛奶、羊奶等奶类和花生、巧克力、小米、干酪、奶糖等含酪氨酸、苯丙氨酸和色氨酸的食物，因为这些食物可以产生致关节炎的介质前列腺素、白三烯、酪氨酸激酶自身抗体及抗牛奶 IgE 抗体等物质，容易致过敏而引起关节炎加重、复发或恶化。

（6）茶叶、咖啡、柑橘、奶制品也可能会使类风湿患者的症状加重。

（7）注意避免被动吸烟，以防加剧关节炎恶化。

5. 不同类型关节炎患者的饮食原则不同

营养缺乏可能导致关节炎加重。营养过剩、肥胖则可以诱发或加重关节炎，如痛风性关节炎、骨关节炎、类风湿关节炎、强直性脊柱炎、银屑病关节炎。类风湿关节炎、强直性脊柱炎、银屑病关节炎患者常常由于全身的炎症反应，出现贫血、消瘦等营养不良的表现，其他感染性关节炎也可由于急性期炎症导致机体消耗，不利于关节炎的恢复。患者应该尽可能补足每日所需的营养物质，必要时给予胃肠营养，提高机体的抗病能力。高血尿酸诱发加重关节炎，痛风患者、骨关节炎患者应该适当控制饮食，减轻体重，减轻关节负担，减少高嘌呤食物，如动物内脏、水产品的摄入，多进食碱性食物，如油菜、白菜、胡萝卜及瓜类，严格限制饮酒，主要限制白酒及啤酒。

四、营养防治肌肉萎缩

（一）肌肉萎缩

人的一切随意活动都要靠肌肉的收缩运动来完成。肌肉萎缩是一种自身免疫性疾病，指由于肌纤维变细或消失造成的骨骼肌体积缩小，是许多神经肌肉疾病的重要症状和体征。肌肉营养状况除肌肉组织本身的病理变化外，与神经系统有密切关系，脊髓疾病常导致肌肉营养不良而发生肌肉萎缩。

（二）肌肉萎缩饮食调理

（1）肌萎缩患者需要高蛋白、富含维生素与矿物质、高能量饮食补充。应提供神经细胞和骨骼肌细胞重建所必需的物质，以增强肌力、增长肌肉。

①早期采用高蛋白、富含维生素、磷脂与微量元素的食物。

②中晚期患者以高蛋白、高营养、富含能量的半流食和流食为主。

③采用少食多餐的方式以维护患者营养及水电解质平衡。

④多食瘦肉、鸡蛋、鱼、虾仁、动物肝脏、排骨、木耳、蘑菇、豆腐、黄花菜、山药、薏米、莲子心、陈皮、太子参、百合等食物。

（2）保证血液维持在弱碱性的正常状态，多食用蔬菜、水果等碱性食物。

（3）烹饪合理，一般不采取炸、烤、爆等烹调方法，以免其有效成分破坏或使其性质发生改变而失去治疗作用，采取蒸、煮、炖、煲等方法。

（4）肌肉萎缩患者多吃具有抗污染作用的食物。木瓜富含木瓜蛋白酶，可以分解体内的废物和积累的脂肪碱性食物，清除酸性成分。海带含有丰富的海带胶质，可以加快侵入体内的放射性物质的排出。大蒜中的特殊成分可以使体内铅浓度下降。蘑菇能清洁血液，排泄毒性物质，经常食用可净化体内环境。胡萝卜含大量果胶，可以与重金属汞结合，生成新物质排出体外。绿豆能帮助排出侵入体内的各种毒物，包括各种重金属及其他有害物质，促进人体正常代谢。黑木耳中的特殊成分可以帮助消除棉、麻、毛纤维物质。猪血含有大量血浆蛋白，经过人体胃酸和消化酶分解后，与侵入胃肠道的粉尘、有害金属微粒发生化学反应，变为不易吸收的废物而被排出体外。

（5）少吃或忌食过辣、过咸、生冷等不易消化和有刺激性的食品。大忌饥饱失常，饮食不洁。平时要戒烟淡茶，饮酒不可过量。

五、营养防治退行性关节炎

（一）退行性关节炎

退行性关节炎又称退变性关节炎、增生性关节炎、骨关节病等。

（二）退行性关节炎饮食调理

（1）饮食宜清淡，容易消化，避免刺激性食物、生冷食物等。

（2）在日常饮食中注意补充含钙、维生素 D 丰富的食物。如海产品、食用菌、动物肝脏、芝麻、贝类、绿叶蔬菜等食物。

（3）肝肾不足的患者应该注意以补肝益肾为主，饮食中补充猪腰、芝麻、核桃、羊肉等食物。

六、营养防治类风湿性关节炎

（一）类风湿性关节炎

类风湿性关节炎是一种以关节病变为主的慢性全身性自身免疫性疾病。病变波及心脏、肺脏、血管等器官组织，因此又称为类风湿病。中国类风湿性关节炎的患病率为 0.24% ~ 0.5%，女性多于男性，约 2 ~ 3 : 1。任何年龄均可发病，20 ~ 50 岁最多。本病多为一种反复发作性疾病，致残率较高，预后不良，目前还没有很好的根治方法。

（二）类风湿性关节炎饮食调理

（1）饮食宜清淡，容易消化，以平补为宜，避免刺激性食物。

（2）注意补充多种营养素。日常饮食中注意补充含蛋白质、维生素 D 丰富的食物。如牛奶、鸡蛋、豆浆、瘦肉类、鳝鱼等。

（3）针对机体状况选择食物。消瘦、贫血者应补充足够的营养素，中医认为，应该选择温补填精的食物如狗肉、鳝鱼、鳗鱼等。

第十二节 内分泌系统疾病营养调节

一、内分泌系统结构

内分泌系统是人体各种内分泌腺分泌物质，与神经系统一起调节人体的代谢和生理功能的统称。

人体内的内分泌腺有多种，位置和功能各不相同，包括垂体、甲状腺、肾上腺、胰岛、性腺

（睾丸、卵巢）和胸腺等，共同组成了人体的内分泌系统。

内分泌腺体分泌高效能的生物活性物质——激素。激素是信息传递者，激素经过血液循环而传递化学信息到其靶细胞、靶组织或靶器官，靶细胞必须具有识别微量激素的受体，并在与激素结合后，受体的立体构象改变，进而通过第二信使在细胞内进行信号放大和转导，促进蛋白合成和酶促反应，表达其生物学活性。由于内分泌细胞不经过管道释放激素，由此激素的分泌也可叫做内分泌。

激素通过体液，包括血浆、组织液、淋巴等运输，对人体生理活动进行的调节，叫做体液调节。

内分泌失调对身体的危害极大，使身体不能进行正常的生长、发育、生殖，不能进行正常的新陈代谢活动。如胰岛发生了病变，胰岛素分泌过多就会引起低血糖，胰岛素分泌过少就会引起糖尿病。甲状腺产生甲状腺激素过多就会出现甲亢，患者就会多食、消瘦、怕热、心慌等，甲状腺激素产生过少就出现甲减，症状正好与甲亢相反。垂体产生生长激素过少，就出现侏儒症，到成人时身高不足130cm。垂体功能低下，影响甲状腺、性腺、肾上腺，就会出现性不发育，生长发育受阻，体力差，智力差等。内分泌疾病大多伴有内分泌功能紊乱，治疗内分泌疾病就是要调整内分泌功能，对于功能亢进的就要使之降低，功能低下的要使之升高，直至恢复正常。

二、营养防治甲状腺疾病

甲状腺疾病现已成为内分泌系统第二大疾病，据最新的《中国十城市甲状腺病流行病学调查》结果显示，中国居民甲状腺疾病患者很多，其中甲亢患病率为3.7%、甲减患病率为6.5%、甲状腺结节患病率为18.6%。

（一）甲状腺疾病分类

1. 甲状腺功能亢进（简称甲亢）

甲状腺的作用亢进，甲状腺激素就会分泌过多而入血，引起"甲状腺功能亢进"，加速机体的代谢过程，从而使新陈代谢过于旺盛，使得体内的物质分解过快，出现多食善饥、体重下降症状。

2. 甲状腺功能减退（简称甲减）

甲状腺的作用低下，生成的甲状腺激素减少，可导致"甲状腺功能减退"，能量消耗得慢，代谢速度也变慢。幼年时期甲状腺功能不足，就会引起呆小症，表现出身材矮小、智力低下、生殖器官发育受阻滞等症状。成年患者新陈代谢缓慢，会出现怕冷、心跳较慢、皮肤干燥、水肿、智力减退、体重增加、精神抑郁、便秘、月经紊乱、不育；关节或肌肉疼痛；毛发或指甲变薄、皮肤干燥发凉、粗糙脱屑，皮肤水肿，声音嘶哑；贫血等症状。

3. 甲状腺结节

甲状腺内的肿块统称为甲状腺结节，是最常见的一种甲状腺病症。甲状腺结节的发生率随着年龄增长逐步增高，其中女性更为常见。

4. 桥本病

桥本病是指机体免疫功能异常，产生针对甲状腺滤泡上皮细胞抗原组分，如甲状腺球蛋白、线粒体、过氧化酶等的自身抗体，导致甲状腺组织细胞损害及功能障碍。

（二）甲状腺疾病饮食调理

1. 甲状腺功能亢进症

甲亢是由多种原因引起的甲状腺激素分泌过多所致的一组常见内分泌疾病，患了甲亢以后，甲状腺激素增多，会引起患者身体内多个系统，如循环、神经、消化等系统都处于功能亢进状态，机体的能量消耗很大。

（1）通常应该给予高热量、高蛋白质、高维生素的饮食。多吃些瘦肉、河鱼、鸡、鸭和蛋等热量、蛋白质含量较高的食物，适当增加米饭、面条等碳水化合物的摄入，注意吃些水果以及各种新鲜蔬菜，以补充维生素等的消耗。避免吃海鱼、虾等海产品等含碘量较高的食物。

（2）甲亢伴有骨质疏松患者，应补充钙剂或食用含钙高的食品及维生素D制品。深绿叶菜类、骨头汤、奶和奶制品是最好的钙的营养来源，矿物质含量高，有利于吸收及骨骼生长。甲亢患者应多食富含维生素A、B、C、D、E及矿物质的食物，如新鲜蔬菜水果、坚果类（包括花生、瓜子、松子、腰果、杏仁等），动物肝、肾、蛋黄、牛奶及奶制品，胡萝卜、豆类食品。必要时及时补充复合维生素B，维生素A、D、C等。

（3）忌食咖啡、浓茶、辣椒等具有刺激性的食物，这些食物会促使人们精神兴奋、失眠，加重甲亢病情。

2. 甲状腺功能减退症

（1）饮食注意忌吃海物、辣椒；忌用产生甲状腺肿物质；避免食用黄豆、卷心菜、白菜、油菜、木薯、核桃等，避免发生甲状腺肿大。供给足量蛋白质；甲减患者往往有高脂血症，原发性甲减更明显，应该限制脂肪饮食，并限制富含胆固醇的饮食。

（2）贫血者应补充富含铁质、维生素B_{12}的食物，如动物肝脏等，必要时还要供给叶酸、肝制剂等。

（3）宜进食补肾温阳之品，如动物肾、羊肉、麻雀肉、狗肉、雀卵、鱼鳔、海参、虾、对虾、芡实、韭菜、山药、胡桃肉、枸杞子等。忌食寒凉、生冷食物。

3. 桥本甲状腺炎

（1）补充高膳食纤维食物，包括绿叶蔬菜、粗粮以及水果等，如蔬菜中的白菜、芹菜、空心菜；粗粮中的黄豆、绿豆、燕麦；水果中的大枣；干果中的花生等。

（2）摄取高质量的蛋白质、维生素丰富的食物。

（3）桥本甲状腺炎合并甲状腺功能亢进的患者，饮食中应暂时限制海带、紫菜等海产品的摄入，减少食物中碘的含量。

（4）一般慢性淋巴细胞性甲状腺炎患者在饮食上要忌吃海物和辛辣之物。

4. 甲状腺炎

（1）急性化脓性甲状腺炎：多属阳证、实证、热证，饮食宜以清淡少油食物为主，并适宜多食含膳食纤维丰富的食物。

多饮水或饮料，以利于清热解毒。忌食辛辣、鱼腥发物，少食甜腻饮食。

（2）慢性淋巴细胞性甲状腺炎：如果出现甲状腺功能亢进的表现时，参考甲亢病予以饮食调养，如果表现甲状腺功能减退症时，参考甲减病予以饮食调护。

5. 三高、一忌、一适量

（1）高热量：给予足够的碳水化合物以纠正过度消耗，每日能量供给3000～3500kcal，比正常人增加50%～75%，满足过量的甲状腺素分泌引起的代谢率增加。

（2）高蛋白：蛋白质 1.5g/（kg·d）。

（3）高维生素：因高代谢消耗能量而消耗大量的酶，使多种水溶性维生素缺乏，尤其是 B 族维生素，维生素 D 是保证钙、磷吸收的主要维生素，因此需要补充，同时补充维生素 A 和 C。

（4）适量补充钙、磷供给：为预防骨质疏松、病理性骨折应该适量增加钙、磷的供给。

6. 忌服用含碘高食物与药物

碘长期摄入高可加重甲亢，甚至可发生碘源性甲亢，同时进食过多的碘还可能使甲状腺组织硬化，造成病情迁延不愈，治疗时间延长、治愈率下降，过量补碘后会使甲亢的治愈下降到 20% ~ 35%。甲状腺疾病，无论甲亢还是甲减，除了地方性甲状腺肿以外，均需少吃含碘量高的食物。

（1）含碘高的食物：海产品，如海带、紫菜、鲜带鱼、蚶干、干贝、海参、海蜇、海虾、海鱼、发菜、淡菜、苔菜。海带含碘量最高，新鲜海带中达到 2000μg/kg 以上，干海带则达到 240 000μg/kg，其次为海鱼及海贝类（800μg/kg 左右）。

（2）含碘药物：海藻、昆布、香附、夏枯草、丹参、浙贝、玄参、连翘、川贝、木通、牛蒡子、黄药子、龙骨、牡蛎、含碘喉片等。

（3）致甲状腺肿的食物：大豆、萝卜、木薯、卷心菜等。

（4）饮水中锰、钙、镁、氟含量增高或钴含量缺乏时可引起甲状腺肿，另外铜、铁、铝是致甲状腺肿物质，机制可能与抑制甲状腺激素的分泌有关。

7. 其他

避免煎、炸、烧、烤食物，避免助热升阳，化燥耗阴。忌过食油腻厚味，以免助湿生痰化热。禁烟戒酒，烟酒均为辛燥火烈之物，往往使病情加重，干扰治疗。

三、营养防治糖尿病

（一）糖尿病概念

1. 糖尿病定义

糖尿病是一种常见的有遗传倾向的代谢内分泌疾病，是胰岛素绝对或相对分泌不足所引起的糖、脂肪、蛋白质等物质代谢紊乱。糖尿病是一种慢性进行性全身性疾病，是一个长期的从病理生化、病理生理发展到病理解剖严重损坏阶段的病变过程，对整个机体的各个功能均有影响。正常人胰岛细胞为 10 万 ~ 100 万个，免疫系统紊乱造成胰岛细胞破坏、先天缺乏胰岛细胞等均可影响胰岛素的分泌。

2. 胰岛素

胰岛素是胰脏的胰岛产生的一种激素，调节血液中葡萄糖含量，同时促使血液内的葡萄糖进入细胞中。正常人血液内的葡萄糖水平与胰岛素分泌量成正比，但是当出现胰岛 β 细胞大量被破坏且胰岛素分泌减少甚至不分泌时，细胞便得不到足量的葡萄糖。胰岛素将 70% ~ 80% 的葡萄糖在氧气作用下产生热量，供给机体生命活动及各种活动等的需要；多余的葡萄糖在胰岛素的作用下转变为糖原，储存在肝脏、肌肉中，必要时动员出来使用；如果还有富裕，胰岛素就将它转变为脂肪储存在脏器、皮下等部位。

胰岛素分泌不足的原因则有下列因素：

（1）遗传因素。不少患者有阳性家族史，国外报道约 25% ~ 50%。

（2）自身免疫。与 Ⅰ 型患者关系密切。胰小岛的自身免疫反应主要可能通过分子模拟过程所致,如某抗原的化学和构成型与β细胞酷似,该抗原产生的抗体也将针对β细胞发动免疫攻击,β细胞严重破坏有可能发生糖尿病。

(3)胰岛素拮抗激素。据 Unger 等强调指出,糖尿病中高血糖发病机制不仅是由于胰岛素相对和绝对不足,同时必须有胰升血糖素的相对或绝对的过多。正常人血糖过高时胰升血糖素受抑制,但糖尿病者不受抑制,尤其在酮症酸中毒时,经胰岛素治疗后方可恢复。

(4)Ⅱ型患者的发病机制与Ⅰ型不同,并非因自身免疫β细胞破坏所致,主要在基因缺陷基础上存在胰岛素抵抗和胰岛素分泌障碍二个环节。

3. 胰岛素受体

胰岛素受体是一种特殊蛋白质,分布在细胞膜上,起到使胰岛素进入细胞内的作用。胰岛素受体缺乏使细胞不能充分利用胰岛素。

4. 胰岛素敏感度

胰岛素敏感度是细胞组织对胰岛素的反应力。胰岛素不能够充分发挥作用的原因有两种可能性:

(1)胰岛素不能够与受体结合,由此葡萄糖不能够进入细胞;

(2)胰岛素的受体数量减少,无法满足葡萄糖进入细胞的需要。

以上两种在医学上称为胰岛素不敏感和胰岛素抵抗。

5. 血糖

血糖是指血液中的葡萄糖,为机体供给能源的重要物质。

血糖来源:食物糖(主要谷类)、肝糖原、糖异生(无氧酵解,糖耗尽<1.5小时脂肪开始分解,产生酮体、乳酸,容易引起酸性体质。接下来分解蛋白质)。

血糖去路:肝糖原与肌糖原储存、转变为氨基酸与脂肪、氧化分解产生二氧化碳与水并释放能量(有氧分解)、排泄为尿糖。

血糖浓度总是处于血糖的来源与去路两个过程的动态平衡之中。血糖在胰岛素的控制下限制在正常波动范围,正常人空腹血糖为 $4.4 \sim 6.1$ mmol/L,餐后血糖 $4.4 \sim 7.8$/mmol/L。

(1)血糖升高生理性包括饱食、高糖饮食、剧烈活动、情绪紧张等;

病理性包括糖尿病、内分泌疾病、肝硬化、颅内高压症、脱水、全身麻醉、妊娠期等。

(2)血糖降低生理性包括妊娠期、哺乳期、饥饿、长期剧烈活动等;

病理性包括血胰岛素过低、抗胰岛素激素缺乏、肝糖原缺乏、急性酒精中毒、胃大部切除术等。

正常情况下,糖的分解代谢与合成代谢保持动态平衡,故血糖浓度相对稳定,因此测定血糖对判断糖代谢情况及其与代谢紊乱相关疾病(糖尿病等)的诊断有重要意义。

6. 尿糖

决定有无尿糖及尿糖量的因素有三点:①血糖浓度;②肾小球滤过率;③肾小管回吸收葡萄糖率。肾脏限糖排出能力一般为 9mmol/L(160 ~ 180mg/mL),为肾糖阈。流经肾脏血液中的葡萄糖可以被肾小管回吸收到体内,尿中不含有糖。当血糖超过肾糖阈时,过量的葡萄糖便会溢出进入尿液,形成尿糖。但是肾脏疾病可以使肾糖阈降低,然而某些糖尿病患者由于肾脏过滤功能不正常,虽然血糖高但是尿中不含有糖,此种情况称为肾糖阈升高。总之尿中含有糖是糖尿病的特点之一,但是尿糖阳性不能够作为判定糖尿病的指标,而尿糖阴性并不能够排除患有糖尿病的可能性。

7. 葡萄糖耐量异常

葡萄糖耐量是在摄入糖类食物后,体内自动调节血糖浓度的能力,也就是机体对葡萄糖耐受力。机体摄食后一小时血糖升高最高点,胰岛素调节后血糖逐渐下降,两小时后恢复正常水平。该型血糖偏高,没有发展到糖尿病,又称为无症状性糖尿病或期糖尿病、化学性糖尿病、隐性糖尿病、亚临床型糖尿病、界限性糖尿病。诊断标准为血糖空腹期小于 140mg/dL(7.8mmol/L);餐后 2 小时 <200mg/dL(11.1mmmol/L)。该型包括肥胖型、不胖型、其他型(属于继发性糖尿病)。这类对象如不及时干预约 2/3 可转变为糖尿病,饮食和运动干预可减少发病,故为预防发生糖尿病的重要对象之一。

8. 肾糖阈

决定有无尿糖及尿糖量的因素有三点:

(1)血糖浓度;

(2)肾小球滤过率;

(3)肾小管回吸收葡萄糖率。

肾脏限糖排出能力一般为 9mmol/L(160 ~ 180mg/mL),为肾糖阈。流经肾脏血液中的葡萄糖可以被肾小管回吸收到体内,尿中不含有糖。当血糖超过肾糖阈时,过量的葡萄糖便会溢出进入尿液,形成尿糖。但是肾脏疾病可以使肾糖阈降低,然而某些糖尿病患者由于肾脏过滤功能不正常,虽然血糖高但是尿中不含有糖,此种情况称为肾糖阈升高。总之尿中含有糖是糖尿病的特点之一,但是尿糖阳性不能够作为判定糖尿病的指标,而尿糖阴性并不能够排除患有糖尿病的可能性。

9. 糖化血红蛋白检测

血液中葡萄糖与红细胞中血红蛋白相结合的产物,即红细胞中血红蛋白的糖基化部分为糖化血红蛋白。国际上通常将其作为糖尿病血糖控制的"金标准",目前,卫生部临床检验中心通过美国国家一级实验室认证,确定全国实验室糖化血红蛋白检测方法。

一次血糖、尿糖的测定,只能反映抽血当时的血糖水平,血糖会随进食和糖代谢的变化而有所改变,不能说明较长时间的病情。糖化血红蛋白是反映血液中葡萄糖水平的一个中长期指标,反映糖尿病患者 2 个月以内的糖代谢状况。同时糖化血红蛋白还是轻症、Ⅱ 型、"隐性"糖尿病的早期诊断指标,但它不是诊断糖尿病的敏感指标,不能取代现行的糖耐量试验,可列为糖尿病的普查和健康检查的项目。糖化血红蛋白对预示微小血管病变,评估糖尿病并发症的发生与发展有着重要的临床意义。糖化血红蛋白 >11.5% 时,说明患者存在着持续性高血糖,可以出现糖尿病的急性并发症(酮症酸中毒),慢性并发症(肾病、动脉硬化、白内障等)。糖化血红蛋白正常参考值为 5.89% ±0.9%(4.99% ~6.79%)

(二)糖尿病诊断标准

1. 血糖

随机检查,一天中任意时间检查,血糖 >11.1mmol/L;空腹,至少禁食 8 小时,血糖 >6.1mmol/L;葡萄糖耐量实验 2 小时,血糖 >11.1mmol/L。

上述指标应该在另一日重复监测时才能够被证实,这样可以使诊断的假阳性和假阴性率都降至最低。

2. 糖化血红蛋白(HbA1c)

糖化血红蛋白是目前评价血糖控制的金指标。

	理想	一般	较差
糖化血红蛋白(HbA1c, %)	<6.5	6.5~7.5	>7.5

3. 新的糖尿病分型与原分型的区别

(1)取消了胰岛素依赖型糖尿病和非胰岛素依赖型糖尿病的名称。

(2)保留了1型和2型糖尿病名称,但用阿拉伯数字1、2代替罗马字Ⅰ、Ⅱ。

(3)取消了营养不良相关糖尿病。

(4)不再把糖耐量异常作为糖尿病的一种临床类型。

(5)少数1型糖尿病无自身免疫破坏胰岛β细胞证据,被称为特发性1型糖尿病。

(6)2型糖尿病可为胰岛素抵抗为主,也可以为胰岛素分泌缺乏为主。

(三)糖尿病饮食调理

饮食疗法是治疗糖尿病的首选治疗,不论糖尿病属何种类型,病情轻重或有无并发症,是否用胰岛素或口服降糖药治疗,都应该严格进行和长期坚持饮食控制。对肥胖的2型糖尿病患者或老年/较轻的病例,饮食疗法再适当配合口服降糖药,能够达到有效控制病情的目的;对1型糖尿病及重症病例,应该在胰岛素等药物治疗的基础上,严格控制饮食,才能使血糖得到有效控制并且防止病情恶化。只有饮食控制得好,口服降糖药或使用胰岛素才能够发挥更好疗效,否则临床很难取得好的效果。由于大量营养素随着尿液流失,因此糖尿病患者的营养素需求比健康人高许多倍。饮食中必须含有足够营养素及适当的糖、蛋白质和脂肪的分配比例。

1. 营养治疗目的

(1)减轻胰岛负担:使血糖、血脂达到或接近正常值,并且防止或延缓并发症的发生与发展。

(2)维持健康:使成人能够从事各种正常的工作与活动,儿童能够正常地生长发育。

(3)维持正常的体重:减少能量摄入,肥胖者可以改善机体对胰岛素的敏感性;消瘦者可以增加体重增强机体抵抗力。

2. 营养治疗原则

(1)纠正代谢紊乱,获得并且维持最佳的代谢结果,使血糖和血脂达到或者接近正常值,消除症状。这有助于降低大血管病变危险性的脂质和脂蛋白分布,防止或延缓并发症的发生与发展。

(2)平衡膳食,控制总热量,成年患者维持正常体重,儿童和青少年患者保证正常生长发育。

(3)轻型者给予单纯饮食治疗;重型者给予饮食治疗的前提下进行药物治疗。

(4)必须称重饮食。以生食的重量,而且需要将食物的皮、根、骨等废料去掉,准确称重可食用部分方可烹制。

3. 营养治疗要点

(1)糖尿病患者保持合理膳食,必须做到"三适合、一平衡"。由于大量营养素随着尿液流失,因此糖尿病患者的营养素需求比健康人高许多倍。饮食中必须含有适当的糖、蛋白质和脂肪的分配比例。有人提出饮食健康树,食物从下向上逐渐减少。内容是:最底下是每日6~8杯水,每杯200mL,或无糖饮料及汤类;上面是鼓励多吃五谷杂粮;再上面是多吃蔬菜,蔬菜每天1斤左右,各种黄绿色叶类蔬菜为主,限量水果,尤其含糖高的水果;再上面是适量瘦肉、鱼、蛋、豆奶;树尖上是少吃糖、油盐。

①三适合。糖尿病患者日常饮食中的三大营养素占热比为:糖占总热量 50% ~60%;蛋白质占总热量 10% ~20%;脂肪占总热量 20% ~30%。这样不仅可以改善糖耐量和降低血脂,同时提高了机体周围组织对胰岛素的敏感性。除了白开水外,所有食物都要产生热量,限制精制糖及食物总量是糖尿病饮食的基本要求。除了禁吃或少吃的食物外,尽可能做到多样化。这不仅可以改善糖耐量和降低血脂,同时也提高了机体周围组织对胰岛素的敏感性。全日热卡分为正餐、加餐各三次,早餐为每日总热卡的 25%;午餐 30%;晚餐 25%;三餐间两次加餐各 5%;睡前加餐 10%。

②一平衡。热量营养构成平衡,每日理想的热量摄入约为(身高厘米数 – 105) × 30。如某患者身高 170cm,每日的理想的热量摄入应为(170 – 105) ×30 = 1950kcal,按照此公式安排一日的食谱。每日的热量消耗,包括基础消耗和运动消耗;最好采用能量检测仪器,把患者一日内各种活动都自动记录下来,计算一日的摄入量与消耗量是否达到平衡。

饮食疗法应该根据病情随时调整,消瘦患者可适当放宽,保证总热量,肥胖患者必须严格控制饮食,以低热量、低脂肪饮食为主,减轻体重。对于用胰岛素治疗者,应注意酌情在上午 9 ~10 点,下午 3 ~4 点或睡前加餐,防止发生低血糖。体力劳动或活动多时也应注意适当增加主食或加餐。应科学地安排主、副食,饮食疗法既不能主观随意,也不能限制过严。

(2)高糖可增加胰岛素与维生素 B_6 的需求而造成不足,从而损害胰脏。主食是血糖的主要来源,应该予以控制,碳水化合物每天至少要摄入 150g,否则会加重病情,甚至出现酮症。目前人们用量较多的食糖为蔗糖,其为低聚糖,在机体内容易被水解吸收。据有关部门统计,近年来在中国的城镇居民糖尿病发病率有上升趋势,经调查发现,喜欢食用甜食的人越来越多。在正常情况下食用少量低聚糖类对机体代谢一般无不利的影响,而且还具有供给能量和生成糖蛋白,并构成细胞组织以及保护肝脏等作用。关键问题在于摄入的低聚糖类必须符合机体的需要量,如果摄入量大于需要量,过剩的部分就以糖原形式储存在肝脏和肌肉中,其余部分则转变为脂肪。含有脂肪过多的组织器官对胰岛素的敏感性下降,造成胰岛素相对不足,从而血糖升高,同时由于肝脏脂肪的增多而阻碍了糖原的积存,这样也影响了糖代谢使血糖升高。血糖的升高增加胰岛细胞的负担,久而久之导致胰岛衰弱。

(3)在日常饮食中应以多糖类作为供给能量的来源,主食以标准米面为主,选择多种谷类混合食用,有助于改善糖耐量降低血糖。主食每日不低于 100 ~150g,但不要每餐均吃粗粮,防止胃负担过重。对于喜欢食用甜食者可以选择少量的木糖醇、甜叶菊等制作的食品,这既增加了甜味又不会影响血糖。在选择含糖食物时,注意食物的血糖生成指数(GI)。血糖生成指数反映食物与葡萄糖相比使血糖升高的速度和能力。

(4)动物实验表明,动物油中所含有的饱和脂肪酸可促进黄嘌呤尿酸的形成而损害胰脏。脂肪在代谢中有 10% 转变成葡萄糖,摄入过多可增加体重,对病情不利。许多研究认为,为了防止或者延缓心血管系统并发症的发生和发展,应适当控制脂肪的摄入量。近年,国外有关专家认为,糖尿病患者采用低脂肪、高糖饮食后,血总胆固醇降低,甘油三酯上升,因此过低的脂肪摄入不利于机体恢复健康。许多研究认为,为了防止或者延缓心血管系统并发症发生和发展,应适当控制脂肪的摄入量。总之,对于脂肪的摄入量需要根据机体的生病理情况而定,一般控制在 0.6 ~1.0g/(kg · d)为宜,每日不超过 60g。以食用植物油为主,副食以鱼肉、鸡肉、豆制品等低脂蛋白为主,防治高脂血症。鱼肉和鱼肝油中含有不饱和脂肪酸,可以协调和加强血糖与胰岛素分泌的生理反射,使其趋于正常,进而改善非胰岛素依赖型的症状。荷兰专家认为常吃鱼者机体内分解和利用糖的能力比不常吃鱼者强,从而使这些人在预防糖尿病方面受益不浅。胆固醇一般控制在低于 300mg/d。蛋类应每日或隔日食用一个即可,在日常饮食中还应控制动物内脏等含胆固醇高的食品的摄入。禁吃动物内脏尤其是脑子、鱼籽、腰子、大肠、肝脏、蛋黄等。

(5)美国的糖尿病权威,哈佛医学院的爱默生博士强调糖尿病患者的饮食需要增加蛋白质。注射胰岛素或饮食量不足使脑下垂体及肾上腺皮质激素的分泌增加,体内蛋白质遭到破坏,造成胰岛及胰岛素无法获得蛋白质,从而损坏器官,影响胰岛素的分泌。一般成年人的蛋白质摄入量应控制在 $1 \sim 1.2g/(kg \cdot d)$。日常饮食中除了在谷类食物中获得外,应适当补充些优质蛋白质,如乳类、蛋类、瘦肉类、豆制品等食物。

(6)近年,维生素缺乏与糖尿病的关系引起广泛重视。

①糖尿病患者血液中维生素 C 水平明显低于正常者。病理学研究发现,糖尿病患者的许多血管病理改变与缺乏维生素 C 症状相似,由此提示,维生素 C 缺乏可能是糖尿病发病的一个危险因素。糖尿病患者血管脆性增加,容易产生出血、血栓形成、动脉瘤、微血管瘤、视网膜和肾脏等病变,这些情况均与维生素 C 缺乏有关。同时糖尿病患者胰岛素的缺乏和血糖升高也干扰组织利用维生素 C,由此加重机体内的维生素 C 缺乏,形成了恶性循环。另外,维生素 C 具有增强胰岛素的降血糖效果,并且减少胰岛素的用量,如果机体内缺乏维生素 C,便影响胰岛素功能和组织对葡萄糖的利用,从而加重病情。

②糖尿病患者体内的糖原异生作用旺盛,由此维生素 B 族消耗增多,如果不及时补充便会影响糖的代谢。维生素 B_1、维生素 B_{12}、泛酸不足时胰岛素分泌减少。维生素 B_6 减少时色氨酸无法被正常利用而转化为黄嘌呤尿酸,糖尿病患者体内缺乏维生素 B_6。

③维生素 E 促进胰岛素充分利用,同时可减少并发症的发生,如坏疽、动脉硬化等。水果中含有较多的碳水化合物,主要是葡萄糖、蔗糖、淀粉,食用后消化吸收的速度快,可以迅速导致血糖升高,对糖尿病患者不利,所以糖尿病患者一般不宜多吃水果。但是由于水果中含有较多的果胶,果胶有延缓葡萄糖吸收的作用,病情稳定时可以适量食用低糖水果。吃水果时要以含糖量低为选择原则,同时要根据含糖量,计算其热能,换算成主食,减少或扣除相应量的主食,以保持总热量不变。一般认为血糖控制较好时在两餐之间少量食用为宜,如苹果或橙子每日 100g,蔬菜每日 500g。

(7)目前对大量糖尿病患者的研究表明,多种矿物质对糖尿病具有防治作用。

①糖尿病患者的血清铜水平普遍低于正常者。铜是机体所需要的微量元素之一,是心脏和动脉中主要结缔组织所必须的元素,是产生胶原酶的重要成分,胶原纤维使心肌细胞集合起来,并且具有促进心脏和动脉壁弹性的作用。实验证明,缺乏铜的动物心血管存在解剖和功能异常,并且出现心电图异常、血脂增高和糖代谢异常。机体内有多种酶的活性成分,铜和铜酶与胰岛 β-细胞表面的特殊蛋白的合成能够促进胰岛素的分泌。胰岛素的分泌受中枢神经的调节,铜是中枢神经传导递质,如果机体内缺乏铜就会影响神经传递,从而减少胰岛素的分泌。近年美国糖尿病协会指出,糖尿病患者的心血管并发症日益增加,对机体的危害甚至超过糖尿病本身,其原因一方面是当严格限制碳水化合物以后,脂肪的摄入量便增加,从而导致血脂升高。另外一方面是因为机体内缺乏铜。

②铬是机体内必需微量元素之一,对许多生理功能的完成,特别是糖的代谢起着重要作

用。铬与尼克酸和氨基酸构成"葡萄糖耐量因子",是胰岛素的辅助因子,可以增强胰岛素与细胞表面受体的结合或者增加受体的数目,从而增强胰岛素的效能,促进机体利用葡萄糖而降低血糖。动物实验表明,饲料中缺乏铬时动物会出现一系列糖尿病症状。临床观察也说明,机体内缺乏铬的老年人容易发生糖尿病。低聚糖类能够促进铬的大量排泄,从而减少机体内铬的含量,因此在日常饮食中应避免食用过多的此类食品。

③日本营养学家们经研究发现,微量元素硒可以调节机体内的糖代谢,因为硒可以促进细胞摄取糖,具有类似胰岛素的作用。

④锌协助葡萄糖在细胞膜上运转,因为每一分子胰岛素含有两个锌离子,估计锌与胰岛素活性有关。

⑤镁在维生素 B_6 不足时减少黄嘌呤尿酸,动物实验表明黄嘌呤尿酸可使胰脏在 48 小时之内受损。

⑥当患者出现酮症酸中毒时需要补充钾、钠、镁等元素,可中和丙酮酸使其形成盐酸而随尿排除,以纠正电解质的紊乱。但是钠盐不宜补充过多,因为过多的钠盐具有增强淀粉酶活性的作用,从而促进淀粉消化和促进小肠吸收游离葡萄糖的作用,导致血糖升高。同时过高的钠盐容易诱发高血压和脑动脉硬化。钠的摄入一般掌握在小于 2400mg/d。

⑦经研究表明,机体内缺乏钙可以使胰岛素分泌减少。

(8)膳食纤维与糖尿病的关系已经得到重视。不少学者进行临床观察,发现在糖尿病患者的饮食中加入适量的可溶性膳食纤维后,餐后血糖较未加者明显降低,而且部分胰岛素依赖型患者逐步减少了胰岛素的用量。有专家认为膳食纤维抑制淀粉酶作用,从而延缓糖的吸收。也有专家认为膳食纤维影响胃肠激素分泌,刺激胰岛素释放,可以降低空腹和餐后血糖,因此对防治糖尿病无疑有积极意义,尤其对 2 型糖尿病有一定的控制作用。一些国家饮食中富含膳食纤维,糖尿病的发病率低。由于膳食纤维具有防治肥胖症作用,而糖尿病患者多发生于肥胖者,由此对防治糖尿病具有间接的作用。膳食纤维具有降低血脂作用,可以防治糖尿病合并心血管疾病。因此应注意补充可溶性与非溶性膳食纤维,在日常饮食中可以选择蔬菜类、水果类、海产品、食用菌以及粗制粮食等,一般推荐 20～35g/d。

(9)饮食忌弃粗求精、过严忌食。过于精细的食物破坏了许多营养素,这样不仅不利于疾病的治疗,甚至还会导致机体代谢不平衡。饮食过严、忌食必然使摄入的食物品种单调,营养素的获取范围狭窄,从而造成机体内营养失调而加重病情。

(10)节制饮食。饮食习惯对糖尿病有影响,越来越多的事实表明,生活贫困地区的居民一旦富裕起来,糖尿病发病率增高的速度远远超过发达国家的居民。机体内遗传基因会随着环境的变化而发生适应性的改变,贫困地区居民的机体内出现了节约性基因,也就是能够在富裕的时候将摄入的食物以脂肪形式储存起来,当食物缺乏的时候,机体内再将脂肪转变为能量而存活,因此当生活富裕的时候,这种节约性基因容易使机体产生肥胖,而肥胖因素是增加糖尿病发病危险性因素中的重要因素之一。但是这种节约性基因并非永久不变,只要连续数年或者数十年不再出现食物缺乏,这种易感性就会渐渐减弱。过多地摄入食物可造成胰岛负担过重,胰岛素无法承担对过多糖的作用,久而久之胰岛就会受到损伤。适当节制饮食可减轻 β 细胞负担。年长、体胖而无症状或少症状的轻型病例,尤其是血浆胰岛素空腹时及餐后不低者,往往为治疗本病的主要疗法。对于重症或幼年型(1 型)或脆性型患者,除药物治疗外,更宜严格控制饮食。减少现有体重5% 至 15% ,就可以改善高血压、糖尿病及血脂异常的情形。

（11）选择适宜糖尿病患者的食物。

①不宜吃的食物。容易使血糖迅速升高食物包括白糖、红糖、冰糖、葡萄糖、麦芽糖、蜂蜜、巧克力、奶糖、水果糖、蜜饯、水果罐头、汽水、果汁、甜饮料、果酱、冰淇淋、甜饼干、蛋糕、甜面包及糖制糕点、稀粥类等。容易使血脂升高的食物如牛油、羊油、猪油、黄油、奶油、肥肉等，富含胆固醇的食物如肥肉、动物内脏（心、肝、肾、脑）等。血脂升高容易造成糖尿病血管并发症，如冠心病等。糖尿病患者一般主张胆固醇的限量为每日＜300mg，相比而言可以食用瘦肉和鱼虾等，属于高蛋白低脂肪食物。不宜饮酒，酒中所含的酒精只供热能，长期饮用对肝脏不利，而且容易引起血清甘油三脂升高，少数服磺脲类降糖药的患者，饮酒后易出现心慌、气短、面颊红燥等反应；使用胰岛素的患者空腹饮酒容易引起低血糖。

②适宜吃的食物。主要是可以延缓血糖、血脂升高的食物。大豆及其制品，这类食品除富含蛋白质、无机盐、维生素之外，在豆油中还有较多的不饱和脂肪酸，既能降低血胆固醇，又能降低血甘油三脂，所含的谷固醇也有降脂作用，但是在肾功能不全时应该严格限制食用。粗杂粮，如莜麦面、荞麦面、热麦片、玉米面含多种微量元素，维生素 B 和膳食纤维，实验证明，具有延缓血糖升高的作用。动物蛋白和植物蛋白比例要合适，动物蛋白:植物蛋白 = 1:1。动物性蛋白的主要来源是肉、蛋、鱼、奶类，最优的是蛋奶类。肉类，白肉（如鱼，鸡、鸭等）优于红肉（猪、牛、羊）。植物性蛋白含在米、面、豆类和蔬菜里，植物性蛋白以豆类为最佳。

（12）降糖食物。降糖食物并不意味着多多益善，需要摄入适量。

①南瓜：现代医学研究发现南瓜含有较多的果胶纤维，还含有多种维生素及微量元素，100g 南瓜含水分 93.5g、蛋白质 0.7g、脂肪 0.1g、糖类 5.3g、膳食纤维 0.8g、热能 22kcal。

②蜂胶：具有降脂、降糖、降血压、降胆固醇，增强机体免疫力等作用。服用蜂蜜的糖尿病患者，在服用后 15 分钟，血糖急剧上升，以后开始下降，1 小时后恢复到服蜂蜜前的血糖值，2 小时后恢复到正常值，服蜂蜜的糖尿病患者对血糖值增加的趋势和正常人类似。由此可见，蜂蜜中的葡萄糖和果糖不造成糖尿病患者的高血糖值的持续危险，相反能供给营养和能量。蜂胶产品仅是一种降糖治疗的辅助品，不能替代正规的糖尿病药物治疗。

③山楂：富含 B 族维生素，低能，膳食纤维高，具有软化血管、抗凝的作用，但是同时含有较高的果糖，如果不加限制可能影响到血糖控制。每 100g 山楂干含脂肪 2.2g、碳水化合物 28.7g、膳食纤维 49.7g、钙 144mg、钾 440mg、热能 152kcal。

4. 戒烟忌酒

酒类影响糖代谢及胰岛素功能，对肝脏不利，易引起高甘油三酯血症，从而加重病情。吸烟可以使血压升高血管收缩，从而影响胰岛素吸收。此外，对于服用降糖药的患者，如果吸烟饮酒可以降低药物的疗效。

（四）糖尿病的三级预防

1. 一级预防是指最大限度地减少糖尿病发生

糖尿病是一种非传染性疾病，虽有一定的遗传因素在起作用，但是生活因素和环境因素具有重要作用。日常饮食中一定要注意热量摄入适当、低糖、低盐、低脂、高膳食纤维、充足的维生素。

2. 二级预防是早期发现糖尿患者并进行积极的治疗

应该将血糖测定列入中老年人常规的体检项目,即使正常者,仍要定期测定,如果有皮肤感觉异常、性功能减退、视力不佳、多尿、白内障等异常感觉,一定要仔细检查,早诊断,早治疗。

3. 三级预防的目的是延缓糖尿病慢性并发症的发生和发展,减少其伤残和死亡率

需要对糖尿病慢性并发症加强监测,做到早发现、早预防和早治疗。早期并发症在一定程度上是可以治疗的,甚至可被消除,恢复功能正常。中、晚期疗效不佳,乃至不可逆转。有效的防治能使患者长期过接近正常人的生活。

4. 糖尿病自我监测

糖尿病是一种慢性病,应该长期进行监测,及时了解病情,早期发现和防治并发症。

四、营养防治肥胖症

人们对肥胖的忌讳并非多余,肥胖不是一种状态,本身是一种慢性病。由于肥胖研究的进步,明确了伴随肥胖而增加的脂肪组织,产生和分泌纤溶酶原激活因子抑制因子、瘦素、肿瘤坏死因子、脂联素等各种生理活性物质,直接与疾病密切相关,是糖尿病、胆囊炎、心脑血管疾病、骨关节病等疾病的诱发因素。许多肥胖症患者被介绍到内分泌专科诊治,实际上真正是内分泌疾病患者,仅仅是约占肥胖者的小于1%。

近年,国际肥胖症大会发布报告认为,全世界因为患肥胖症死亡的人数是饿死人数的2倍多。世界范围内肥胖症发病率逐年增加,WHO已将肥胖症定位为一种重要的疾病,成为世界范围内重要的公共卫生问题。

(一)肥胖症定义

人体因为各种原因引起的脂肪细胞组织过多和过大,造成体重增加,称为肥胖症。大多数的肥胖症患者均是由于营养过剩而造成营养不良所引起的肥胖。尤其是人到中年以后,代谢功能减退,如果摄入的营养素超过生理需要量,容易造成脂肪在体内的堆积,其肥胖部位以腰、腹、臀部为主。

(二)肥胖症病因

1. 内因

(1)遗传因素

经研究发现,60%~80%的严重肥胖者有家族发病史,同卵孪生儿体重相似;不同种族肥胖症患者皮下堆积的部位不同;热量摄入较少者,体重却处于较高水平,这些都说明了遗传对体重有明显关系。然而,即使有家族发病史其发病也并非是遗传因素起决定作用,因为一个人的饮食生活和习惯受其家族传统影响可能比遗传因素更有现实意义。

(2)神经因素

人类下丘脑内有调节食欲的中枢,其中腹内侧核为饱觉中枢,受控于交感神经,当其兴奋时便发生饱感而拒食,然而其受到破坏时便会增加食欲;其中腹外侧核为食饵中枢,受控于副交感神经,当兴奋时食欲亢进,然而其受到破坏时便会厌食,其两个中枢相互调节、相互制约,在正常生理条件下处于动态平衡,使食欲调节于正常范围内而维持正常体重。当下丘脑发生病变时便会造成食欲紊乱而影响体重。

（3）物质代谢

各种食物进入体内后,经过一系列生物氧化作用产生热量,摄入的总热量减去消耗的热量,应该相当于体内的热量变化,也就是从食物中所产生的热量与体内所需要的热量相等,这样体重才能够比较稳定。如果由于年龄的增长,或者是由于某些疾病的影响而代谢紊乱,出现合成代谢速度快,分解代谢速度慢,体内的消耗低,多余的热量便会转变为脂肪,由此便可以产生脂肪蓄积。肥胖症患者物质代谢的合成代谢比正常人亢进,另外肥胖症患者能量消耗也比正常人少;肥胖症患者在冷的环境中增加代谢率比正常人少;此外肥胖症患者常出现脂肪代谢紊乱。

（4）内分泌

肥胖症患者体内脂肪组织中的脂蛋白酯酶活性升高,使甘油三酯进入细胞的能力增强,可使脂肪细胞增生肥大,从而引起肥胖症。肥胖症患者血浆胰岛素基值与葡萄糖刺激后水平均偏高,胰岛素的功能是促进肝细胞糖原合成,抑制糖原异生,促进脂肪细胞摄取葡萄糖,合成脂肪,抑制脂肪分解。肥大的脂肪细胞膜上的胰岛素受体对胰岛素不很敏感;引起的胰岛素分泌过多而促进食欲。另外垂体前叶功能低下;肾上腺皮质功能亢进;性腺功能低下等均影响脂肪代谢。

2. 外因

人的精神因素直接影响食欲,如激动、压抑等均可以造成食欲下降。人体的活动、外界环境、生理、病理状况等,在不同程度上可以影响体重的变化。另外,饮食因素是一个十分重要的因素。

（1）饮食结构不合理

肥胖症的直接因素是体内长期处于热量入超。当摄入的热量大于消耗的热量时,过多的热量便会转变成脂肪积聚在体内,从而产生肥胖症。不同的饮食结构对体内的消化吸收也不同,由此对体脂的储存和动用带来不同的影响。

①人们普遍认为食物中的脂肪是造成肥胖的主要原因。有关资料指出,脂肪并不等于肥胖。其原因是,食物脂肪所提供的热量不能够很快就促进体内合成脂肪,因为脂肪代谢过程比较复杂。同时脂肪在分解过程中所产生的甘油,还具有抑制脂肪合成过多的作用。

②有人认为,造成肥胖症的主要营养素是糖类,尤其是低聚糖类。其原因是,一方面是单糖、双糖等低聚糖类在体内容易消化吸收,产生热量,而多余的热量转变为脂肪。另一方面是此类糖能够促进脂肪生成酶的活性,刺激胰岛素分泌。因此食用过量的糖类,尤其低聚糖可以造成热量过剩,多余的热量在体内转化为脂肪储存。美国一名学者曾经这样提醒肥胖症患者,始终意识到含热量的食物——糖,是首要的增加体重的食物。

③近年来,日本专家发现造成肥胖的饮食营养,也可能是缺乏维生素 B 族。因为体内脂肪转化为能量过程中需要多种营养素,尤其是维生素 B 族。

④体内如果水分不足,就无法对脂肪进行充分代谢,从而储存在体内。肥胖者体内水分比正常者少15% ~20% ,因为脂肪组织含水少,而肌肉组织含水多。肥胖者即使不减肥也需要及时适量补充水分。然而减肥者更需要多饮水。美国学者一句话:"水是身体各功能的必需物质,它既便宜,又不含卡路里,是完美的饮料。"

（2）不良的饮食习惯

①偏食对肥胖症的产生具有明显作用。据调查,儿童肥胖症发病因素中偏食习惯的儿

童占肥胖儿童的31.8%,有的儿童偏食肉类,有的儿童偏食巧克力等糖类,长此下去引起体内营养素失调而代谢不平衡。这样不仅影响体内的生长发育,还会造成肥胖症。老年人由于牙齿脱落和消化道衰退,从而造成饮食单调而引起营养素不平衡,这样长此下去影响健康并容易造成肥胖症。

值得注意的是,不少肥胖者盲目减肥,导致体内营养素的失调,如有的人偏食含有膳食纤维的食物,从而引起腹泻甚至脱水;有的人只吃单一食物,从而引起体内代谢紊乱等现象均不利于减肥,体重反而迅速增加;有的人由于难以坚持减肥,结果更加多食,从而促进肥胖。更为严重的是,由于以上现象而造成血脂升高,会造成胆囊功能障碍等疾病的出现。

②少餐多食的进食方式可以加强体内的饥饿感,同时从心理上容易造成多食的欲望。科学家指出,若一次进食量很大,将刺激胰岛素大量分泌,大量糖被吸收,由此脂肪合成增多而增加了体脂。另外,热量转变为脂肪的蓄积,必须有多种酶的作用来完成,而餐次少能够增强有关酶的活性,从而有利于脂肪的合成。此外,当人们进餐时,新陈代谢率加速,热量消耗增加,而餐次少的时候同时也减少了热量的消耗,由此,多余的热量将转变为脂肪而蓄积。

③日本专家以住院患者为对象,用相同的食物和同等数量的食物,进行一次进食速度的观察。结果发现,肥胖者大多是进食速度快的患者。其原因是,食物进入体内后,体内血糖升高,当血糖升到一定水平时,大脑食欲中枢便及时发出停止进食的信号,然而如果进食时狼吞虎咽,使食物得不到充分咀嚼而过多地摄入食物,当大脑食欲中枢发生信号时,往往已经摄入过多的食物了。有关专家发现,肥胖型的人对食物的咀嚼次数比正常人少10%~20%。

专家还采用一些不经咀嚼则难以吞咽的食物对肥胖者进行治疗,在短期内使体重减少5%~10%,究其原因,短时间的咀嚼刺激使迷走神经处于过度兴奋状态,从而引起食欲亢进,如果咀嚼时间长一些就不存在这个问题了。另外,食物未咀嚼成为食糜状态时,不能够充分贴敷于胃壁,使胃壁仍然处于饥饿状态,因此虽然进食很多,但是食欲却不减。

④喜欢夜餐者往往体态臃肿,其原因是体内的消化吸收和代谢在正常情况下形成生物节律,昼食夜寝,白日交感神经活动占优势,夜晚副交感神经活动占优势,因此夜餐者消化吸收完全。同时夜晚人体活动较少,因此体内的脂肪合成增多。

(三)肥胖症分类

1.单纯性肥胖症

无明显内分泌——代谢病病因者称为单纯性肥胖症。单纯性肥胖约占肥胖人群的95%左右,是最常见的一种,是非疾病引起的肥胖。这类患者全身脂肪分布比较均匀,没有内分泌混乱现象,也没有代谢障碍性疾病,家族往往有肥胖病史。单纯性肥胖病理改变主要体现在脂肪细胞的数量增多、体积增大上,这种体积增大是细胞内脂滴堆积的结果。按照病理改变将单纯性肥胖分为增生性肥胖和肥大性肥胖。增生性的脂肪细胞不仅仅体积变大,而且脂肪细胞的数目也有所增多;肥大性肥胖的脂肪细胞则只有体积变大,但是数目变化不大。

2.继发性肥胖症

继发性肥胖是由内分泌混乱或代谢障碍引起的一类疾病,约占肥胖人群的2%~5%左右,具有体内脂肪沉积过多的特征,同时以原发性疾病的临床症状为主要表现,肥胖只是这类患者的重要症状之一。继发性肥胖患者同时还出现其他各种各样的临床症状,多表现为皮质醇增多、甲状腺功能减退、性腺功能减退等多种疾病。

（1）由于下丘脑病引起。炎症、肿瘤、外伤→饮食中枢失控→多食。颈部后与背部明显肥胖。

（2）多见于垂体前叶功能减退。

（3）胰源型。包括糖尿病早期、胰岛素瘤等引起胰岛素分泌过多。

（4）甲状腺功能减退症。严重者常伴有黏液性水肿。

（5）肾上腺皮质功能亢进症。尤其是皮质醇增多症。

（6）性腺功能减退症。包括女性绝经期、多囊卵巢综合征；男性无睾丸或类似无睾丸症。

（7）其他肥胖症包括水钠滞留性肥胖症、糖原累积性等。

（8）药物性肥胖。药物性肥胖患者约占肥胖患者群2%左右。

有些药物在治疗某些疾病的同时，还有导致身体肥胖的副作用，如应用肾上腺皮质激素类药物（如地塞米松等）治疗过敏性疾病、风湿病、类风湿病、哮喘病等，同时可以使患者形成继发性肥胖；雌性激素以及含雌性激素的避孕药有时容易使妇女发胖。

3. 根据脂肪的分布部位分类

根据脂肪在身体不同部位的分布，肥胖可以分为腹部型肥胖和臀部型肥胖两种。

（1）腹部型肥胖

腹部型肥胖临床规范名称为中心性肥胖，又称为向心性肥胖、男性型肥胖、内脏型肥胖、苹果型肥胖，这种人脂肪主要沉积在腹部的皮下以及腹腔内，四肢则相对较少。

（2）臀部型肥胖者

臀部型肥胖者的脂肪主要沉积在臀部以及腿部，又称为非中心性肥胖、女性型肥胖或者梨形肥胖。腹部型肥胖患并发症的危险性要比臀部型肥胖大。

（四）肥胖症的并发症

1. 高血压

肥胖症可以引起高血压发病率为25%～55%。

2. 糖尿病

肥胖症引发的糖尿病发病率为14%～20%。

3. 冠心病

肥胖症引发的冠心病发病率为10%～15%、高脂血症发病率为35%～53%。

4. 睡眠呼吸暂停

肥胖症引发的睡眠呼吸暂停发病率为10%～20%。

5. 抑郁症

肥胖症引发的抑郁症发病率为70%～90%。

（五）脂肪量的测定方法

（1）脂肪量的测定：身高、体重和用测量器测量皮褶厚度推测方法。

（2）理想体重（kg）=身高（cm）-105

（3）评价体重状况（%）= $\dfrac{实际体重 - 理想体重}{理想体重} \times 100\%$

≤10%偏瘦；≤20%消瘦；≥10%超重；≥20%肥胖；20%～30%轻度肥胖；30%～40%中度肥胖；≥50%重度肥胖。据国外统计，在标准体重10%左右的人，寿命相对最长。

（4）体重状况（%）＝ $\dfrac{\text{实际体重} - \text{标准体重}}{\text{标准体重}} \times 100\%$

≥40% 重度肥胖；≥20% 肥胖；≥10% 超重；≤10% 偏瘦；≤20% 消瘦；20% ~30% 轻度肥胖；30% ~40% 中度肥胖；≥50% 重度肥胖。

（5）目前采用 BMI（体重质数或指数）评价：

$$\text{BMI} = \dfrac{\text{体重（kg）}}{\text{身高（m}^2\text{）}}$$

如：某男性，体重为 85kg，身高 1.70m；体重指数的计算方法是：85 ÷（1.7 × 1.7）≈ 29.4kg/m²。他的体重属于预胖型肥胖的范围。

<18.5 偏轻；18.5 ~23.9 正常；24.0 ~27.9 超重；>28.0 肥胖。

（6）儿童标准体重

（年龄 ×2）+8 = 标准体重（kg）

当体重超过标准体重的 10% 时，称为超重；超出标准体重的 20%，为轻度肥胖；超出标准体重的 30%，为中度肥胖。

（六）减肥原则

体重过低（消瘦）可以促发胃肠功能紊乱、骨质疏松、免疫力低下、贫血、抑郁症。体重过高（超重、肥胖）可以增加癌症、心血管疾病、糖尿病、骨关节病、脂肪肝、胆结石、痛风症及内分泌紊乱等多种疾病的发病率。肥胖患者应在专科医生指导下进行规范的治疗，在营养师指导下制定严格的饮食计划。肥胖患者同时多系统合并症，需要多个学科共同合作制定专业规范的治疗方案。

减肥运动必须强调科学性、合理性和个体化，根据自身特点掌握适当的运动量与度，控制体重要循序渐进，逐步降低体重。美国体形专家格莱格·加菲尔德在一本名为《怎样改变体形》的书中列举了许多减肥的诀窍，他认为在减肥时每个细节都很重要，这些细节就是让你每周减轻半千克的关键。

1. 胎儿期

防治肥胖症应该从胎儿期开始。胎儿在妊娠的后半期，体内就堆积了大量的脂肪，出生后婴儿体内脂肪继续增加，这个过程应该看作是生理现象，但是如果继续增加，将会促进细胞组织的增生肥大，为终身打下脂肪库增大的基础。这时就将介于病理状态了，因此，在妊娠期需要掌握好平衡膳食，孕妇的体重不要增长过多，使胎儿获得正常发育。

2. 儿童期

婴儿六个月时期，脂肪占体重的 26%，一岁以后体脂逐渐下降，三岁的时候降到体重的 20%，如果婴儿期摄入的食物超过生理需要，这些多余的食物将会为体脂打下基础。

（1）母乳喂养。母乳喂养的婴儿很少发生脂肪过多积聚，因此母乳喂养可以防止肥胖症的发生。

（2）添加辅食。当婴儿可以添加辅食的时候，给以合理的配餐（儿童营养一节中详述），帮助儿童养成良好的饮食习惯。

（3）儿童减肥时需要注意：肥胖儿童减肥时切忌因限制饮食而影响生长发育；切忌在限制饮食中出现突击性和间断性；切忌儿童在限制饮食中出现心理障碍。

3. 成年期

（1）避免急速减肥。减肥的人群要注意减肥速度,轻度肥胖者可每月减重0.5~1.0kg,中度以上肥胖可每周减重0.5~1.0kg。机体在短时间内拼命限制食物后,不仅会由于饥饿而降低基础代谢率,同时还会减去水分和肌肉组织,据观察,一些速成减肥者往往容易增加体重,甚至危害身体健康。减肥者应该根据肥胖程度与活动强度的不同采取不同的摄入量。

（2）老年人减肥慎重。老年人肥胖必须注意有无并发症,尤其对于患有心律不齐、糖尿病等症的老年人,不能够过于控制饮食,可以准备一些小食品,在必要时补充。

（七）肥胖症饮食调理

1. 防止热量入超

肥胖症的直接起因是长期热量入超,因此只有做到热量的摄入和消耗相等,才能够维持正常体重。

（1）活动热量消耗（kcal/h 小时）:

静坐100　站立140　散步210　中速行走300　中速骑车540　家务150~250　轻劳动225~400　慢速游泳300　跳舞350　打羽毛球350　打保龄球400

（2）热量供给（kcal/m）:

	卧床	轻等体力活动	中等体力活动	重等体力活动
肥胖	15	20~25	30	35
	(0.062)	(0.083~0.104)	(0.125)	(0.146)
正常	15~20	30	35	40
	(0.062~0.083)	(0.125)	(0.146)	(0.167)
消瘦	20~25	35	40	45~50
	(0.083~0.104)	(0.146)	(0.167)	(0.188~0.209)

（3）总热量控制以减肥为目的的饮食疗法,基本原理就是摄取的总热量 < 消耗热量,以求促进脂肪动员,减少蓄积脂肪量。

①一般控制热量:适应轻度肥胖症。按照标准体重供给热量。降低体重0.5~1kg/月,直到达到标准体重。

②称重控制热量:适应中度以上肥胖症。供给所需要热量的70%,造成热量负平衡。一般成年男性2000kcal（8400mJ）;女性1500kcal（6300mJ）。

③严格控制热量:适应重度肥胖症。供给所需要热量的50%,造成热量负平衡。一般成年人800~1300kcal,50岁以上者 < 成年人10%。降低体重3kg/月,此种控制必须住院治疗。总热量要根据患者理想体重按休息状态计算, < 每日25~30kcal/kg。通常将基础代谢定为每日每千克24kcal,乘以标准体重;再加上运动热量300kcal（轻度）或500kcal（中度）求出维持热量。如在标准体重为60kg时,维持热量就是60×24+300=1700kcal。每天总热量不宜 < 1200kcal,应根据个人的具体情况,按营养配餐方案计算每日总热能和蛋白质、脂肪、糖类、矿物质、维生素的摄取量。

2. 平衡膳食

防治肥胖症应在日常饮食中保持平衡膳食,从而不会人为地破坏食物自然组合,以达到体内的正常代谢。

（1）蛋白质的要求占总热量 16%～25%，1g/（kg·d）。应防止体内细胞组织的蛋白质被消耗，采用优质蛋白质以保证体内细胞组织的正常生长发育。一般儿童可以适当提高，多采用脂肪少的优质蛋白质食物，如禽类、鱼类、蛋类、乳类等。成年人可以在比例上多采用植物性蛋白质食物，很多肥胖的人都不敢吃肉，但千万不要将维持机体的蛋白质也摒弃。3/4杯的白扁豆可提供 7g 蛋白质，同量的青豌豆所含的蛋白质相当于 1 只鸡蛋。必须注意互补作用，也就是各类含有蛋白质的食物混合食用。每餐在肉、鱼、蛋、乳类和大豆制品中摄取 2 种以上。

（2）脂肪的要求占全日总热量的 20%～30%。人们普遍认为食物中的脂肪是造成肥胖的主要原因。但是有关资料指出，脂肪并不等于肥胖，其原因是，食物脂肪所提供的热量不能够很快就促进体内合成脂肪，因为脂肪代谢过程比较复杂，同时脂肪在分解过程中所产生的甘油，还具有抑制脂肪合成过多的作用。

P/S（不饱和脂肪酸/饱和脂肪酸）：正常值＞1.0（饱和脂肪酸过多易引起心脑血管疾病）

应减少动物性脂肪的摄入，多选用鱼类食物，一般全日烹调油掌握在 20g 左右，并且多采用植物油，这样不仅可以防治肥胖症，同时还可以保证体内细胞膜的组成成分，保证脂溶性维生素的吸收，降低血脂。

（3）对糖的要求占全日总热量的 50%～60%。美国一名学者曾经这样提醒肥胖症患者："始终意识到含热量的食物——糖，是首要的增加体重的食物。"在日常饮食中主要以多糖类供给热量，采用淀粉类食物，粮食类是膳食中的主食。有一种理论认为，要想身体健康就要多吃菜少吃饭，因为吃饭容易长胖、吃菜比吃饭有营养。实际上多吃菜少吃饭不科学，粮食类为多糖类，机体内糖过低可使脂肪分解加速，从而使脂肪燃烧不充分，进而酮体产生增多，造成机体酸中毒。一点注意的是，一些成品主食内含的油脂也很高，因为在制作此类食品时，添加了一些油脂，如面包、年糕、八宝饭等。应避免蔗糖类食物，控制食糖、糖果、甜食等食品，原因以下：

①低聚糖消化吸收快，促进胰岛素分泌，并促进糖转变为脂肪。

②低聚糖类食物转变脂肪比脂肪类食物快。

③过多低聚糖易引起高甘油三酯血症。

④由于糖消化吸收快，容易饥饿，由此增加食欲。

适量补充膳食纤维丰富的食物。其作用：

①减少糖的吸收，避免餐后血糖升高。

②刺激胆酸的分泌，结合胆固醇，从而使其排出体外。

③通便，纤维素吸收水分高达 6 倍，使粪便体积增大。同时可防治肠道癌症等病症。

④饱腹感，从而减少食物的摄入。

总之，主食必须在满足体内需要量的基础上适当限制，同时选择的种类应该是五谷杂粮。

（4）补充足够的维生素、矿物质。维生素与矿物质的要求必须保证体内的正常代谢需要。尤其需要注意的是在减肥的过程中由于摄入的食物受到限制，往往影响脂溶性维生素的摄入。

近年来，专家发现造成肥胖的饮食营养，也可能是缺乏维生素 B 族，因为体内脂肪转化为能量过程中需要多种营养素,尤其是维生素 B 族。日本有关专家发现,一些减肥者发生营养障碍性脱发,其原因是体内缺乏锌、铁等矿物质,因此在减肥中千万不要忽视营养素的全面补充。

蔬菜类需要绿黄色和淡色蔬菜相配合,约各占一半;海草、蘑菇、魔芋类要充分摄取;每餐食品种类要多种。多菜少肉,少吃粮食与肉类。做肉食时最好把肉量减少一半,并加些蔬菜,这样不但可以增加膳食纤维,脂肪也明显减少了。肥胖症存在水钠储留,因此需要控制钠盐的摄入,一般 1 ~ 2g/d,待体重正常后 3 ~ 5g/d。

（5）进餐顺序:应该先蔬菜,再粮食加蔬菜,最后肉类。这种顺序使您多吃蔬菜。

（6）进食宜忌:

①严格限制糖果、果汁、酒类、饮料、甜点、罐头制品、蜜饯食品等零食。

②口味不可太咸,避免体内水分滞留过多。

③减少刺激性食品。减少调味品类、酒类、咖啡,调味品可以促进食欲。酒类和咖啡可以增加热量并且使人兴奋,从而也可以增加进食量。酒精热量高,1g 酒精产生 7kcal。

④增加酸味食品。酸味食品不仅补充和保护体内所需要的维生素和矿物质,同时还可以促进脂肪和蛋白质的分解。有关专家为肥胖者患者提供了三点不妨试一试:少食多嚼;少盐多酸;少糖多果。

（7）烹调方法。烹调方法以蒸、煮、烤、炖等少油法为宜。炒菜用的油必须按计划中规定的量,因此不宜吃油炸食物及喝肉汤等。

3.养成良好的饮食习惯

（1）饮食多样化。偏食对肥胖症的产生具有明显作用。据调查,儿童肥胖症发病因素中偏食占 31.8%。有的儿童偏食肉类,有的儿童偏食巧克力等糖类,长此下去会引起体内营养素失调,造成代谢失衡,这样不仅影响体内的生长发育,还会造成肥胖症。老年人由于牙齿脱落和消化道衰退,从而造成饮食单调而引起营养素不平衡,这样长此下去会影响健康并容易造成肥胖症。值得注意的是,不少肥胖者的盲目减肥会导致体内营养素的失调。如有的人偏食含有膳食纤维的食物,从而引起腹泻甚至脱水;有的人只吃单一食物,从而引起体内代谢紊乱等现象,这些均不利于减肥,体重反而迅速增加;有的人由于难以坚持减肥,结果更加多食,从而促进肥胖。更为严重的是,由于以上现象会造成血脂升高,胆囊功能障碍等疾病的出现。防治肥胖症的一个重要措施,就是在日常饮食中保持平衡膳食,不要偏食,食品的种类和花色宜多,这样才能保持均衡饮食。从而不会人为地破坏食物自然组合,保持体内的各种营养素均衡,以达到体内的正常代谢。

（2）定食定量、少食多餐。定食定量、少餐多食进食方式增加饥饿感,同时从心理上容易造成多食的欲望。科学家指出,若一次进食量很大,将刺激胰岛素大量分泌,大量糖被吸收,由此脂肪合成增多而增加了体脂。另外,热量转变为脂肪的蓄积,必须有多种酶的作用来完成,而餐次少能够增强有关酶的活性,从而有利于脂肪的合成。此外,当人们进餐时,新陈代谢率加速,热量消耗增加,而餐次少的时候同时也减少了热量的消耗,由此,多余的热量将转变为脂肪而蓄积。少食多餐保持各种营养素在血液中的浓度以被吸收利用,不会储存在体内转变为脂肪。日本是长寿国家,饮食习惯每餐为一小碗、一小碟、一小口,加起来二三十种,每餐七八分饱。

①确定规则的、正确的进食时间、进食量。养成进餐采用分食方法较好,以便正确控制

份量。五餐的分配比例分别是 20%、5%、40%、5%、25%、5%。将一日三餐分出部分食物在加餐中，上下午各一次，此次食用水果为宜。

②不要在饥饿时进餐，在消化酶分泌低潮时进餐可以减少热量的摄入。设法获得饱腹感，摄取膳食纤维丰富及汤类食物，遵守少油、少甜、少盐的原则。

③养成控制零食的习惯，零食多为含有精制糖或者油炸类食品，此类食品容易增加脂肪的合成。有的人尤其是儿童和青年女性，在日常饮食中看起来正餐所摄入的量不多，但是将一日所摄入的零食也加起来，总热量就超过了体内所需要。

④克服嗜食的心理因素。美国专家在研究报告中指出："有些胖人想吃东西是为了安定情绪，并不一定是因为肚子饿了。"因此对那些嗜食者应该采取自我监控。首先要控制进食条件，只在规定的时间和地方进食，不要将吃食物与看书、看电视等活动结合起来，这样可以在不知不觉中食入过多地食物。在规定以外的时间想吃东西的时候，可以安排其他活动，如散步、交谈等方式来分散对食物的欲望。

⑤喜欢夜餐者往往体态臃肿。其原因是机体内的消化吸收和代谢在正常情况下形成生物节律，昼食夜寝，白日交感神经活动占优势，夜晚副交感神经活动占优势，因此夜餐者消化吸收完全。同时夜晚人体活动较少，因此体内的脂肪合成增多。随着夜生活的增多，许多人养成了夜餐的习惯，为了减少由于夜晚摄入过多的食物而影响体内的正常代谢，需要纠正夜餐习惯。如果由于工作和学习需要夜晚推迟睡眠时间，可以适量食用些清淡容易消化的食物。

（3）控制进食速度。有关专家发现：肥胖型的人对食物的咀嚼次数比正常人少 10% ~ 20%。肥胖者一般都有显著的进食速度快、偏食和一边做其他事一边进食的习惯。日本专家以住院患者为对象，用相同的食物和同等数量的食物，进行一次进食速度的观察。结果发现，肥胖者大多是进食速度快的患者。其原因是，食物进入体内后，体内血糖升高，当血糖升到一定水平时，大脑食欲中枢便及时发出停止进食的信号，然而如果进食时狼吞虎咽，使食物得不到充分咀嚼而过多地摄入食物，当大脑食欲中枢发生信号时，往往已经摄入过多的食物了。

专家还采用一些不经咀嚼则难以吞咽的食物对肥胖者进行治疗，在短期内使体重减少 5% ~ 10%，究其原因，短时间的咀嚼刺激使迷走神经处于过度兴奋状态，从而引起食欲亢进，如果咀嚼时间长一些就不存在这个问题了。另外食物未咀嚼成为食糜状态时，不能够充分贴敷于胃壁，使胃壁仍然处于饥饿状态，因此虽然进食很多，但是食欲却不减。美国学者提出："绝不能少于 20 分钟的时间吃一顿饭，当你饥肠辘辘的时候，勿去饭馆，这样可以避免过量地摄入一餐食物。"细嚼慢咽不仅有利于消化，同时对减肥也有利。

（4）及时适量补充水分。体内如果水分不足，就无法对脂肪进行充分代谢，从而储存在体内。肥胖者体内水分比正常者少 15% ~ 20%，因为脂肪组织含水少，而肌肉组织含水多，肥胖者即使不减肥也需要及时适量补充水分。

美国学者有一句话："水是身体各功能的必需物质，它既便宜，又不含卡路里，是完美的饮料。"美国一名博士著书立说："介绍一种最有效、最安全的减肥方法，那就是饮水，饮水可以排除脂肪，据观察，每日饮水 8 ~ 12 杯，每杯 200mL 左右，可以帮助你每周减重 0.5kg，因为饮水尤其凉开水容易被体内细胞组织吸收，并且帮助消耗热量。"1000mL 水带走 0.8kcal 热量。另外，如果在餐前先喝一些汤汁类，并且持之以恒，将可以收到防治肥胖的效果。

4. 体重观察

控制减肥速度科学减肥贵在持之以恒。那种绝对饥饿、快速减肥等方法是有害的,往往减掉的不是脂肪组织,而是水分和蛋白质。减肥的速度控制在轻度肥胖症每月减 1~1.5kg 体重;重度肥胖症每月减 1.5~2kg 体重。组织脂肪水分含量低,1g 蛋白质产生 8kcal(33mj) 热量,因此减重期间开始体重下降多,机体分解的是水分与蛋白质,出现的是负氮平衡。继续减重,体重下降逐渐减少,此时机体分解的是脂肪,建立新的氮平衡。

由此说明,减重开始虽然体重下降的多,机体分解的是水分与蛋白质,出现的是负氮平衡。继续减重,体重下降逐渐减少,此时机体分解的是脂肪,建立新的氮平衡。

5. 自我修正异常摄食行为

肥胖者应该建立正常食欲调节,详细记录每日摄入的食物,包括进食量、种类、时间、进食情况,然后定出减轻体重每周达到的目标体重。日本有关专家介绍了几种综合疗法,主要是以行为疗法出发的饮食疗法。

(1)对肥胖者以摄食行为为中心的分析与修复。应详细采集病史和体重增减病历,尤其是减肥经验与方法,以了解其饮食生活习惯、饮食行为偏异、治疗肥胖症的障碍等;深入了解其进食的食物内容、摄食时间、摄食时间长短;纠正和修复导致肥胖的摄食方式。

(2)记录体重自我管理。每日四次记录体重:起床后、早餐后、晚餐后、就寝前。可以通过体重的曲线反映摄食行为,以自我管理来保持减肥治疗的有效手段。

6. 几种减肥方法

(1)早食减肥法。法国医学家发现,在饥饿之前进食可以控制胰岛素分泌,从而减少体内对糖的吸收和对脂肪的积聚。同时,待到进正餐时食欲便有所减退,从而减少食物的摄入量。美国专家提出,吃饭时间的选择对体重增加或者减少,要比人体摄入食物的数量和质量更为重要。其原因是,人体的新陈代谢活动,在一日的各个时间段内是不相同的,一般从早晨 6 时起人体新陈代谢开始旺盛;8~12 时达到最高峰,所以,只要将吃饭时间提前,就可以达到较好的减肥目的。

(2)冬季减肥法。冬季,体内为了适应寒冷的环境,胃肠消化功能较旺盛,同时冬季人们出汗少,消化液较多,胃肠功能处于最佳状态,由此人们食欲较好而进食量较大。如果体内消耗小,进食量又大,就容易造成营养过剩而增加体重。另外,冬季人们往往在饮食上不避"肥甘厚味"地冬令进补,从而造成热量过剩,又由于冬季蔬菜较少而增加了主食,同样也增加了热量。据统计,世界上胖人最多的 8 个国家,均是冬季较长的国家,如瑞士、瑞典、奥地利等国家。因此,冬季减肥可以取得好的效果。

(3)食醋减肥法。美国有关专家认为,醋中含有的氨基酸不仅消耗体内的脂肪,而且可以使糖和蛋白质代谢顺利进行。据观察,每日食醋 15~20mL,一个月减轻体重 3kg 左右。

(4)米饭减肥法。西方国家将大米誉为"世界最佳减肥食粮",据报道,欧美一些医生创办了"米饭减肥中心""米饭大屋""米饭减肥医院"等,上门求治的患者不需要服药,每日三餐食用医生开出来的米饭食谱,便可以成功地减肥。美国出版一本《米饭减肥报告》的书十分畅销。书中的减肥方法以米为主,以蔬菜水果为辅。治疗分为五个阶段:第一阶段每日三餐限制食用米饭,并且配以水果和不含卡路里的饮料;第二阶段增加番茄类蔬菜;第三阶段再多增加一些蔬菜类或者一个热红薯;第四阶段初尝肉味;第五阶段每周食用一只鸡。该书作者原是一个体重 175 磅的女人,采用此方法后经过 9 个月,体重减至 140 磅。据了解美国采用此方法减肥的人越来越多。

（5）冬瓜减肥法。英国有关专家认为，冬瓜具有利尿作用，同时也具有减肥作用。

（6）食前闻味法。美国专家提出，进食前先闻食物的味道，约30秒钟有利于减肥。其原因是，当闻味的时候大脑误认为已经进食，因此不必与往日吃得一样多。

（7）清淡膳食一

①总热量700～900kcal（2940～3780mj）。

②在一般饮食控制的基础上，1～2d/w为1～1.5kg/d的新鲜蔬菜、苹果，分为6～7次/日食用，如仍然饥饿可再食用100g瘦肉类。

③全日无烹调油、食盐。

④完全休息。

（8）清淡膳食二

①拌蔬菜：蔬菜水煮，食盐＜0.5g/d。

②拌凉粉。

③纤维素饼干、面包等主食。

④餐前30分钟进食1杯番茄汁（或半杯无糖豆浆，或半杯脱脂奶，或半片面包），但该食物包括在总热量内。

7. 介绍几种富含营养素又不容易发胖的食物

苹果含有丰富的膳食纤维；香蕉含有丰富的钾；胡萝卜含有丰富的胡萝卜素；米类为减肥理想的食物；鱼肉、兔肉、牛肉、鸡肉、瘦猪肉为肥胖者适用的肉类。

五、营养防治痛风症

痛风症是一种与遗传有关的长期嘌呤代谢紊乱所致的疾病。该病由血尿酸增高引起，医学上称为"高尿酸血症"。嘌呤是细胞中核酸的重要成分，参与DNA与蛋白质的合成，嘌呤在机体内分解产生的最终产物为尿酸。高尿酸血症是产生痛风症的原因。

在正常人体中，每日都会有尿酸产生，同时也有等量尿酸排出体外，以保持体内的平衡。一旦这种平衡被破坏，导致体内的尿酸浓度增加，进而就形成痛风症。用"痛风来去如风"之说来形容痛风症一点也不夸张，该病发作时疼痛十分厉害，发作与缓解如同风一样来去匆匆。

由于痛风症是以关节疼痛为典型症状，因此特别容易混淆于风湿性、类风湿性等关节炎。近年随着中国居民饮食结构的改变，过去不常见的痛风症已经悄然增多。

（一）嘌呤来源

1. 内源性嘌呤

高尿酸血症的发生以内源性代谢紊乱较外源性因素更为重要，主要利用谷氨酸在肝脏内合成以及核酸代谢不断更新，最后分解为尿酸。

2. 外源性嘌呤

由富含核蛋白的食物中核苷酸分解而来，所有的蛋白质均为嘌呤的来源，人们食用了富含嘌呤的畜、禽肉类、动物内脏等食物后，经过分解代谢产生尿酸。

3. 尿酸产生

（1）内源性尿酸占80%。内源性的就是核酸DNA和RNA氧化分解产生嘌呤，嘌呤氧化则成为尿酸。

（2）外源性尿酸占20%。外源性的尿酸就是高嘌呤的食物摄入。血中尿酸浓度达到饱和溶解度，尿酸盐慢性沉积，形成结晶体，沉积于软组织中，如关节膜或肌腱里的尿酸结晶释出，导致身体免疫系统出现过敏而造成炎症。高尿酸血症是痛风症的重要特征，正常人体内尿酸平均为1200mg，每日产生约750mg，排出500～1000mg，约有2/3经尿排泄，1/3经肠道排出或在肠道内被细菌分解。正常血清尿酸值男149～416mmol/L，女89～357mmol/L。超过正常值为高尿酸血症。如果体内代谢产生的尿酸或摄入食物中含有的嘌呤过多，尿酸超过肾脏的清除能力时，尿酸盐的结晶微粒就积聚在体液和其他组织中，这些尿酸盐被白细胞吞噬后往往引起炎症，如果炎症反复发作便形成痛风结石。

（二）痛风症饮食调理

痛风症是由嘌呤代谢紊乱引起的，嘌呤食物是痛风最大的一个饮食禁忌，禁食含嘌呤高的食物，以避免诱发痛风病。治疗目的是尽快终止急性症状，预防复发，减少并发症。因此在治疗上一方面控制急性痛风性关节炎，另一方面促使尿酸排泄，控制高尿酸血症。

1. 急性期饮食处理

当患者突然出现红肿热痛时，主要的原则是消炎、消肿、止痛。这阶段有的患者认为因为血尿酸增高，就用降尿酸的药物，使用排泄尿酸的药物应该慎用。

（1）控制嘌呤的摄入。严格控制含有嘌呤的食物，避免增加外源性嘌呤的摄入，嘌呤的控制量不超过150mg/d。选择低嘌呤食物如乳类、蛋类和一些含有低嘌呤的蔬菜与水果等；主食宜选用精制谷类，因为糙谷中嘌呤含量较高。选择碱性食物，如奶类等以减少尿酸形成。

（2）三大营养素比例。蛋白质的摄入量为0.8～1.0g/(kg·d)，脂肪的摄入量少于50g/d，以糖补充机体的热量需要。

2. 缓解期饮食

痛风缓解期的治疗目的就是防止痛风再次发作，防止因为高尿酸血症导致的并发症发生，维持血尿酸在正常水平<417umol/L。

（1）防止内源尿酸产生。在控制含有高嘌呤的食物同时，可以使用抗氧化的营养补充剂，如虾青素、花青素之类，防止DNA，RNA氧化分解。

（2）防止外源尿酸产生。根据不同病情采用不同膳食中的嘌呤含量，一般600～1000mg，禁用含有高嘌呤的食物。与此同时注意平衡膳食，避免由于嘌呤的限制而影响蛋白质的摄入量，长久下去容易造成营养不良。

（3）蛋白质的摄入量。蛋白质的摄入量<80g/d，根据病情每日或者每周食用五次肉类、鱼类、禽类60～90g，选用含有低嘌呤的蔬菜和水果，选用精制谷类。

（4）供给充足维生素与矿物质。维生素C促进组织内淤积尿酸盐溶解；红萝卜富含维生素K，具有抗血液凝固及尿酸盐结晶。日常饮食中注意补充维生素C、B族等含量丰富的食物，如蔬菜与水果等，因为此类食物能够使组织内淤积的尿酸盐溶解，同时蔬菜与水果是成碱性食物，尿酸在碱性环境中容易溶解。蔬菜1000g/d，水果4～5次。

（5）控制脂肪的摄入。脂肪的摄入量一般控制在50g/d左右，避免由于脂肪摄入过多而影响尿酸的排出。

（6）禁用酒类，低盐饮食。痛风症患者禁用酒类，因为酒类能够造成机体内乳酸堆积，而乳酸对尿酸排泄有竞争性作用,从而影响尿酸排出。食盐中的钠具有促进尿酸沉淀的作用,因此建议痛风症患者为低盐饮食。

3. 三大营养素比例适宜

在限制总热量前提下,三大营养素的分配原则是:高碳水化合物、中等量蛋白质和低脂肪。

(1)碳水化合物应占总热量的 65% ~ 70%。少食蔗糖或甜菜糖,可以减少脂肪分解产生酮体,有利于尿酸盐排泄。

(2)蛋白质应占总热量的 11% ~ 15%,可以根据体重按照比例来摄取,按标准体重蛋白质可按 1kg 体重 0.8 ~ 1.0g 供给,全日在 40 ~ 65g。选择以不含核蛋白的蛋白质、植物蛋白为主,动物蛋白牛奶、奶酪、脱脂奶粉、蛋类的蛋白部分,此类食物既富含必需氨基酸的优质蛋白,能够提供组织代谢不断更新的需要,又含嘌呤甚少。尽量不用肉类、禽类、鱼类等。

(3)脂肪摄取控制在总热量的 20% ~ 25%,通常为 40 ~ 50g/d。脂肪减少尿酸正常排泄,应该适当限制。

4. 大量喝水

每日应该喝水 2000 ~ 3000mL,水可以加快人体新陈代谢,以保证尿量,加快人体对尿酸的排出,降低人体尿酸的浓度,避免因为痛风而引起结石。肾功能不全时水分适量摄入。

5. 采用减少嘌呤的制作方法

在食用含有嘌呤较高的食物时(包括肉类、鱼类等),可以先用水煮后弃汤再食用,因为嘌呤经过水煮可以溶解于汤中。

6. 避免体重超重

痛风症患者多伴有肥胖、高血压和糖尿病等,应该降低体重。总热量摄入控制在保持或者达到理想体重。最好低于理想体重的 10% ~ 15%。肥胖症患者的减重措施应该循序而进,建议每个月减 1kg 左右。切忌由于减重太快而造成酮体与尿酸竞相排出,从而影响尿酸的排出。

7. 不能暴饮暴食

不能吃得过快或过慢,不能吃得过多,七分饱即可。

8. 痛风症患者食物选择

大多数蔬菜、各种水果、牛奶和奶制品、鸡蛋、精制谷类等含嘌呤很少。痛风症患者体内是呈酸性的,因此需要选择碱性食物,提高尿酸盐溶解度,增加尿酸排出量,防止形成尿酸性结石,如白菜、油菜、胡萝卜与瓜类等,此类黄绿色蔬菜呈碱性。以往曾禁用咖啡、茶叶和可可,因其分别含有咖啡碱、茶碱和可可碱,近年中外医学专家研究发现,咖啡碱、茶叶碱和可可碱在体内代谢中并不产生尿酸盐,也不在痛风石里沉积,可以适量选用。多酚咖啡针对痛风的防治作用主要是通过以下:

抗营养性:多酚咖啡容易与食物中的蛋白质和嘌呤结合,降低机体对外源性嘌呤的吸收。

抗氧化性:多酚咖啡能保护细胞免受酸性物质氧化和破坏,减少内源性嘌呤转化为尿酸。

与金属离子螯合:多酚咖啡中多个邻位羟基可以与体内过量的钠离子螯合,避免或减少钠离子与尿酸结合,形成尿酸钠结晶,进而减少或停止痛风复发。

9. 痛风症患者禁用食物

(1)富含嘌呤的食物有:各种动物内脏、肉类汤汁、各种肉食、骨髓、海鱼(特别是风尾鱼、沙丁鱼等)、虾、蟹、海菜;各种豆类(特别是豌豆)、花生米、菠菜、菜花、蘑菇、糙米、粗面粉、全麦片、糙谷中嘌呤等均应该禁止食用。

(2)火锅中的肉类、海鲜和蔬菜等混合食物,由于嘌呤具有很高的亲水性,汤汁内含有极高的嘌呤,应该少吃。避免吃炖肉或卤肉。

(3)痛风症患者禁用酒类,因为酒类能够造成机体内乳酸堆积,而乳酸对尿酸排泄有竞争性作用,从而影响尿酸排出。饮适量红酒可能有利于降尿酸;切忌喝啤酒。

(4)酸奶因含乳酸较多,对痛风患者不利,故不宜饮用。

(5)少用食盐和酱油,食盐中的钠具有促进尿酸沉淀的作用,因此建议痛风症患者为低盐饮食,每日应该限制在 2~5g。

(6)禁用刺激性食品;禁用强烈香料及调味品。

10. 其他

(1)避免受寒。

(2)注意劳逸结合,避免过劳、精神紧张、穿鞋要舒适,勿使关节损伤等。

临床上常可见到痛风性关节炎的发作往往与患者长途步行、关节扭伤、穿鞋不适及过度活动等因素有关,一般不主张痛风患者参加跑步、长途步行、旅游等运动量较强的活动。

(三)食物嘌呤含量

(1)每 100g 含嘌呤 100~1000mg 的食物:动物肝脏、肾脏、胰脏、心脏以及脑等,畜肉类以及汤汁、鱼卵、小虾、贝类、鲭鱼、鹅肉、酵母等。

(2)每 100g 含嘌呤 90~100mg 的食物:禽类、干豆类、鱼类、菠菜、扁豆、芦笋、蘑菇等。

(3)含嘌呤低的食物:精制谷类、乳类及其制品、蛋类及其制品、蔬菜类、水果类、硬果类、油脂类、调味品等。

第十三节 泌尿系统疾病营养调节

人类的泌尿系统包括造尿器官的左右肾脏;和排尿器官的左右输尿管、膀胱、内外括约肌以及尿道两大部分。每个肾脏约有 100 多万个肾单位,肾小球每 5 分钟将全身血液过滤一次,正常人体尿量 1000~1500mL/d,<250mL/d 为少尿。正常膀胱约容纳 500mL 尿液,约 2~5 小时排尿一次。

一、营养防治泌尿系统感染

(一)泌尿系统感染

泌尿系统感染多指肾盂肾炎、膀胱炎和尿道炎,尿道和膀胱二者紧密相连,尿道感染常会上行引发膀胱炎症。泌尿系统感染可以累及尿道、膀胱、肾盂及肾实质,不易定位,临床上统称为泌尿系统感染或称为尿路感染。

(二)泌尿系统感染饮食调理

1. 饮食原则

(1)泌尿系统感染宜吃清淡、富含水分食物,选择有清热解毒、利尿、通淋功效的食物。如荠菜汤、冬瓜汤等;常吃凉拌莴苣丝;菊花、荠菜、马兰头、冬瓜、西瓜、葡萄、桃子。适应于尿频、尿急、尿痛,有助于排尿。多吃橘子、柠檬、梅子、西瓜、葡萄、菠萝、芹菜、梨等水果,这些水果富含水分,不但能够多排尿,还能保持尿液酸性化,使尿道维持在酸性环境中,不利于细菌的滋生,防止泌尿系疾病的复发。田螺、玉米、绿豆、葱白等可帮助缓解尿频、尿急、尿痛等症状。

(2)泌尿系统感染饮食禁忌:

①胀气食物使泌尿系感染常出现小腹胀痛。而腹部胀满往往又加重症状,使排尿更加困难。因此忌食胀气之物如牛奶、豆浆、蔗糖等。

②发物对炎症、发热有加重的作用,并使尿频、尿急、尿痛症状加重。因此忌食发物如猪头肉、鸡肉、蘑菇、带鱼、螃蟹、鲫鱼、韭菜、南瓜、香菜等。

③泌尿系统感染为湿热太盛,凡助长湿热的食物能使病情加剧。因此忌食助长湿热之品如酒类、甜品和高脂肪食物。

④辛辣、刺激性食物的反应使尿路刺激症状加重,排尿困难,有的甚至引起尿道口红肿,使炎症部位充血、肿痛,应控制此类食物,如辣椒、辣酱、芥末、韭菜、葱、蒜、胡椒、生姜、油炸品、冰冻,生冷等食物。

⑤尿的酸碱度对细菌的生长、药物的抗菌活力都有密切关系,忌食酸性食物的目的是使尿液呈碱性环境,增强抗生素的作用能力,治疗尿路感染时,应该先调节尿的酸碱度,然后应用抗生素,以取得最大的杀菌或抑菌效力。

高糖食物在体内会提高酸度,因此应限制含糖量高的食物。忌食酸性食物如猪肉、牛肉、鸡肉、鸭、蛋类、鲤鱼、牡蛎、虾,以及面粉、大米、花生、大麦、啤酒等。

⑥忌用烟酒,两者对于恢复尿路感染十分不利,一定要注意。

2. 除去诱因

(1)泌尿系感染患者约为半数病例可伴有多种诱因,尤其是慢性或反复发作的病例伴有尿路结构的异常,必须积极检查,尽早治疗,以防肾实质损害。

(2)泌尿系统感染应多喝水促进病菌排出体外。通过大量尿液的冲洗作用,清除部分细菌,因此多饮水,饮水 >2000mL/d,每 2 ~ 3 小时排一次尿。还应便后清洗,按医嘱用 1:5000 高锰酸钾液清洗外阴部 1 ~ 2 次/日。

(3)尽可能避免导尿,避免将细菌带进尿路。

(4)保持阴部清洁。外阴部潮湿、分泌物较多,是细菌最容易生长繁殖的部位。容易发生尿路感染的妇女,在过性生活时,除了自己要事先清洁外阴之外,还要劝告丈夫清洁阴部,因为在性交时可将女性尿道和尿道口周围的细菌带入,尿道和膀胱容易引起感染。

二、营养防治泌尿系统结石

(一)泌尿系统结石

泌尿系统结石包括肾脏、输尿管、膀胱、尿道的结石。泌尿系统结石病如果不及时治疗,可以导致严重的并发症,容易造成输尿管及尿道的阻塞及继发性感染等,如果延误治疗时机或处理不当,可以损坏肾功能引起尿毒症,甚至危及生命。国外研究发现,欧美发达国家居民经常食用动物性蛋白质和脂肪以及精糖类的食物,他们的尿路结石发病率明显偏高,而中国居民经常食用菠菜、甜菜、橘子汁、浓茶等,也容易发生尿路结石。由此说明,为了防治尿路结石的形成,首先应该控制促进结石形成的食物成分。常见的结石有草酸钙结石、磷酸钙结石、尿酸结石、胱氨酸结石等。

（二）泌尿系统结石饮食调理

结石形成的一些因素如结石成分、结石形成的促进物和抑制物，除了和某些代谢疾病有关外，也可以由食物代谢而产生。近年来曾有以调节饮食而取得有效降低泌尿系结石复发率的报道，饮食可以影响尿成分及 pH 值从而影响结石生成和生长。

1. 草酸钙结石患者的饮食原则

采用低草酸、低钙的饮食以降低草酸钙的排泄，每日摄入钙量小于 500mg/d。避免食用牛奶、豆制品、贝类、虾类等含钙丰富的食物；避免食用菠菜、苋菜、竹笋、青豆、青蒜、荸荠、葱头、茭白、苹果、茶、咖啡、巧克力等含有草酸钙较高的食物。在饮食中多食用生成酸性尿的食物，包括畜肉类、禽肉类、蛋类等以促进结石的溶解，同时增加含有维生素 B_6、叶酸丰富的食物。

2. 磷酸钙结石患者的饮食原则

磷酸钙结石患者的饮食原则与草酸钙结石患者相同。

3. 尿酸结石患者的饮食原则

应采用碱性食物包括菠菜、水果、乳类等。避免含有高嘌呤的食物，包括动物内脏、豆类、花生、芹菜、菠菜、笋类、茶、咖啡、粗制粮食、酒类等食物，并且限制食盐量。

4. 胱氨酸结石患者的饮食原则

采用低蛋氨酸食物包括肉类、蛋类等。同时多食用些碱性食物包括蔬菜、水果、乳类等。

5. 大量饮水

慢性脱水或(和)饮水量不足和尿石形成密切相关，因为慢性脱水能够增加尿比重和尿石形成物及尿酸的饱和度并且降低尿 pH 值，增加饮水可以通过多种机制降低尿石形成的危险性。

各类型结石均需要大量饮水，合理的饮水量应该是 <2L/d，包括食物含水量，尿比重为 <1.010 为宜，而且还需要特别注意饮水不可仅限于白天，晚间饮一定量的水非常重要。建议每天餐间、就餐时、夜间排尿时，各饮 250mL 无奶液体。每天饮 2500mL 液体可阻止高尿钙者发生新生结石，通常则推荐每 4 小时饮水 250mL，再加每餐 250mL。量的问题解决之后要解决饮什么样的液体，至今并未证实硬水较软水更易致结石，因此饮用水不必强求其软硬而量是关键。

研究发现，炎热地区的尿路结晶发病率明显高于温带地区，国内南方的尿路结石发病率又远远高于北方；肾绞痛的发病在高温季节比冬季多。由此说明，气温高时出汗也多，然而尿量却相对减少，当尿液过分浓缩时便于形成结石。对于结石较小的患者多饮水，这样可以增加尿量而促进小的结石排出。如果结石较大（直径大于 1cm），并且已经造成泌尿系统的机械性梗阻或者发生肾积水时，不宜多饮水，避免加重梗阻而损害肾功能，这种情况下可以采用体外震波碎石或者手术治疗。

6. 合理营养

（1）热量。供给要满足生理需要，但要防止超量，一般为 1500～2400kcal。

（2）脂肪。限制脂肪，避免刺激胆囊收缩以缓解疼痛。手术前后饮食中的脂肪限制在 20g 左右，随病情好转可以略为增加，以改善菜肴色香味而刺激食欲。忌用油腻、煎、炸、动物脂肪多的食物，如肥猪肉、羊肉、填鸭、肥鹅、黄油、动物内脏，忌烟酒及辛辣食品；慎食蛋黄、鱼、甲壳类动物。

（3）维生素与矿物质。日常饮食多食新鲜蔬菜、水果、可食猪瘦肉、鸡肉、鸭肉、蛋清。

（4）酸碱性食品：

①患尿酸性结石患者不宜食用酸性的食品,酸性的食品可以使体质和尿液的酸化,加快结石的形成。

②对非酸性的结石,绝大多数泌尿结石的患者应该适当使用酸性食品,这样可使碱性或中性体质及尿液酸化,有助于防止尿石形成,对体内其他部位的结石也是如此。

（5）钙。钙在70%的尿结石中,草酸钙单独或和其他钙盐共同为主要成分。低钙饮食可促进肠道草酸盐的吸收和引起高草酸尿,从而促进尿结石形成。相反高钙饮料(380mg/L)虽然可以增加尿钙排泄,但可以明显降低草酸的排泄,草酸增加对结晶形成作用较钙大。

（6）草酸盐。由于大部分尿结石含有草酸盐,因此降低尿草酸必将减少结石症的发生,60%的尿草酸是由甘氨酸、羟乙酸和羟脯氨酸内源性代谢而来,25%～30%是饮食中维生素C代谢的最终产物,5%～10%来自饮食中的草酸盐。正常情况下,饮食中的草酸仅8%～12%被吸收。肠道对草酸的吸收是被动的,依赖于肠腔内钙的浓度,肠道细菌可减少草酸的吸收,当肠道细菌不足和缺乏时,草酸的吸收增加。尿结石患者大剂量用维生素C尚需谨慎,忌浓茶,勿大量食用巧克力和菠菜。

7. 改变饮食中的不良嗜好

养成吃早饭、多喝水,少吃高钙食品和油腻食物的习惯。

8. 运动

适量运动,保持身体正常机能代谢的稳定。

三、营养防治膀胱炎

（一）膀胱炎

膀胱炎是膀胱被细菌感染造成的炎症。细菌主要是大肠杆菌,通常这种菌存在于大肠内维持肠道的弹性,一旦通过尿道进入膀胱将是一种致病菌。由于女性的尿道短,因此女性容易发生该病。

（二）膀胱炎饮食调理

1. 大量饮水

膀胱炎的防治除了保持尿道口的清洁外,在饮食中还需要注意大量饮水,1500～2000mL/d,以促进细菌排出体外。

2. 补充富含维生素、矿物质的食物

多食新鲜蔬菜水果类。

3. 选择清热解毒、利尿的食物

如菊花茶、冬瓜、绿豆等。

四、营养防治肾脏疾病

（一）肾炎

肾炎又称肾小球肾炎,是一种免疫性疾病,是肾脏发生的炎症性反应。肾脏检验正常值如下：

BUN:3.2～7.0mmol/L(9～20mg/dL)

CR:88～177 μmol/L(1～2mg/dL)

CCR:90～120mL/分(109～148L/24h)

(二)肾炎营养治疗

肾脏疾病与饮食营养关系密切,在近几十年的饮食营养治疗上取得了许多成绩。早在1836年国外有医师对水肿与蛋白尿患者推荐用牛奶膳食,1965年营养学家要求肾脏疾病患者的饮食中供给全部必需氨基酸的最低需要量,并且给予多种维生素与铁剂,用低蛋白小麦粉制作面包和其他食品,以减少非必需氨基酸的摄入量,并且供给更多些热量以缓解尿毒症症状。

1.肾炎饮食调理

(1)蛋白质供给。一般掌握尿中丢失1g蛋白质,在饮食中除了补充应该供给的蛋白质量外,额外补充1.45g蛋白质。

①轻症患者合并血浆蛋白降低时,可以适当吃一些高蛋白食物,同时还应该吃新鲜蔬菜和水果。

②重症患者合并尿毒症时,不应该吃高蛋白食物,避免加重病情。蛋白质供给量据病情而定,症状较轻者控制在20～40g/d,减轻肾脏的负担。低蛋白饮食时间不宜过长,防止发生贫血。

③一旦血中尿素氮、肌酐清除率接近正常,无论有无蛋白尿,蛋白质供给量应逐步增加至每天0.8g/kg,以利于肾功能修复。选用含必需氨基酸多、非必需氨基酸少的优质蛋白,如鸡蛋、牛奶、瘦肉和鱼等。不宜选食豆类及其制品。

④根据肾功能损害的程度确定蛋白质的摄入量,病程长,如果肾功能损害不严重,食物中蛋白质不必严格限制,每天<1g/kg,其中优质蛋白质占>50%。有氮质血症时,按照病情限制蛋白质。慢性肾炎的水肿与低蛋白血症相关,由于血浆蛋白低,血浆胶体渗透压下降,体液外渗而引起,应该补充蛋白质。血中尿素氮高并且有浮肿者,应禁食高蛋白的鱼类、海参、鱿鱼、牛肉等。

(2)矿物质与水供给:

①本病无论轻重如何,均应该少食或不食含盐食物,避免水钠潴留,加重水肿。

发病初期,水肿为主要症状,肾脏不能正常地排泄水钠,限制饮水和控制食盐用量是消除水肿的好方法。特别是出现心力衰竭、重度高血压应当严格限制,采取无盐饮食,待心衰纠正,血压正常后再恢复原来的饮食。

根据病情,尿量及水肿情况,给予低盐、无盐或少钠饮食,少钠饮食除不加食盐或酱油外,还要避免用含钠高的食品。限制食盐,2～3g/d,水肿严重时,钠盐的供给量控制在<3g/d,或给予无盐饮食。限制食物中的钠一般应该选择每百克钠含量在<100mg的品种,如牛肉、瘦肉、鸡肉、大白菜、菜花、葛笋、冬瓜、丝瓜、西红柿、荸荠、各种水果等。每百克含钠>200mg的食物,如牛肉干、苏打饼干、话梅、油饼、豆腐、蘑菇、紫菜、芝麻酱、川冬菜、雪菜、虾米,卤制、腌制等,应该避免食用。

②慢性肾炎有高血压及浮肿者必须限制液体量,每日摄入量为1200～1500mL,其中包括饮料及菜肴中的含水量800mL,在排尿正常的情况下,液体可不加限制。

③少尿或无尿时,应该严格控制钾供给量。水分限制在500mL/d以下,避免食用含钾高的食品,如鲜蘑菇、香菇、红枣、贝类、豆类、蔬菜及水果类等。使用利尿剂和肾上腺皮质激素治疗期间,随着尿液的大量排出,钾也大量流失,容易产生低钾血症,出现腹胀、乏力、精神不

振、心音低钝等症状,此时需要适量补充含钾食物如水果、蔬菜等。

④有贫血表现者则应补充含铁丰富的食物,如动物的肝、肾及其他内脏。

(3)碳水化合物与脂肪供给。热能的供给要以碳水化合物和脂肪为主要来源,能量供给根据劳动强度而定。休息者,成人每日可供给 30~35kcal(126~147 KJ)/kg 体重,并且满足患者活动的需要。

①饮食热能大部分由碳水化合物供给,应补充足够碳水化合物,防止热能不足。供给少量蛋白质完全用于组织修复和生长发育,宜增添甜点心、粉皮、凉粉等。

②不须严格限制脂肪总量,但少给含动物油脂多的及油煎炸的食物。急性肾炎常伴有高血压,不宜多食动物脂肪,防止血脂升高。宜增加甜点心、含碳水化合物高的蔬菜。饮食以清淡为佳。慢性肾炎患者有高血压和贫血的症状,动物脂肪对高血压和贫血都是不利因素,脂肪能加重动脉硬化和抑制造血功能。但是慢性肾炎如果没有脂肪的摄入,机体会变得更加虚弱,在日常生活中可用植物油代替,每日需要量为 60~70g 为宜。

(4)维生素供给:

①长期慢性肾炎的患者可造成贫血,补充维生素 C 能够增加铁的吸收。应食用西红柿、绿叶蔬菜、新鲜大枣、西瓜、心里美萝卜、黄瓜、西瓜、柑桔、猕猴桃和天然果汁等食品。此外,维生素 A、B 族、叶酸、维生素 B_1、铁等,均有利于肾功能恢复及预防贫血。

②新鲜蔬菜能增进患者的食欲,除非是在少尿期限制钾时需要限制蔬菜。恢复期可多供给山药、红枣、桂圆、莲子、银耳等有滋补作用食物。

(5)热能供给。保证充足的热量,尤其是生长发育阶段的儿童、青少年。严重者卧床休息,热能消耗降低,活动少使食欲降低,每天供给热能不必过高,按 25~30kcal/kg,全天以1600~2000kcal 为宜。

(6)肾炎患者的饮食应该根据病情进行控制饮食结构,多吃富含植物有机活性碱的食品,少吃肉类,多吃蔬菜。

(7)浮肿明显者多食用萝卜、冬瓜、赤豆、西瓜、黑豆、丝瓜等有利尿作用的食物。

(8)兼见血尿者,可食用莲藕、白菜根、花生、茄子等有止血作用的食物。

(9)饮食禁忌:

①禁食刺激辛辣的食物,如辣椒、咖啡、浓茶等;嘌呤含量高的食物,在代谢过程中可以加重肾脏负担。

②植物蛋白质中含有大量嘌呤碱,加重肾脏中间代谢负担,不宜用豆制品作为营养来源补充。

③限制香料及刺激性食品,如茴香、胡椒等食物的代谢产物含嘌呤,由肾排出可以增加肾的负担,动物肝、肾等内脏含核蛋白多,其代谢产物尿酸,不宜多吃。

④肾炎患者的浮肿、高血压都必须限制摄入钠盐,如果肾炎患者经常吃香蕉,就等于摄入了大量的钠盐,致使肾负担加重,浮肿、高血压等症状也会随之加重。

⑤不宜进食油腻、酸腌食物,不宜进食海腥食物、带鱼、橡皮鱼等食物。

(10)肾炎治疗误区:

①饥饿疗法。部分患者采取“饥饿疗法”,由于主食和动物蛋白质受到过分限制,患者往往营养不良,再加“饥饿疗法”,更加重了营养不良,造成机体抵抗力下降和低蛋白血症、贫血等,而且容易合并感染,加重病情,导致肾功能衰竭,因此“饥饿疗法”不能保护肾功能。

②素食不含蛋白。慢性肾炎、肾衰竭患者由于肾脏代谢能力下降,应强调低量优质蛋白饮食。食物蛋白质来自植物蛋白和动物蛋白两方面,大多数植物蛋白质的含量较动物蛋白质含量低,日常主食如大米、面粉的蛋白质含量在 8% ~9%,豆类及豆制品的蛋白质含量可达 20% 以上,植物蛋白含必需氨基酸较少,而且含钾高,不适合慢性肾衰患者。动物蛋白含人体必需氨基酸大于 50%,慢性肾衰患者宜适量进食含必需氨基酸高的动物蛋白质,不宜选用含植物蛋白高的豆类及豆制品。

③不吃盐。盐与水肿直接相关,慢性肾炎患者对吃盐特别注意,甚至不吃盐,结果导致低血钠、低血氯,出现肌肉痉挛、低血压、低血容量、体位性低血压等。限盐对高血压、水肿、少尿的慢性肾炎、肾衰竭患者是必要的,但限盐不代表不吃盐,除非高度水肿需严格限制盐甚至限水,慢性肾炎患者对盐的摄取应依具体情况由医生而定。

2. 急性肾炎饮食调理

(1)蛋白质供给量:

①开始发病时由于体内产生一过性氮质储留,患者的饮食采用限制蛋白质的摄入量,一般为 40 ~50g/d。

②患者的血尿素氮 >60mg% 时,便会出现明显水肿,血压升高,此时蛋白质的供给量为 0.5g/(kg·d),并且采用优质蛋白质,包括牛奶、鸡蛋、瘦肉类等,国外有人采用食用羊奶 0.5 ~1.0kg/d,这样不但供给了优质蛋白质,同时具有利尿消肿的作用。

③氮质血症好转,尿量增多时,可以适当增加蛋白质的供给量。

(2)钠盐供给量:

①患者出现水肿与高血压时,一般钠盐的供给量在 4g/d 左右。如果病情加重可以根据病情的不同限制食盐的用量,临床有以下几种食盐限制法:

低盐饮食:饮食中食盐量 2g/d,或者酱油 10mL/d。

无盐饮食:饮食不用食盐与酱油。

低钠饮食:饮食总钠量 <500mg/d,并忌食含钠高的食物包括含碱发面食品、含钠量小于 200mg/100g 的蔬菜。

②采用限制钠盐的饮食中,禁用酱制、盐渍、腌制等食品。

(3)当水肿严重时限制水分的摄入,严格记录出入量,少尿期的入水量为 500 ~ 700mL/d。

(4)在急性期持续少尿并严重氮质血症者容易出现高钾血症,此时避免摄入含钾高的食物。

(5)补充足量的维生素与矿物质,增强体内的免疫功能。

3. 急进性肾炎饮食调理

同急性肾炎。

4. 慢性肾炎饮食调理

(1)控制钠盐的摄入量。症状不明显并尿蛋白 1 ~2g/d 时,给予一般饮食,稍微注意限制食盐。高血压型患者根据病情确定给予少盐或者无盐饮食。当肾功能明显减退时,不要过分限制钠盐的摄入,以避免血容量不足而加重肾功能减退,甚至出现氮质血症。

(2)控制蛋白质的摄入量。长期高蛋白质负荷可以加重肾功能的恶化,如果尿蛋白增加,血浆蛋白低下,无氮质血症时适当增加蛋白质的摄入量,一般 1g/(kg·d),同时增加尿中失去的蛋白质量(尿中丢失1g蛋白质,额外补充食物蛋白质1.45g)。肾功能减退者适当限制蛋白质的摄入量,一般<30~40g/d,多采用优质蛋白质。

(三)肾病综合征营养治疗

(1)在无肾衰竭和氮质血症时,对血浆蛋白低于正常者,给予高蛋白质饮食,一般供给量为1.5~2.0g/(kg·d),同时还需要补充尿中损失的蛋白量。

(2)根据不同程度的水肿给予适当的钠盐控制。

(3)严重水肿者应该限制水分的摄入,并且严格记录出入量。

(4)严重高脂血症者应该限制脂肪和糖的摄入。

(5)供给足够的热量以保证蛋白质的利用。

(四)肾衰竭营养治疗

20世纪30~40年代,国内外有关专家认为尿毒症应该限制蛋白质,但是未认识到动物蛋白与植物蛋白的生理价值,由此造成了患者蛋白质营养不良。20世纪末,人们认识到采用含必需氨基酸丰富的食物,以减少非必需氨基酸的摄入,相继获得一定疗效,由此总结出采用高生物价低蛋白饮食的治疗方法,如蛋类、奶类、瘦肉类等。

国外有关专家建议,一周中连续六天供给24g优质蛋白质饮食,第七天自由进食,这样每日进食蛋白质量可以维持在30g左右,既能够获得氮平衡,又可以增加食欲。也有专家建议,在采用优质低蛋白低磷饮食时,根据患者的血CR(血肌酐)与血BUN(血尿素氮)的变化,进行供给量的调整。一般控制在蛋白质为0.3~0.6g/(kg·d);磷为3~7mg/(kg·d)。在低蛋白饮食治疗过程中,如果患者出现葡萄糖耐量降低,血糖轻度上升时,可以将一天的进食量分为多次进食。如果出现高尿酸血症时,采取低嘌呤饮食(参考痛风症一节)。

1. 少尿期治疗

此期尿量少于1000mL/d,出现少尿或无尿时,供给足够的热量以保持氮平衡。日常饮食中以碳水化合物为主,选择含蛋白质低的麦淀粉制作的食物,再配加水果、甜果汁、葡萄糖、蜂蜜等含糖食物。

(1)蛋白质一般供给量为15~20g/d。必须选用优质蛋白质。对生物价较低的植物性蛋白质减少到最低量,既可以减少体内废物的堆积而减轻氮质血症,同时又保证必需氨基酸的供给。

(2)严格限制各种水分的摄入。防止体液过多而引起急性肺水肿和稀释性低钠血症。计算入液量时,将食物中含水量和体内生物氧化所产生的水加以计算。

(3)补充含维生素与矿物质丰富的食物。如果血钾升高,减少钾的供给量,慎用水果、蔬菜类食物,避免加重高钾血症。在选择低钾食物的同时可以采用冷冻或者加水浸泡后弃汤等方法以减少钾的摄入。

2. 多尿期治疗

总原则基本与少尿期相同。

(1)病情好转,尿量增多,血BUN(血尿素氮)下降后,一日总入水量以尿量的2/3计算。

(2)注意补钾,尿量>1000mL/d时血钾不高,不必严格控制钾量。尿量>1500mL/d,或使用利尿剂,血钾低时酌情补钾。

(3)蛋白质的供给量根据病情逐渐提高,开始可以为0.5g/(kg·d),逐步为1.0g/(kg·d)。

3. 防治合并高血压、高脂血症和动脉粥样硬化

在脂肪供给上注意 P/S 比值(单不饱和脂肪酸/多不饱和脂肪酸/饱和脂肪酸),一般为 1∶1∶1 为宜。

4. 水电解质平衡

由于肾脏的浓缩与稀释功能严重障碍,因此需要注意纠正水电解质平衡失调。

(1)对患者的入液量应该详细记录,如果尿量不少,水分可以不必严加限制,以利于代谢废物的排出。尿量每日 < 1000mL,并且出现浮肿或者心脏负荷增加的患者,则应该严格限制入液量。

(2)由于肾小球滤过率极度下降,肾小管不能充分排钾等多种因素,容易造成高血钾,因此注意限制含钾丰富的食物摄入。对于使用利尿剂的患者,或由于多尿、呕吐、腹泻等造成低钾血症者,应注意补充钾。

(3)对于无浮肿和严重高血压的患者,则不必严格限制钠盐,而应该注意防止低钠血症。

5. 防止贫血

(1)为了防止出现贫血等并发症,在日常饮食中需要注意补充含有丰富维生素与矿物质的食物。为了提高体内免疫功能,减少继发感染,减少肾小管重吸收功能的减退,减少脂质氧化损伤,还需要补充硒,一般掌握 6 ~ 7mg/(kg·d)。

(2)慢性肾衰竭患者为什么需要食用麦淀粉?因为麦淀粉的蛋白质含量仅 0.4% ~ 0.6%,因此既是供给热量的食物,又可以降低植物蛋白质的摄入,以减少肾脏的负担。

(3)少食豆类及其制品,因该类食物为非必需氨基酸,并缺少蛋氨酸,增加肾脏的负担。对于少尿与无尿期的患者还需要禁食哈密瓜,因其含有的钾量较高(250mg/100g),容易造成高钾血症。

6. 肾衰竭营养治疗方法

1963 年有关报道认为,晚期肾衰患者每日给予 2g 必需氨基酸,同时给予充分的热量与维生素,可使 BUN 下降。1964 年报道认为,给予最低的必需氨基酸,每日 20g 蛋白质,每日 2 个鸡蛋作为高生物价蛋白质,称为"二蛋膳食"。1965 年报道,采用"马铃薯 - 鸡蛋膳食",推迟透析时间。1973 年报道,每日 40g 蛋白质可使氮平衡,这样与每日 20g 蛋白质一样可缓解尿毒症的临床症状,但更能维持营养状态,避免机体处于分解代谢状态,而引起蛋白质营养不良。结合病理特点与病情变化,考虑总氮、必需氨基酸、热量、P/S 值、磷等。肾衰竭的饮食原则一般需要严格掌握以下营养素的摄入量。第一位的是蛋白质,接下来是热量、钾、钠、水、磷、钙等。

(1)高生物价、低蛋白饮食。根据性别、年龄、体重、肾脏功能的情况供给。优质低蛋白饮食减少氮质储留,减轻残余肾单位过度滤过,延缓肾小球硬化发展。从而减慢残余肾功能恶化速度,推迟透析时间,并减轻症状。

①热量:35 ~ 40kcal/(kg·d)。来源于淀粉、脂肪,供给充足,防止分解蛋白质。

②蛋白质:0.26 ~ 0.6g/kg 体重。占总蛋白质的 50% ~ 70%。采用必需氨基酸(EAA)丰富的高生物价蛋白质,减少非必需氨基酸(NEAA)的摄入量,以获得 EAA/NEAA 适当比例,降低血清 BUN。对于出现蛋白尿的患者应该尿中丢失 1g 蛋白,额外补充 1.45g 蛋白质。优质蛋白质食物包括蛋类(鸡蛋生物价最高,氨基酸比例与人类最接近。)、奶类、瘦肉类、豆类等。肾衰患者禁用非必需氨基酸食物,如豆类及制品。肾衰患者尤其尿毒症患者血液中

必需氨基酸中的缬、色、异亮氨酸,非必需氨基酸中的酪、组氨酸含量下降,因此需要补充。而必需氨基酸中的苯丙氨酸血液中的含量升高,因此需要控制。

国内:麦淀粉为主食以减少蛋白质的摄入。

国外:建议一周中连续 6 日为 24g/d 高生物价低蛋白饮食,第 7 日自选食物,可 30g/d(建议者对 19 例晚期肾衰患者进行临床观察,一年内未出现尿毒症症状。)

若内生肌酐清除率 <5mL/min,应该进行透析治疗。若葡萄糖耐量下降,血糖轻度升高,可将一日进食量分为多次食用。若出现高尿酸血症,应该采用低嘌呤食物。

③脂肪:为避免高脂血症、动脉粥样硬化,应该注意 P/S 比值 =1:1.5。

④水:尿毒症患者严格注意出入液量。尿量不减少可不严格控制水分,以利于代谢物的排出。尿量 <1000mL/d,出现浮肿、心脏负荷增加,应该限制水分的摄入,并记录出入量。

代谢水:1g 糖生物氧化产生水 0.56mL;

1 脂肪生物氧化产生水 1.07mL;

1 蛋白质生物氧化产生水 0.43mL。

⑤无机盐:钠盐对水具有蓄积作用;钾盐对水具有排出作用。

钾:少尿或无尿避免高钾食物,以防止食源性高钾血症。补钾量为 45mEq/d(1760mg/d)。

尿量 >1000mL/d,血钾不高不必严格控制钾。

尿量 >1500mL/d 或使用利尿剂、血钾低者酌情补充钾。

高钾血症者慎用蔬菜水果,烹调时多次泡煮以去掉钾。

钠:食盐量合并水肿、高血压者 2~3g/d;水 500mL/d;

浮肿、高血压补钠量为 40~90mEq/d(920~2070mg/d);

严重浮肿、高血压补钠量为 20mEq/d(460mg/d);

无浮肿、高血压补钠量为 90mEq/d(2070mg/d);

磷:高磷血症可使血钙下降,从而肾功能恶化。采用低磷饮食,并可使用氢氧化铝等药物降低磷的吸收。低磷饮食可保护残余肾功能。

钙:主要降低血钙,可口服磷酸钙 5~10g/d(效果不佳)。

铁:尿毒症常伴有缺铁性贫血,多补充含铁、维生素丰富的食物。

硒:肾衰患者补硒量为 6~7mg/(kg·d)。硒在细胞中以谷胱甘肽过氧化物酶(GSH-PX)形式存在,尿毒症血浆 SeGsh-px 含量下降。硒可提高机体免疫功能,减少继发感染,减少肾小管重吸收功能的减退,减少水电解质酸碱平衡的紊乱,减少细胞脂质氧化损伤。

(2)必需氨基酸疗法。慢性肾衰者血浆必需氨基酸比例低,而非必需氨基酸比例高。近十年尿毒症饮食治疗的进展是当肾功能恶化时仅采用高生物价低蛋白饮食已不能保持适当尿素氮水平,由此必须在降低蛋白质摄入量的同时,加入必需氨基酸制剂。如非选择性蛋白质 0.3g/(kg·d)+必需氨基酸 2~3Rose 单位+足够热量。

优点:①易获得氮平衡;②口服促进肝脏蛋白质的合成;③静脉注射促进肌肉合成;④蛋白质摄入量比高生物价低。这样既获得氮平衡,又减少代谢产物,还减少磷吸收。磷为 200~300mg/d,以减轻钙沉积对肾单位损害;⑤蛋白质选择不限制于高生物价蛋白质,有利于调节口味;⑥必需氨基酸的各种制剂可用于静脉注射,也可与小麦、玉米等淀粉做成食品。

(3)α-酮酸或羟酸疗法。α-酮酸与必需氨基酸是对应物,不含氮,不会引起氮储留。国外 1973 年报道,非选择性蛋白质 0.3g/(kg·d)+α-酮酸+足够热量治疗尿毒症。机制:体内尿素氮转变为必需氨基酸,减少尿素生成,有利于蛋白质合成,血磷也得以控制。(目前尚未普及应用,存在成本、口味等问题。)

(五)透析饮食营养治疗

透析疗法是根据半透膜的"膜平衡"原理,使用一定浓度的电解质和葡萄糖组成的透析液,与血液中积累的代谢产物和水电解质进行渗透交换,从而达到治疗目的。

1. 透析的目标

(1)净化血液,增强体力。

(2)既要维持氮平衡,防止体内蛋白质的缺乏,又要减少蛋白质代谢产物的蓄积。

(3)调整水电解质的平衡,保持体内环境的稳定,保持体液中钠、钾、钙、磷等无机盐的正常化。

(4)防止并发症,如心衰、脑血管病变、感染、肾性骨营养不良等。

2. 透析的指征

(1)个体化:根据个体差异,如生理、病理的不同。如对失盐性肾脏病可加重钠的缺乏,导致肾脏机能恶化。

(2)全面考虑:年龄、性别、工作性质、饮食习惯、营养状态、饮食疗法的顺应性、有无糖尿病、有无高血压、有无水潴留、有无高血脂、有无高钾血症、有无低钾血症、有无高磷血症、有无维生素缺乏等。

(3)病期:

①完全代偿期:肾功能受损、肾小球滤过率下降。

饮食治疗:在正常饮食下,BUN 在正常范围,无氮质血症或早期尿毒症时,注意避免高蛋白质饮食,其他无须特殊饮食。高血压、水肿需要限制钠盐,但是要慎重,防止由于缺盐而导致肾脏机能恶化。

②氮质血症期(肾衰进展)

饮食治疗:在正常饮食下,BUN >50mg/dL,轻度限制蛋白质,0.5~0.6g/(kg·d)。有显著蛋白尿 >3g/d,根据 24 小时的尿蛋白与血浆蛋白,适当补充白蛋白或血浆。

③尿毒症前期(肾衰进一步发展)

饮食治疗:在正常饮食下,BUN >75mg/dL,严格低蛋白饮食,0.35~0.4g/(kg·d)。有高血钾血症倾向时,需要限制钾。

④尿毒症期:给予透析前或透析期间的营养治疗。

3. 透析的方式

(1)血液透析。此方法于 1913 年国外通过了动物实验,1942 年使用于临床。

(2)腹膜透析。

4. 透析前营养治疗

(1)低蛋白饮食。低蛋白饮食可减轻高灌注状态,改善肾小球血流动力学,减少肾单位纤维化,延缓硬化,抑制肾小球结构与机能异常,从而抑制肾衰。

选择高生物价的蛋白质,EAA 含量高,蛋白质合成利用率高的食物,如鸡蛋、牛奶、瘦肉类、鱼类等,主要是动物性食物,可增加蛋白质的利用率,降低血液中的含氮物质浓度。主食、豆类中的蛋白质为低生物价的蛋白质,麦淀粉是由面粉去掉蛋白质制成,其含蛋白质0.6%。

限制蛋白质的指征：

BUN > 50～70mg/dL；SCR3～4mg/dL，并出现尿毒症症状时开始限制蛋白质；

蛋白质0.6g/（kg·d）（40g/d）开始，根据肾衰进展程度进一步减少；

当SCR > 6mg/dL时，蛋白质减至0.3～0.4gkg体重/d；

当SCR > 10mg/dL时，透析 + 营养治疗。

（2）足量的热量可抑制蛋白质的异化，而不是抑制蛋白质的合成，因为蛋白质的分解代谢增强，可使血液中的氮升高，同时使钾从细胞中释放，从而产生高钾血症（100g肌肉分解能够释放10mmoL的钾）。

供给标准：35～40kcal/（kg·d）。

热量来源：糖（40%～50%）：脂肪（30%～40%）= 3:1

控制糖可使餐后胰岛素反应下降，极低密度脂蛋白分泌及血浆甘油三酯浓度下降。尤其高甘油三酯血症者应避免食用含糖高的食物。控制脂肪可使慢性肾衰患者的血管病变发生率下降，使胆固醇、游离脂肪酸、甘油三酯下降。因此摄入P/S比值高的食物，如含有不饱和脂肪酸的植物油。

（3）正常膳食中含钾量为50～150mEq，其中90%～95%从正常肾脏排泄。

高钾血症：出现肌无力、心律失常、心跳骤停、心电图T波高而尖。

低钾血症：出现肌无力、瘫痪、肠麻痹、心电图T波低平，出现U波。

高钾血症原因：尿量少、食物或药物含钾高、使用抗醛固酮制剂、输血、手术、创伤、烧伤、血管内溶血、消化道出血、感染、酸中毒等。

低钾血症原因：多尿、摄入不足、严重呕吐、腹泻、大量使用利尿剂、代碱等。

透析前通常不需要限制钾，因为该类患者需要限制蛋白质，由此造成钾的摄入也减少，钾的排泄与肾小球滤过率下降不成正比。但不要大量摄入高钾食物，如有明显少尿、高钾血症、透析时才限制钾。尿量多可放宽钾。如严重低钾血症需要补钾，但要监测血钾浓度。

限制钾的方法：避免高钾食物、除去食物中的钾。

（4）主要功能调节渗透压，肾衰时钠的调节下降。过剩摄入钠盐可造成钠潴留，从而引起浮肿、高血压、心衰。过度限制钠盐可造成钠缺乏，从而引起脱水，造成肾脏衰竭。

①限制钠盐适应证：水潴留征象、浮肿、高血压、心脏扩大、充血性心衰（尿量 > 1000mL/d，无以上症状，不需要限制钠盐）。

②限制钠盐意义：控制进水量，因限制钠盐可减轻渴感；控制高血压，使利尿剂发挥作用；消除水肿、肺充血，使心胸比例下降至正常。

③限制钠盐方法：1g盐含有390mg钠；避免食用高钠食物，如腌制食品：咸菜、咸蛋、酱等；控制含有钠的药物，如生理盐水、碳酸氢钠等；代用盐含钾高（4g代用盐含钾1800mg），不适用于肾衰，对高血钾患者有生命危险。

④钠盐的摄取量：轻度限制钠盐：2000mg/d（87mmol/d），或氯化钠5g/d；中度限制钠盐：1170mg/d（51mmol/d），或氯化钠3g/d；重度限制钠盐：400mg/d（17mmol/d），或氯化钠1g/d。

⑤限制钠盐的注意事项：限制钠盐取决于原发病，如钠潴留或丢失，就需要限制或补充；注意尿量或尿钠排泄量，根据24小时尿钠调节摄取钠量；注意利尿剂的使用，如反应良好可适当放宽钠的摄取量；注意体重与心胸比例，水肿或短期体重升高较多者，或心胸比例增大

（除外心肌病变），都表示有水潴留,应限制钠。

（5）透析前肾衰一般不限制水。尿量>2000mL/d、无浮肿、高血压、心衰者,钠与水均不需要限制。对多尿者应鼓励多饮水,夜尿增多者需要在睡觉前饮水400mL,以增加尿量;尿量少、水肿、高血压、心衰者:24小时入液量=前一日尿量+500mL,再加显性丢失水量,注意胃肠道外入液量必须考虑在内;限制钠比限制水更为重要,因渴感减轻可减少饮水量;对水平衡有问题的患者应连续记录24小时出入量,稳定后可1~2d/周记录;任何情况下均需要避免脱水,因脱水可引起肾血流量不足,从而造成肾脏功能下降。反之有水中毒症状征象者（稀释性低钠血症）,应严格限制入液量。

（6）磷、钙:功能性肾单位下降,可造成磷排泄与胃肠道钙吸收下降,从而使血清磷上升,血清钙下降,继而,循环中甲状旁腺激素（PTH）水平上升,由此继发性甲状旁腺功能亢进和肾性骨病,因此限制磷对肾衰的进展有抑制作用。

限制磷的摄入:血清磷是继发性甲状旁腺亢进的原发性原因。早期限制磷可减少继发性甲状旁腺功能亢进;GFR≤50mL/min,或SCR>3.0~3.5mg/dL时即开始限制磷,使血清磷正常（因为血清磷升高后,刺激PTH分泌增加,早期保持血清磷正常,掩盖磷的排泄障碍）。

减少磷摄入方法:低磷饮食,磷主要存在于奶制品、肉类、豆类、巧克力、坚果类等,大部分高蛋白质食物也是高磷食物,但是严格限制磷可减少蛋白质的摄入,从而影响食欲与营养,因此应该监测血清磷的浓度;磷结合剂。

补充钙原因:血清磷升高,磷与钙结合使血清钙下降;维生素D代谢异常,肾脏不能将维生素D转化为活性型1.25-（oH)2D3。低磷饮食的钙含量低。限制磷的同时应补充钾。

注意事项:血清钙正常时,也需要补充钙,因为PTH增加,动员骨钙,掩盖了钙的缺乏;血清磷显著升高时,暂时不补钙,以避免加重异位性钙盐沉着,需要首先采取降低血清磷的措施。高钙饮食往往是高磷饮食,两者有矛盾,故药物补钙为主。

（7）补充维生素。因为限制蛋白质、磷,从而减少了多种维生素与矿物质。由于限制了钾,从而限制了多种维生素。

5.透析期营养治疗

透析后,饮食限制可比透析前放宽。

（1）透析的饮食营养治疗应掌握以下要点

①平衡膳食。透析患者的营养素摄入量需要适当放宽,因此在日常饮食上应该注意补充富含各种营养素的食物。

②补充蛋白质。由于每次透析可以丧失2~3.5g的蛋白质,因此蛋白质的供给量应该为1.0g/（kg·d)以维持氮平衡。可以根据患者的营养状况以及血浆蛋白给以补充。由于腹膜透析比血液透析丢失的蛋白质更多,因此腹膜透析的饮食营养需要增加蛋白质的量,一般供给量为1.2~1.4g/（kg·d)。

③防止贫血。由于血液透析失去一些血液,在饮食中应该注意补充富含维生素C和铁的食物以防止贫血。

④控制入液量。对于透析患者需要控制入液量,如果摄入过多的水分容易产生水肿,并且加重心血管的负担。

⑤控制钠盐量。根据血压与心血管情况以及水肿程度,控制摄入钠盐量。

（2）透析饮食中营养素的标准

①水：慢性水负荷过重可增加心脏、肾脏负担。透析患者可允许安全进液量为尿量＋1000mL，超过此量必须增加超滤，否则会引起水潴留。但是用增加超滤来放宽进液量，可增加心血管容量负荷并加重高血压等并发症。呕吐、腹泻、发烧、出汗等应酌情补充。衡量进水量最简单指标是体重，透析患者应每日测体重。两次透析期间的体重增加以 1～2kg 为宜。如两次透析期间不注意控制水、钠，可在 2～3 日内增加体重 5～6kg，易导致严重高血压、水肿、肺水肿、左心衰等危险。透析开始后尿量急剧下降，水几乎由异肾除去，因此必须限制水。每次透析的脱水量＝透析前体重－干体重（透析前因水潴留体重比干体重多十几千克；透析后通过超滤体重逐渐降到干体重）。少尿或无尿、浮肿、高血压、心衰等限制水、钠，食盐量取决于尿钠排泄量。如好转可放宽。可容许水量：排泄量／d＋500mL。

以下食物含水量：

100%：水、饮料、牛奶、水果、蔬菜、汤、液体、调味品等。

75%：熟菜、马铃薯泥、凝乳、牛奶麦片粥等。

25%：炸马铃薯、稍加烘烤面食等。

5%：米饭、面条、熟马铃薯、稠牛奶麦片粥等。

无或微量：无汤肉、鱼、蛋、干酪、黄油、蜂蜜、果子酱、饼干等。

②钠：尿少、浮肿、高血压、心衰时严格控制。高血压限制钠，25～60mEq／d，如钠丢失或低血容量，需要补充大量的钠。

③蛋白质：包括 EAA（必需氨基酸）与 N－AA（非必需氨基酸）。还可包括高生物价（量与比例适当的 EAA 谱；合成蛋白质机体利用率最高；产生代谢废物如尿素少。另外不含钾、磷，对需要补充蛋白质，而又避免高钾、磷者适用。高生物价排列：蛋清＞牛奶＞牛肉＞家禽＞猪肉＞鱼）与低生物价（可在体内由尿素合成，缺少一种或多种氨基酸。米、面、蔬菜、水果。）透析过程中每次标准血透约丢失 18～20g 的氮，如无尿，透析 3 次／周，一周丢失氮总量 61～64g。如果每周透析 2 次，则每日丢失蛋白质量为 38.1～41.9g。

④钾：透析前半小时吃含钾多的食物。

高钾食物：豆类、菜豆、马铃薯、菠菜、番茄、番茄酱、番茄汁、蘑菇、海螺、海草类、花生、榛子、核桃、葡萄、香蕉、柿饼、果脯、炸马铃薯片、咖哩粉、可可、巧克力、速溶咖啡、蔬菜、水果等。

⑤维生素：透析中应关注维生素出入量。

脂溶性：维生素 A 浓度可达正常值 2～3 倍，注意中毒。
　　　　维生素 E 正常或高值。

水溶性：维生素 B_1 正常，与 HD 患者相比有增高倾向。
　　　　维生素 B_2 正常。
　　　　维生素 B_{12} 高值或正常值上。
　　　　维生素 C 过剩，可继发性高草酸血症。

每片成分为维生素 $B_1$50mg、$B_2$5mg、$B_6$5mg、C100mg，菸酰胺 200mg、泛酸 5mg。1 片／日。

⑥脂肪：透析中增加不饱和脂肪酸，减少动脉硬化。

⑦磷、钙：慢性肾衰患者从保守疗法时起即有高磷血症。高磷血症可引起肾性骨病及继发性甲状旁腺亢进。

透析者摄取低磷饮食，为限制磷通过肠壁吸收入血，常服用大量磷结合剂，使其变成不溶性化合物排出体外。长期使用含钙的结合剂不能有效地控制高磷血症，还可引起高钙血症。因此在饮食中限制磷最重要。

⑧糖：透析液中含糖 80～120g/d，相当于 320～480kcal。计算热量时需要考虑到从透析液吸收的糖。为降低甘油三酯水平，必须减少食物中的糖。透析中可出现空腹感，因血液中葡萄糖移行到不含糖的透析液中，因此可进食一次。

第十四节　生殖系统疾病营养调节

生殖系统是生物体内的和生殖密切相关器官成分的总称。人体生殖系统包括男性和女性两类。根据生殖器所在部位，又分为内生殖器和外生殖器两部分。

男性生殖系统是产生生殖细胞，繁殖后代，分泌性激素维持副性征的器官。男性内生殖器包括睾丸、附睾、输精管、射精管、前列腺、精囊腺。男性外生殖器包括阴茎和阴囊。女性生殖系统由卵巢（生殖腺）、输卵管、子宫、阴道和外生殖器组成。

一、营养防治前列腺炎

（一）前列腺炎

前列腺是一个核桃状的腺体，包绕膀胱正下方尿道，存在于男性的体内，射精时前列腺肌肉收缩，将前列腺液挤入尿道，成为精液的组成部分。前列腺是男性生殖系统的一个器官。前列腺炎是成年男性的常见病之一，虽然不是一种直接威胁生命的疾病，却严重影响患者的生活质量。

（二）前列腺炎饮食调理

（1）多饮水。勤排尿，尿液对尿道的冲刷，不仅可以帮助前列腺分泌物的排泄，清除病菌。也有助于预防重复感染的发生。多食有利尿功能的食物。另外还要注意保持大便通畅，避免发生便秘。

（2）氨基酸与必需脂肪酸也是前列腺细胞与前列腺素的组成和分泌所必需的，因此应注意补充蛋类、奶类、瘦肉类、坚果类等食物。黄豆及其制品等都是预防前列腺癌及乳腺癌的最佳食品。据研究人员发现日本人得乳癌和前列腺癌的比例很低，原因在于他们的饮食中含大量的黄豆制品，在小肠内转变成生物活性的类激素物质。

（3）适量补充维生素类抗氧化剂。保护前列腺的营养素维生素 D、维生素 E、维生素 C，会起到清除自由基的作用，保护前列腺附近的细胞免于受伤。皮肤中的胆固醇接受阳光可以转变成维生素 D，维生素 D 可以抑制前列腺癌的生长。蛋黄、牛油、肝、鱼油为维生素 D 的较佳来源，葵花籽、南瓜子、菜子油、红花子油和玉米油是维生素 E 较佳来源，维生素 E 和番茄红素并存时可以减低前列腺癌发病率。

（4）注意补充矿物质硒与锌。在前列腺疾病患者的血液中发现，硒和锌是较为缺乏的两种重要的微量矿物质。硒是一种抗氧化剂，可防止细胞遭受氧化破坏而引起肿瘤的生长。锌是大量集中在前列腺的一种矿物质，科学家认为锌可以调节前列腺内睾丸酮的新陈代谢。多食用富含锌的食物如牡蛎、南瓜子、腰果、酵母、脱脂奶粉等。

（5）限制脂肪的摄入。世界的研究报告指出，饮食中有高动物性油脂是患前列腺癌的一个重要危险因素，减低油脂摄取量，少吃油还可以减少一些化合物引起前列腺发炎。建议应尽量将每日的脂肪摄取量降低到总热量的<20%，以降低前列腺癌的发病率。

（6）前列腺保健食物

①富锌食物包括生蚝、牡蛎、核桃仁、芝麻、松子仁、葵花籽、苹果汁等，这些食物不仅对前列腺炎具有良好的辅助治疗作用，而且对促进和恢复与锌含量密切相关的生育功能也有明显帮助，生蚝是男性的补肾上品，与生蚝富含微量元素及优质蛋白有密切关系。

②花生、赤小豆、绿豆、红枣、花生含丰富的营养成分，补充人体矿物质，红小豆利水消肿；绿豆清热解毒；红枣补脾益气。

③南瓜子含有丰富的氨基酸、不饱和脂肪酸、维生素及胡萝卜素等营养成分，富含锌、铁等微量元素，同时含有大量 B 族维生素，优质蛋白质。经常吃南瓜子不但可预防肾结石，还可以促进结石排出，更重要的是，南瓜子中的活性成分和丰富的锌元素，对前列腺有保健作用。正常情况下，男性雄激素的合成需要微量元素锌，前列腺中锌含量比人体其他器官都高，每天坚持吃南瓜子，可以防治前列腺增生，增进性功能。

④苹果是营养学家们向大众推荐的健康食物，最近一项研究发现，长期食用苹果可以治疗男性的慢性前列腺疾病，苹果中锌的含量非常高。

⑤中医认为豆浆甘、平。入肺、胃经。有补虚，清火，化痰的作用，现代研究，豆浆是高蛋白低胆固醇的碱性食物，能活跃淋巴系统，增强人体免疫力。同时豆浆含植物类雌激素，对治疗前列腺癌有一定作用。

⑥中医认为番茄甘、酸、微寒，有生津止渴的作用。现代药理研究认为，番茄富含番茄红素，具有诱导前列腺癌细胞凋亡的作用。

⑦流行病学研究提示绿茶对防治前列腺癌具有一定的作用。

（7）饮食禁忌

1）忌刺激食物。辛辣刺激食物可使机体湿热加重，使前列腺充血肿胀，影响排尿，平时应忌食烈酒、辣椒、姜、咖喱、芥末、胡椒等，作调料使用，亦少放为宜。酒能使前列腺及膀胱颈充血水肿，加重前列腺炎；压迫前列腺，加重排尿困难。容易导致前列腺增生患者尿潴留。咖啡是膀胱癌致病因素之一，咖啡因可导致盆腔充血，加重前列腺疾病的症状。吸烟能致阳痿，吸烟也能增加前列腺充血，加重急慢性前列腺炎的症状。

2）少食海鲜类食品。前列腺疾病患者对发物非常敏感，临床常见前列腺疾病患者食用发物后会出现小便不通症状。发物进入人体后，刺激机体，使已经病变的前列腺充血、水肿而压迫尿道所致。常见的发物有：狗肉、羊肉、海鲜、雀肉、鹿肉、猪头肉、韭菜、蒜苗等。

3）忌生冷食物。生冷食物的寒冷刺激，使前列腺收缩，致尿液流通不利。

二、营养防治阴道炎

（一）阴道炎

阴道炎是阴道黏膜及黏膜下结缔组织的炎症，不同病因引起的多种阴道黏膜炎性疾病的总称。正常生理状态，阴道的组织解剖学及生物化学特点可以防御外界微生物的侵袭，如果遭到破坏，病原菌可趁机而入，导致阴道炎症。正常情况下，阴道分泌物呈酸性（宫颈管内黏液栓呈碱性），因而抑制致病菌的活动、繁殖和上行，炎症一般不易出现。当阴道分泌物酸碱度发生改变或有特殊病原体侵入时,可以引起炎症反应。

（二）阴道炎饮食调理

1. 注意饮食营养

（1）多食用含有丰富活性嗜酸乳杆菌的酸奶:如双歧杆菌的酸奶、大豆低聚糖等,这类食物具有促使机体内有益菌繁殖与生长、抑制有害菌生存的功能。

（2）使用肉桂和蒜汁做调料:可以对抗感染,杀灭白色念珠菌,防治尿道感染。

（3）多食用复合碳水化合物的食物:如全谷类、全麦、糙米和蔬菜等。避免摄取富含单糖的食物,如蔗糖、糖蜜、甜菜、乳酪、水果干等,白色念珠菌依靠单糖繁衍。

（4）多食用富含抗氧化剂的食物:有利于增强机体免疫力、抗感染。补充维生素 A、维生素 C、维生素 E,以及微量元素锌、铁、镁、铜、硒等抗氧化剂。如葡萄、柿子椒、苦瓜、西红柿、芥末、花椰菜等食物,具有较强的抗氧化作用。

（5）多饮水,促进排尿。防止合并尿道感染。

（6）食物禁忌

①禁烟:烟中尼古丁减弱动脉血液与氧结合。

②禁忌甜食、油腻食物:该类食物具有助湿增热作用,增加白带分泌量。

③禁忌海鲜发物:该类食物具有助长湿热作用,加重外阴瘙痒。

④禁忌辛辣食物:该类食物具有生燥热作用,加重外阴瘙痒。

三、营养防治输卵管疾病

（一）输卵管疾病

输卵管是弯曲的管腔,临床上 30% 原发性不孕和 80% 继发性不孕是由于输卵管因素而造成。输卵管堵塞可以没有任何临床症状,输卵管造影检查可以对输卵管阻塞（尤其是近端阻塞）做出正确诊断。输卵管不通可分为输卵管粘连不通、输卵管炎症不通、输卵管扭曲不通、输卵管积液不通、输卵管气阻不通。

（二）输卵管疾病饮食调理

1. 合理膳食结构

全面、均衡的营养搭配,多样、新鲜的食物种类,色泽好看,味道鲜美,烹饪考究,进餐环境幽雅,心情愉快,这些因素是健康饮食的根本。

2. 足够维生素与矿物质

每日应摄食蔬菜 400g、水果 200g,基本可以满足身体所需的维生素 A、C 以及钙和铁质等;输卵管疾病患者应该重视叶酸的摄入,叶酸主要存在于各种绿叶蔬菜中。食用各种炒青菜,应把菜汤吃掉。

3. 补充蛋白质

蛋、奶类含有丰富的蛋白质、钙、磷及各种维生素等,每天应该加食 1 个鸡蛋,鲜奶每日 250～500mL。肉、鱼类可供给机体所需要的蛋白质,每日可以供给 100 g 左右。

4. 多食粗杂粮

多食富含维生素 B 及微量元素的粗粮,少食精制的米面,主食每日应在 400g 左右。

5. 补充豆类、海产品

豆类含有大量易于消化的蛋白质、维生素 B、C 及铁和钙质。黄豆芽、绿豆芽还含有丰富的维生素 E，每日摄入约 80g。

6. 补充海产品

多食海带、紫菜、海鱼、虾米等海产品，以保证碘的充足摄入。

7. 补充水和膳食纤维

适量喝水，多吃些富含膳食纤维的新鲜蔬菜和水果。

四、营养防治乳腺增生

（一）乳腺增生

乳腺增生是女性最常见的乳房疾病，其发病率占乳腺疾病的首位，近些年来该病发病率呈逐年上升的趋势，年龄也越来越低龄化。多发于 30～50 岁女性，发病高峰为 35～40 岁。

（二）乳腺增生饮食调理

1. 多吃碱性食品

治疗乳腺增生需要改善自身的酸性体质，多吃碱性食品，补充人体所需的营养物质。

2. 补充异黄酮

大豆和由大豆加工而成的食品中含有异黄酮，可减少乳房病变，每天吃两餐含有大豆的食品，比如豆腐、豆浆等，将会对乳房健康十分有益。

3. 补充食用菌类

食用菌类食物是天然的生物反应调节剂，增强人体免疫能力，有较强的防癌作用，研究表明，多吃食用菌有益于女性的乳房健康。包括银耳、黑木耳、香菇、猴头菇、茯苓等食物。

4. 补充矿物质

研究发现，海带之所以具有缓解乳腺增生的作用是由于其中含有大量的碘，其可以促使卵巢滤泡黄体化，使内分泌失调得到调整，降低女性患乳腺增生。海带是一种大型食用藻类，对于女性不仅有美容、美发、瘦身等保健作用，还能辅助治疗乳腺增生。鱼类及海产品富含人体必需的微量元素，具有保护乳腺的作用。牛奶及乳制品中含有丰富的钙质，有益于乳腺保健。

5. 低脂高膳食纤维饮食

多吃全麦食品、豆类和蔬菜，增加人体代谢途径，减少乳腺受到的不良刺激，控制动物蛋白摄入，避免雌激素过多，造成乳腺增生。谷类如小麦（面粉）、玉米及一些杂粮，含有大量的可溶性与不可溶性膳食纤维，经常食用可帮助身体降低胆固醇、有助于预防癌症，对乳房具有保健作用。

6. 补充卵磷脂

种子、坚果类食物，包括黄豆、花生、杏仁、核桃、芝麻等，含有丰富的卵磷脂、蛋白质和抗氧化剂，可以起到抗癌的效果。

7. 补充维生素

人体如果缺乏 B 族维生素、维生素 C 或钙、镁等，前列腺素 E 的合成就会受到影响，乳腺就在其他激素的过度刺激下出现或加重增生。坚果和种子食品可以增加人体对维生素 E 的吸收，摄入丰富的维生素 E 能让乳房组织更富有弹性。每天的饮食应保证摄取足够的蔬菜，包括番茄、胡萝卜、菜花、南瓜、大蒜、洋葱、芦笋、黄瓜、丝瓜、萝卜和一些绿叶蔬菜等，对维护乳房的健康很有帮助。各色水果，如葡萄、猕猴桃、柠檬、草莓、柑橘、无花果等，可以使女性在摄取多种维生素的同时也获得抗乳腺癌的物质。

8. 妊娠与哺乳

妊娠时孕激素分泌充足,可以有效保护、修复乳腺。哺乳能使乳腺充分发育,并在断奶后良好退化,不易出现增生。

五、营养防治不孕症

（一）不孕症

来自男性的精子经女性阴道、子宫到达输卵管壶腹部,在此处与来自女性卵巢经输卵管伞的卵子相遇,精卵结合形成受精卵,受精卵经输卵管运输到达子宫,种植于子宫内膜,形成胎儿。不孕症是指婚后同居,有正常性生活,未避孕达 >1 年而未能怀孕者。

（二）不孕症饮食调理

治疗不孕不育症,选择正确的治疗方法很重要。营养不良会影响女性的排卵规律,也会影响男子的精子质量,长期不均衡的饮食会使夫妻受孕力降低。

1. 脂肪过少干扰女性月经规律

女性过度减体重,可以影响受孕能力。专家建议,女性最好将体重控制在标准体重正负10%的范围之内。高脂肪食物使体重上升,也会造成女性经期紊乱,排卵不良。动物内脏中含有较多量的胆固醇,其中约 10% 左右是肾上腺皮质激素和性激素,适当食用该类食物,对增强性功能有一定作用。

2. 满足机体需要的蛋白质

蛋白质被人体吸收后会转变成多种氨基酸,其中精氨酸被认为是制造精子的原料,据研究证实,精氨酸是精子形成的必需成分,并且能够增强精子的活动能力,对男子生殖系统正常功能的维持有重要作用。富含精氨酸的食物主要存在于滑黏食物中,如鳝鱼、海参、墨鱼、章鱼、芝麻、花生仁、核桃等。

3. 满足体内需要的维生素 E

维生素 E 又称生育醇,如果缺乏,可以造成卵巢、睾丸等内分泌紊乱,影响生殖功能。豆芽、全谷类、豆类、鸡蛋、甘薯和绿叶蔬菜含维生素 E 丰富。

4. 缺乏叶酸会影响胎儿神经管的发育

缺乏叶酸可以造成胎儿脊柱裂。如果想怀孕或已怀孕,应该增加叶酸的补给。谷类、豆类、花椰菜、菠菜、肝脏等含量较高。

5. 满足体内需要的矿物质

（1）锌能参与男性生殖生理过程中的睾丸酮的合成与运载,以及精子的活动与受精等,体内缺锌可以导致男性性腺功能低下,睾丸变小,精子生成减少或停滞。含锌量比较高的有豆类、花生、小米、萝卜、大白菜等,各种动物性食物中,以牡蛎含锌最为丰富,此外,牛肉、鸡肝、蛋类、羊排、猪肉等含锌也较多。

（2）缺锰可以使男子发生精子成熟障碍,导致少精或无精。

（3）缺硒时可以减少精子活动所需的能量来源,使精子活动力下降。

6. 通过饮食改变人体内的酸碱度

创造一个适宜于精子的环境,可以吃一些富含钙、镁、钾、钠的食物如牛奶及制品、鸡蛋、花生、核桃、杏仁、水产品等。

7. 中医的食补

饮食营养是后天之精的物质基础,食疗可以达到补肾填精、滋阴壮阳的作用。根据肾藏精的理论,在食补中要摄入补肾益精的食物,如山药,鳝鱼,银杏,海参,冻豆腐,豆腐皮,花生,核桃,芝麻等。

8. 禁用食物

(1)咖啡:美国全国环境卫生科学研究所的研究人员对104位希望怀孕的女性进行研究得出结论,咖啡对受孕有直接影响,每天喝一杯咖啡以上的女性,怀孕的可能性只是不喝者的一半。因此女性如果打算怀孕,就应该少饮咖啡。

(2)酒精:科学研究证明,酒的主要成分是乙醇,乙醇能使身体里的儿茶酚胺浓度增高。酒精还会使男性睾丸发育不全,甚至使睾丸萎缩,生精功能发生结构改变,睾丸酮等雄性激素分泌不足,容易发生不育,即使生育,下一代发生畸形的可能性也较大。女性饮酒可导致月经不调、闭经、卵子生成变异、无性欲或停止排卵等。

(3)烤牛羊肉:经过调查和现代医学研究发现,妇女和其所生的畸形儿是弓形虫感染的受害者,当人们接触了感染弓形体病的畜禽并吃了这些畜禽未熟的肉时常可以被感染。

9. 饮食与环境污染是不可忽视的因素

食物添加剂如味精和美容产品中的化学物质"邻苯二甲酸盐"可能影响男女的生育能力,影响男性精子的正常功能。"邻苯二甲酸盐"还会造成男性精子数量下降,也会使女性的卵巢功能受影响,从而影响生育能力。

六、营养防治性功能障碍

(一)性功能障碍

性功能障碍是指不能进行正常的性行为,或在正常的性行为中不能获得满足。对男性来说,指没有进行正常性行为的能力。对女性来说,是指能进行性行为,但总是对性行为的体验不满意。

性功能障碍多数没有性器官异常或病变而由心理因素造成,因而在性学中常常称为性心理功能障碍。性功能障碍也有器质性原因,在诊断性功能障碍时,必须排除有关的躯体疾病如性器官的慢性炎症、外伤以及相关的神经系统的病变。某些内分泌疾病,长期服用某些药物,患有精神疾病如抑郁症、焦虑性神经症都可能出现性功能障碍。

(二)性功能障碍饮食调理

传统医学和现代医学都认为通过一定的膳食选择可以达到强精、壮阳和补肾等功效。食物与人的性功能之间存在着重要的依存关系。

1. 多食优质蛋白质

优质蛋白质主要指各种动物性食物,如鸡、鸭、鱼、瘦肉、蛋类及豆类蛋白。优质蛋白质可以提供人体所需要的各种氨基酸,氨基酸参与包括性器官、生殖细胞在内的人体组织细胞的构成,如精氨酸是精子生成的重要原料,能起到提高性功能和消除疲劳的作用,大豆制品、鱼类均含有较多的精氨酸。

酶是一种在体内具有催化活性的特殊蛋白质,加速化学反应,对人体健康作用极大。体内一旦缺乏酶,可出现机能减退,包括性功能的减退,甚至失去生育能力。酶存在于各类食物中,烹制食物时,温度过高过长特别是炸、烤、煎等方法容易使酶受到破坏。

日本有学者研究后指出,鲍鱼、章鱼以及文蛤、牡蛎、海扇等贝类含丰富的氨基酸,滑溜的水产品也具有强精效果,这类食品有鳗鱼、泥鳅、鳝鱼等。有些动物性食品,本身就含有性激素,有利于提高性欲及精液、精子的生成,避免性交障碍等性功能障碍。

2.适当摄入脂肪

长期素食的女性,月经初潮年龄推迟,雌激素分泌减少,性欲降低并影响生殖能力。男性由于必需脂肪酸摄入减少,精子生成受到限制,性欲下降,甚至造成不育。

从性功能维护的角度看,应适当摄入一定量的脂肪,因为人体内的性激素(雄、雌激素)主要是脂肪中的胆固醇转化而来,长期素食者性激素分泌减少对性功能是不利的。另外脂肪中含有一些精子生成所需的必需脂肪酸,必需脂肪酸缺乏时不仅精子生成受到影响而且引起性欲下降。适量脂肪的食用还有助于维生素 A、E 等脂溶性维生素的吸收。肉类、鱼类、蛋类中含有较多的脂类及胆固醇,适量的摄入有利于性激素的合成。

3.补充维生素和矿物质

研究证明,维生素 A、E、C 是与维持性功能并延缓衰老有关的维生素,可以起到促进睾丸发育、增加精子的生成,提高活力等作用。人体锌等矿物质的缺乏可以引起性功能和生殖功能减退。

4.提高性欲、增加生育能力的食物

大枣、蜂蜜、葡萄、莲子、食用菌类、狗肉、羊肉和动物的鞭类是提高性欲、增加生育能力的食物。

第十五节　五官疾病营养调节

一、营养防治龋齿病与牙龈炎

（一）龋齿病与牙龈炎

牙齿是摄入和消化食物的第一器官,牙齿在先品尝一切美味佳肴的同时也先受到一切有害因素的侵蚀。牙周组织紧紧地包绕在牙齿的根、颈部,对牙齿的支持、固定具有重要作用,因此和牙齿一样同时受到侵害。龋齿和牙龈炎是常见的口腔疾病,一般乳牙龋齿的发病率高于恒牙,临床上表现为慢性较多,早期一般无明显症状,因此容易被忽视,而发现时已较为严重。国外一些先进国家对口腔护理十分重视,如定期洗牙等。

口臭、牙周钝痛、有发烧、淋巴结肿大、牙龈溢脓等症状,这种不洁性的牙龈炎是大多数牙周病的直接病因和早期表现。

龋齿不仅使牙齿的硬组织在颜色、形态、本质上出现变化,并出现继发牙髓组织和根尖周围组织的疾病,严重时可以引起颌骨骨髓炎。发病是由于多种内、外因素产生。内因是因为人体的体质包括患有多种疾病;牙齿的齿质构造等因素。外因是因为食物、水、细菌等因素。

（二）龋齿病与牙龈炎饮食调理

1.胎儿期

胎儿期母体需要保证营养素充足,钙磷比值一般为 1:1.5～2。

2. 母乳喂养

婴儿期提倡母乳喂养,母乳喂养适合婴儿的生长发育,有利于齿、龈的健康。

3. 均衡营养

(1)在日常饮食中注意均衡营养,不偏食,保证谷类食物的摄入。

(2)减少精制食品尤其是含有低聚糖类食物的摄入。注意在睡觉前避免食用含糖类食物。口腔中淀粉经过唾液淀粉酶的作用转变为双糖,双糖再经过转化糖酶的水解作用转变为单糖(葡萄糖),单糖经过口腔细菌作用生成酸类,因此低聚糖类对龋齿最有易感性。如果糖果类、甜糕点类等食物沉积在牙齿间隙内,便成为了口腔微生物的发酵培养基,从而引起龋齿。糖类尤其是低聚糖类参与牙菌斑的形成,使牙菌斑具有黏着性,又作为牙菌斑的作用场所被分解为有机酸,通过酸的作用使牙齿不断受到破坏。

(3)膳食纤维有利于防治龋齿。膳食纤维可以增加咀嚼作用,从而清除附着于牙齿缝间隙的食物残渣和糖类,由此使细菌失去繁殖环境。

(4)牙齿的釉质表面含有氟,其作用主要是使牙齿的硬组织变为难溶于酸的氟磷灰石,增强硬组织的抗酸性能,抑制嗜酸菌的滋生,从而抑制口腔内的葡萄糖发酵产酸,对防治龋齿具有良好的效果。

广州地区施行了在饮水中加入适量的氟的防治龋齿措施,10 多年降低了龋齿40% ~ 60%。还有些地区在牙膏、口香糖等中也加入了适量的氟。但是如果含氟量过高将出现黄斑牙,甚至氟骨症,因此需要掌握适量的氟量才有利于牙齿以及机体的健康。

(5)补充富含维生素 A、B_2、C 的食物。如动物肝脏、红黄色蔬菜、奶油、瘦肉类、蛋类、海产品等。

4. 避免经常食用过于软烂的食品

这样可以增加咀嚼能力,有利于颌骨的生长,促进牙周与牙龈组织的血液循环而坚固牙齿。

5. 不宜食用的食物

避免刺激性食品、油腻食物、咖啡、过热和过咸的食物。

6. 保持口腔卫生

保证早与晚刷牙,以及饭后漱口的良好习惯。

7. 针对机体状况选择食物

中医认为牙周病如果由胃热引起,应该忌厚味、清火邪为主,多食绿豆汤、芦根汤、蔬菜水果等,避免油腻食品。如果由于肾虚引起,应该以补肾为主,多食含优质蛋白质的食物,如鱼类、蛋类、乳类、瘦肉类等。

二、营养防治近视

(一)近视

近视是眼睛的最常见病之一,卫生部认为饮食营养是近视的一项不可忽视的因素。

(二)近视的饮食调理

1. 平衡膳食

(1)钙与磷具有增强巩膜坚韧的作用,因此在日常饮食中需要补充含有丰富钙与磷的食物,包括海产品、蛋类、肉类、乳类、豆类、食用菌等。

（2）当机体缺乏蛋白质时，眼睛各组织便会衰老而功能减退，因此在日常饮食中需要保证含有丰富蛋白质的食品，包括肉类、蛋类、乳类、豆类等。

（3）当机体缺乏铬时，机体的胰岛素调节功能便会受到影响，使血糖升高，从而房水渗透压上升，屈光度增加而导致近视，因此在日常饮食中需要补充含有丰富铬的食物，包括粗制粮食、肉类等。

（4）硒参与眼球肌肉与瞳孔的活动，因此在日常饮食中需要补充含有丰富硒的食物，包括海产品、动物内脏、粗制粮食等。

（5）维生素A与胡萝卜素影响眼睛的暗适应能力，如果机体内缺乏可以引起夜盲症，因此在日常饮食中需要补充含有丰富维生素A与胡萝卜素的食物，如蛋类、动物肝脏、绿叶蔬菜等。

（6）维生素B_1、B_2等维生素B族具有保证眼睛视网膜与角膜正常代谢的作用，同时具有保证视神经的营养作用，因此在日常饮食中需要补充含有丰富维生素B族的食物。包括粗制粮食、蛋类、豆类、动物内脏等。

2. 食物不宜过于软烂

日本医学家提出，随着食物软化倾向的出现，儿童的下颚不发达，牙齿排列不整齐，同时由于长期咀嚼无力，面部皮肤与肌肉的力量变弱，眼球水晶体的调节机能就不能够很好地工作，从而导致视力减弱。经过调查证实，喜欢食用硬食者一般视力较好。

3. 不宜食用的食物

一些辛辣食物包括辣椒、大蒜等对视力有一定影响，因此在日常饮食中需要控制食用。

4. 食疗选方

（1）南枣、乌枣各10枚、猪肉适量，加水加调料煮熟食用。

（2）桂圆肉15g、枸杞子15g、猪眼一对，加水煮熟调味食用。

三、饮食营养防白内障

（一）白内障

双眼中各有一个透明的水晶体——晶状体，晶状体犹如一副能够自动调节厚度和起到聚光作用的双凸透镜，白内障就是晶状体发生浑浊的一种致盲性眼科疾病。据国外资料统计，造成人类失明最常见的疾病是白内障，全世界每年有1700万人由于白内障而失明。

（二）白内障的饮食调理

1. 白内障的治疗应首先去除病因

积极治疗相关疾病包括糖尿病、肥胖症、高脂血症等；避免外伤；避免紫外线直接照射；不要盲目使用眼药水等，同时加以饮食调理。

2. 针对机体状况选择食物

老年型白内障以虚症为主，因此需要补充动物内脏、蛋类、乳类等。患者如果脾胃虚弱应该选择健脾利湿的食品，如莲子、山药、扁豆、豌豆、豇豆等。患者如果肾脏亏损应该选择猪腰、雀肉、鹅肉、鸭肉、甲鱼、木耳、海参等食物。多吃新鲜蔬菜和水果；少食动物脂肪；补充含有丰富抗氧化物的食物，如含有丰富维生素C、E、B族等食物；补充含有丰富锌等矿物质的食物，如粗杂粮、牡蛎等海产品等。

第十六节　皮肤疾病营养调节

皮肤包被全身表面,成年人皮肤占人体体重的16%。皮肤分为表皮、真皮、血管神经、皮肤附属器官包括毛发、指趾甲、汗腺、皮脂腺、皮下组织,皮肤依靠皮下组织与深部相连。

皮肤是一个多功能的器官,具有保护机体不受外界损伤,防止体内水分散发,防治紫外线对机体损伤和调节体温的作用。此外,皮肤还是人体的排泄和感觉器官。

一、营养防治皮肤瘙痒症

1. 蛋白质与膳食纤维

注意补充蛋白质丰富容易消化的食物。如瘦肉类、蛋类、鱼类、乳类、豆浆等。同时注意补充含有膳食纤维丰富的食物,如新鲜蔬菜、水果等,以保持大便通畅。

2. 养血祛风、清热化湿

中医认为皮肤瘙痒症是由于血虚、风燥、湿热所致,需要养血祛风、清热化湿,对老年人还需要补益肝肾与气血。

3. 不宜食用的食物

在日常饮食中避免刺激性食品、油炸高脂肪食品、烧烤熏制食品,并减少海产品。

二、营养防治神经性皮炎

（一）神经性皮炎

神经性皮炎是以剧烈瘙痒和慢性增厚并呈苔藓样变为临床特征的炎性皮肤病,青壮年人容易患有该病。

（二）神经性皮炎的饮食调理

（1）饮食注意补充营养素丰富并容易消化的食物,选择清淡不油腻的食物,如瘦肉类、鱼类、牛奶、豆浆等食物。

（2）补充维生素与矿物质,选择新鲜蔬菜水果以补充维生素与矿物质。多饮用绿茶水及食用具有清热、利湿、祛风、养血、安神的食物。

（3）在日常饮食中应避免刺激性食品、酒类、海产品、油炸食品、熏制食品等。

三、营养防治湿疹

（一）湿疹

湿疹是一种常见的皮肤病,具有病因复杂、皮疹形态多样、渗出明显、部位不定、瘙痒剧烈、容易反复的特点。湿疹发生部位不定,常常是此起彼伏,反复发作。出现的皮疹常有以下的特点:皮疹的形态多种多样,可以是红色斑点、丘疹、水疱、痂和苔藓样变等;常有渗出和糜烂;之后色素沉着、粗糙、增厚而呈现皮革样变;伴有剧烈瘙痒。

（二）湿疹的饮食调理

1. 注意补充富含维生素与矿物质的食物

含有维生素 B_6 丰富的食物有马铃薯、鸡肉、牛肝和肾、香蕉等;注意补充富含锌、铜的食物,如瘦肉类、蛋类、动物肝脏、花生、胡桃、粗制粮食、胡萝卜、香蕉、苹果等;注意补充富含膳食纤维的食物以利排便,如蔬菜水果等;补充富含不饱和脂肪酸的食物,如植物油、鱼油等。

2. 选择容易消化、清淡的饮食

以清热祛风的治疗原则,多补充水分和绿茶水,以利尿化湿,对久病体虚者注意选择养血健脾的食物,如瘦肉类、红枣、黑芝麻等。

3. 增强免疫功能

注意提高机体的免疫功能,避免过敏物的接触,去除可疑的致病因素,避免诱发湿疹的食物。

4. 不宜食用的食物

避免刺激性食物、油腻食物、甜食,以及致使过敏的异体蛋白食物,如鸡蛋、牛奶、鱼虾蟹等。

四、营养防治银屑病

（一）银屑病

银屑病又称为牛皮癣,是一种常见的慢性炎症性红斑鳞屑性皮肤病,该病青壮年多见,一般夏季减轻或完全缓解,冬季加重或复发,可泛发于全身,该病至今仍无法根治。

（二）银屑病的饮食调理

1. 补充多种营养素

注意补充富含蛋白质、维生素(A、E、C、B 族)、矿物质(硒等)食物,如新鲜蔬菜水果、蛋类、动物肝脏、豆类、谷类等。选择提高体内细胞免疫功能的食物,如食用菌等黑色食物。

2. 选择容易消化、清淡的食物

在日常饮食中应选择容易消化清淡的食物,并且大量饮水尤其是绿茶水,以去除热毒。久病可以耗伤气血,因此应选择凉血、滋阴、清热解毒的食物。

3. 不宜食用的食物

避免刺激性食物、油腻食物、酒;减少海产品;远离高脂肪、高糖类食物。

4. 其他措施

积极控制感染;精神放松;常洗浴。

五、营养防治红斑狼疮

（一）红斑狼疮

红斑狼疮是一种既有局部皮肤病变,又会侵犯全身各个系统的全身性病变的疾病,多发生于青壮年女性。

（二）红斑狼疮的饮食调理

1. 适宜补充各种营养素

注意补充富含维生素的食物,如新鲜蔬菜水果等。蛋白质为 60g/d 左右,出现氮质血症时便需要控制蛋白质摄入量为 20~30g/d。严重水肿患者需要根据尿量确定水的摄入量。

2. 选择容易消化清淡的饮食

在日常饮食中应选择容易消化清淡的食物,大量饮水尤其是绿茶水,以利尿祛湿、清热解毒。

3. 不宜食用的食物

避免刺激性食品、海产品、油腻食品等。

六、营养防治痤疮(青春痘)

(一)痤疮

容颜是人们非常重视的部位,痤疮又是专门侵害青年男女颜面的"可恶之痘",是青春期常见的一种慢性毛囊皮脂腺炎症,又称为"粉刺"。该病一般30岁左右可以自然痊愈。痤疮症状部位:额——肾脏;颊——肝脏、胆脏;口唇周围——脾脏;鼻——肺脏。

(二)痤疮饮食调理

1. 补充维生素与矿物质

注意补充富含维生素(维生素A、B族等)、矿物质(锌等)的食物,如新鲜蔬菜水果、豆类、谷类、鱼类、动物肝脏等。饮食清淡容易消化。

2. 大量饮水

每日大量饮水,尤其是绿茶水以利尿和清热利湿。保持大便通畅。

3. 不宜食用的食物

避免刺激性食品、油腻食品、甜食等。

4. 其他措施

保持皮肤清洁,减少使用化妆品,忌用手挤捏痤疮。保持生活规律,睡眠充足,精神愉快。

第十七节　外科手术营养调节

外科手术作为对机体的一种创伤,将引起机体内一系列的内分泌与代谢变化,从而增加机体的消耗。为了使手术顺利进行和避免手术后的伤口感染,以及防止并发症的发生,机体的全面合理营养是十分重要。临床观察发现,十分成功的手术往往因为营养不良而造成死亡。目前,外科领域对营养管理的重要性已经有了充分的认识,而且已经广泛应用。

一、外科手术对机体代谢的影响

(一)手术创伤对代谢的影响

早在1930年,国外有关专家观察到长骨骨折的患者其尿氮、尿钾、尿磷、尿硫的排出增多,专家认为这是由于全身反应以及局部的损伤组织对机体代谢的破坏而造成的。1942年,国外曾有一个地区发生火灾,有关人员对受伤人员的代谢问题进行了研究,发现受伤机体内的各种营养素消耗增加。1952年,国外出版了一本《外科患者代谢反应》的书,这本书是外科营养学史上的一个里程碑,该书对创伤后机体的生理与生化变化进一步论述,使临床医师认识到创伤多种多样,包括手术、骨折、烧伤、创伤等,但是引起的全身反应基本相同,首先神经活动紧急动员,继而内分泌变化,随之代谢变化等。

创伤时,由于损伤部位的疼痛刺激和精神因素,使去甲肾上腺素与肾上腺素大量分泌,同时血中肾上腺皮质激素(包括糖皮质激素与盐皮质激素)、甲状腺素、生长激素的浓度升高,另外神经垂体释放出抗利尿激素。其中抗利尿激素与盐皮质激素在机体内保钠排钾,使水分储留,其中肾上腺素、去甲肾上腺素、糖皮质激素对物质代谢具有重要影响,肾上腺素与去甲肾上腺素通过与肝细胞膜以及肌肉细胞膜上的受体结合,使肝糖原与肌糖原(机体内约75%的糖原储存于骨骼肌,25%储存于肝脏)分解为葡萄糖入血液,抑制脂肪组织、皮肤、结缔组织、淋巴组织、骨骼肌摄取和利用葡萄糖,使血糖保持高浓度,一般手术后8～16小时机体可以利用的糖原几乎耗竭。

为了保证机体不断需要,糖皮质激素一方面参与肾上腺素与去甲肾上腺素的作用,另一方面促进肝外蛋白质(在肝外器官与骨骼肌,由于骨骼肌在全身肌肉中占45%～50%,故肝外蛋白质主要指骨骼肌蛋白质)分解为氨基酸,经过血液循环到达肝脏,在肝脏中经过糖原异生作用生成肝糖原以保证血糖的供应。

创伤后还有两种激素发生变化,一种为胰岛β-细胞分泌的胰岛素,其作用为促进血糖进入肝脏与骨骼肌的利用或者合成糖原,或者进入脂肪组织转变为存脂,促进氨基酸进入肝脏与骨骼肌等组织细胞合成蛋白质,抑制糖原异生作用。当创伤后肾上腺素与去甲肾上腺素大量分泌,抑制胰岛素的分泌和作用的发挥。另一种为胰岛α-细胞分泌的胰高血糖素,其具有促进肝糖原转变为葡萄糖的作用,使血糖升高,当创伤后糖皮质激素、肾上腺素、生长激素的分泌增加,促进胰高血糖素的分泌。此外肾上腺素、去甲肾上腺素、糖皮质激素、胰高血糖素协同加强脂肪动员,使血液中的脂肪酸与甘油浓度升高,甘油作为糖原异生的原料,脂肪酸氧化功能。

总之创伤后机体内首先分解肝糖原和肌糖原,使血糖升高以保证脑组织、外周神经、红细胞、白细胞、吞噬细胞、肾髓质等组织的需要(以上细胞组织以葡萄糖为能源),同时保证机体在应激状况下如果糖原供应不足,接着分解蛋白质与存脂。无论是对糖原还是对存脂和蛋白质的分解,均是在以上各种激素分泌增强作用下保证机体对创伤的承受和利用。如果此时过分使用药物而抑制了以上各种激素的分泌,将不利于机体耐受创伤的损伤。但是对于年老体弱者,机体内的糖原、存脂、蛋白质均储存不足,由此耐受力较差,死亡率也较高。

由于创伤时机体动员了大量的蛋白质,容易出现负氮平衡,因此饮食营养对于创伤十分重要。

（二）饥饿对机体代谢影响

饥饿与创伤相同之处是均引起内分泌与代谢的变化,不同之处是饥饿对机体代谢变化的趋势是如何节省消耗以延长生命。

1. 激素分泌

各种激素分泌的升高不显著,代谢程度轻,速率慢。据研究发现,一个健康成年人在不限制水的完全饥饿时,约24小时机体可利用糖原才耗竭,而创伤约需要8～16小时。

2. 蛋白质

蛋白质的消耗表现为尿氮丢失,但是比创伤丢失轻,血糖浓度不升高,糖原异生作用增强不明显,同时尿氮与血糖随着机体消耗而降低。

3. 体重观察

据观察,当体重减轻35%～40%时,不但体脂减少,而且肌肉蛋白与各脏器的重量也明显减轻,并且影响机体各种功能甚至生命。

(三)饮食营养影响伤口愈合

如果手术前营养状况良好,手术后伤口便占有"优惠地位",因此尽管机体在手术后处于负氮平衡,而机体其他部位的组织均作为伤口愈合所需要的营养素提供者,可以合成胶原而促使伤口愈合。如果外源性营养素供给充足,也就是在日常饮食中注意补充足量的营养素,不但可以保证伤口不断摄取足够的营养素,同时也可以使机体其他组织减少动员消耗,并且获得营养素的补充,使机体转为正氮平衡并促使伤口愈合。如果手术前与手术后均未获得足够的营养素,便可以使处于"优惠地位"的伤口也会由于缺乏营养素而不愈合,同时还会引起机体的免疫功能受损,并且使伤口感染。

二、饮食营养对外科手术的重要性

手术创伤对机体代谢的影响,饥饿对机体代谢的影响,以及伤口愈合对营养素的需要,从这三方面来看总结出两个观点:

(一)外科手术对机体是一种创伤

外科手术可以引起机体一系列内分泌与代谢的变化,这种变化虽然有利于机体对创伤的耐受,但是毕竟造成机体内物质的高度消耗,因此对于手术患者应该保证足够的营养物质储备。

(二)外科手术患者应该及时补充营养

应该及时补充足够的全面的营养素,以纠正由于短期的高度消耗而造成的机体负氮平衡,使其尽快地达到正氮平衡,减少感染与并发症的发生,促使伤口愈合。在临床上如果不注意以上两点,不仅影响手术效果,同时还会出现不同程度的营养缺乏症。据报道,美国一家大医院的外科,由于不注意手术的营养问题,50%的患者成为PCM(蛋白质-热量不足),也有的国家和地区,外科手术患者出现合并贫血、消瘦、血浆蛋白低下甚至死亡。

三、外科手术患者的营养素补充

(一)手术患者的热量需要

热量的供给量应该根据患者的生病理以及活动量的情况而定,一般情况按照以下供给。

BEE(基础能量消耗):

<6个月:0.38~0.46mj/(kg·d);

1~8岁:0.29~0.42mj/(kg·d);

8~15岁:0.13~0.29mj/(kg·d);

成人:0.10~0.13mj/(kg·d)。

(二)手术患者的糖类需要

糖类是供给热量最经济有效的物质,不仅能够保证依靠糖类作为能源的细胞组织需要,同时还能够保证伤口愈合及机体吞噬细胞的需要和利用。另外供给足量的糖类可以节省蛋白质的利用,对肝脏也起到保护作用。一般成年人糖类的供给量为300~500g/d。

(三)手术患者的脂类需要

为了保证机体对必需脂肪酸的需要,也为了保证脂溶性维生素的吸收,手术患者需要每日供给适量的脂肪,如果患者无胆道、胰腺以及肠胃道疾病,一般脂肪供给量为1g/(kg·d)。

（四）手术患者的蛋白质需要

手术对体内蛋白质代谢的影响：

（1）血红蛋白与血浆蛋白含量降低，由此使有效循环血容量降低，甚至出现低血容量休克。

（2）血浆白蛋白降低，血浆渗透压也随之降低，因此容易出现细胞间水肿，从而影响伤口愈合。

（3）网状内皮细胞萎缩，抗体形成缺陷，免疫功能下降，因此容易造成感染。

（4）肝脏是机体物质代谢最活跃的器官，同时手术与麻醉都需要肝脏发挥作用，容易出现肝功能障碍。

通过以上说明，手术患者需要保证蛋白质的供给量与质，一般成年人供给量为$1.2\sim2.0$ g/（kg·d），并且需选择优质蛋白质，包括蛋类、鱼类、肉类、乳类、豆类等食物。对不能够经口进食者可给予蛋白质水解液或者氨基酸液等。

（五）手术患者的维生素需要

维生素与创伤关系在第二次世界大战以后才受到重视，最初人们对指标观察结论各异，有的观察仅限于血清含量，有的观察仅限于尿中排出量，随着科学的发展，深入阐明了维生素在机体内的多方面作用，并且从创伤后机体处于应激状态与增强代谢方面有所研究，认为维生素的供给量需要增加。目前对于手术患者的维生素供给量推荐如下：

维生素 B_1 $5\sim10$mg/d；

维生素 B_2 $5\sim10$mg/d；

维生素 PP 100mg/d；

泛酸 20mg/d；

维生素 B_6 4mg/d；

叶酸 400μg/d；

维生素 C >500mg/d；

维生素 B_{12} 5μg/d。

对于脂溶性维生素的摄入，由于其在肝脏内能够储存，过多摄入容易造成中毒，因此对营养状况良好者一般不用增加摄入量。但是对于骨折患者需要补充适量的维生素 D。

（六）手术患者的矿物质需要

创伤后随着尿氮的丢失，一些矿物质包括铁、钾、镁、锌、硫、磷等排出量也增加，需要补充适量的矿物质，尤其注意钾的补充，因为缺钾常见于慢性消耗性疾病、营养不足、负氮平衡、胃肠液丢失等患者。

四、手术前后的营养支持

营养支持是对危重患者给以必要的营养补充。根据患者的状况分别应用：中心静脉营养（TPN）、周围静脉营养（TPN）、经肠道营养（EN）、经口营养。

（一）营养支持途径

1. 完全肠外营养支持

完全胃肠外营养过去也叫"静脉高营养"。它通过胃肠道以外的途径，即周围静脉或中心静脉将营养液以浓缩的形式输入患者血液循环,营养液包括患者所需的全部营养物质丰富的热能、必需和非必需的氨基酸、脂肪酸、维生素、电解质和微量元素。

2.肠外营养支持

肠外营养从静脉内供给营养作为手术前后及危重患者的营养支持。

3.肠内营养支持

肠内营养经胃肠道提供代谢需要的营养物质及其他各种营养素的营养支持方式。

4.肠内营养与肠外营养区别

(1)肠内营养是通过口服、鼻饲进入胃肠道进行消化吸收来补充营养的。肠内营养可直接营养胃肠道,有效维护消化系统正常生理功能。肠外营养是通过静脉注射,通过血液循环来补充营养的。

(2)肠内营养较全面、均衡。提供安全均衡符合生理需要的各种营养素和微量元素,可改善患者整体营养状况。肠外营养补充的营养素较单一。

(3)肠内营养可长期、连续使用。肠外营养只能在特定的短期内使用。

(4)肠内营养长期使用可改善胃肠道功能,增强体质、改善各项生理功能,减低高分解代谢,改善氮平衡。肠外营养长期使用可导致胃肠道功能的衰退,引起各项生理功能的紊乱。

(5)肠内营养的医疗花费更经济,可缩短住院天数,降低治疗费用。肠外营养的费用高。

(6)肠内营养并发症少、相对安全。肠内营养具有保护胃肠黏膜屏障作用,可预防细菌移位,促进免疫球蛋白和胃肠道激素的反泌,提高机体免疫力,减少术后感染和并发症的发生。肠外营养并发症高。

(二)经口营养

经口营养是首选的治疗方法,有利于调节胃肠道和刺激食欲,包括流质、半流质、普食、特殊饮食。

(三)经肠道营养

肠内营养支持是指经肠道用口服、鼻饲或胃肠造瘘来提供可满足、超过或补充代谢需要的营养物质及其他营养素的支持方式。近几年,由于医学科学的理论与实践,对食物营养素与肠道功能的再认识,特别是肠道屏障功能的认识和各种肠内营养制剂的问世,肠内营养重新被业内人士重视,并成为临床营养的热门课题。

因为对有胃肠功能的患者直接经肠道提供营养物质,不单是满足了机体对营养的需求,更重要的是维持肠道免疫功能。经肠营养的最大优点是食物通过肠道时,有助于改善门静脉系统循环,改进腹腔有关器官,特别是肠道的血液灌注与氧的供给,增进肠蠕动,促进肠道激素与免疫球蛋白的释放,有利于肠黏膜细胞的生长,改善肠黏膜的渗透性,维护肠黏膜屏障功能,减少肠道细菌。

当前有学者认为,肠道是多脏器功能障碍综合征发病机制中的主要器官,经肠营养将有可能减少多脏器功能障碍综合征的发生。因此肠内营养支持在为机体提供营养基质的同时,还具有药理营养学的作用,是疾病治疗中一个重要组成部分。

1.适应证

(1)在临床上,肠内营养支持多用于大手术尤其是消化道手术后及危重患者。

(2)意识障碍,如昏迷患者。

（3）不能经口进食患者及各种情况下的营养不良患者。

目的是提供机体需要的热能及各种营养素，维持正常和疾病下的营养需求，减少并发症的发生，促进创伤愈合，加速康复，减少平均住院日，减少医疗费用。对于重症患者有维持肠屏障功能的作用，维持肠屏障功能对于危重症治疗极为重要。

2.经肠道营养

（1）半消化性营养（LRD）。其近似于天然食品，以大豆和乳蛋白作为氮的来源；以糊精、双糖、单糖作为糖的来源；脂肪大部分采用长链甘油三酯（LCT），也采用中链甘油三酯（MCT）；还有维生素与矿物质。因为 LRD 中的蛋白、脂肪尚未分解到最后阶段，还需要经过机体的消化吸收过程，因此当机体消化吸收功能低下或者要求消化道保持安静时不适用。

（2）消化性营养（ED）。其中的氮质来源于氨基酸、二肽、三肽；糖来源于糊精、双糖、单糖；脂肪含量较少，ED 可以在胃液、胰液、胆汁等大部分缺乏时仍然可以吸收，ED 的渗透压高，易出现腹泻。

3.经肠道营养的原则

（1）经肠道营养采用管饲营养，包括鼻饲、胃与空肠造瘘管饲。

（2）营养平衡原则：

①完全卧床患者需要的热量为基础代谢的 1.2 倍。体重每增减 10kg 相应地增减热量 10%。

②在使用单糖与双糖类时适量增加多糖类食物，以避免胃酸过多和促进胃肠蠕动等，适量增加多糖类食品，以保证热量的供给，防止酮症。

③在使用动物蛋白质时（尤其是优质蛋白质，如蛋类、奶类、瘦肉类等），应该根据患者的具体情况增加植物蛋白质，使胃肠道逐渐适应，以及达到补充植物蛋白质所含有的非必需氨基酸，如胱氨酸等，作为氮源，这比自身体内合成更为有利。

④管喂患者需要注意补充维生素与矿物质，避免缺乏构成机体组织和调节生理功能的营养素，可以供给适量的菜汁与果汁。

4.经肠道营养配制内容类型

（1）混合奶

配制方法：一般总量 2500mL，400～500mL/次，4～6 次/日，由少量逐渐增多。

配制内容包括以下四种：

①混合奶。牛奶 500mL、鸡蛋 1 个、食糖 15g、食用油 1 汤勺、食盐 1g，其含有热量 500kcal（1mL＝1kcal）、蛋白质 16.5g、脂肪 31g、糖 40g。

②混合粉。面粉 50g、豆粉 5g、食用油 5g，其含有热量 500kcal、蛋白质 14g、脂肪 14g、糖 79g。

③米汤。补充糖类和水分，也可以冲淡奶粉。

④菜水、果水。蔬菜或水果煮汤。

注意事项：①食物新鲜卫生；②用具使用前清洗消毒，操作卫生；③温度：38℃～42℃。

（2）空肠造瘘营养

方法：胃肠功能差者，滴注量可由每日总量 500mL 开始，分 2～3 次缓慢滴注，待适应后逐渐增加。采用滴注法必须过滤混合奶，不允许使用混合粉。

平衡膳食可以采用五种食品混合使用：

①混合奶 300mL × 5 次 = 1500mL/d(热量 1500kcal)

②米汤 100mL × 5 次 = 500mL/d

③菜汁 100mL × 5 次 = 500mL/d

④混合粉 20g × 5 次 = 100g(500kcal)

⑤牛肉粉 20g × 5 次 = 100g(低蛋白血症)

注意事项：①食物新鲜卫生。

②用具使用前清洗消毒，操作卫生。

③温度：38℃ ~ 42℃。

（3）要素膳

适应证：①超高代谢(烧伤、创伤、严重感染、多发性骨折等)。

②消化道瘘(食道、胆、胰等)。

③手术前后、肠道疾患(肠炎、短肠综合征等)。

④放疗、化疗。

⑤心血管、肝脏、肾脏疾患等。

⑥完全肠胃外营养过渡、周围静脉营养

组成成分：氮源——氨基酸；热源——单糖类；脂肪酸分为低脂肪与高脂肪；其他——维生素、矿物质。

禁忌证：① <3 个月婴儿(易出现电解质紊乱)。

②消化道出血。

③糖尿病慎用。

④肝、肾衰竭。

⑤胃切除、短肠综合征(先静脉营养，再从低浓度要素膳开始)。

方法：①要素膳 + 温开水(或 0.25% 生理盐水；或 0.4% 葡萄糖水)，稀释不同程度 5%、10%、15%、20%、25%。

②5% 开始，待适应后(4 ~ 5d)逐渐增加。

③口服 40 ~ 50mL/次，逐渐增加到 100mL/次，6 ~ 10 次/日。

管喂 40/60mL/次，逐渐增加到 100 ~ 150mL/h，40 滴/分，6 ~ 8 次/日。

④热量：40kcal/(kg·d)，超高代谢 50kcal/(kg·d)

浓度：5%、10%、15%、20%、24%。

速度：鼻饲开始 50mL/h，逐渐增至 150mL/h。

空肠开始 40mL/h，逐渐增至 120mL/h。

口服 50mL/次，逐渐增至 100mL，6 ~ 10 次/日。

监测：①氮平衡。

②体重。

③HB。

④血浆蛋白。

⑤三头肌皮褶厚度。

⑥伤口情况。

并发症:①鼻咽部、胃黏膜损害。

②吸入性肺炎。

③胃潴留(恶心呕吐、腹痛、腹胀、腹泻)。

④高渗性脱水、高渗性非酮性昏迷、渗透性利尿(高糖所致)。

⑤糖尿病、慢性胰功能不全。

⑥皮疹。

注意事项:①食物新鲜卫生。

②用具使用前清洗消毒,操作卫生。

③温度:38℃~42℃。

(4)匀浆膳

匀浆膳采用多种固体食物(熟肉类、蛋类、蔬菜类等)以及奶类、豆浆、食糖、食盐、食油等,经高速电动食物捣碎机中搅成匀浆状,经烧煮调味成糊状,可以口服,也可以经过过滤采用管喂。

适应证:①口外伤、颌骨骨折、口腔手术等。

②不能经口进食:昏迷、食道癌、胃肠道造瘘术后、外伤、术后、化疗等。

特点:①平衡膳食。

②食物种类与数量可根据病情调节。

③含有膳食纤维。

④为自然食物,可长期食用。

方法:①将食物煮熟后稍冷。

②用高速组织捣碎机搅拌1~2分钟,呈无颗粒状。

③将已呈食糜的食物再煮沸制作为匀浆状。

④纱布过滤,无渣。

⑤温度40℃。

口服30%,滴注15%~20%。2000~3000mL/d,开始500mL,逐渐增加,5~7次/日,200~300mL/次。

注意事项:①食物新鲜卫生。

②用具使用前清洗消毒,操作卫生。

③注意食物搭配合理,避免食物之间发生不良反应。

5.肠癌造瘘患者营养问题

(1)经口营养:随意饮食。

(2)造瘘营养:2000mL/d,无纤维素的短肽类及从造瘘上口漏出的物质,再从下口灌入,因为其不仅是给以的营养液,还有消化道的酶类等物质。

(3)静脉营养:氨基酸、脂肪乳、葡萄糖、维生素、矿物质等。

(四)肠胃外营养

完全胃肠外营养(TPN),部分胃肠外营养(PPN),又称为静脉营养或静脉高营养,包括周围静脉营养与中心静脉营养,其内容有热量、全部必需氨基酸与部分非必需氨基酸,足够的必须脂肪酸、维生素、矿物质,外周静脉营养包括葡萄糖盐水、葡萄糖加等量氨基酸液、水解蛋白液、脂肪乳剂等,中心静脉营养包括高渗葡萄糖液、氨基酸、脂肪乳剂等全价营养液。

1. 适应证

(1)胃肠道不能摄食或吸收不良;超过代谢;病情严重或昏迷者。

(2)不能经口或不宜经口进食者。口服不能满足身体需要者。

(3)急诊患者,如肝、肾、心功能衰竭等。

2. 组成

氮源:0.15~0.20g/(kg·d)

氮:热量=1g:150~200kcal

热源:20%葡萄糖200~300g(10%或50%以20%换算)。5~7mEq婴儿不含有脂肪时供给2 mEq/(kg·d)。

10%脂肪乳剂500mL(550kcal)

胰岛素(R-I):葡萄糖=1u:8~12g

3. 监测

心、肝、肾功能;血糖、尿糖、血电解质、血酸碱度、血蛋白(总蛋白、白蛋白、转铁蛋白);氮平衡免疫功能。

4. 并发症

(1)中心静脉营养可造成血气胸、血肿、纵隔积液、动静脉瘘、血栓、导管堵塞等。

(2)感染局部或全身可出现败血症。

5. 代谢紊乱

高血糖、高渗性非酮性昏迷、低血糖、低磷低钙血症、渗透性利尿、高渗性非酮性脱水、高氯血症、代谢性酸中毒、低钾血症、高钾血症、低镁血症等。

五、手术患者营养原则

(一)营养中等并能够进食者

1. 手术前

普食(其营养素需全面),手术前12小时禁食,手术前4小时禁水。胃肠手术者手术前1~2日停止普食,改为流质或者少渣半流质。

2. 手术中

外周静脉滴注葡萄糖盐水。

3. 手术后

肠蠕动恢复即可进食,内容可以为流质-半流质(3~4日)-普食。肝、胆手术者为低脂饮食。大肠、肛门手术者为无渣或者少渣饮食。口腔、喉部手术者为初期冷流质。

(二)营养不良并消化功能不良者

除了以上的饮食原则外,可以缩短手术前准备阶段并给以容易消化吸收的食物,必要时可以口服要素膳以及外周静脉滴注氨基酸液、脂肪乳剂等。

营养不良类型:

(1)蛋白质-能量营养不良(消瘦型)

总能量不足,内脏蛋白产生维持正常,体重下降。肿瘤患者。

(2)蛋白质营养不良(恶性营养不良)

分解代谢应激及营养素摄取量不足,内脏蛋白消耗,ALB、前白蛋白降低、免疫功能受损,人体测量值正常,严重应激。

（3）混合型营养不良（长期营养不良）

慢性疾病及由于高代谢应激导致饥饿状态的患者。

（4）当胃肠道有功能时

采用肠内营养。给予充分的蛋白质较摄入热量的多少更为重要。

（三）昏迷、吞咽困难者

手术前与手术后给以管饲营养,同时可以给以外周静脉营养。

（四）食管、胃、小肠手术者

给以管饲营养,必要时给以造瘘管饲营养。

（五）急性胰腺炎

禁食并给以外周静脉营养。

第五章　各种治疗膳食指导

一、基本膳食

名称	适应证	膳食原则	膳食内容	营养素供给	餐次
普食	1. 消化道功能正常 2. 体温正常 3. 康复期 4. 产妇	1. 平衡膳食 2. 热量与各种营养素接近成年人轻体力活动参考摄入量 3. 动植物性食物全面(谷、肉、蛋、奶豆、蔬菜、水果类,其中蔬菜类>300g,黄绿色>50%) 4. 食物多样化,易消化,注意色、香、味 5. 避免刺激性食品 6. 了解患者有无过敏史 7. 食谱制作尊重民族风俗、地域习惯	主食:米饭、馒头、水饺、包子、面条、稀饭、面汤等 肉类:畜禽瘦肉类、鱼虾类、动物肝脏等鸡蛋、豆制品、蔬菜、烹调油	蛋白质 90g 脂肪 75g 糖 350g	3 餐,每餐间隔4~6h
软饭	1. 低烧 2. 消化不良 3. 肠道疾病 4. 康复期 5. 口腔疾病 6. 老年与幼儿	1. 食物介于普食与半流质之间 2. 食物制作细、软、烂、清淡 3. 禁用油炸、生冷、腌制、熏烤、粗纤维、刺激性食品	基本同普食	蛋白质 80g 脂肪 65g 糖 280g	3~5
半流质	1. 高烧 2. 体虚 3. 严重消化道疾病 4. 口腔疾病 5. 手术后	1. 食物呈半液体状态 2. 食物易消化、易咀嚼 3. 禁用油炸、粗纤维、刺激性食品 4. 腹部手术禁用胀气食品(甜食、牛奶、豆类)	主食:稀饭、面汤、馄饨、水饺、包子、面包等 肉类:畜禽瘦肉末、鱼虾类、动物肝脏等鸡蛋、牛奶、藕粉、蔬菜、食糖、烹调油、菜果水	热量 6690kJ(1600kcal) 蛋白质 55g 脂肪 48g 糖 250g	5~6 分配 早餐25% 加餐5% 午餐35% 加餐5% 晚餐30%
流质	1. 高烧 2. 口腔疾病 3. 严重消化道炎症 4. 手术后 5. 体虚、病危	1. 食物呈液体状态 2. 食物易消化易吞咽 3. 禁用油炸、粗纤维、刺激性食品 4. 腹部手术禁用胀气食品 5. 喉部手术给予冷流质 6. 胰腺炎请给流质 7. 不宜长期食用	牛奶、鸡蛋、浓米汤、浓肉汤(或排骨汤)、藕粉(或油茶面)、食糖、菜果水,可根据病情增加肉松、蜂蜜、香油等	热量 4075kj(975kcal) 蛋白质 20~30g 脂肪 30g 糖 130g	6~7 250mL/次 2000mL/d

二、特殊膳食

名称	适应证	膳食原则	膳食内容	营养素供给	餐次
高热能	1. 体重不足 2. 甲状腺功能亢进 3. 结核病 4. 恢复期	1. 增加摄入量 2. 平衡膳食 3. 避免刺激性食品	正餐 同普食 加餐 牛奶、点心等	根据生、病理情况定	5
低热能	减轻体重	1. 营养素充足 2. 逐步减少主食量 3. 限制高脂肪高糖、精制食品 4. 低钠饮食 5. 避免刺激性食品	选择低糖蔬菜、水果 选择粗制粮食	热量 800～1500kcal 蛋白质 1g/kg 体重 糖 100～200g	3
高蛋白	1. 营养不良 2. 手术前后 3. 贫血 4. 结核 5. 癌症 6. 烧伤	1. 普通膳食基础增加蛋白质 2. 优质蛋白占总蛋白 50% 3. 避免刺激性食品	选择动物蛋白质食品包括蛋类、畜禽肉类、鱼虾类等 选择豆类及制品	蛋白质 100～120g	5
低蛋白	1. 急性肾炎 2. 尿毒症 3. 肝功能衰竭	1. 控制蛋白质 2. 选择优质蛋白质 3. 避免刺激性食品	选择优质蛋白质食品包括蛋类、乳类、豆类、畜禽肉类等 采用麦淀粉代替部分主食 采用蔬菜水果类	蛋白质 <40g	3
少盐	1. 心肾性浮肿 2. 肝硬化腹水 3. 高血压 4. 先兆子痫	1. 控制食盐 2. 禁用盐腌制品 3. 避免刺激性食品	选择糖、醋调味品	食盐 <2g （或酱油 10mL）	3
无盐	同上,并严重	1. 禁用食盐及含盐食品 2. 避免刺激性食品	同上	无盐	3
少钠	同上,并更严重	禁用食盐及含钠高食品包括加碱面食等	同上	钠 <500mg	3
少油	1. 胆道疾病 2. 肝脏疾病 3. 胰腺疾病 4. 腹泻	1. 控制脂肪性食品 2. 避免刺激性食品	采用煮、蒸、烩、煨等制作方法	脂肪 <40g	3

名称	适应证	膳食原则	膳食内容	营养素供给	餐次
少渣	1. 腹泻 2. 痢疾 3. 肛门疾病及手术 4. 咽喉部疾病及手术 5. 消化道疾病及手术 6. 伤寒 7. 肝硬化	1. 食物易消化 2. 少纤维素 3. 少脂肪 4. 禁用刺激性食品	选择蛋类、豆制品等 采用煮、蒸、烩、煨等制作方法		3
无渣	同上并严重	同上并禁用牛奶、菜果泥	同上		3
高纤维素	1. 便秘 2. 误食异物 3. 冠心病 4. 糖尿病	避免精细食品	选择高纤维素粗制食品（粗粮、芹菜、韭菜、水果等）	纤维素 4～12g	3
低胆固醇	1. 肝胆疾病 2. 心血管疾病	1. 禁用高胆固醇食品 2. 避免刺激性食品	选择植物性食品及鱼类等	胆固醇 <300mg	3
匀浆膳	1. 咽喉部疾病及手术 2. 消化道疾病及手术 3. 管喂（胃管、造瘘管）	1. 平衡膳食 2. 固体食物捣成糊状 3. 经过烧煮调味 4. 经过过滤 5. 温度 40℃ 6. 禁用刺激性食品	牛奶 450mL；5% 米汤 150mL；豆浆 150mL；食糖 120g；猪肝 90g；鱼类 10g；蛋类 4只；瘦肉类 50g；蔬菜 100g；炒面粉 30g；烹调油 5g；食盐 4g；	热量 1650kcal 蛋白质 75g 脂肪 60g 糖 180g 蛋白质：脂肪：糖＝1：0.9：3	5
要素膳	1. 超高代谢 2. 消化道瘘 3. 手术前后 4. 肠炎、腹泻 5. 营养不良 6. 消化吸收不良 7. 各种需要营养支持疾病	1. 禁用者：<3 月婴儿、短肠综合征、消化道出血、肠梗阻、腹泻、肝肾功衰竭 2. 慎用者：糖尿病、胃切除术 3. 剂量与浓度：根据病情 4. 滴速：胃内 180 mL 肠内 120mL 5. 温度 40℃ 6. 无菌操作 7. 稀释液保存 24h 在冰箱 8. 停用时逐渐减量 9. 应用时定期观察体重、尿量、大便性质与次数、电解质、生化指标	根据病情稀释要素膳 稀释水为蒸馏水、0.25%～0.4% 食盐水、温开水等均可 稀释液浓度为 5%、10%、15%、20%、24% 根据病情增加菜水、果汁等	热量 40～50 kcal/kg 体重 脂肪 0.2%～18% 蛋白质 8%～17% 糖 74%～90%	6～10

名称	适应证	膳食原则	膳食内容	营养素供给	餐次
混合奶	1. 管喂（胃管、造瘘管） 2. 食欲不振 3. 老年、婴幼儿	1. 液体无颗粒、无沉淀 2. 热量、蛋白质充足 3. 温度40℃ 4. 无菌操作 5. 禁用刺激性食品 6. 随用随配制	浓米汤 10% 1000mL 鸡蛋 3 只 食糖 100g 食盐 6g 植物油 25g 白特流 牛奶 250mL 奶粉 150g 鸡蛋 3 只 食糖 100g 食盐 6g 植物油 25g 200～250mL/餐 1000～1250mL/d	热量 1178kcal 蛋白质 26.5g 脂肪 39.3g 糖 179.4g 热量 1684kcal 蛋白质 56.8g 脂肪 78.3g 糖 188.3g	4～5

三、试验膳食

名称	适应证	膳食原则	膳食内容	营养素供给	餐次
干膳食	1. 尿沉淀物试验 2. 尿浓缩功能试验	1. 试验期 　1d7Am～7Pm 2. 禁用含水分高饮食与食品 3. 无盐饮食	选择馒头、米饭、蛋类、豆类等含水分低的食品		
潜血试验膳	检查上消化道出血	1. 试验期 3d 2. 禁用肉类、动物肝脏、动物血液、绿叶蔬菜 3. 禁用铁类药物	选择牛奶、蛋白、豆制品、花菜、冬瓜、蕃茄、苤蓝、茭白、白萝卜、胡萝卜、马铃薯梨、苹果等		
肌酐试验膳	检查尿肌酐值与肾功能（重症肌无力）	1. 试验期 3d 2. 控制蛋白质	选择低蛋白质食品（蔬菜、藕粉、果汁等） 限制主食	蛋白质 <40g	
馒头试验膳	测定糖耐量	适应于对葡萄糖不适者	标准粉 100g 制成馒头	糖 75g	
氮平衡试验膳	纠正负氮平衡	计算蛋白质需要量力求氮平衡			
胆囊造影膳	检查胆道形态与功能	1. 高糖少渣清淡膳食：避免刺激胆汁分泌 2. 高脂肪膳食：刺激胆汁排空	1. 造影前一日晚餐为高糖少渣清淡膳食（加糖稀饭、稠藕粉、果酱包、杏仁茶、马铃薯、芋头、山药等） 2. 造影当日禁用早餐 3. 胆囊造影时为高脂肪膳（烹调油 40g 炸鸡蛋 2 只；烹调油 32g 炸鸡蛋 2 只、牛奶 200mL；鸡蛋 2 只、奶油巧克力 40～50g）	脂肪 >50g	

名称	适应证	膳食原则	膳食内容	营养素供给	餐次
低碘膳	配合同位素测定碘	严格控制碘摄入量	禁用含碘食品	碘 <50μg	
钙磷定量代谢试验膳	1. 诊断甲状旁腺功能 2. 诊断骨质疏松症 3. 测定肾小管磷重吸收	1. 试验期 5d 2. 免肉膳食:测定肾小管磷重吸收 3. 钙磷定量:低钙膳食 4. 高钙膳食	主食 <500g 以精米等细粮为主 副食选择低钙食品,禁用肉类,酌情给予鸡蛋 1~2 只及少量豆制品	免肉膳食 蛋白质 <40g 钙 300mg 磷 1000mg 低钙膳食 钙 <150mg 高钙膳食 钙 >1000mg	
钾钠定量代谢试验膳	诊断原发性醛固酮增多症	1. 试验期 10~14d 2. 禁用加碱面食 3. 严格计算食盐	主食选择米饭、不加碱面食 副食选择低钠食品量	钾 50mEq 钠 150mEq	

四、治疗膳食

1. 消化系统疾病膳食

名称	适应证	膳食原则	膳食内容	营养素供给	餐次
消化性溃疡	胃与十二指肠溃疡	1. 平衡膳食 2. 食品质好量少 3. 禁用刺激性食品、产气食品、生拌食品、熏制食品、腌制食品、油炸食品 4. 控制粗纤维食品、调味品 5. 定时定量、少食多餐、细嚼慢咽	流质 用于溃疡急性发作与出血停止 选择牛奶、米汤、豆浆、蛋羹、蛋汤、藕粉、杏仁茶等1 餐/2h 少渣半流质 用于好转期 选择除流质外增加蒸鱼虾肉类、烤馒头及面包片、饼干、米粥、面汤、馄饨等 胃病 5 次饭 用于恢复期 选择除流质与少渣半流质外增加低纤维素蔬菜水果、面汤、米饭、面包、花卷等		5~6
胃炎	急性胃炎	1. 剧烈腹痛及大量呕吐者禁食 2. 好转给予清流质、少渣半流质、少渣软饭 3. 禁用胀气食品、刺激性食品 4. 伴有肠炎腹泻减少脂肪 5. 大量饮水	少渣软饭参考胃病 5 次饭	水 100~150mL/h	5~6

名称	适应证	膳食原则	膳食内容	营养素供给	餐次
	慢性胃炎	1. 少渣软饭 2. 禁用粗硬及生冷食品、刺激性食品 3. 定时定量、少食多餐、细嚼慢咽	营养不良与贫血 补充蛋类、乳类、瘦肉类、豆类及制品、动物肝脏、绿叶蔬菜 胃酸过多者 禁用酸性食品、浓缩肉汤 胃酸过少者 补充酸性食品、浓缩肉汤		5~6
肠炎	急性肠炎	1. 水泻期禁食 2. 1~2d 清流质 3. 好转低脂肪流质、少渣半流质 4. 恢复期低脂肪少渣软饭	低脂肪流质 米汤、蛋汤、豆浆、蛋羹、果汁、藕粉、牛奶等 低脂肪少渣半流质 除低脂肪流质外增加面包、蛋糕、米粥、面汤、肝泥、烤馒头片等	脂肪 <40g	同上
	慢性肠炎	1. 禁用粗纤维食品、刺激性食品 2. 控制糖类、脂肪类食品 3. 基本与急性肠炎恢复期相同	低脂肪少渣软饭 除低脂肪少渣半流质外增加软米饭、馒头、花卷、水饺、低纤维素蔬菜、瘦肉类、蛋类、动物内脏、脱脂牛奶等 选择优质蛋白质 采用煮、蒸、烩、炖等制作方法		
痢疾	急慢性痢疾	1. 急慢性期基本与肠炎相同 2. 多饮水	急慢性期与肠炎相同 供给大蒜汁2~3次/日 供给浓茶水3~4次/日	同上	同上
便秘	痉挛性 梗阻性	1. 无渣半流质、少渣软饭 2. 禁用刺激性食品 3. 多饮水	主食选择精细粮食 副食选择少纤维素蔬菜(冬瓜、马铃薯等)、牛奶及制品、果汁、香蕉、蜂蜜等	无纤维素	3
	弛缓性	1. 高纤维素膳食 2. 增加脂肪类食品、产气食品 3. 多饮水	选择粗纤维素食品(粗粮、豆类、生蔬菜蜂蜜、烹调油等) 清晨空腹1~2杯水	纤维素 10g	3
肝脏疾病	病毒性肝炎	1. 蛋白质、适量脂肪与糖、足量维生素与矿物质 2. 少食多餐 3. 禁用刺激性食品、油腻食品、酒 4. 腹胀者少食产气食品	选择优质蛋白质食品(蛋类、乳类、动物肝脏、瘦肉类等)选择维生素与矿物质丰富食品(蔬菜、水果等)	热量 2000~2500kcal 蛋白质 1.5g/kg体重 脂肪 20%~25% 糖 60%~70%	5

名称	适应证	膳食原则	膳食内容	营养素供给	餐次
	脂肪肝	1. 高蛋白质 2. 低脂肪与糖、足量维生素与矿物质 3. 禁用糖类、酒类、刺激性食品	减少主食量 补充优质蛋白质食品 补充蔬菜水果	热量 根据体重定 蛋白质 1.5～ 2g/kg 体重 脂肪 <40g 糖 <350g	5
	肝硬变	1. 高蛋白质、糖、维生素、低脂肪 2. 补充锌 3. 禁用硬质食品、酒类、刺激性食品 4. 水肿者限制水、钠 5. 低蛋白质、高糖、足量维生素 6. 禁用刺激性食品、酒类 7. 水肿者限制水、钠	选择优质蛋白质食品 补充含锌丰富食品(动物肝脏、牡蛎等) 适量增加主食量,选择精细粮食 选择低纤维素水果、葡萄糖、果酱、果汁等	热量 2500～2800kcal 蛋白质 100～120g 脂肪 40～50g 糖 350～450g 轻度水肿 食盐 <3g 重度水肿 钠 <500mg 水 1000mL	5
胆道疾病	急、慢性胆囊炎 急、慢性胆石症	1. 急性发作期禁食,给予静脉营养 2. 缓解期给予无脂肪高糖流质 3. 修复期给予低脂肪少渣软饭 4. 慢性期给予高蛋白质与糖、适量脂肪、足量维生素 5. 禁用刺激性食品、酒类	无脂肪高糖流质 枣泥汤、番茄汁、藕粉、杏仁茶、果汁、浓米汤、去油肉类汤等 1～2 种食品/餐 低脂肪少渣软饭 软米饭、花卷、蛋糕、藕粉、番茄汁、豆腐瘦肉末、低纤维素蔬菜水果	脂肪 <40g	6～7 5
胰腺疾病	急慢性胰腺炎	1. 急性发作期禁食给予静脉营养 2. 缓解期给予无脂肪高糖流质 3. 修复期给予低脂肪、高糖、足量维生素 4. 慢性期除与修复期相同外选择优质蛋白质、适量增加脂肪 5. 电解质平衡 6. 禁用刺激性食品、酒类 7. 合并糖尿病者低脂肪高纤维素	同上	同上	同上

2. 循环系统疾病膳食

名称	适应证	膳食原则	膳食内容	营养素供给	餐次
冠心病	冠心病	1. 维持标准体重 2. 脂肪占总热量20%～25%，并控制饱和脂肪酸与胆固醇 3. 糖占总热量60%～65%，并补充纤维素 4. 蛋白质占总热量15%，并控制动物蛋白质 5. 补充足量维生素与矿物质并控制钠盐 6. 禁用高度酒、浓茶、刺激性食品 7. 少量多餐	选择粗制粮食、豆类及制品、鱼类、蔬菜、水果	热量 根据标准体重 蛋白质 60～70g 脂肪 40～50g P/S=1.5～2 胆固醇 <300mg 糖 300～400g 纤维素 10～12 g 钠 <3g	5
高脂血症	高胆固醇血症	1. 限制动物性食品及胆固醇 2. 无肥胖症不必控制蛋白质与糖 3. 补充纤维素	选择鱼类、蔬菜、水果、海产品、食用菌等 选择降低胆固醇食品，包括葱头、大蒜、香菇、木耳、金针菇、大豆及制品等	胆固醇 轻度 <300mg 中重度 <200mg P/S=1.5～2	5
	高甘油三酯血症	1. 维持标准体重 2. 糖占总热量45%～60%并限制糖类及制品 3. 补充纤维素 4. 中度限制胆固醇并适量补充脂肪	选择粗制粮食、鱼类、豆类及制品、蔬菜、水果、海产品、食用菌、瘦肉类、鸡蛋(3只/周)	热量 根据体重决定 胆固醇 <300mg 同上	5
	高胆固醇与高甘油三酯血症	1. 前两型结合	同高胆固醇血症与高胆固醇血症		5
心力衰竭	心力衰竭	1. 控制蛋白质、糖、钠盐 2. 补充维生素 3. 禁用刺激性食品	选择鱼类、豆类及制品、瘦肉类、蔬菜、水果、乳类等	蛋白质 重度 25～30g 中度 40～50g 轻度 50g 热量 重度 600kcal 中度 1000～1500kcal 轻度 1500kcal 钠 重度 <1.3g 中度 2.5g 轻度 <5g	5

名称	适应证	膳食原则	膳食内容	营养素供给	餐次
高血压	高血压	1. 维持标准体重 2. 脂肪占总热量 < 25%并限制动物性食品 3. 蛋白质占总热量 > 15% 4. 控制糖类及制品、钠盐、足量维生素与矿物质,并适量补充钾盐 5. 禁用酒类、刺激性食品 6. 定时定量少食多餐	选择鱼类、豆类及制品、海产品、食用菌、蔬菜、水果等选择降压食品包括香菇、菠菜、芹菜、豆芽菜、桂园等	蛋白质 70~80 g 脂肪 50g P/S = 1.5~2 胆固醇 <300mg 钠一般 5~6g 低盐 2g(酱油10mL) 无盐 钠 0.5g 钾:钠 = 1.5:1	5

3. 泌尿系统疾病膳食

名称	适应证	膳食原则	膳食内容	营养素供给	餐次
肾小球肾炎	急性肾小球肾炎	1. 蛋白质根据尿蛋白、肾功能定 氮质血症严格控制尿量1000mL/d 适量增加 病情稳定 2~3 月正常量 2. 钠根据水肿与高血压定 3. 水根据尿量定 4. 足量维生素	轻度 主食部分选择麦淀粉或玉米淀粉制成的食品并控制加碱面食 副食选择低蛋白质、低钠食品(蔬菜、水果、糕点等)减少肉类、鱼类、蛋类并禁用腌制品 中重度 选择优质蛋白质 水肿与高血压时采用低盐、无盐、低钠食品,采用糖醋等烹调方法	轻度 蛋白质0.8g/kg体重 钠 4g 中重度 热量 25~30kcal 蛋白质 0.5g/kg体重 钠:低盐或无盐 水:补充前日尿量再加 500~1000 mL 维生素 C >300mg	5
	慢性肾小球肾炎	病情恶化或急性发作按急性肾小球肾炎处理	同上	同上	5
肾病综合征	肾病综合征	1. 高蛋白质并优质蛋白质 2. 氮质血症低盐低蛋白质 3. 控制钠 4. 补充维生素 A、C、B₂、钙	低盐高蛋白质 选择牛奶、蛋类、鱼类、瘦肉类、蔬菜、水果、食糖等 低盐低蛋白质 选择麦淀粉、玉米淀粉、蔬菜、水果、食糖等 采用糖醋等烹调方法	蛋白质:补充尿蛋白量	5

名称	适应证	膳食原则	膳食内容	营养素供给	餐次
肾衰竭	急性肾衰竭	少尿与无尿期 1. 控制蛋白质、钠、液体量 2. 补充维生素、钙 3. 高血钾严格控制钾 多尿期补充钾	少尿、无尿期 口服或静脉给予葡萄糖、果汁、酸梅汤、冰淇淋等 高血钾 选择低钾蔬菜(南瓜、西葫芦、冬瓜、丝瓜、茄子、芹菜、白菜等) 禁用水果、果汁 多尿期 选择含加丰富食品 恢复期 正常饮食 主食以麦淀粉为主 副食选择牛奶、蛋类、蔬菜、水果、银耳、藕粉、食糖、红枣、蜂蜜等	钠 <500mg 水 根据尿量 蛋白质 0.5~0.8 g/kg体重 钠 1000mL 尿氯化钠 3g(必要时氯化钾 2~3g)	5
	慢性肾衰竭	1. 蛋白质根据肾功能定并优质蛋白质 2. 足量热量以促进蛋白质利用 3. 高血钾控制钾 4. 水肿与高血压控制钠		蛋白质 根据 cr、BUN 定 优质蛋白质占总蛋白 50%~70%	5
透析	血液透析 腹部透析	1. 蛋白质根据肾功能定 2. 液体入量根据尿量定 3. 无尿控制钾、钠 4. 热量足量以促进蛋白质利用	选择牛奶、鸡蛋、鱼类、瘦肉类、动物肝脏、蔬菜、水果等	蛋白质 血透 1~2g/kg体重 腹透 适量增加 优质蛋白质占总蛋白质 50% 水 根据尿量与透析次数定 无尿 1000 mL 钠 2~3g 钾 <1300mg 热量 40kcal/kg体重	5
泌尿系统结石	泌尿系统结石	1. 大量饮水 2. 草酸钙结石禁用草酸类食品 3. 尿酸结石禁用嘌呤类食品 4. 胱氨酸结石禁用蛋氨酸与酸性食品	草酸钙、磷酸钙结石 选择酸性食品包括乳类、禽类、鱼类、蛋类等以促进生成酸性尿溶解结石 避免含钙与草酸食品包括乳类、豆类、贝类、虾类、荸荠、苋菜、菠菜、青蒜、葱头、笋类 尿酸结石 选择碱性食品包括乳类、蔬菜、水果等高嘌呤食品采用水煮弃汤食用 胱氨酸结石 选择碱性食品包括乳类、蔬菜、水果等 避免酸性食品包括蛋类、肉类、鱼虾类等	水 2000~3000 mL	5

4. 代谢系统疾病膳食

名称	适应证	膳食原则	膳食内容	营养素供给	餐次
糖尿病	糖尿病	1. 平衡膳食 2. 满足生长发育及维持体重并考虑饮食习惯 3. 蛋白质占总热15%～20%、脂肪25%～30%、糖60% 4. 补充足量维生素与矿物质,尤其是锌、镁、铬、维生素B族 5. 增加纤维素 6. 称重膳食	选择粗制粮食(糙米、全麦粉、燕麦片等)、豆类及制品、瘦肉类、鱼虾类、蛋类、乳类、蔬菜、低糖水果等 称重前将食品废料除去 食用水果将其含糖量折算减少主食量 3餐为1/3、1/3、1/3或1/5、2/5、2/5 5餐为2/10、3/10、1/10、3/10、1/10	热量 根据生、病理与活动定 蛋白质 1～1.5 g/kg体重 脂肪 0.6～1g/kg体重 糖 200～300g	3～5
肥胖症	肥胖症	1. 维持标准体重 2. 蛋白质占总热量16%～25%、脂肪占总热量＜30%、严格控制糖并禁用低聚糖 3. 足量维生素与矿物质 4. 增加纤维素,少食多餐	选择瘦肉类、鱼虾类、豆类及制品、粗制粮食、蔬菜、水果等	热量 根据标准体重定 蛋白质 1g 脂肪 ＜50g 糖 50～200g 钠 1～3g	5
痛风症	痛风症	1. 长期严格控制嘌呤摄入 2. 控制脂肪与总热量 3. 增加维生素B族 4. 禁用酒类	选择精细粮食、蛋类、乳类、水果、部分蔬菜等 采用水煮弃汤方法	嘌呤 100～150 mL 热量 kcal/kg体重 蛋白质 0.8～1 g/kg体重 脂肪 40～50g 钠 2g 水 2000～3000 mL	5

5. 外科膳食

名称	适应证	膳食原则	膳食内容	营养素供给	餐次
手术	手术前	1. 营养不良给予营养支持 2. 手术前12h禁食、4h禁水 3. 胃肠道手术前2～3日少渣半流质或流质 4. 超重控制热量 5. 足量维生素与矿物质,根据生、病理与手术定		蛋白质 1.2～1.5g/kg体重	
	胃切除术后	1. 术后24～48h禁食给予静脉营养 2. 肠功能恢复后口服少量温开水并十二指肠管喂 3. 术后3～4d无渣清流质逐渐增量 4. 术后5～6d少渣 5. 术后7d少渣半流质逐渐增量 6. 餐后30min进水 7. 控制乳类、糖类 8. 禁用刺激性食品 9. 少量多餐	口服膳食一阶段过滤排骨汤、鱼汤、鸡汤、牛肉汤、米汤、冲蛋、蛋羹、菜泥等逐渐米粥、肉汁粥、薄面片等口服膳食,二阶段稠米粥、细面、面包、馒头、面饼、饼干、煮蛋、豆腐、豆腐脑、软烂畜禽肉类及鱼虾类、瓜茄类、嫩菜叶、蒸煮水果等口服膳食,三阶段主食、乳类、肉类、蛋类、豆制品、蔬菜、瓜茄类、熟透水果等	热量 700kcal 蛋白质 35g 脂肪 30g 糖 70g 热量 1500kcal 蛋白质 50g 脂肪 70g 糖 160g 热量 1900kcal 蛋白质 80g 脂肪 80g 糖 200g	6 6 6

名称	适应证	膳食原则	膳食内容	营养素供给	餐次
	胰腺切除术后	1. 术后开始无脂肪流质 2. 逐渐低脂肪半流质 3. 禁用高脂肪食品 4. 禁用刺激性食品 5. 采用煮、蒸、烩、煨等制作方法	无脂肪流质 米汤、果汁、菜汁、藕粉、蛋白水等 低脂肪半流质 除无脂肪流质外增加面包、米粥、蛋糕、烤馒头片、肝泥、面汤等 逐渐增加蛋清、鱼虾类、禽肉类、豆腐、蔬菜、水果等	脂肪＜30g	5~6
	肝、胆切除术后	1. 术后开始低脂肪高糖流质 2. 逐渐低脂肪半流质 3. 禁用高脂肪食品 4. 禁用刺激性食品 5. 采用煮、蒸、烩、煨等制作方法	同上	脂肪＜30g	5~6
	小肠切除术后短肠综合征（＜2/3）	1. 试餐期7~10d 术后3~4d 开始禁用蛋白质、脂肪、纤维素控制糖 2. 适应期 3. 试餐期无不良反应先增加淀粉 逐渐增加易消化蛋白质与少量脂肪 增加高糖食品 禁用纤维素、刺激性食品 4. 恢复期 术后3月开始 高糖、高蛋白质、低脂肪、少渣半流质或软饭 逐渐高糖、高蛋白质、低脂肪软饭 禁用刺激性食品	试验期 水、葡萄糖、淡果汁、米汤等 由20mL开始逐渐增量 适应期 易消化蛋白质食品（高压奶、酸奶、蛋黄、烂粥、鸡茸汤等）由30mL开始逐渐增量 高糖食品 巧克力、烤甜馒头干、面包干等 恢复期 优质蛋白质（蛋类、乳类、瘦肉类等） 精细食品	营养素极低 热量1110~2200kcal 蛋白质35~90g 脂肪30~40g 糖170~350g 热量50~55kcal/kg体重 蛋白质2g/kg体重	6 6 6
烧伤	烧伤	1. 休克期 清热、利尿、消炎、解毒 增量维生素 禁用刺激性食品 2. 感染期 清热、利尿、消炎、解毒 逐渐增加热量与蛋白质 采用半流质或软饭 禁用刺激性食品 3. 恢复期 高热量、蛋白质、维生素 禁用刺激性食品	选择茶水、米汤、绿豆汤、西瓜水、梨汁、果汁冰块、维生素饮料等 选择主食、鱼虾类、畜禽肉类、动物肝脏、蛋类、乳类、蔬菜、水果等 选择主食、畜禽肉类、鱼虾类、蛋类、乳类、蔬菜、水果等	热量400~460kcal 蛋白质10~15g 糖90~100g 热量2500~3500kcal 蛋白质120~200g 脂肪70~100g 糖350~450g 热量2600~3500kcal 蛋白质120~240g 脂肪80~100g 糖350~450g	6~8 5~6 4~6

6. 其他膳食

名称	适应证	膳食原则	膳食内容	营养素供给	餐次
口腔疾病	牙周病黏膜病	1. 平衡膳食 2. 足量维生素与矿物质,尤其是维生素 B_2、C、A、铁等 3. 禁用刺激性食品、过热、过咸、吸烟 4. 高热量、蛋白质、维生素	同普通膳食	同普通膳食	5
	口腔手术后	1. 开始采用静脉营养逐渐采用管喂高营养混合流质、浓流质、半流质、匀浆膳、软饭 2. 营养摄取途径口服、口腔注入、管喂 3. 禁用粗硬、油炸、刺激性食品	高营养混合流质 奶粉、蒸发奶、蛋类、葡萄糖、豆浆、脂肪乳剂、菜水、果水等 浓流质 肉汤、蛋花汤、猪肝汤、菱角粉、藕粉、糯米粉、芝麻糊、肉末蛋花糊、花生奶酪、赤豆羹、麦片糊等 匀浆膳 烂饭、馄饨、烂面、饼干、蛋类、肉类、乳类、豆浆、汤类、豆制品、蔬菜、水果等	蛋白质:脂肪:糖=1:0.9:3	5~7
呼吸系统疾病	慢性气管炎	1. 蛋白质足量优质蛋白质>1/3 2. 维生素足量尤其维生素 A、C 3. 普通饭或软饭发烧感染半流质 4. 食物清淡禁用过酸、过咸、刺激性食品 5. 禁烟忌酒	选择乳类、蛋类、瘦肉类、豆类及制品、动物肝脏、鱼肝油、深色蔬菜、山楂、柑橘等	蛋白质 1.2~1.5g/kg 体重 维生素 A >2200IU 维生素 C >60mg	5
皮肤疾病	银屑病	1. 优质蛋白质 2. 增加维生素,尤其是维生素 A、C、E、B 族	选择乳类、蛋类、谷类、豆类及制品、动物肝脏、胡萝卜、玉米、深色蔬菜、坚果类等		5
	湿疹	1. 增加维生素 B_6、亚油酸、锌 2. 禁用易引起过敏的食品,包括鱼虾类、蛋类、乳类等	选择马铃薯、动物肝脏、香蕉、核桃、葵花籽、花生、粗粮、苹果、赤豆、荸荠、绿豆、百合等		5
	荨麻疹	1. 停用一切可疑食物与药物 2. 多饮水 3. 补充维生素 C、钙、纤维素 4. 禁用高蛋白质、刺激性食品	选择绿叶蔬菜(500~750g/d)、鲜枣、山楂、柑橘、坚果类、豆制品、芝麻、海产品、食用菌、柿子等	蛋白质 60g 氮质血症 20~30g	5
	红斑性狼疮	1. 高维生素 2. 清淡、易消化 3. 水肿与尿量少根据尿量定饮水量	选择具有清热、利尿、消肿之功效食品包括赤豆、冬瓜、乌鱼、鲤鱼、酸奶、芥菜等		5
血液疾病	缺铁性贫血	1. 增加铁、蛋白质、维生素 C 2. 控制茶类	选择海产品、食用菌、肉类、蛋类、豆类及制品、动物肝脏与肾脏、蔬菜、水果等 采用铁制炊具	蛋白质 130g 铁 50~60mg 维生素 C 130~140mg 水 3000~3500mL	5
	白细胞减少症	1. 高蛋白质、维生素 2. 发烧、感染、败血症补充水分 3. 电解质平衡 4. 注意饮食卫生	选择蛋类、乳类、瘦肉类、动物肝脏与肾脏、豆类及制品、花生、绿叶蔬菜、水果等		5
	血小板减少性紫癜	1. 高蛋白质 2. 增加维生素 C、K	选择新鲜蔬菜与水果,尤其是番茄、橘子、苹果、鲜枣、青椒、菠菜、猪肝等		5

7. 儿科疾病膳食(1)

名称	适应证	膳食原则	膳食内容	营养素供给	餐次
婴儿奶 基本奶 1号 婴儿奶 2号 婴儿奶	<2月 消化功能正常 1月 消化功能不良 新生儿 消化功能弱		鲜奶+5%糖 2/3奶+1/3水（5%米汤）+5%糖 1/2奶+1/2水（5%米汤）+5%糖		
治疗奶 脱脂奶 酸奶 浓奶	消化道疾病 消化不良 腹泻 1.高热量 2.习惯性呕吐		除去基本奶>80%脂肪 基本奶+5%乳酸（或2%柠檬酸、6%橘汁、番茄汁、枸橼酸等） 基本奶+3%~7%纯淀粉（奶糕、藕粉等）		
婴儿 辅食	4~12月	1.奶为主 2.加辅食1~2种/日 3.加淀粉在哺乳后即刻	4月:茶水、奶糕、蛋黄等 5~6月:除以上外加粥类、菜泥等 7~8月:除以上外加烂面、鱼泥、蛋羹、饼干、馒头干等 8~10月:除以上外加肉末、肝泥等 11~12月:除以上外加软饭等		
婴儿饭	1.1~2岁 2.低烧	1.平衡膳食 2.采用煮、蒸、炖、煨等制作方法 3.软烂易消化食物 4.禁用粗硬、高纤维素、刺激性食品及酱菜	牛奶200~400mL 选择软饭、米粥、面汤、馄饨、瘦肉末、鱼泥、虾泥、肝泥、蛋类、豆腐、低纤维素蔬菜等	热量　1100kcal 蛋白质40g脂肪25g糖180g	5
幼儿 软饭	1.2~4岁 2.发烧、消化道疾病	1.平衡膳食 2.食物软烂易消化 3.禁用粗硬、高纤维素、刺激性食品及腌制品	牛奶或豆浆一次 选择米、面、瘦肉类、豆类及制品、蛋类、鱼虾类、蔬菜、水果等	热量1400kcal 蛋白质50g 脂肪35g 糖250g	5
半流质	1.发烧、消化道疾病、咀嚼困难 2.手术后	1.食物呈半液体状态 2.禁用粗硬、油炸、高纤维素、刺激性食品及腌制品	选择粥类、面汤、馄饨、包子、饼干、蛋糕、面包干、瘦肉类、鱼虾类、蛋类、豆类及制品、蔬菜、水果等	热量　1200kcal 蛋白质40g脂肪30g糖190g	5~6
流质	1.高烧、体弱、吞咽困难、消化道疾病、急性传染病 2.手术后	1.食物呈液体状态 2.少量多餐 3.禁用刺激性食品	选择米汤、藕粉、牛奶、豆浆、豆腐脑、炒面茶、麦乳精、果汁、蛋花汤、蛋羹、鸡汤、肉汤、肉汁等	热量650kcal 蛋白质25g 脂肪26g 糖80g	6~7
营养 不良	蛋白质-热量缺乏症	1.蛋白质、热量足量 2.婴儿以母乳或乳类为主 3.摄入量逐渐增加，从流质到半流质、普食 4.必要时采用管喂营养 5.水肿控制钠	婴儿期 乳类、辅食（包括果汁、菜水、蛋黄、肝泥、鱼泥、粥类等）逐渐增加 幼儿期 选择乳类、鱼类、肉类、动物肝脏、动物血、豆类及制品、蔬菜、水果等	六步（kg体重/日计算） 热量 一步35kcal 二步61kcal 三步120kcal 四步140kcal 五步170kcal 六步 120~140kcal 蛋白质 一步1.3g 二步2.0g 三步3.0g	5~6

名称	适应证	膳食原则	膳食内容	营养素供给	餐次
	锌缺乏症	1. 母乳喂养 2. 按时添加辅食 3. 动物蛋白质占总蛋白质 50%～60%	辅食　选择蛋黄、肝泥、鱼类、肉类等 普食　选择米、面、乳类、蛋类、鱼类、肉类、动物肝脏等	四步 3.5g 五步 4.5g 六步 3.5g 脂肪 一步 0.4g 二步 1.0g 三步 1.6g 四步 2.8g 五步 7.0g 六步 3.5g 糖 一步 6.5g 二步 11g 三步 23g 四步 25g 五步 24g 六步 14g 锌 ＜1 岁 3～5mg 1～7 岁 10mg ＞13 岁 15mg	5

8. 儿科疾病膳食(2)

名称	适应证	膳食原则	膳食内容	营养素供给	餐次
糖尿病	糖尿病	1. 蛋白质占总热量 20%、脂肪占总热量 30%、糖占总热量 50% 2. 餐次与分配 2/10、3/10、1/10、3/10、1/10 3. 活动增加同时增加糖 20g 4. 禁用食糖及制品 禁用高淀粉食品（薯类、芋头等） 禁用高脂肪食品	选择大米、小米、面粉、蛋类、肉类、豆类及制品、低糖蔬菜（豆芽菜、青菜、芹菜、卷心菜、番茄、花菜等） 胰岛素治疗出现低血糖反应即刻口服糖水数勺 严重静脉注射 25% 葡萄糖 20～40mL	热量(y = 岁) 1～2y 1000～1100kcal 3～4y 1200～1300kcal 5～6y 1400～1500kcal 7～8y 1500～1600kcal 9～10y 1600～1700kcal 11～12y 1700～1800kcal 13～14y 1800～1900kcal 15～16y 1900～2000kcal 蛋白质 1～2y 50～55g 3～4y 60～65g 5～6y 70～75g 7～8y 75～80g 9～10y 80～85g 11～12y 85～90g 13～14y 90～95g 15～16y 95～100g 脂肪 1～2y 35～40g 3～4y 40～45g 7～8y 45～50g 9～10y 50～55g	5

名称	适应证	膳食原则	膳食内容	营养素供给	餐次
				11～12y 55～60g	
				13～14y 60～65g	
				15～16y 60～65g	
				糖	
				1～2y 125～140g	
				3～4y 150～160g	
				5～6y 175～190g	
				7～8y 190～200g	
				9～10y 200～210g	
				11～12y 215～225g	
				13～14y 225～235g	
				15～16y 235～250g	
腹泻	腹泻	1. 人工喂养禁食 8～12h 严重禁食 12～28h 母乳喂养缩短哺乳时间,延长间隔时间,严重禁食 5～6h 2. 停止辅食 3. 乳类从少量稀薄逐渐增加 4. 维持水电解质平衡(补充液体、Nacl、Kcl、NaHcl3、葡萄糖等) 5. 禁用高糖、高脂肪、生冷食品	单纯消化不良 禁食期:淡茶水、5% 米汤 好转期:5% 米汤、脱脂酸奶、酸奶 恢复期:2 号奶、普食 中毒性消化不良 禁食期:5% 米汤、胡萝卜汤、焦米汤 好转期:5% 米汤与脱脂奶交替食用 恢复期:逐渐减少米汤增加脱脂奶、牛奶、酸奶、普食		5
痢疾	痢疾	1. 低脂肪、纤维素 2. 控制胀气食品(牛奶、蔗糖等) 3. 食物易消化 4. 禁用生冷、刺激性食品 5. 少量多餐	急性期:选择清淡流质,包括米汤、藕粉、过滤菜水、果汁、杏仁霜、胡萝卜汤、>1y 可用苹果泥 恢复期:1～2d 蛋汤、蛋羹、过滤米粥 逐渐低脂肪少渣半流质、少渣软饭		5
发热	发热	1. 高热量与维生素、优质蛋白质流质 2. 维持水电解质平衡 3. 少量多餐	除普通膳食外增加麦乳精、蒸发奶、奶粉、果汁、茶水等		6～7

名称	适应证	膳食原则	膳食内容	营养素供给	餐次
急性肝炎	急性肝炎	1. 蛋白质占总热量15%、糖占总热量60%～70% 2. 高维生素,尤其是维生素 A、B、C 3. 适量脂肪 4. 食物易消化 5. 禁用高脂肪、纤维素 6. 禁用粗硬、油炸、胀气食品 7. 急性期(发烧恶心)高蛋白质、糖半流质好转期高蛋白质、糖、适量脂肪软饭或普食	选择低脂肪食品(瘦肉类、鱼类、蛋类、乳类、豆制品等) 选择低纤维素蔬菜、水果(水果可煮食)		5

9. 儿科疾病膳食(3)

名称	适应证	膳食原则	膳食内容	营养素供给	餐次
贫血	缺铁性贫血	1. 基本膳食 2. 高热量、优质蛋白质 3. 增加铁、铜、维生素 A、B、C 4. 腹泻或消化不良低脂肪少渣半流质或幼儿饭 5. 水肿低盐 6. 禁用粗硬、油炸、刺激性食品	除普通膳食外增加动物内脏、动物血、瘦肉类、蛋类、豆制品等	热量 1600kcal 蛋白质 65g 脂肪 43g 糖 230g	5
心脏病	各类心脏病	1. 低盐 2. 水肿控制入液量 3. 心衰控制蛋白质、脂肪、热量 4. 足量维生素 A、B、C 5. 禁用碱性、胀气、刺激性食品及腌制品	选择低钠蔬菜、水果选择粮食类、乳类、蛋类、少量肉类	热量 1500kcal 蛋白质 50g 脂肪 30g 糖 250g 钠 400～500mg 心衰 热量 60kcal/kg 体重 蛋白质 2g/kg 体重 钠 155mg	5～6
肾脏疾病	急性肾小球肾炎	1. 控制蛋白质、钠 2. 足量糖 3. 水肿、少尿或无尿严格控制水 4. 禁用腌制品、酱油、豆类、刺激性食品	选择谷类、乳类、蛋类、肉类、新鲜蔬菜、水果等严重每周1～2d 给予食糖、大米、水果	蛋白质 0.75 ～1g/kg 体重 氮质血症 0.5 g/kg 体重 钠 <500mg 食盐 1～1.5g 水 500～1000 mL	5

名称	适应证	膳食原则	膳食内容	营养素供给	餐次
	肾病综合征	1. 初期普通膳食 2. 顽固性水肿期50%优质蛋白质、足量糖、适量植物油、低盐、足量铁与维生素 3. 恢复期高蛋白质、低盐 4. 禁用腌制品、碱性、刺激性食品	选择瘦肉类、蛋类、动物肝脏、钙凝乳、低钠蔬菜、水果等	严重 1~2d 糖 12~15g/kg 体重 顽固性水肿期 蛋白质 3~5g/kg 体重	5
苯丙酮尿症	苯丙酮尿症	1. 血清苯丙氨酸含量持续高于20mg/分升进行饮食控制 一般血清苯丙氨酸维持在 5~10mg/分升 4~8d 停止饮食控制 2. 采用低苯丙氨配合低苯丙氨酸水解蛋白 3. 检测血清苯丙氨酸含量 <1y 1 次/周 >1y 1 次/月 >3y 1 次/6 月	母乳喂养 奶糕、米粉为主要提供能量 随着年龄增长选择大米、小米、马铃薯、大白菜、菠菜等低蛋白质食品	苯丙氨酸 mg/kg 体重 0~2 月 50~70 3~6 月 30~50 6 月~1y 25~45 1~3y 20~40 4~8y 10~30 蛋白质 g/kg 体重 0~2 月 4 3~6 月 3 6 月~1y 2.5 1~3y 25g/d 4~8y 30g/d 热量 kcal/kg 体重 0~2 月 120 3~6 月 110 6 月~1y 100 1~3y 900~1800 4~8y 1300~2300 血清苯丙氨酸 <20mg/分升 蛋白质 1.2~2 g/kg 体重	5
半乳糖血症	半乳糖血症	1. 停止乳类 2. 饮食控制到8y 3. 检测红细胞中磷酸半乳糖含量维持3mg/分升	选择豆浆、米粉代替乳类 随着年龄增长选择动物蛋白质、谷类、豆制品、糖类、蔬菜、水果等不含有半乳糖食品		5

附　录

附录1　推荐的每日膳食中营养素供给量

供给量指在生理需要量上再加50%～200%的安全系数,以消除个体差异和食物中营养素的质量。

（中国营养学会2000年修订）

类别 年龄/岁	体重/kg 男	女	能量/kcal(MJ) 男	女	蛋白质量/g 男	女	脂肪(脂肪能量占总能量的百分比)/%	碳水化合物占能量百分数/%	钙量/mg	磷量/mg
婴儿	男	女	不分性别				不分性别	不分性别	不分性别	不分性别
初生-6个月	6.7	6.2	120/kg体重		2-4/kg体重		45		300	150
7-12个月	9.0	8.4	100/kg体重		30-40				400	300
儿童			男	女	男	女				
1-	9.9	9.2	1100(4.6)	1050(4.4)	35	35		62.5-55.9	600	
2-	12.2	11.7	1200(5.0)	1150(4.8)	40	40			600	450
3-	14.0	13.4	1350(5.7)	1300(5.4)	45	45			600	
4-	15.6	15.2	1450(6.1)	1400(5.9)	50	45			800	
5-	17.4	16.8	1600(6.7)	1500(6.3)	55	50			800	500
6-	19.8	19.1	1700(7.1)	1600(6.7)	55	55	25-30		800	
7-	22.0	21.0	1800(7.5)	1700(7.1)	60	60			800	
8-	23.8	23.2	1900(8.0)	1800(7.5)	65	60			800	700
9-	26.4	25.8	2000(8.4)	1900(8.0)	65	65			800	
10-	28.8	28.8	2100(8.8)	2000(8.4)	70	65			800	
11-	32.1	32.7	2200(9.2)	2100(8.8)	70	70			1000	1000
12-	35.5	37.2	2300(9.6)	2200(9.2)	75	75			1000	
少年										
13-	42.0	42.4	2400(10.0)	2300(9.6)	80	80	25-30	62.2-56.1	1000	1000
16-	54.2	48.3	2800(11.7)	2400(10.0	90	80			1000	
成年	男	女	男	女	男	女	不分性别		不分性别	不分性别
18-	63(参考值)	53(参考值)						62.7-68.3		
极轻劳动			2400(10.0)	2100(8.8)	70	65			800	
轻劳动			2600(10.9)	2300(9.6)	80	70			800	
中劳动			3000(12.6)	2700(11.3)	90	80			800	
重劳动			3400(14.2)	3000(12.6)	100	90	20-25		800	
极重劳动			4000(16.7)		110				800	
孕妇(4-6个月)				200(0.8)		15			1000	
孕妇(7-9个月)				200(0.8)		25			1200	
乳母				800(3.3)		25			1200	
老年前期										
45-										
极轻劳动			2200(9.2)	1900(8.0)	70	65			800	700
轻劳动			2400(10.0)	2100(8.8)	75	70			800	
中劳动			2700(11.3)	2400(10.0)	80	75		67.3-60.6	800	
重劳动			3000(12.6)		90				800	
老年										
60-										
极轻劳动			2000(8.4)	1700(7.1)	70	60	20-25		1000	
轻劳动			2200(9.2)	1900(8.0)	75	65			1000	
中劳动			2500(10.5)	2100(8.8)	80	70			1000	
70-										
极轻劳动			1800(7.5)	1600(6.7)	65	55			1000	
轻劳动			2000(8.4)	1800(7.5)	70	60			1000	
80-			1600(6.7)	1400(5.9)	60	55			1000	

续表

类别 年龄/岁	体重/kg 男	体重/kg 女	钾量/mg	钠量/mg	镁量/mg	铁量/mg	锌量/mg	硒量/ug	碘量/ug	铜量/mg	氟量/mg
			不分性别	不分性别	不分性别	不分性别	不分性别	不分性别	不分性别	不分性别	不分性别
婴儿	男	女									
初生-6个月	6.7	6.2	500	200	30	0.3	1.5	15	50	0.4	0.1
7-12个月	9.0	8.4	700	500	70	10	8.0	20	50	0.6	0.4
儿童											
1-	9.9	9.2				12	9.0	20	50		
2-	12.2	11.7	1000	650	100	12	9.0	20	50	0.8	0.6
3-	14.0	13.4				12	9.0	20	50		
4-	15.6	15.2				12	12.0	25	90		
5-	17.4	16.8	1500	900	150	12	12.0	25	90	1.0	0.8
6-	19.8	19.1				12	12.0	25	90		
7-	22.0	21.0				12	13.5	35	90		
8-	23.8	23.2	1500	1000	250	12	13.5	35	90		
9-	26.4	25.8				12	13.5	35	90	1.2	1.0
10-	28.8	28.8				12	13.5	35	90		
11-	32.1	32.7	1500	1200	350	16	18.0	45	120		
12-	35.5	37.2				16	18.0	45	120	1.8	1.2
少年						男　女					
13-	42.0	42.4	2000	1800	350	20　25	18.0	50	150		
16-	54.2	48.3				20　25	18.0	50	150	2.0	1.4
成年	男	女	不分性别			男　女	不分性别	不分性别	不分性别	不分性别	不分性别
18-	63(参考值)	53(参考值)									
极轻劳动						15　20	15.5	50	150		
轻劳动						15　20	15.5	50	150		
中劳动			2000		350	15　20	15.5	50	150		
重劳动						15　20	15.5	50	150		
极重劳动						15	15.5	50	150		
孕妇(4-6个月)						25	16.5	50	200		
孕妇(7-9个月)			2500		400	35	16.5	65	200		
乳母						25	21.5	65	200		
老年前期											
45-											
极轻劳动				2200		15	15.0	50	150		
轻劳动						15	15.0	50	150	2.0	1.5
中劳动						15	15.0	50	150		
重劳动						15	15.0	50	150		
老年						15					
60-			2000		350	15					
极轻劳动						15	15.0	50	150		
轻劳动						15	15.0	50	150		
中劳动						15	15.0	50	150		
70-						15					
极轻劳动						15	15.0	50	150		
轻劳动						15	15.0	50	150		
80-						15	15.0	50	150		

续表

类别 年龄/岁	体重/kg 男	体重/kg 女	铬量/ug	锰量/mg	钼量/ug	维生素A/ug	维生素C/mg	维生素D/ug	维生素E/mg	维生素K/ug	维生素B1/mg
			不分性别	不分性别	不分性别	不分性别	不分性别	不分性别	不分性别	不分性别	不分性别
婴儿	男	女									
初生-6个月	6.7	6.2	10			400	40	10	3		0.2
7-12个月	9.0	8.4	15			400	50	10	3		0.3
儿童											
1-	9.9	9.2						10	4		
2-	12.2	11.7	20		15	500	60	10	4		0.6
3-	14.0	13.4						10	4		
4-	15.6	15.2						10	5		
5-	17.4	16.8	30		20	600	70	10	5		0.7
6-	19.8	19.1						10	5		
7-	22.0	21.0						10	7		
8-	23.8	23.2						10	7		
9-	26.4	25.8	30		30	700	80	10	7		0.9
10-	28.8	28.8						10	7		
11-	32.1	32.7						5	10		
12-	35.5	37.2	40			700	90	5	10		1.2

续表

类别 年龄/岁	体重/kg		铬量/ug	锰量/mg	钼量/ug	维生素A/ug		维生素C/mg	维生素D/ug	维生素E/mg	维生素K/ug	维生素B1/mg	
少年					50	男	女					男	女
13-	42.0	42.4				800	700		5	14		1.5	1.2
16-	54.2	48.3	40			800	700	100	5	14		1.5	1.2
成年	男	女	不分性别			男	女		不分性别	不分性别			
	63(参考值)	53(参考值)											
18-													
极轻劳动				3.5		800	700		5	14		1.4	1.3
轻劳动						800	700		5	14		1.4	1.3
中劳动						800	700	100	5	14		1.4	1.3
重劳动						800	700		5	14		1.4	1.3
极重劳动						800	700		5	14	120	1.4	1.3
孕妇(4-6个月)						800			10	14			1.5
孕妇(7-9个月)						900		130	10	14			1.5
乳母						1200			10	14			1.8
老年前期													
45-													
极轻劳动						800	700		5	14		1.4	1.3
轻劳动			50		60	800	700		5	14	120	1.4	1.3
中劳动						800	700		5	14		1.4	1.3
重劳动						800	700		5	14		1.4	1.3
老年						800	700						
60-						800	700	100					
极轻劳动						800	700		10	14		1.4	1.3
轻劳动						800	700		10	14	120	1.4	1.3
中劳动						800	700		10	14		1.4	1.3
70-						800	700						
极轻劳动						800	700		10	14		1.4	1.3
轻劳动						800	700		10	14	120	1.4	1.3
80-						800	700		10	14	120	1.4	1.3

续表

类别 年龄/岁	体重/kg		维生素B2/mg		维生素B6/mg	维生素B12/ug	泛酸/mg	叶酸/ug	烟酸/mg		生物素/ug
婴儿	男	女	不分性别		不分性别	不分性别	不分性别	不分性别	不分性别		不分性别
初生-6个月	6.7	6.2	1.4		0.1	0.4	1.7	65	2		5
7-12个月	9.0	8.4	0.5		0.3	0.5	1.8	80	3		6
儿童											
1-	9.9	9.2									
2-	12.2	11.7	0.6		0.5	0.9	2.0	150	6		8
3-	14.0	13.4									
4-	15.6	15.2									
5-	17.4	16.8	0.7		0.6	1.2	3.0	200	7		12
6-	19.8	19.1									
7-	22.0	21.0									
8-	23.8	23.2	1.0		0.7	1.2	4.0	200	9		16
9-	26.4	25.8									
10-	28.8	28.8									
11-	32.1	32.7	1.2		0.9	2.4	5.0	300	12		20
12-	35.5	37.2									20
少年									男	女	
13-	42.0	42.4	1.5	1.2	1.1	1.8	5.0	400	15	12	25
16-	54.2	48.3	1.5	1.2	1.1	1.8	5.0	400	15	12	25
成年	男	女							男	女	不分性别
	63(参考值)	53(参考值)									
18-											
极轻劳动			1.4	1.2	1.2	2.4	5.0	400	14	13	30
轻劳动			1.4	1.2	1.2	2.4	5.0	400	14	13	30
中劳动			1.4	1.2	1.2	2.4	5.0	400	14	13	30
重劳动			1.4	1.2	1.2	2.4	5.0	400	14	13	30
极重劳动			1.4	1.2	1.2	2.4	5.0	400	14	13	30
孕妇(4-6个月)			1.7		1.9	2.6	6.0	600	15		30
孕妇(7-9个月)			1.7		1.9	2.6	6.0	600	15		30
乳母			1.7		1.9	2.8	7.0	500	18		35
老年前期											
45-											

类别 年龄/岁	体重/kg	维生素 B2/mg		维生素 B6/mg	维生素 B12/ug	泛酸/mg	叶酸/ug	烟酸/mg		生物素/ug
极轻劳动		1.4	1.2	1.2	2.4	5.0	400	14	13	30
轻劳动		1.4	1.2	1.2	2.4	5.0	400	14	13	30
中劳动		1.4	1.2	1.2	2.4	5.0	400	14 ·	13	30
重劳动		1.4	1.2	1.2	2.4	5.0	400	14	13	30
老年		1.4	1.2	1.2	2.4	5.0	400	14	13	30
60–				50岁–						
极轻劳动		1.4	1.2	1.5	2.4	5.0	400	14	13	30
轻劳动		1.4	1.2	1.5	2.4	5.0	400	14	13	30
中劳动		1.4	1.2	1.5	2.4	5.0	400	14	13	30
70–										
极轻劳动		1.4	1.2	1.5	2.4	5.0	400	14	13	30
轻劳动		1.4	1.2	1.5	2.4	5.0	400	14	13	30
80–		1.4	1.2	1.5	2.4	5.0	400	14	13	30

注:1. 推荐的每日膳食中营养素供给量是依据我国目前的膳食模式拟定的,即膳食中动物性食品供给的能量约为总摄入能量的10%左右,动物性食品和大豆供给的蛋白质约为总摄入蛋白质的20%左右。

2. 1～18岁儿童青少年体重,引自《中国九市儿童青少年体格发育调查研究资料汇编》1985,九市儿童体格发育调查研究协作组,首都儿科研究所。

3. 能量单位为 kcal,括号内数字的单位为 MJ。

4. 如果膳食中由动物性食品和大豆提供的蛋白质达到总摄入蛋白质的40%以上,则蛋白质的供给量可以减少。

5. 植物性食品中的铁利用率低,孕妇乳母不能信赖膳食中的铁来源以满足生理需要,宜额外补充铁剂(应遵医嘱)。

附录2 中国居民膳食营养素参考摄入量

1. 平均需要量(EAR)

某一特定性别、年龄及生理状况群体中对营养素需要量的平均值。

膳食营养素摄入量达到 EAR 水平时可满足群体中50% 个体的需要。

2. 推荐摄入量(RNI)

满足特定性别、年龄及生理状况群体中97% ～98% 个体营养素需要摄入量目标。

长期摄入 RNI 水平,可以维持组织中有适当的储备。

3. 适宜摄入量(AI)

通过观察或是实验获得的健康人群某种营养素的摄入量,

如纯母乳喂养的足月产健康婴儿,从出生到4～6个月,其营养素全部来自母乳,故摄入母乳中的营养素量即婴儿的 AI。与 RNI 的区别在于准确性不如 RNI,可能高于 RNI。

4. 可耐受最高摄入量(UL)

平均每日可以摄入营养素的最高量。

这个量对一般人群中的几乎所有个体都不至于损害健康。

附录3 单位换算及日常餐具容量

1.热能单位换算方法

卡路里,简称"卡",缩写为"calorie"。定义为将1g水在1大气压下提升1℃所需要的热量。1k=1kcal=4.186J;1kcal=1000k=1000kcal=4186J=4.186kJ。每百克脂肪的热量约900大卡;每百克糖类和蛋白质的热量都只有400大卡。

2.视黄醇当量换算方法

人体维生素A来源于动物性食物的维生素A和植物性食物中的胡萝卜素(维生素A原)。维生素A的常用计量单位为国际单位(IU),胡萝卜素的常用计量单位为μg或者mg。

视黄醇当量、维生素A、β-胡萝卜素的换算关系如下:

1μg视黄醇当量=6μgβ-胡萝卜素

1IU维生素A=0.3μg视黄醇当量

理论上1分子β-胡萝卜素能形成2分子维生素A,但因为胡萝卜素的吸收率为1/3,而吸收后转化为维生素A的转化率又只有1/2,所以,1μg的胡萝卜素只能折算为0.556IU维生素A。

3.单位换算

1L=1000mL　1市斤=500mL　1kg=1千克　1kg=2市斤

3餐勺=50g

1茶勺=1/3餐勺

1茶杯=200~250mL

1汤勺花生油=10g

1汤勺酱油=12g

1汤勺藕粉=7g

1汤勺白糖=9g

1汤勺食盐=9.5g

1汤勺面粉=5g

1汤勺团粉=5g

酱油10mL=1.8g

400mg钠=1g食盐

附录4　食物等值互换

1. 粮食类

籼米 50g = 米饭 150g

粳米 50g = 米饭 125g

面粉 50g = 咸面包、馒头 75g = 烙饼、烧饼 70g

白米、白面 50g = 玉米面、小米、挂面、苏打饼干 50g = 绿豆、赤豆 75g = 生面条 60g = 生老玉米、凉粉 750g = 马铃薯、山药 250g = 荸荠 150g

2. 蔬菜类

1% 含糖量 1500g = 3% 含糖量 500g = 6% 含糖量 250g

含糖小于 4% 大白菜、小白菜、油菜、小水萝卜、卷心菜、莞菜、菜花、韭菜、生菜、莴笋、鲜蘑、绿豆菜、菠菜、茴香、芹菜、西红柿、冬瓜、苦瓜、茄子、茎蓝、菜瓜、西葫、黄瓜、雪里蕻、冬笋、豆角等 500g = 含糖大于 4% 倭瓜、柿椒、萝卜、水浸海带 350g = 胡萝卜、蒜薹 200g = 鲜豌豆 100g

3. 动物性食物

瘦畜肉类、鱼类、虾类、禽肉类 50g = 肥瘦畜肉类 25g = 火腿肠、黄豆腐干、油豆腐 50g = 瘦香肠、腐竹 20g = 蛤蜊肉 100g = 鸡蛋(500g12 个)2 个 = 鸭蛋(500g9 个)1 个 = 黄豆、黄豆粉 25g = 豆浆 225g = 南豆腐 200g = 北豆腐 130g

4. 豆类

黄豆 40g = 豆浆 300g = 奶粉 30g = 牛奶、酸奶、奶酪 250g = 奶粉 30g

5. 烹调油

烹调油 10g(1 汤勺) = 花生米、核桃、杏仁 15g = 葵花籽、南瓜子、芝麻酱 30g

6. 水果类

粮食 25g = 苹果 150g = 鸭梨、李子、菠萝 220g = 香蕉 130g = 桃、杏、柿子 180g = 蜜橘 200g = 广柑、小红橘、釉子 170g = 樱桃 250g = 杨梅 330g = 红果 90g = 枣 45g = 西瓜 500g = 葡萄 250g = 葡萄干 30g

7. 奶类

牛奶 250mL = 酸奶 200mL = 无糖奶粉 30g = 豆浆、老豆腐 350g

附录5　常用食物中糖含量(%)

米 76、南瓜 1～5、山药 11～20、牛奶巧克力 40～80

面 75、蒜黄 1～5、土豆 11～20、冰淇淋 24

玉米面 70、甘薯 20～30、干黄豆 25～30、干青豆 25～30

挂面 70、鲜青豆 5～15、赤小豆 5～15、鲜蚕豆 12～30

切面 56.4、鲜豌豆 12～30、豆腐皮 5～30、豆腐 2.8～3.4

烙饼 55、酱油 5～20、小白菜 1～5、小油菜 1～5

油饼 48、菠菜 1～5、西红柿 1～5、冬瓜 1～5

窝头 33、黄瓜 1～5、芹菜 1～5、青笋 1～5

团粉 85、大白菜 1～5、圆白菜 1～5、茭白 1～5

绿豆 59、榨菜 5～10、洋葱 5～10、蒜苗 5～10

蚕豆 50、冬笋 5～10、红萝卜 5～10、胡萝卜 5～10

豌豆 57、白萝卜 5～10、藕 11～20、葡萄 8～10

豆腐干 0.7、柚子 8～10、香果 11～13、苹果 11～13

腐竹 15.3、菠萝 11～13、杏 11～13、杏干 50～60

干粉条 96、柑橘 11～13、鲜柿子 11～19、柿饼 60～76

油豆腐 7.5、鲜荔枝 14～16、干荔枝 50～60、鲜桂圆 14～16

青蒜 4.9、干桂圆 60～76、甘蔗 20～23、沙果 14～16

黄豆芽 7.1、蜜枣 70～80、红果 20～23、栗子 70～80

绿豆芽 3.7、核桃 10～15、葵花籽 10～15、西瓜子 16～25

附录6　血糖生成指数

通常把葡萄糖的血糖生成指数定为 100,各种食物进入身体后,碳水化合物消化成单糖,进入血液后使血糖升高的速度和程度不同,血糖生成指数越高,使血糖升高的速度和程度越高。

血糖生成指数	食物
80－100	葡萄糖 白糖 红枣 面包 馒头 米饭 面条 米饼 膨化薄脆饼干 烙饼
60－80	苏打饼干 油条 小米 南瓜 西瓜 胡萝卜 菠萝 葡萄干 甜菜 土豆
40－60	荞麦 芒果 猕猴桃 香蕉 玉米 红薯 山药 黑豆 芋头 葡萄 柑
20－40	青豆 苹果 梨 藕粉 牛奶 绿豆 桃 四季豆 柚子 李子 樱桃
<20	黄豆 花生 西红柿 黄瓜 芹菜 绿菜花 生菜 菠菜

附录 7　常用食物中胆固醇含量(mg/100g)

食物名称	胆固醇	食物名称	胆固醇	食物名称	胆固醇
猪肉	126mg	牛肚	150mg	鳗鱼	186mg
瘦猪肉	60mg	牛腰	400mg	牙带鱼	244mg
猪油	110mg	牛油	110mg	墨鱼	348mg
猪排	105mg	芝士	140mg	鱿鱼	1170mg
猪脑	3100mg	奶油	300mg	鱼肝油	500mg
猪肝	420mg	山羊肉	61mg	虾	154mg
猪肚	150mg	绵羊肉	70mg	蟹	164mg
猪肠	150mg	羊肚	41mg	蛤	180mg
猪腰	380mg	羊肝	610mg	蚬	454mg
火腿	100mg	羊油	89～122mg	海参	0mg
腊肠	150mg	兔肉	61mg	海蜇	24mg
牛肉	106mg	草鱼	85mg	鸡	60－90mg
肥牛肉	125mg	鲑鱼	86mg	蛋黄	2000mg
小牛肉	140mg	比目鱼	87mg	全蛋	450mg
牛羔	90～107mg	鲫鱼	90mg	蛋白	0mg
牛奶	24mg	鲩鱼	90mg	鸭	70～95mg
牛脑	2300mg	黄鱼	98mg	鸽	110mg
牛心	145mg	鲳鱼	120mg	鹌鹑蛋	3640mg
牛肝	376mg	曹白鱼	63mg	猪蹄	6200mg

附录 8　常用食物中嘌呤含量(每百克)

按食品类别嘌呤含量递增排列

食物品种	嘌呤含量	类别
鸡蛋	0	蛋类
大豆	27	豆类
糖绿豆	80	豆类
胡桃	8.4	干果
大棒果	9.8	干果
栗子	16.4	干果
花生	32.6	干果
面粉	2.3	谷物

食物品种	嘌呤含量	类别
小米	6.1	谷物
大米	18	谷物
燕麦	30	谷物
鸡	29	家禽
鹅	33	家禽
雏鸡	58	家禽
鸽子	80	家禽
牛奶	0	奶类
咖啡	1.2	其他
可可	1.9	其他
茶	2.8	其他
蜂蜜	3.2	其他
熟火腿	25	肉类
羊肉	26	肉类
牛肉	37	肉类
小牛肉	38	肉类
猪肉	41	肉类
火腿肉	55	肉类
肝	93	肉类
葱头	1.4	蔬菜
圆白菜	2	蔬菜
云扁豆联荚	2	蔬菜
南瓜	2.8	蔬菜
瓢瓜	2.8	蔬菜
生菜	3	蔬菜
黄瓜	3.3	蔬菜
墨萝卜	3.7	蔬菜
番茄	4.2	蔬菜
绿葱	4.7	蔬菜
白菜	5	蔬菜
土豆	5.6	蔬菜
胡萝卜	8	蔬菜
花菜	8	蔬菜
龙须菜	8	蔬菜
芹菜	10.3	蔬菜
青叶菜	14.5	蔬菜
荷兰芹菜	17.3	蔬菜
豌豆	18	蔬菜
花柳菜	20	蔬菜
菠菜	23	蔬菜

食物品种	嘌呤含量	类别
扁豆	54	蔬菜
杏	0.13	水果
葡萄	0.5	水果
梨	0.9	水果
苹果	0.9	水果
黑李	1.4	水果
橙子	1.9	水果
果酱	1.9	水果
桔酱	4.9	水果
草莓	5.1	水果
杏乾	5.8	水果
覆盆子	20.9	水果
食油	0	油脂
龙虾	22	鱼
鲑鱼	24	鱼
蟹	26	鱼
鳌鱼	38	鱼
抢鱼	45	鱼
鲮鱼	49	鱼
鳟鱼	56	鱼
鲱鱼	69	鱼
小鲳鱼	82	鱼
沙丁鱼	118	鱼
烤子鱼	145	鱼

附录9　常用食物中膳食纤维含量

（每百克食物可食部分）　单位：mg

食物	膳食纤维	食物	膳食纤维
麦麸	31.3	海带（干）	6.1
全麦粉	12.6	黄豆（鲜）	4
荞麦面	12.3	青豆	4
高粱米	7.3	蚕豆（鲜）	3.1
玉米面	6	豌豆（鲜）	3
燕麦片	5.3	甘薯	3
糙米	3.6	白芸豆（鲜）	2.1
标准粉	2.1	马铃薯	1.6
小米	1.6	胡萝卜	1.1
白面粉	1.2	白萝卜	1
粳米	0.6	黄芽白	0.6
冬菇（干）	32.3	红果（干）	49.7
香菇（干）	31.6	荔枝（鲜）	16.1
白木耳（干）	30.4	炒花生	6.3
黑木耳（干）	29.9	番石榴	5.9
发菜	21.9	白橄榄	4
黄豆（干）	15.5	樱桃（野、白刺）	3.9
玉兰片	11.3	橘饼	3.5
蚕豆（干）	10.5	芭蕉	3.1
白芸豆（干）	9.8	桂圆（干）	2
豌豆（干）	8.6	桃	1.3
金针菜	7.7	国光苹果	0.8
绿豆（干）	6.4	雪花梨	0.8

附录10　常用食物中钠含量

（每百克食物可食部分）　单位：mg

食物	钠	食物	钠
湖盐（青盐）	92768	精盐	39311
土盐	39000	姜（糟）	9686
鱼奇油（鱼露，虾油）	9350	腊羊肉	8991.6
味精	8160	辣椒酱（辣椒糊）	8027.6
酱油膏	7700	糟豆腐乳（糟乳）	7410
腌芥菜头（水芥，水疙瘩）	7250.7	冬菜	7228.6
酱萝卜	6880.8	腌芥菜头（煮）（煮芥，煮疙瘩）	6834.5
桂花大头菜（佛手疙瘩）	6060.6	豆瓣酱	6012
酱油（味精）	5843.2	酱油（均值）	5757

郫县辣酱	5658.1	洋姜(腌)(菊芋,鬼子姜)	5443.3
鲅鱼(咸)(咸马胶)	5350	腌韭菜花	5184
虾皮	5057.7	酱苤蓝丝	4981.3
海参(干)	4968	苔菜(干)(苔条,条浒苔)	4955
虾米(海米,虾仁)	4891.9	酱油(一级)	4861.1
酱莴笋	4665.1	酱大头菜	4623.7
酱油(特母)	4580	丁香鱼(干)	4375
榨菜	4252.6	萝卜干	4203
什锦菜	4092.7	酱油(高级)	4056
酱油(多味)	4050)	酱油(晒制)	3836.3
酱黄瓜	3769.5	猪胆肝	3625
黄酱(大酱)	3606.1	蒜头(酱)	3503.1
芥菜干	3333	腌雪里红	3304.2
蒜蓉辣酱	3236.3)	金钱萝卜	3232.5
麻辣酱	3222.5	腐乳(红)(酱豆腐)	3091
乳黄瓜(嫩黄瓜)	3087.1)	合锦菜	3077.3
牛肉辣瓣酱	3037.5	桂林腐乳	3000
鲑鱼籽酱(大麻哈鱼籽酱)	2881	八宝菜	2843.2
酱甘露(地蚕,甘露子)	2839	狗芽菜	2777.4)
咸鸭蛋	2706.1	辣萝卜条	2650.9
酱包瓜	2523.2	酱油(三鲜)	2462
腐乳(白)(酱豆腐)	2460	花生酱	2340
鱼片干	2320.6)	鲍鱼(干)	2316.2
鲅鱼(罐头)	2310	香肠	2309.2
老年保健肉松	2301.7	豆瓣酱(辣油)	2201.5
甜面酱	2097.2)	咖喱牛肉干	2075
酱油(冬菇)	2057	腐乳(臭)(臭豆腐)	2012
鲍鱼(杂色鲍)	2011.7	牛肉松	1945.7
酱油(三级)	1903	太仓肉松	1880
虾脑酱	1790	墨鱼(干)(曼氏无针乌贼)	1744
咸沙葱(蒙古韭)	1712.4	鸡肉松	1687.8
全料蒸肉粉	1678.8)	盐水鸭(熟)	1557.5
香油辣酱	1491.9	广东香肠	1477.9
炸素虾	1440	羊乳酪	1440
腊肠	1420	福建式肉松	1419.9
大肉肠	1370.4	葵花籽(炒)	1322
豆瓣辣酱	1268.7	香菜(脱水)	1217.5
蛏干(蛏子缢,蛏青子)	1175	酸芥菜	1164
方便面	1144	蛋清肠	1143.2
腌龙须菜	1103	大腊肠	1099.1
火腿	1086.7	扒鸡	1000.7

附录 11　常用食物成分表

种类	食物名	地区	可食部分	能量	水分	蛋白质	脂肪	膳食纤维	碳水化合物	视黄醇当量	硫胺素(VB1)	核黄素(VB2)	尼克酸(烟酸,VPP)	维生素E	钠	钙	铁	类别	抗坏血酸(VC)	类	胆固醇
谷类及制品	稻米(大米)		100	346	13.3	7.4	0.8	0.7	77.2	0	0.11	0.05	1.9	0.46	3.8	13	2.3	11	0	25	
	稻米(籼,标一)		100	346	13	7.7	0.7	0.6	77.3	0	0.15	0.06	2.1	0.43	2.7	7	1.3	11		25	
	方便面		100	472	3.6	9.5	21.1	0.7	60.9		0.12	0.06	0.9	2.28	1144	25	4.1	11		25	
	高粱米		100	351	10.3	10.4	3.1	4.3	70.4		0.29	0.1	1.6	1.88	6.3	22	6.3	11		25	
	挂面(标准粉)		100	344	12.4	10.1	0.7	1.6	74.4		0.19	0.04	2.5	1.11	15	14	3.5	11		25	
	挂面(精白粉)		100	347	12.7	9.6	0.6	0.3	75.7		0.2	0.04	2.4	0.88	110.6	21	3.2	11		25	
	糯米(江米)		100	348	12.6	7.3	1	0.8	77.5		0.11	0.04	2.3	1.29	1.5	26	1.4	11		25	
	荞麦		100	324	13	9.3	2.3	6.5	66.5	3	0.28	0.16	2.2	4.4	4.7	47	6.2	11		25	
	小麦粉(标准粉)		100	344	12.7	11.2	1.5	2.1	71.5	0	0.28	0.08	2	1.8	3.1	31	3.5	11		25	
	小麦粉(特一,精粉)		100	350	12.7	10.3	1.1	0.6	74.6		0.17	0.06	2	0.73	2.7	27	2.7	11		25	
	小米		100	358	11.6	9	3.1	1.6	73.5	17	0.33	0.1	1.5	3.63	4.3	41	5.1	11		25	
	燕麦片		100	367	9.2	15	6.7	5.3	61.6		0.3	0.13	1.2	3.07	3.7	186	7	11		25	
	莜麦面	河北张家口	100	385	11	12.2	7.2	6.2	67.8	3	0.39	0.04	3.9	7.96	2.2	27	13.6	11		25	
	玉米面(白)		100	340	13.4	8	4.5	5.6	66.9	0	0.34	0.06	3	6.89	0.5	12	1.3	11	0		0
	玉米面(黄)		100	340	12.1	8.1	3.3	5.6	69.6	7	0.26	0.09	2.3	3.8	2.3	22	3.2	11	0		0
	玉米(白,包谷)		100	336	11.7	8.8	3.8	8	66.7	0	0.27	0.07	2.3	8.23	2.5	10	2.2	11	0		0
	玉米(黄,包谷)		100	335	13.2	8.7	3.8	6.4	66.6	17	0.21	0.13	2.5	3.89	3.3	14	2.4	11	0		0

续表

种类	食物名	地区	可食部分	能量	水分	蛋白质	脂肪	膳食纤维	碳水化物	视黄醇当量	硫胺素(VB1)	核黄素(VB2)	尼克酸(烟酸,VPP)	维生素E	钠	钙	铁	类别	抗坏血酸(VC)	类	胆固醇
干豆类及制品	蚕豆(带皮)		93	342	11.3	25.4	1.6	2.5	56.4	50	0.2	0.2	2.5	6.68	2.2	54	2.5	21		5	
	豆腐		100	81	82.8	8.1	3.7	0.4	3.8		0.04	0.03	0.2	2.71	7.2	164	1.9	21		25	
	豆腐干		100	140	65.2	16.2	3.6	0.8	10.7		0.03	0.07	0.3		76.5	308	4.9	21		5	
	豆腐脑(老豆腐)		100	10	97.8	1.9	0.8	0	0	6	0.04	0.02	0.4	10.46	2.8	18	0.9	21	0		0
	豆腐皮		100	409	16.5	44.6	17.4	0.2	18.6	0	0.31	0.11	1.5	20.63	9.4	116	30.8	21	0	50	0
	豆腐丝		100	201	58.4	21.5	10.5	1.1	5.1	5	0.04	0.12	0.5	9.76	20.6	204	9.1	21	0		0
	豆浆		100	13	96.4	1.8	0.7	1.1	0	15	0.02	0.02	0.1	0.8	3	10	0.5	21		5	
	腐乳(臭,臭豆腐)		100	130	66.4	11.6	7.9	0.8	3.1	20	0.02	0.09	0.6	9.18	2012.3	75	6.9	21	0	5	0
	腐乳(红,酱豆腐)		100	151	61.2	12	8.1	0.6	7.6	15	0.02	0.21	0.5	7.24	3091.3	87	11.5	21	0		
	腐竹		100	459	7.9	44.6	21.7	1	21.3	0	0.13	0.07	0.8	27.84	26.5	77	16.5	21	0	5	0
	黄豆(大豆)		100	359	10.2	35.1	16	15.5	18.6	37	0.41	0.2	2.1	18.9	2.2	191	8.2	21			
	豇豆		100	322	10.9	19.3	1.2	7.1	58.5	10	0.16	0.08	1.9	8.61	6.8	40	7.1	21	0	5	0
	绿豆		100	316	12.3	21.6	0.8	6.4	55.6	22	0.25	0.11	2	10.95	3.2	81	6.5	21			
	青豆(青大豆)		100	373	9.5	34.6	16	12.6	22.7	132	0.41	0.18	3	10.09	1.8	200	8.4	21	0	5	0
	豌豆		100	313	10.4	20.3	1.1	10.4	55.4	42	0.49	0.14	2.4	8.47	9.7	97	4.9	21			
	小豆(红,红小豆)		100	309	12.6	20.2	0.6	7.7	55.7	13	0.16	0.11	2	14.36	2.2	74	7.4	21	0	5	0
鲜豆类	扁豆	甘肃张掖	100	326	9.9	25.3	0.4	6.5	55.4	5	0.26	0.45	2.6	1.86	2.3	137	19.2	22		5	
	豆角	广东	96	30	90	2.5	0.2	2.1	4.6	33	0.05	0.07	0.9	2.24	3.4	29	1.5	22	18	25	
	荷兰豆		88	27	91.9	2.5	0.3	1.4	3.5	80	0.09	0.04	0.7	0.3	8.8	51	0.9	22	16	25	
	黄豆芽		100	44	88.8	4.5	1.6	1.5	3	5	0.04	0.07	0.6	0.8	7.2	21	0.9	22	8	25	
	豇豆(鲜,长)		98	29	90.8	2.7	0.2	1.8	4	20	0.07	0.07	0.8	0.65	4.6	42	1	22	18	25	
	绿豆芽		100	18	94.6	2.1	0.1	0.8	2.1	3	0.05	0.06	0.5	0.19	4.4	9	0.6	22	6	25	
	毛豆(青豆)		53	123	69.6	13.1	5	4	6.5	22	0.15	0.07	1.4	2.44	3.9	135	3.5	22	27	25	
	四季豆(菜豆)		96	28	91.3	2	0.4	1.5	4.2	35	0.04	0.07	0.4	1.24	8.6	42	1.5	22	6	25	

续表

种类	食物名	地区	可食部分	能量	水分	蛋白质	脂肪	膳食纤维	碳水化物	视黄醇当量	硫胺素(VB1)	核黄素(VB2)	尼克酸(烟酸,VPP)	维生素E	钠	钙	铁	类别	抗坏血酸(VC)	类	胆固醇
根茎类及制品	百合	甘肃兰州	82	162	56.7	3.2	0.1	1.7	37.1		0.02	0.04	0.7		6.7	11	1	33	18	50	
	甘薯(红心,山芋红薯)		90	99	73.4	1.1	0.2	1.6	23.1	125	0.04	0.04	0.6	0.28	28.5	23	0.5	33	26	50	
	荸荠(马蹄,地栗)		78	59	83.6	1.2	0.2	1.1	13.1	3	0.02	0.02	0.7	0.65	15.7	4	0.6	33	7	25	
	胡萝卜(红)		96	37	89.2	1	0.2	1.1	7.7	688	0.04	0.03	0.6	0.41	71.4	32	1	33	13		0
	姜		95	41	87	1.3	0.6	2.7	7.6	28	0.02	0.03	0.8	0.92	14.9	27	1.4	33	4	5	
	萝卜(白,莱菔)		95	20	93.4	0.9	0.1	1	4	3	0.02	0.03	0.3	0.22	61.8	36	0.5	33	21	50	
	萝卜(青萝卜)		95	31	91	1.3	0.2	0.8	6	10	0.04	0.06			69.9	40	0.8	33	14	50	
	萝卜(水萝卜,脆萝卜)		93	20	92.9	0.8	0.2	1.4	4.1	42	0.03	0.05		0.34	9.7	8	0.8	33	45	50	
	马铃薯(土豆洋芋)		94	76	79.8	2	0.2	0.7	16.5	5	0.08	0.04	1.1		2.7	8	0.8	33	27	50	
	魔芋精粉(魔芋粉)		100	37	12.2	4.6	0.1	74.4	4.4			0.1	0.4		49.9	45	1.6	33		50	0
	藕(莲藕)	浙江杭州	88	70	80.5	1.9	0.2	1.2	15.2	3	0.09	0.03	0.3	0.73	44.2	39	1.4	33	44	50	
	藕粉		100	372	6.4	0.2	0.2	0.1	92.9						10.8	8	41.8	33		50	
	苤蓝(玉蔓菁)		78	30	90.8	1.3	0.2	1.3	5.7	3	0.04	0.01	0.4	0.13	29.8	25	0.3	33	41	50	
	山药(薯蓣)		83	56	84.8	1.9	0.2	0.8	11.6	7	0.05	0.02	0.5	0.24	18.6	16	0.3	33	5	50	
	玉兰片	北京	100	43	78	2.6	0.4	11.3	7.3		0.04	0.07	0.3	1.9	1.9	42	3.6	33	1	50	
	芋头(芋艿,毛芋)		84	79	78.6	2.2	0.2	1	17.1	27	0.06	0.05	0.7	0.45	33.1	36	1	33	6	50	
	竹笋	上海	63	19	92.8	2.6	0.2	1.8	1.8		0.08	0.08	0.6	0.05	0.4	9	0.5	33	5	50	

种类	食物名	地区	可食部分	能量	水分	蛋白质	脂肪	膳食纤维	碳水化物	视黄醇当量	硫胺素(VB1)	核黄素(VB2)	尼克酸(烟酸,VPP)	维生素E	钠	钙	铁	类别	抗坏血酸(VC)	类	胆固醇
嫩茎、叶、苔、花类	菠菜(赤根菜)		89	24	91.2	2.6	0.3	1.7	2.8	487	0.04	0.11	0.6	1.74	85.2	66	2.9	31	32	50	
	菜花(花椰菜)		82	24	92.4	2.1	0.2	1.2	3.4	5	0.03	0.08	0.6	0.43	31.6	23	1.1	31	61	50	
	葱头(洋葱)		90	39	89.2	1.1	0.2	0.9	8.1	3	0.03	0.03	0.3	0.14	4.4	24	0.6	31	8	50	
	大白菜(青白口)		83	15	95.1	1.4	0.1	0.9	2.1	13	0.03	0.04	0.4	0.36	48.4	35	0.6	31	28	50	
	大葱(鲜)		82	30	91	1.7	0.3	1.3	5.2	10	0.03	0.05	0.5	0.3	4.8	29	0.7	31	17	50	
	大蒜(蒜头)		85	126	66.6	4.5	0.2	1.1	26.5	5	0.04	0.06	0.6	1.07	19.6	39	1.2	31	7	50	
	茴香菜(小茴香)		86	24	91.2	2.5	0.4	1.6	2.6	402	0.06	0.09	0.8	0.94	186.3	154	1.2	31	26	50	
	茭白(茭笋茭粑)		74	23	92.2	1.2	0.2	1.9	4	5	0.02	0.03	0.5	0.99	5.8	4	0.4	31	5	50	
	芥菜(大叶芥菜)		71	14	94.6	1.8	0.4	1.2	0.8	283	0.02	0.11	0.5	0.64	29	28	1	31	72	50	
	金针菜(黄花菜)		98	199	40.3	19.4	1.4	7.7	27.2	307	0.05	0.21	3.1	4.92	59.2	301	8.1	31	10	50	
	韭菜		90	26	91.8	2.4	0.4	1.4	3.2	235	0.02	0.09	0.8	0.96	8.1	42	1.6	31	24	50	
	韭黄(韭芽)		88	22	93.2	2.3	0.2	1.2	2.7	43	0.03	0.05	0.7	0.34	6.9	25	1.7	31	15	50	
	芹菜		66	14	94.2	0.8	0.1	1.4	2.5	10	0.01	0.08	0.4	2.21	73.8	48	0.8	31	12	50	
	生菜		94	13	95.8	1.3	0.3	0.7	1.3	298	0.03	0.06	0.4	1.02	32.8	34	0.9	31	13	50	
	蒜苗(蒜苔)		82	37	88.9	2.1	0.4	1.8	6.2	47	0.11	0.08	0.5	0.81	5.1	29	1.4	31	35	50	
	莴苣笋(莴苣)		62	14	95.5	1	0.1	0.6	2.2	25	0.02	0.02	0.5	0.19	36.5	23	0.9	31	4	50	
	苋菜(青,绿苋菜)		74	25	90.2	2.8	0.3	2.2	2.8	352	0.03	0.12	0.8	0.36	32.4	187	5.4	31	47	50	
	香椿(香椿头)		76	47	85.2	1.7	0.4	1.8	9.1	117	0.07	0.12	0.9	0.99	4.6	96	3.9	31	40	50	
	小白菜(青菜,白菜)		81	15	94.5	1.5	0.3	1.1	1.6	280	0.02	0.09	0.7	0.7	73.5	90	1.9	31	28	50	
	小葱		73	24	92.7	1.6	0.4	1.4	3.5	140	0.05	0.06	0.4	0.59	10.4	72	1.3	31	21	50	
	西兰花(绿菜花)		83	33	90.3	4.1	0.6	1.6	2.7	1202	0.09	0.13	0.9	0.91	18.8	67	1	31	51	50	
	雪里蕻(雪里红)		94	24	91.5	2	0.4	1.6	3.1	52	0.03	0.11	0.5	0.74	30.5	230	3.2	31	31	50	
	油菜		87	23	92.9	1.8	0.5	1.1	2.7	103	0.04	0.11	0.7	0.88	55.8	108	1.2	31	36	50	
	圆白菜(卷心菜)		86	22	93.2	1.5	0.2	1	3.6	12	0.03	0.03	0.4	0.5	27.2	49	0.6	31	40		0
	芫荽(香菜,香麦)		81	31	90.5	1.8	0.4	1.2	5	193	0.04	0.14	2.2	0.8	48.5	101	2.9	31	48		0

续表

种类	食物名	地区	可食部分	能量	水分	蛋白质	脂肪	膳食纤维	碳水化物	视黄醇当量	硫胺素(VB1)	核黄素(VB2)	尼克酸(烟酸)(VPP)	维生素E	钠	钙	铁	类别	抗坏血酸(VC)	类	胆固醇
瓜类	白兰瓜		55	21	93.2	0.6	0.1	0.8	4.5	7	0.02	0.03	0.6	14				32	14	25	
	菜瓜(生瓜,白瓜)		88	18	95	0.6	0.2	0.4	3.5	3	0.02	0.01	0.2	0.03	1.6	20	0.5	32	12	25	
	冬瓜		80	11	96.6	0.4	0.2	0.7	1.9	13	0.01	0.01	0.3	0.08	1.8	19	0.2	32	18	25	
	佛手瓜	山东崂山	100	16	94.3	1.2	0.1	1.2	2.6	3	0.01	0.01	0.1		1	17	0.1	32	8	25	
	哈密瓜	北京	71	34	91	0.5	0.1	0.2	7.7	153		0.01			26.7	4		32	12	25	
	黄瓜(胡瓜)		92	15	95.8	0.8	0.2	0.5	2.4	15	0.02	0.03	0.2	0.46	4.9	24	0.5	32	9	25	
	葫芦		87	14	95.3	0.7	0.1	0.8	2.7	7	0.02	0.01	0.4	0.85	0.6	16	0.4	32	11	25	
	苦瓜(凉瓜)		81	19	93.4	1	0.1	1.4	3.5	17	0.03	0.03	0.4	0.22	2.5	14	0.7	32	56	25	
	丝瓜		83	20	94.3	1	0.2	0.6	3.6	15	0.02	0.04	0.4	0.03	2.6	14	0.4	32	5	25	
	西瓜(京欣1号)		59	34	91.2	0.5		0.2	7.9	13	0.02	0.04	0.4	0.2	4.2	10	0.5	32	7	25	
茄果类	茄子(长)		96	19	93.1	1	0.1	1.9	3.5	30	0.03	0.03	0.6	0.57	6.4	55	0.4	31	7	50	
	番茄(西红柿)		97	19	94.4	0.9	0.2	0.5	3.5	92	0.03	0.03	0.6		5	10	0.4	31	19	50	
	辣椒(红尖头,干)	山东菏泽	88	212	14.6	15	12	41.7	11		0.53	0.16	1.2	8.76	1.8	12	6	31		50	
	茄子		93	21	93.4	1.1	0.2	1.3	3.6	8	0.02	0.04	0.6	1.13	5.4	24	0.5	31	5	50	
	甜椒(脱水)	甘肃兰州	100	307	10.5	7.6	0.4	8.3	68.3	2818	0.23	0.18	4	6.05	126	130	7.4	31	846	50	
腌菜类	八宝菜(酱)		100	72	72.3	4.6	1.4	3.2	10.2	0	0.17	0.03	0.2	1.11	2843.2	110	4.8	84	0		0
	大头菜(酱)		100	36	74.8	2.4	0.3	2.4	6	0	0.03	0.08	0.8	0.16	4623.7	77	6.7	84	5		0
	冬菜		100	46	68.4	3.5	0.3	2.8	7.3	12	0.02	0.09	0.9	7228.6	7228.6	135	11.4	84	0		0
	芥菜头(腌水菜,水疙瘩)		100	38	70.5	2.8	0.1	2.7	6.6	0	0.07	0.02	0.8	0	7250.7	87	2.9	84	0		0
	雪里蕻(腌雪里红)		100	25	77.1	2.4	0.2	2.1	3.3	8	0.05	0.07	0.7	0.24	3304.2	294	5.5	84	4		0
	榨菜		100	29	75	2.2	0.3	2.1	4.4	83	0.03	0.06	0.5	0	4252.6	155	3.9	84	2		0

续表

种类	食物名	地区	可食部分	能量	水分	蛋白质	脂肪	膳食纤维	碳水化物	视黄醇当量	硫胺素(VB1)	核黄素(VB2)	尼克酸(烟酸,VPP)	维生素E	钠	钙	铁	类别	抗坏血酸(VC)	类	胆固醇
菌藻类	海带(昆布)		98	77	70.5	1.8	0.1	6.1	17.3	40	0.01	0.1	0.8	0.85	327.4	348	4.7	34		25	
	金针菇(智力菇)		100	26	90.2	2.4	0.4	2.7	3.3	5	0.15	0.19	4.1	1.14	4.3		1.4	34	2	25	
	口蘑(白蘑)	北京	100	242	9.2	38.7	3.3	17.2	14.4		0.07	0.08	44.3	8.57	5.2	169	19.4	34		25	
	蘑菇(鲜,鲜蘑)		99	20	92.4	2.7	0.1	2.1	2	2	0.08	0.35	4	0.56	8.3	6	1.2	34	2	25	
	木耳(黑木耳,云耳)		100	205	15.5	12.1	1.5	29.9	35.7	17	0.17	0.44	2.5	11.34	48.5	247	97.4	34		25	
	香菇(香蕈,冬菇)	上海	100	19	91.7	2.2	0.3	3.3	1.9			0.08	2		1.4	2	0.3	34	1	25	
	银耳(白木耳)		96	200	14.6	10	1.4	30.4	36.9	8	0.05	0.25	5.3	1.26	82.1	36	4.1	34		25	
	紫菜		100	207	12.7	26.7	1.1	21.6	22.5	228	0.27	1.02	7.3	1.82	710.5	264	54.9	34	2	25	
鲜果及干果类	菠萝(凤梨)		68	41	88.4	0.5	0.1	1.3	9.5	33	0.04	0.02	0.2	0.71	0.8	12	0.6	41	18	25	
	草莓		97	30	91.3	1	0.2	1.1	6	5	0.02	0.03	0.3		4.2	18	1.8	41	47	25	
	橙		74	47	87.4	0.8	0.2	0.6	10.5	27	0.05	0.04	0.3	0.56	1.2	20	0.4	41	33	25	
	柑		77	51	86.9	0.7	0.2	0.4	11.5	148	0.08	0.04	0.4	0.92	1.4	35	0.2	41	28	25	
	橄榄	福建闽侯	80	49	83.1	0.8	0.2	4	11.1	22	0.01	0.01	0.7			49	0.2	41	3	25	
	桂圆(鲜)		50	70	81.4	1.2	0.1	0.4	16.2	3	0.01	0.14	1.3		3.9	6	0.2	41	43	25	
	海棠果		86	73	79.9	0.3	0.2	1.8	17.4	118	0.05	0.03	0.4	0.25	0.6	15	0.4	41	20	25	
	红果(山楂)		76	95	73	0.5	0.6	3.1	22	17	0.02	0.02	0.4	7.32	5.4	52	0.9	41	53	25	
	金桔		89	55	84.7	1	0.2	1.4	12.3	62	0.04	0.03	0.3	1.58	3	56	1	41	35	25	
	橘子	福建福州	67	45	88.1	1	0.2	0.4	9.9	100	0.05	0.02	0.3		0.5	27	0.8	41	11	25	
	梨		75	32	90	0.4	0.1	2	7.3	0	0.01	0.04	0.1	0	3.9	11	0	41	1	25	0
	荔枝(鲜)		73	70	81.9	0.9	0.2	0.5	16.1	2	0.1	0.04	1.1		1.7	2	0.4	41	1	25	
	芒果	广东	60	32	90.6	0.6	0.2	1.3	7	1342	0.01	0.04	0.3	1.21	2.8		0.2	41	41	25	
	柠檬	北京	66	35	91	1.1	1.2	1.3	4.9		0.05	0.02	0.6	1.14	1.1	101	0.8	41	23	25	
	枇杷		62	39	89.3	0.8	0.2	0.8	8.5	117	0.01	0.03	0.3	0.24	4	17	1.1	41	22	25	
	苹果		76	52	85.9	0.2	0.2	1.2	12.3	3	0.06	0.02	0.2	2.12	1.6	4	0.6	41	4	25	

续表

种类	食物名	地区	可食部分	能量	水分	蛋白质	脂肪	膳食纤维	碳水化物	视黄醇当量	硫胺素(VB1)	核黄素(VB2)	尼克酸(烟酸,VPP)	维生素E	钠	钙	铁	类别	抗坏血酸(VC)	胆固醇类
	葡萄		86	43	88.7	0.5	0.2	0.4	9.9	8	0.04	0.02	0.2	0.7	1.3	5	0.4	41	25	25
	桑葚		100	49	82.8	1.7	0.4	4.1	9.7	5	0.02	0.06		9.87	2	37	0.4	41	25	25
	柿		87	71	80.6	0.4	0.1	1.4	17.1	20	0.02	0.02	0.3	1.12	0.8	9	0.2	41	30	25
	石榴	安徽怀远	57	64	78.7	1.3	0.1	4.9	14.5	3	0.05	0.03	0.7	3.72	0.8	16	0.2	41	13	25
	桃	山东青岛	86	48	86.4	0.9	0.1	1.3	10.9	3	0.01	0.03	0.7	1.54	5.7	6	0.8	41	7	25
	无花果		100	59	81.3	1.5	0.1	3	13	5	0.03	0.02	0.1	1.82	5.5	67	0.1	41	2	25
	香蕉		59	91	75.8	1.4	0.2	1.2	20.8	10	0.02	0.04	0.7	0.24	0.8	7	0.4	41	8	25
	杏		91	36	89.4	0.9	0.1	1.3	7.8	75	0.02	0.03	0.6	0.95	2.3	14	0.6	41	4	25
	杨梅		82	28	92	0.8	0.2	1	5.7	7	0.01	0.05	0.3	0.81	0.7	14	1	41	9	25
	樱桃		80	46	88	1.1	0.2	0.3	9.9	35	0.02	0.02	0.6	2.22	8	11	0.4	41	10	25
	枣(鲜)		87	122	67.4	1.1	0.3	1.9	28.6	40	0.06	0.09	0.9	0.78	1.2	22	1.2	41	243	25
	猕猴桃		83	56	83.4	0.8	0.6	2.6	11.9	22	0.05	0.02	0.3	2.43	10	27	1.2	41	62	25
	核桃(胡桃)		43	627	5.2	14.9	58.8	9.5	9.6	5	0.15	0.14	0.9	43.21	6.4	56	2.7	42	1	5
坚果类	花生(落花生,长生果)	北京	53	298	48.3	12.1	25.4	7.7	5.2	2		0.04	14.1	2.93	3.7	8	3.4	42	14	5
	葵花子	甘肃张掖	50	597	2.4	23.9	49.9	6.1	13	5	0.36	0.2	4.8	34.53	5.5	72	5.7	42		5
	莲子(干)		100	344	9.5	17.2	2	3	64.2		0.16	0.08	4.2	2.71	5.1	97	3.6	42	5	5
	栗子(干)	河北遵化	73	345	13.4	5.3	1.7	1.2	77.2	5	0.08	0.15	0.8	11.45	8.5	37	1.2	42	25	5
	南瓜子(炒白瓜子)		68	574	4.1	36	46.1	4.1	3.8		0.08	0.16	3.3	27.28	15.8	37	6.5	42		5
	松子(炒)	北京	31	619	3.6	14.1	58.5	12.4	9	5		0.11	3.8	25.2	3	161	5.2	42		5
	西瓜子仁	上海	100	555	9.2	32.4	45.9	5.4	3.2		0.2	0.08	1.4	27.37	9.4	71	4.7	42		5
	杏仁		100	514	5.6	24.7	44.8	19.2	2.9		0.08	1.25		18.53	7.1	71	1.3	42	26	5
	榛子(干)	黑龙江哈尔滨	27	542	7.4	20	44.8	9.6	14.7	8	0.62	0.14	2.5	36.43	4.7	104	6.4	42		5

续表

种类	食物名	地区	可食部分	能量	水分	蛋白质	脂肪	膳食纤维	碳水化物	视黄醇当量	硫胺素(VB1)	核黄素(VB2)	尼克酸(烟酸,VPP)	维生素E	钠	钙	铁	类别	抗坏血酸(VC)	类	胆固醇
畜肉类及制品	肠(蒜肠)	黑龙江哈尔滨	100	329	52.4	9	29.6		6.7		0.14	0.08	3.1	0.21	723.2	2	2.1	51		5	72
	肠(大腊肠)	北京	100	267	54.9	12.9	20.1		8.6		0.67	0.07	10		1099.1	24	1.5	51		5	
	肠(火腿肠)		100	212	57.4	14	10.4	0	15.6	5	0.26	0.43	2.3	0.71	771.2	9	4.5	51	0		57
	肠(香肠)		100	508	19.2	24.1	40.7		11.2	16	0.48	0.11	4.4	1.05	2309.2	14	5.8	51		5	82
	叉烧肉		100	279	49.2	23.8	16.9		7.9		0.66	0.23	7	0.68	818.8	8	2.6	51		5	68
	火腿(熟)	甘肃陇西	100	529	24.6	12.4	50.4		6.4		0.17							51		5	166
	酱牛肉		100	246	50.7	31.4	11.9		3.2	11	0.05	0.22	4.4	1.25	869.2	20	4	51		5	76
	牛肚		100	72	83.4	14.5	1.6		0	2	0.03	0.13	2.5	0.51	60.6	40	1.8	51		5	104
	牛肺		100	94	78.6	16.5	2.5		1.5	12	0.04	0.21	3.4	0.34	154.8	8	11.7	51		5	306
	牛肉(肥瘦)		100	190	68.1	18.1	13.4		0	9	0.03	0.11	7.4	0.22	57.4	8	3.2	51		5	84
	牛肉干	内蒙古	100	550	9.3	45.6	40		1.9		0.06	0.26	15.2		412.4	43	15.6	51		5	120
	牛舌		100	196	66.7	17	13.3		2	8	0.1	0.16	3.6	0.55	58.4	6	3.1	51		5	92
	兔肉		100	102	76.2	19.7	2.2		0.9	212	0.11	0.1	5.8	0.42	45.1	12	2	51		5	59
	午餐肉	北京	100	229	59.9	9.4	15.9		12		0.24	0.05	11.1		981.9	57		51		5	56
	羊肝		100	134	69.7	17.9	3.6		7.4	20972	0.21	1.75	22.1	29.93	123	8	7.5	51		5	349
	羊肉(肥,瘦)		90	198	66.9	19	14.1		0	22	0.05	0.14	4.5	0.26	80.6	6	2.3	51		5	92
	猪肚	山东胶南	96	110	78.2	15.2	5.1		0.7	3	0.07	0.16	3.7	0.32	75.1	11	2.4	51		5	165
	猪耳		100	190	69.4	22.5	11.1		0		0.05	0.12	3.5	0.85	68.2	6	1.3	51		5	92
	猪肺		97	84	83.1	12.2	3.9		0.1	10	0.04	0.18	1.8	0.45	81.4	6	5.3	51		5	290
	猪肝		99	129	70.7	19.3	3.5		5	4972	0.21	2.08	15	0.86	68.6	6	22.6	51		5	288
	猪肉(肥,瘦)		100	395	46.8	13.2	37		2.4	44	0.22	0.16	3.5	0.49	59.4	6	1.6	51		5	80
	猪肉松		100	396	9.4	23.4	11.5		49.7		0.04	0.13	3.3	10.02	469	41	6.4	51		5	111
	猪舌(口条)		94	233	63.7	15.7	18.1		1.7	15	0.13	0.3	4.6	0.73	79.4	13	2.8	51		5	158
	猪蹄(熟,爪尖)		43	260	55.8	23.6	17		3.2		0.13	0.04	2.8	0.1	363.2	32	2.4	51		5	86
	猪蹄筋		100	156	62.4	35.3	1.4		0.5		0.01	0.09	2.9		178	15	2.2	51		5	79
	猪心		97	119	76	16.6	5.3		1.1	13	0.19	0.48	6.8	0.74	71.2	12	4.3	51		5	151
	猪血		100	55	85.8	12.2	0.3		0.9		0.03	0.04	0.3	0.2	56	4	8.7	51		5	51

续表

种类	食物名	地区	可食部分	能量	水分	蛋白质	脂肪	膳食纤维	碳水化物	视黄醇当量	硫胺素(VB1)	核黄素(VB2)	尼克酸(烟酸,VPP)	维生素E	钠	钙	铁	类别	抗坏血酸(VC)	类	胆固醇
禽肉类及制品	北京烤鸭			80	436	38.2	16.6	38.4	0	6	36	0.04	0.32	4.5	0.97	83	35	2.4	52	0	91
畜肉类及制品	鹅肝	安徽合肥	100	129	70.7	15.2	3.4		9.3	6100	0.27	0.25		5.29	70.2	2	7.8	52		5	285
	鸡		66	167	69	19.3	9.4		1.3	48	0.05	0.09	5.6	0.67	63.3	9	1.4	52		5	106
	鸡肝		100	121	74.4	16.6	4.8		2.8	10414	0.33	1.1	11.9	1.88	92	7	12	52		5	356
	鸡心		100	172	70.8	15.9	11.8		0.6	910	0.46	0.26	11.5		108.4	54	4.7	52		5	194
	鸡血		100	49	87	7.8	0.2		4.1	56	0.05	0.04	0.1	0.21	208	10	25	52		5	170
	鸭		68	240	63.9	15.5	19.7		0.2	52	0.08	0.22	4.2	0.27	69	6	2.2	52		5	94
	鸭肝		100	128	76.3	14.5	7.5		0.5	1040	0.26	1.05	6.9	1.41	87.2	18	23.1	52		5	341
	鸭肫		93	92	77.8	17.9	1.3	0	2.1	6	0.04	0.15	4.4	0.21	69.2	12	4.3	52	0		153
	鸭心	北京	100	143	74.5	12.8	8.9		2.9	24	0.14	0.87	8	0.81	86.2	20	5	52		5	120
	炸鸡(肯德基)	北京	70	279	49.4	20.3	17.3		10.5	23	0.03	0.17	16.7	6.44	755	109	2.2	52		5	198
乳类及制品	黄油	内蒙古	100	892	0.5	1.4	98.8		0			0.02						53		25	296
	母乳		100	274	87.6	1.3	3.4	0	7.4	11	0.01	0.05	0.2	66.01	40.3	35	0.8	53	5		
	奶油		100	720	18	2.5	78.6		0.7	1042	0	0.05	0.1	0.21	29.6	30	0.1	53	0	25	168
	牛乳		100	54	89.8	3	3.2		3.4	24	0.03	0.14	0.1	0.48	37.2	1	0.7	53		25	15
	牛乳粉(全脂)	河南郑州	100	478	2.3	20.1	21.2		51.7	141	0.11	0.73	0.9	0.12	260.1	104	0.3	53		25	110
	酸奶		100	72	84.7	2.5	2.7		9.3	26	0.03	0.15	0.2	0.19	39.8	676	1.2	53		25	15
	羊乳(鲜)		100	59	88.9	1.5	3.5		5.4	84	0.04	0.12	2.1	0.2	20.6	118	0.4	53		25	31
	羊乳粉(全脂)	陕西三原	100	498	1.4	18.8	25.2		49		0.06	1.6	0.9			82	0.5	53		25	75
蛋类及制品	鹌鹑蛋		86	160	73	12.8	11.1		2.1	337	0.11	0.49	0.1	3.08	106.6	47	3.2	54		25	515
	鸡蛋(白皮)		87	138	75.8	12.7	9		1.5	310	0.09	0.31	0.2	1.23	94.7	48	2	54		25	585
	鸡蛋(红皮)		88	156	73.8	12.8	11.1		1.3	194	0.13	0.32	0.2	2.29	125.7	44	2.3	54		25	585
	鸭蛋		87	180	70.3	12.6	13		3.1	261	0.17	0.35	0.2	4.98	106	62	2.9	54		25	565
	松花蛋(皮蛋)		90	171	68.4	14.2	10.7		4.5	215	0.06	0.18	0.1	3.05	542.7	63	3.3	54		25	608
	鸭蛋(咸)		88	190	61.3	12.7	12.7		6.3	134	0.16	0.33	0.1	6.25	2706.1	118	3.6	54		25	647

续表

种类	食物名	地区	可食部分	能量	水分	蛋白质	脂肪	膳食纤维	碳水化合物	视黄醇当量	硫胺素(VB1)	核黄素(VB2)	尼克酸(烟酸,VPP)	维生素E	钠	钙	铁	类别	抗坏血酸(VC)	类	胆固醇
鱼类	草鱼		58	112	77.3	16.6	5.2		0	11	0.04	0.11	2.8	2.03	46	38	0.8	61		25	86
	鲳鱼		70	142	72.8	18.5	7.8		0	24	0.04	0.07	2.1	1.26	62.5	46	1.1	61		25	77
	大黄鱼(大黄花鱼)		66	96	77.7	17.7	2.5		0.8	10	0.03	0.1	1.9	1.13	120.3	53	0.7	61		25	86
	带鱼		76	127	73.3	17.7	4.9		3.1	29	0.02	0.06	2.8	0.82	150.1	28	1.2	61		25	76
	黄鳝(鳝鱼)		67	89	78	18	1.4		1.2	50	0.06	0.98	3.7	1.34	70.2	42	2.5	61		25	126
	鲫鱼		54	108	75.4	17.1	2.7		3.8	17	0.04	0.09	2.5	0.68	41.2	79	1.3	61		25	130
	鲢鱼(白鲢,胖头鱼)		61	102	77.8	17.8	3.6		0	20	0.03	0.07	2.5	1.23	57.5	53	1.4	61		25	99
	鲤鱼(拐子)		54	109	76.7	17.6	4.1		0.5	25	0.03	0.09	2.7	1.27	53.7	50	1	61		25	84
	鲈鱼		58	100	77.7	18.6	3.4		0	19	0.03	0.17	3.1	0.75	144.1	138	2	61		25	86
	泥鳅		60	96	76.6	17.9	2		1.7	14	0.1	0.33	6.2	0.79	74.8	299	2.9	61		25	136
	小黄鱼(小黄花鱼)		63	99	77.9	17.9	3		0.1		0.04	0.04	2.3	1.19	103	78	0.9	61		25	74
	鳕鱼	北京	45	88	77.4	20.4	0.5		0.5	14	0.04	0.13	2.7		130.3	42	0.5	61		25	114
	银鱼(面条鱼)	山东青岛	100	119	76.2	17.2	5.6		0		0.03	0.05	0.2	1.86	8.6	46	0.9	61		25	361
软体动物类	蚌肉	广东	63	71	80.8	15	0.9		0.8	283	0.01	0.22	0.4		6.1	190	50	62		25	148
	蛏子		57	40	88.4	7.3	0.3		2.1	59	0.02	0.12	1.2	0.59	175.9	134	33.6	62		25	131
	淡菜(鲜)		49	80	79.9	11.4	1.7		4.7	73	0.12	0.22	1.8	14.02	451.4	63	6.7	62		25	123
	干贝	福建连江	100	264	27.4	55.6	2.4		5.1	11		0.21	2.5	1.53	306.4	77	5.6	62		25	348
	海参	上海	93	262	18.9	50.2	4.8		4.5	39	0.04	0.13	1.3		4967.8		9	62		25	62
	海蜇皮		100	33	76.5	3.7	0.3		3.8	14	0.03	0.05	0.2	2.13	325	150	4.8	62		25	8
	海蜇头		100	74	69	6	0.3		11.8	19	0.07	0.04	0.3	2.82	467.7	120	5.1	62		25	10
	蛤蜊		45	31	91	5.8	0.4		1.1	202	0.01	0.1	0.5	0.86	317.3	138	2.9	62		25	156
	河蚌	上海	23	36	89.8	6.8	0.6		0.8		0.01	0.13	1	1.36	28.7	306	3.1	62		25	57
	螺(田螺)		26	60	82	11	0.2		3.6		0.02	0.19	2.2	0.75	26		19.7	62		25	154
	墨鱼		69	82	79.2	15.2	0.9		3.4	27	0.02	0.04	1.8	1.49	165.5	15	1	62		25	226
	牡蛎		100	73	82	5.3	2.1		8.2		0.01	0.13	1.4	0.81	462.1	131	7.1	62		25	100
	鲜贝		100	77	80.3	15.7	0.5		2.5			0.21	2.5	1.46	120	28	0.7	62		25	116
	鱿鱼(干,乌贼)		98	313	21.8	60	4.6		7.8		0.02	0.13	4.9	9.72	965.3	87	4.1	62		25	871

续表

种类	食物名	地区	可食部分	能量	水分	蛋白质	脂肪	膳食纤维	碳水化物	视黄醇当量	硫胺素(VB1)	核黄素(VB2)	尼克酸(烟酸,VPP)	维生素E	钠	钙	铁	类别	抗坏血酸(VC)	类	胆固醇
虾蟹类	对虾		61	93	76.5	18.6	0.8		2.8	15	0.01	0.07	1.7	0.62	165.2	62	1.5	63		10	193
	海虾		51	79	79.3	16.8	0.6		1.5		0.01	0.05	1.9	2.79	302.2	146	3	63		10	117
	河虾		86	84	78.1	16.4	2.4		0	48	0.04	0.03	2.9	5.33	138.8	325	4	63		10	240
	基围虾	广东	60	101	75.2	18.2	1.4		3.9		0.02	0.07	3.1	1.69	172	83	2	63		10	181
	虾皮		100	153	42.4	30.7	2.2		2.5	19	0.02	0.14	3.1	0.92	5057.7	991	6.7	63		10	428
	蟹(海蟹)		55	95	77.1	13.8	2.3		4.7	30	0.01	0.1	2.5	2.99	260	208	1.6	63		10	125
	蟹(河蟹)		42	103	75.8	17.5	2.6		2.3	389	0.06	0.28	1.7	6.09	193.5	126	2.9	63		10	267
油脂类	菜籽油		100	899	0.1		99.9		0					60.89	7	9	3.7	81		5	
	豆油		100	899	0.1		99.9		0					93.08	4.9	13	2	81		5	
	花生油		100	899	0.1		99.9		0					42.06	3.5	12	2.9	81		5	
	葵花籽油		100	899	0.1		99.9		0					54.6	2.8	2	1	81		5	
	牛油	北京	100	835	6.2		92		1.8	54					9.4	9	3	81		5	
	色拉油		100	898	0.2		99.8		0					24.01	5.1	18	1.7	81		5	
	羊油	北京	100	824	4		88		8	33				1.08	13.2	1	1	81		5	
	玉米油		100	895	0.2		99.2		0.5					51.94	1.4	1	1.4	81		5	
	芝麻油(香油)		100	898	0.1		99.7		0.2		0.02	0.03		68.53	1.1	9	2.2	81		5	
	猪油(炼,大油)	北京	100	897	0.2		99.6		0.2	27				5.21	1.3	2		81		5	93
	棕榈油	北京	100	900			100		0					15.24			3.1	81		5	
饮料	可可粉	上海	100	320	7.5	24.6	8.4	14.3	36.5	22	0.05	0.16	1.4	6.33	23	74	1	85		10	
	麦乳精		100	429	2	8.5	9.7		77	113	0.05	0.3	0.7	0.44	177.8	145	4.1	85		10	

续表

种类	食物名	地区	可食部分	能量	水分	蛋白质	脂肪	膳食纤维	碳水化物	视黄醇当量	硫胺素(VB1)	核黄素(VB2)	尼克酸(烟酸,VPP)	维生素E	钠	钙	铁	类别	抗坏血酸(VC)	类	胆固醇
淀粉类及制品	淀粉(团粉)		100	346	12.6	1.5		0.8	85		9.01		0.2		13.3	34	3.6	11		5	
	粉皮		100	64	84.3	0.2	0.3	1.1	15			0.01			3.9	5	0.5	11		5	
	粉丝		100	335	15	0.8	0.2	0.6	82.6		0.03	0.02	0.4		9.3	31	6.4	11		5	
	粉条		100	337	14.3	0.5	0.1	0.6	83.6		0.01		0.1		9.6	35	5.2	11		5	
	凉粉		100	37	90.5	0.2	0.3	0.1	8.3		0.02	0.01	0.2		2.8	9	1.3	71		25	
	藕粉	浙江杭州	100	372	6.4	0.2			92.9			0.01	0.4		10.8	8	41.8	33		50	
调味品类	醋		100	31	90.6	2.1	0.3		4.9		0.03	0.05	1.4		262.1	17	6	82		1	
	豆豉(五香)	山东济南	100	244	22.7	24.1		5.9	36.8		0.02	0.09	0.6	40.69	263.8	29	3.7	82		1	
	花生酱	湖北武汉	100	594	0.5	6.9	53	3	22.3		0.01	0.15	2	2.09	2340	67	7.2	82		1	
	酱油		100	63	67.3	5.6	0.1	0.2	9.9		0.05	0.13	1.7		5757	66	8.6	82		1	
	芥末	甘肃临夏	100	476	7.2	23.6	29.9	7.2	28.1	32	0.17	0.38	4.83	9.83	7.8	656	17.2	82		1	
	甜面酱		100	136	53.9	5.5	0.6	1.4	27.1	5	0.03	0.14	2	2.16	2097.2	29	3.6	82		1	
	味精		100	268	0.2	40.1	0.2		26.5		0.08		0.3		21053	100	1.2	82		1	
	芝麻酱		100	618	0.3	19.2	52.7	5.9	16.8	17	0.16	0.22	5.8	35.09	1170	1170	9.8	82		1	

附录 12　标准体重表

1.中国正常成年男子标准体重表(kg)

身高(cm) ＼ 年龄(岁)	15－19	20－24	25－29	30－34	35－39	40－44	45－49	50－60
153	46.5	48.0	49.1	50.3	51.1	52.0	52.4	52.4
155	47.3	49.0	50.1	51.2	52.0	53.2	53.4	53.4
157	48.2	50.0	51.3	52.1	52.8	54.1	54.5	54.5
159	49.4	51.0	52.3	53.1	53.9	55.4	55.7	55.7
161	50.5	52.1	53.3	54.3	55.2	56.6	57.0	57.0
163	51.7	53.3	54.5	55.5	56.6	58.0	58.5	58.5
165	53.0	54.5	55.6	56.9	58.1	59.4	60.0	60.0
167	54.7	55.9	56.9	58.4	59.5	60.9	61.5	61.5
169	55.4	57.3	58.4	59.8	61.0	62.6	63.1	63.1
171	56.8	58.8	59.9	61.3	62.5	63.4	64.6	64.6
173	58.2	60.2	61.3	62.8	64.1	65.9	66.3	66.3
175	59.5	61.7	62.9	64.5	65.9	67.7	68.4	68.4
177	61.4	63.3	64.6	66.5	67.7	69.5	70.4	70.5
179	63.1	64.9	66.4	68.4	69.7	71.3	72.3	72.6
181	65.0	66.6	68.4	70.4	71.8	73.2	74.4	74.7
183	66.5	68.3	70.4	72.7	74.0	75.2	77.1	77.4

2.中国正常成年女子标准体重表(kg)

身高(cm) ＼ 年龄(岁)	15－19	20－24	25－29	30－34	35－39	40－44	45－49	50－60
153	44.0	45.5	46.6	47.8	48.6	49.5	49.9	49.9
155	44.8	46.5	47.6	48.7	49.5	50.7	50.9	50.9
157	45.7	47.5	48.8	49.6	50.3	51.6	52.0	52.0
159	46.9	48.5	49.8	50.6	51.4	52.9	53.2	53.2
161	48.0	49.6	50.8	51.8	52.7	54.1	54.5	54.5
163	49.2	50.8	52.0	53.0	54.1	55.5	56.0	56.0
165	50.5	52.0	53.1	54.4	55.6	56.9	57.5	57.5
167	51.6	53.4	54.4	55.9	57.0	58.4	59.0	59.0
169	52.9	54.8	55.9	57.3	58.5	60.1	60.6	60.6
171	54.3	56.3	57.4	58.8	60.0	61.6	62.1	62.1
173	55.7	57.7	58.8	60.3	61.6	63.4	63.8	63.8
175	57.0	59.2	60.4	62.0	63.4	65.2	65.9	65.9
177	58.9	60.8	62.1	64.0	65.2	67.0	67.9	68.0
179	60.6	62.4	63.9	65.9	67.2	68.8	69.8	70.1
181	62.5	64.1	65.9	67.9	69.3	70.7	71.9	72.5
183	64.0	65.8	67.9	70.2	71.5	72.7	74.6	74.9

3.最新儿童身高体重标准表

月龄	体重(kg)		身高(cm)	
	男	女	男	女
01 月	3.6 – 5.0	2.7 – 3.6	48.2 – 52.8	47.7 – 52.0
02 月	4.3 – 6.0	3.4 – 4.5	52.1 – 57.0	51.2 – 55.8
03 月	5.0 – 6.9	4.0 – 5.4	55.5 – 60.7	54.4 – 59.2
04 月	5.7 – 7.6	4.7 – 6.2	58.5 – 63.7	57.1 – 59.5
05 月	6.3 – 8.2	5.3 – 6.9	61.0 – 66.4	59.4 – 64.5
06 月	6.9 – 8.8	6.3 – 8.1	65.1 – 70.5	63.3 – 68.6
08 月	7.8 – 9.8	7.2 – 9.1	68.3 – 73.6	66.4 – 71.8
10 月	8.6 – 10.6	7.9 – 9.9	71.0 – 76.3	69.0 – 74.5
12 月	9.1 – 11.3	8.5 – 10.6	73.4 – 78.8	71.5 – 77.1
15 月	9.8 – 12.0	9.1 – 11.3	76.6 – 82.3	74.8 – 80.7
18 月	10.3 – 12.7	9.7 – 12.0	79.4 – 85.4	77.9 – 84.0
21 月	10.8 – 13.3	10.2 – 12.6	81.9 – 88.4	80.6 – 87.0
2 岁	11.2 – 14.0	10.6 – 13.2	84.3 – 91.0	83.3 – 89.8
2.5 岁	12.1 – 15.3	11.7 – 14.7	88.9 – 95.8	87.9 – 94.7
3 岁	13.0 – 16.4	12.6 – 16.1	91.1 – 98.7	90.2 – 98.1
3.5 岁	13.9 – 17.6	13.5 – 17.2	95.0 – 103.1	94.0 – 101.8
4 岁	14.8 – 18.7	14.3 – 18.3	98.7 – 107.2	97.6 – 105.7
4.5 岁	15.7 – 19.9	15.0 – 19.4	102.1 – 111.0	100.9 – 109.3
5 岁	16.6 – 21.1	15.7 – 20.4	105.3 – 114.5	104.0 – 112.8
5.5 岁	17.4 – 22.3	16.5 – 21.6	108.4 – 117.8	106.9 – 116.2
6 岁	18.4 – 23.6	17.3 – 22.9	111.2 – 121.0	109.7 – 119.6
7 岁	20.2 – 26.5	19.1 – 26.0	116.6 – 126.8	115.1 – 126.2
8 岁	22.2 – 30.0	21.4 – 30.2	121.6 – 132.2	120.4 – 132.4
9 岁	24.3 – 34.0	24.1 – 35.3	126.5 – 137.8	125.7 – 138.7
10 岁	26.8 – 38.7	27.2 – 40.9	131.4 – 143.6	131.5 – 145.1

参考文献

[1]中国营养学会.中国居民膳食指南(2011年全新修订).西藏人民出版社,2010.12.1

[2]葛可佑.中国营养师培训教材.北京:人民卫生出版社,2005.9

[3]周俭.中医营养学.北京:中国中医药出版社,2012.10

[4]顾景范,杜寿玢,郭长江.现代临床营养学.天津:科学技术出版社,2009.1

[5]伯恩斯坦,(美)罗根.孙建琴等译.老年营养学.上海:复旦大学出版社,2012.9

[6]唐仪,郝玲.妇女儿童营养学.北京:化学工业出版社,2012.11

[7]顾景范,郭长江.特殊营养学.天津:科学出版社,2009.7

[8]张爱珍.人体结构与营养.北京:人民卫生出版社,2008.6

[9]蒋峰,陈朝青.系统营养论.北京:中国医药科技出版社,2012.7

[10]李敏.现代营养学与食品安全学.上海:第二军医大学出版社,2013.2

[11]石汉平.肿瘤营养学.北京:人民卫生出版社,2012.11

[12]关大顺,许先金,关子安.现代代谢与营养性疾病.天津科技翻译出版公司,2008.1

[13]刘海玲.饮食营养与健康.北京:化工出版社,2005.4

[14]田慧光.保健食品实用指南.北京:化工出版社,2002.10

[15]陈灏珠.实用内科学.北京:人民卫生出版社,2009.9

[16]石美鑫.实用外科学.北京:人民卫生出版社,2008.7

[17]那彦群.实用泌尿外科学.北京:人民卫生出版社,2009.5

[18]马腾骧.泌尿生殖系疾病.成都:四川科学技术出版社,2007.1

[19]李力.实用生殖医学.北京:人民卫生出版社,2012.3

[20]苏应宽.新编实用妇科学.济南:山东科学技术出版社,2005.4

[21]史玉泉.实用神经病学.上海:上海科学技术出版社,2009.12

[22]吴坤.营养与食品卫生学.北京:人民卫生出版,2006.5

[23]蔡美琴.医学营养学.上海:科学技术文献出版社,2007.1

[24]张苏亚.临床营养学.郑州:郑州大学出版社,2006.10

[25]李菊花.公共营养学.成都:浙江大学出版社,2005.8

[26]孙长颢.营养与食品卫生学.北京:人民卫生出版社,2007.7

[27]黄承钰.医学营养学.北京:人民卫生出版社,2003.9

[28]陈昭妃.营养免疫学.北京:中国社会出版社,1997

[29]蔡东联.实用营养师手册.北京:人民卫生出版社,2009.12

[30]B.A.鲍曼.现代营养学.北京:化学工业出版社,2004.10

[31]帕特里克·霍尔福德.营养圣经.天津:天津教育出版社,2007.1

[32]艾尔·敏德尔(Mindell E.新维生素圣典.中国友谊出版公司,2004.1

[33]帕特里克·霍尔福德.食物是最好的医药.天津教育出版社,2006.5

[34]黄承钰.医学营养学.北京:人民卫生出版社,2003.9

[35]蔡威,邵玉芬.现代营养学.上海:复旦大学出版社,2010.12